Management of Radiation

방사선 관리학

안성민	가천대학교
강병삼	신구대학교
류연철	가천대학교
서영현	동신대학교
이상윤	동남보건대학교
이주아	광주보건대학교
조윤호	안산대학교
홍용호	가천대학교

도서출판 대학서림

머리말

현재 의료분야에서 광범위하게 방사선을 검사진단과 및 치료, 산업분야에 활용하고 있다. 보도에 따르면 국가건강검진에서 시행하는 가슴 엑스레이를 사용할 때는 0.1 mSv 이하의 방사선량에 노출되지만, 영상의학의 대표적 진단 장비인 CT(컴퓨터 단층촬영, Computerized tomography)를 사용할 경우에는 신체 부위와 방법에 따라 2 mSv에서 16 mSv의 방사선량에 노출된다고 한다. 이는 엑스레이와 단순 비교하여도 수백 배에 달하는 높은 값이다. 이러한 의료장비를 사용하는 과정에서 필연적으로 환자에게 방사선 피폭에 따른 의학적 위해가 가해질 수 있으며, 의료분야 종사자 또한 방사선피폭에 자유로울 수 없다. 따라서 방사선 피폭에 대한 방사선 관리가 예측 가능한 수준까지 이루어져야 한다는 목표설정에는 모두가 공감할 것이다.

이러한 목표에 따라 본 교재는 방사선 방호분야에서 사용되는 전문용어의 개념과 방사선과물질과의 상호작용 원리를 누구나 이해하기 쉽도록 기술하여 방사선관리의 기초를 다지도록 하였다. 또한 의료분야 종사자 및 산업분야 방사선작업 종사자가 반드시 알아야 할 ICRP(국제방사선방호위원회, International Commission on Radiological Protection)의 방사선방호체계, 진단용 방사선 발생장치, 원자력안전, 동물 진단용 방사선발생장치, 승무원에 대한 우주방사선, 생활주변방사선 안전관리 등 일상생활에 필요한 기본적 내용을 기술하였으며, 이를 바탕으로 방사선안전취급을 위한 모니터링과 방사선 이용과정에서 발생되는 방사성폐기물의 처리 등 방사선 관리의 전 과정을 깊이 있게 다루어 방사선관리학을 처음 접하는 분들도 쉽게 이해할 수 있도록 구성하였다. 이 책이 발간되도록 도움을 아끼지 않으신 도서출판 대학서림 관계자분들께 깊은 감사의 마음을 전하며, 아무쪼록 의료분야 종사자뿐만 아니라 산업분야 방사선작업 종사자 모두가 기본 교재로 활용할 수 있도록 구성된 만큼 이 책을 통해 방사선안전관리의 기본 지식을 습득하여 방사선으로 인한 장해를 미연에 방지하고 여러분들께 큰 보탬이 되기를 바란다.

2024년 8월
저자일동

MANAGEMENT OF RADIATION

차례

| 제4장 | 방사선 관리 관련법규 · 255

| 부록 | 355

PART 1

방사선관리의 개념

1. 방사선관리에 필요한 물리적 기초

방사선 이용은 관계되는 사람의 계획된 혹은 계획되지 않은 방사선피폭을 수반한다. 방사선은 물질과의 상호작용을 통하여 물질에 에너지를 전달하고 전달된 에너지는 물질의 상태를 변화시키는 작용, 즉 방사선피폭을 일으킨다. 물리화학적 작용인 방사선피폭의 결과로서 생물체에서는 세포의 변형 또는 사멸과 같은 생물학적 영향이 발생하며 이에 따라 방사선 방호 개념이 생겨났다.

고선량 방사선피폭 시 발생하는 효과 및 질병은 동물실험 뿐만 아니라 일본 원폭피해생존자 등으로부터 수집된 자료를 통하여 확인되었다. 하지만 저선량 방사선피폭 시 방사선 피폭으로 발생하는 효과 및 질병은 아직까지 논란의 대상이 되고 있다. 특히 질병 및 암 의 유발에 대한 영향을 평가함에 있어 의견이 엇갈리고 있다. 이러한 방사선분야의 현 상황을 이해하기 위해 먼저 방사선방호에 사용되는 다양한 물리적 기본 용어에 대한 이해가 필요하다.

1.1 방사선(放射線)의 종류와 특성

1) 방사선의 종류

원자력안전법에서는 방사선을 "전자파(電磁波) 또는 입자선(粒子線) 중 직접 또는 간접으로 공기를 전리(電離)하는 능력을 가진 것으로 α선, 중양자선, 양자선, 베타선 및 그 밖의 중하전입자선, 중성자선, 감마선 및 X선, 5만 전자볼트(eV) 이상의 에너지를 가진 전자선(電子線)"으로 구분하고 있다. 이 책에서는 원자력안전법과 국제방사선단위 및 측정위원회(國際放射線單位 및 測定委員會, International Commission on Radiation Units and Measurements, ICRU)의 입장과 같이 방사선은 전리방사선(ionizing radiation)을 대상으로 한다. ICRU Report 19(1971년)에서 정의한 방사선은 "직접전리입자(直接電離粒子, directly ionizing particle)와 간접전리입자(間接電離粒子, indirectly ionizing particle)"이다. 직접전리입자는 충돌에 의해 전리를 일으키는 입자로 전자선, 양자선, α입자 등의 Coulomb힘을 가진 하전입자가 이에 속한다. 간접전리입자는 핵반응을 일으킬 수 있거나 직접전리입자를 발생(liberate)시킬 수 있는 비하전입자, 즉 중성자, 광자, 전자파 및 X선 등이 이에 속한다. 광자(光子, photon)로서 전리능력을 가진 것은 X선, γ선 및 일부 범위의 자외선이다.

X선과 γ선은 물리적 특성은 같으나 발생기전이 다르다. γ선은 원자핵 내에서 핵 붕괴에 의해 발생하는 전자파(電磁波)이고, X선은 원자핵 주위의 전자가 궤도간이동이나 충돌을 통하여 발생하는 전자파(電磁波)이다. 양전자(陽電子)와 음전자(陰電子)가 결합해서 소멸할 때 생

기는 소멸방사선(消滅放射線)을 소멸 γ선이라고도 하는데, 이는 지금까지 사용하는 관례에 의한 것이다. 마찬가지로 입자가속장치에서 높은 에너지를 가진 전자는 전자선(電子線)으로서 용어상으로는 β선과 구별해야 한다. 이와 같은 관점에서 입자가속장치에 의해 가속된 He 원자핵은 He 원자핵종이라 하며 핵 붕괴시 방출되는 α선과 구별하여야 한다. 표 1-1은 일반적인 전리방사선 종류를 나타낸 것이다.

표 1-1. 방사선의 종류

종 류			기 호	전하 (전자전하)	질량 (전자질량)	평균수명 (초)
광자 (photon)	자외선			0	0	
	γ선		γ	0	0	
	X선		X	0	0	
중성미자			ν	0	0	안정
경립자 (lepton)	전자(β^-입자)		e, β^-	−1	1	안정
	양전자(β^+입자)		e, β^+	+1	1	안정
	μ중간자		$\mu^\pm$	±1	206.77	2.212×10^{-6}
중간자 (meson)	π중간자	전하	$\pi^\pm$	±1	273.18	2.55×10^{-8}
		중성	π^o	0	264.20	1.9×10^{-16}
	k중간자	전하	$k^\pm$	±1	966.6	1.224×10^{-8}
		중성	K^o	0	974.2	1.00×10^{-10} 6.1×10^{-8}
핵자 (nucleon)	양 자		p	+1	1836.12	안정
	중 성 자		n	0	1838.65	1.04×10^3
중 양 자			d	+1	3670	안 정
삼 중 양 자			t	+1	5497	10^9
α 입 자			α	+1	7294	안정
핵 파 편 (경)				~20	양자의 약 95배	
핵 파 편 (중)				~22	양자의 약 135배	

주 (i) 중양자 이하는 소립자가 아니다.
(ii) 양자, 중성자 보다 질량이 큰 입자를 소립자(hyperon)라고 하며, Λ입자, Σ입자 등이 있는데 이는 생략하였다.
(iii) e^-에 대해서 e^+를 양전자라고 한다. 전자와 양전자의 질량과 평균수명은 같고, 전하는 서로 반대이다. 이 표에는 원칙적으로 양전자는 생략하였다.

1.2 방사선방어와 관련된 단위

1) 선속밀도(flux density)

공간 한 점에서의 선속밀도(線束密度)는 그 점을 중심으로 한 단면적 a인 구(球)의 표면에 단위시간 당 입사하는 방사선의 수를 N이라 할 때 극한치 $\lim_{a\to 0}$ N/a가 된다. 알기 쉽게는 그 점 주변에서 단위시간에 단위면적당 지나는 방사선의 광자수를 말한다. 따라서 선속밀도(線束密度)는 $nm^{-2}s^{-1}$의 단위를 사용하며 사용되는 기호는 ϕ이다.

2) 선량 또는 방사선량(dose 또는 radiation dose)

전문적이고 학술적인 측면에서 선량이라는 용어는 다소 불확실한 의미가 있다. 원칙적으로는 단순히 "선량(線量)"이라고 부르기보다는 "흡수선량(吸收線量)", "조사선량(照射線量)", "등가선량(等價當量)" 또는 "유효선량(有效線量, effective dose)" 중의 하나로 명시하여야 한다. 다만 구체적인 구분이 필요하지 않고 단순히 방출된 정도를 의미하는 뜻에서 이 용어를 사용해도 좋으나 방사선방어 실무에서는 "선량"이라는 용어를 주로 "선량당량"의 준말처럼 사용하고 있다. "선량"의 의미는 그것이 문맥 속에서 뜻하는 바를 파악해야 알 수 있다.

3) 조사선량(exposure dose)

방사선장(放射線場, radiation field)의 강도(强度)를 표현하기 위해 사용되는 양으로 공기 단위질량당 흡수되는 방사선의 에너지로 나타내며 R(Röntgen)를 단위로 사용하였다. 현재 조사선량의 표준단위로는 R 대신 C/kg of air(Coulomb/kg of air)로 표시한다. 조사선량은 방사선장의 강도를 나타내는 척도로 사용되기 때문에 투과력이 강한 γ선 및 X선에 대하여 주로 사용된다. 과거에는 공기 1 cm^3 당 1 esu의 전하량을 발생하는 방사선의 양을 1 R(Röntgen)으로 정의하였다. 이 조사선량(照射線量)은 1차 또는 2차 표준 교정시 많이 사용되는 단위이나 최근에는 커마 또는 흡수선량단위도 교정시 빈번히 사용된다.

4) 흡수선량(absorbed dose)

방사선과 물질과의 상호작용의 정량적 평가수단으로 제일 먼저 생각할 수 있는 양은 피폭받는 물질의 단위질량당 흡수되는 방사선의 에너지일 것이다. 이 양이 곧 흡수선량(吸收線量)이며 기본단위는 J/kg(Joule/kg)이다. 조사선량과 차이점은 조사선량은 피폭대상이 공기였으나 흡수선량의 경우에는 임의의 물질(또는 물체)이라는 점이다. 흡수선량의 단위로는 1 J/kg(Joule/kg)을 1 Gy(Gray)라 하며 흡수선량단위로 과거에 사용했던 단위는 rad였다. 1 rad는 100 erg/g으로 정의되었으며 100 rad = 1 Gy의 관계가 성립된다.

방사선치료의 목적이나 인체조사시(진단분야)에 환자가 받는 선량은 흡수선량으로 표시한다.

5) 커마(kerma)

방사선양의 표시방법 중 kerma(kinetic energy released in material)는 어느 조사 대상 물체의 질량이 dm인 물질의 체적소에 입사한 간접전리방사선에 의하여 그 체적소로부터 방출되는 모든 하전입자의 초기운동 에너지의 총합을 dEtr라고 할 때 $K=\frac{dEtr}{dm}$로 정의한다.

kerma의 단위는 rad(또는 Gy)를 쓴다. 이 양은 중성자(n)나 광자(r) 등 간접전리방사선에만 관계되는 양이며 어떤 종류의 방사선효과를 일으킬 수 있는 잠재능력을 나타내는 양이다.

여기서 dEtr는 입사된 간접전리방사선의 물질과의 상호작용으로 말미암아 발생되는 하전입자의 초기운동에너지의 총합이므로 그 하전입자가 충돌에 의하여 잃는 에너지는 물론 제동복사로 방출되는 에너지 및 그 체적소 내에서 일어나는 2차 과정에 의한 Auger전자의 에너지도 포함된다.

어떤 특정한 물질의 한 점에서 하전입자평형(charged particle equilibrium)이 성립되고 제동복사에 의한 하전입자(이 경우엔 전자이다)의 에너지 손실을 무시할 수 있을 정도라면 kerma는 곧 이 점에 있어서의 흡수선량과 일치한다.

6) 생물학적 효과비 및 RBE선량(relative biological effectiveness, RBE)

어떤 하나의 방사선 에너지가 다른 방사선에 대한 RBE란 동일한 생물학적 효과를 일으키는데 필요한 각각의 흡수선량(absorbed dose)의 역비를 말한다. 이런 경우에 기준이 되는 방사선은 습관상 약 200 kV의 X선인데 엄밀히 정의하여 말하면 수(水) 중의 선충돌저지능(線衝突沮止能, linear collision stopping power)이 3keV/μm이고 선량률이 10 rad/min인 X선 또는 γ선을 말한다.

$$RBE=\frac{\text{어떤 효과를 얻는데 필요한 기준방사선의 흡수선량}}{\text{같은 효과를 얻는데 필요한 시험방사선의 흡수선량}} \cdots\cdots\cdots(1-1)$$

RBE의 값은 방사선의 종류와 에너지, 선량, 선량률, 조사조건 등의 여러 인자에 의해서도 달라진다. RBE는 방사선생물학에만 사용되는 것이다.

RBE선량이란 rad로 나타낸 흡수선량 D에 RBE를 곱한 것을 RBE선량이라고 하며, 그 단위는 rem(Sv)을 사용한다.

$$RBE\text{선량} = D\times RBE \cdots\cdots\cdots(1-2)$$

표 1-2. 물속의 LET와 선질계수(Q)의 관계

(LET)L∞ (keV/μm)	선질계수(Q)
〈 10	1
10~100	0.32L~2.2
〉 100	$\frac{300}{\sqrt{L}}$

표 1-3. ICRP 60에서 권고하는 방사선가중치(WR)[1]

방사선 종류	에너지 범위[2]	방사선가중치(WR)
광자	모든에너지	1
전자, 뮤온	전에너지[3]	1
중성자	〈10keV	5
	10keV - 100keV	10
	〉100keV - 2MeV	20
	〉2MeV - 20MeV	10
	〉20MeV	5
양성자(반조 양성자 제외)	〉2MeV	5
알파입자, 핵분열 파편, 무거운 원자핵		20

1) 외부피폭에서는 인체에 입사하는 방사선, 내부피폭에서는 선원이 방출하는 방사선에 대하여 적용됨
2) 다른 방사선에 대한 수치의 선택은 ICRP 60권고 부록 A에서 다룬다.
3) DNA에 결합된 원자핵에서 방출되는 오제전자는 제외

7) 방사선가중치(Radiation Weighting factor, W_R)

방사선가중치(W_R)란 방사선위 종류와 에너지에 따라 다르게 주어지는 인자이다. 방사선가중치는 ICRP 60권고 이전에 사용되던 선질계수(quality factor, Q)의 평균치와 거의 동일하며, 생물학적 효과비(relative biological effectiveness, RBE)와 방사선의 수중 충돌저지능 또는 선형에너지전달(inear energy transfer, LET) 함수로부터 유도된다. 표 1-2에 ICRU가 각각 다른 방사선의 흡수선량에 대한 생물학적 효과의 차이를 보정하기 위하여 도입한 방사선의 선질계수(quality factor, Q)와 물에서의 선형에너지 전달함수와의 상관관계를 표시하였다.

등가선량을 평가하기 위하여 ICRP 60권고에서 제시한 방사선가중치(W_R)는 이전의 선질계수(Q)와 동일한 개명이고, 확률적 영향과 관련되는 다양한 방사선의 생물학적 효과비(relative biological effectiveness, RBE) 자료에 근거하여 설정되었으며, 방사선방호의 목적을 위하여 고정값들을 각 방사선 종류별로 나타내었다. 표 1-3에 방사선가중치를 나타내었다.

8) 등가선량(Equivalent Dose, H)

인체의 방사선방호를 위한 등가선량은 ICRP 60권고에서 선량당량을 대체하는 용어로 권고되었다. 같은 양의 흡수선량이라 할지라도 방사선의 종류나 에너지가 다르면 인체 조직의 생물학적 효과는 다르게 나타난다. 그러므로 인체조직의 흡수선량을 방사선가중치로 보정하게 되면 방사선의 종류에 관계없이 인체조직의 생물학적 효과를 같은 값으로 나타낼 수 있다. 흡수선량이 방사선과 물질과의 상호작용 정도를 나타내는 양이기는 하나 방사선방어의관점에서의 대상이 되는 인체의 피폭과 그 피폭으로 인한 방사선장해 발생의 위험을 연관시키는 척도로는 적절하지 않다. 왜냐하면 동일한 양의 흡수선량을 받더라도 그 흡수선량으로 인한 방사선의 에너지가 인체조직 내에 생물학적 특성에 따라 상대적인 인체의 위험이 달라질 수 있기 때문이다. 비록 평균 흡수선량이 같더라도 일반적으로 인체조직 내의 흡수선량분포가 불균일한 경우가 균일분포 경우보다 장해발생확률이 높기 때문이다.

흡수선량이 조직 내에서의 분포특성은 피폭받는 방사선의 종류 및 에너지 특성(이를 방사선의 "선질"이라 부른다)에 따라 상이하다. 예를 들면 α입자는 β입자 보다 비전리능(比電離能, specific ionization)이 매우 크기 때문에 극히 제한된 범위 내에서 자신의 에너지 전부를 전달하므로 흡수선량이 부분적으로 집중된다. 다시 말해 동일한 흡수선량을 받았더라도 α입자에 의한 피폭이 β입자에 의한 피폭보다 생물학적 효과(위험)가 크다. 따라서 방사선방어 측면에서는 흡수선량과 방사선의 선질(線質, quality) 이동시에 고려되어야 한다.

방사선피폭의 인체 위험을 객관적으로 평가하기 위해서는 흡수선량과 선질 외에도 흡수선량률과 피폭받은 장기의 감수성 등도 고려되어야 한다. 동일한 방사선에 의하여 동일한 흡수선량을 받더라도 그 흡수선량률이 매우 작다면 손상받은 인체세포가 생물학적 작용에 의해 회복될 수 있기 때문에 결과적으로 위험은 흡수선량률이 큰 경우보다 작게 된다. 또한 갑상선암과 간암은 건강 위해도가 서로 다르기 때문에 국부적으로는 동일한 생물학적 효과가 발생하였더라도 궁극적으로 위험은 다르다.

결과적으로 방사선방어는 방사선 피폭에 의한 위험의 객관적인 평가척도는 흡수선량뿐만 아니라 방사선의 선질, 흡수선량률, 피폭장기의 생물학적 감수성 등의 인자를 보정한 양이 되어야 한다. 이 보정된 양을 등가선량(equivalent dose, H)이라 부르며 이 양의 산출공식은

$$H_T = \sum_R D_{TR} \cdot W_R \,[\mathrm{Sv, rem}] \quad \cdots\cdots (1\text{–}3)$$

으로 쓸 수 있다. 여기서 HT는 Sv(Sievert) 단위이고 등가선량이며, DTR은 Gy단위의 흡수선량, W_R은 방사선가중치이다. 등가선량의 구(舊) 단위는 rem으로 현재까지도 사용하는 경우가

많으나 국제표준단위는 Sv이다.

등가선량이 방사선 방어 목적으로 정의된 양이기는 하나 사고로 인한 중대피폭의 조기영향(장해)을 평가하는 데에 사용해서는 아니된다는 점이다. 왜냐하면 선량당량의 산출에 사용되는 선질계수가 고선량피폭시 명확히 평가 가능한 장해를 근거로 설정된 상대적인 값이므로 이것이 반드시 고선량에서 발생할 수 있는 "확률적 영향"을 반영한다고는 볼 수 없기 때문이다.

9) 유효선량(Effective Dose, H_E)

일본 원폭피해자에 대한 역학조사 결과 등 방사선피폭의 인체 영향을 평가한 결과에 의하면 인체의 여러 조직(또는 장기)이 동일한 등가선량에 피폭된 경우라도 피폭조직 및 장기의 방사선 감수성에 따라 여러 조직에서 확률적 영향의 발생 정도와 상대적 위험도가 서로 다르게 나타났다. 이러한 문제를 해결하기 위하여 ICRP는 조직의 등가선량을 조직의 방사선 감수성을 고려한 조직가중치(tissue weighting factor, W_T)로 보정한 유효선량(H_E)을 도입하였다. 따라서 조직가중치는 방사선에 전신이 균등하게 피폭되었을 경우 예상되는 총 위험도를 1.0이라 했을 때 각 조직이 받는 상대위험 분률이라 할 수 있으며 그 값은 표 1-4와 같다. 유효선량은 아래 식으로 구할 수 있다.

$$H_E = \sum_T H_T \cdot W_T = \sum_T \sum_R D_{T,R} \cdot W_R \cdot W_T \quad [\mathrm{Sv, rem}] \cdots\cdots (1\text{-}4)$$

유효선량은 방사선피폭으로 인한 인체의 확률적 영향을 평가하기 위하여 도입된 선량이며 실제적으로 인체조직에 흡수된 상이한 방사선의 영향을 고려하는 표 1-3의 방사선가중치(W_R)와 흡수된 방사선에 대한 조직의 감수성을 고려하는 표 1-4의 조직가중인자(W_T)에 의해 두 번 가중된 흡수선량인 셈이다. 따라서 앞에서도 설명한 바와 같이 인체의 방사선 피폭영향을 정량적인 선량으로 평가하는 가장 기본적인 단위는 흡수선량임을 유효선량 평가식은 보여주고

표 1-4. ICRP 권고 103의 조직가중치(W_T)

조 직(T)	조직가중치(W_T)
적색골수, 결장, 폐, 위, 유방, 잔여조직[a])	0.1
생식선(기)	0.08
방광, 식도, 간, 갑상선	0.04
뼈표면, 뇌, 침샘, 피부	0.01
전 신	1.00

있다. 방사선가중치와 조직가중치는 방사선생물학, 방사선 역학조사에 근거한 방사선방호의 현재 지식 수준에 근거하고 있다. 그러므로 시간이 경과하여 현재의 지식 수준이 바뀌면 달라질 수도 있다.

a) 잔여조직: 부신, 흉외기도(ET), 쓸개, 심장, 신장, 림프절, 근육, 구강점막, 췌장, 전립선(남), 소장, 비장, 흉선, 자궁과 자궁경부(여)

참고

ICRP는 권고 103에서 유효선량의 표현으로 E를 도입하였으나 우리나라에서는 원자력안전 관계법령과 여러 문헌에서 ICRP 권고 60의 표현방식인 H_E를 여전히 사용하고 있다. 본 교재에서도 여러분의 편의를 위하여 H_E를 사용하였다.

10) 집단선량(Collective Dose, S_c)

집단선량(S_c)은 다수의 사람들이 방사선에 피폭되는 경우에 개인이 소속한 집단의 총 피폭선량을 집합적으로 나타내는 선량으로 person-Sv 또는 man-Sv의 단위를 가지고 있다. 특별히 달리 규정하지 않는 한 집단선량은 집단의 유효선량을 나타내며 여러 인구집단의 피폭 규모와 이로 인한 확률적 영향 또는 이로 인한 위험도를 평가할 때 유용하게 활용된다.

$$S_c = \sum_i H_{E,i} \cdot P_i \quad \cdots\cdots (1-5)$$

$H_{E,i}$: 특정인구집단 i의 개인 유효선량(Sv)

P_i : 인구집단 i의 인구수(man)

11) 예탁등가선량(Committed Equivalent Dose, $H_T(\tau)$)

예탁등가선량($H_T(\tau)$)은 호흡 및 섭취로 인하여 체내 조직 또는 장기에 예탁(금전의 예금신탁과 같은 개념)된 방사성핵종으로 인한 조직의 피폭선량을 평가하기 위한 선량이며, 체내에 예탁된 방사성책종의 흡수선량률의 시간적분으로 나타낸다. 조직에 예탁된 방사성핵종의 흡수선량률의 시간적분은 침적핵종의 종류, 형태 및 섭취방법과 인체의 배설반감기에 의존한다.

$$H_T(\tau) = \int_{t_0}^{t_0+\tau} D_T(t) \cdot W_R \; dt \; [Sv] \quad \cdots\cdots (1-6)$$

적분기간(τ)은 보통 성인의 경우는 섭취시점부터 50년, 어린이는 섭취시점부터 70년을 적용한다.

12) 예탁유효선량(Committed Effective Dose, $H_E(50)$)

조직에 침적한 방사성핵종의 예탁등가선량($H_T(\tau)$)에 조직가중치(W_T)를 도입하면 방사성핵종의 체내예탁으로 인한 피폭선량을 유효선량으로 평가할 수 있으며, 이를 예탁유효선량이라고 한다. 일반적으로 방사성핵종의 예탁기간(또는 적분기간)으로 50년을 고려하여 50년 예탁유효선량을 평가하는 것이 보통이다.

$$H_E(50) = H_{50,E} = \sum_T H_T(50) \cdot W_T \quad \cdots\cdots (1-7)$$

13) 방사성동위원소의 양

방사성동위원소의 양(量) 즉 방사능(放射能)을 표시하는 단위로는 Ci(curie)가 사용되며 1 Ci는 1초간에 붕괴상수가 3.7×10^{10}개와 같은 방사성핵종의 양이다. 또한 이것은 ^{226}Ra 1 g이 갖고 있는 방사능 값으로 환산한 양으로도 정의된다.

$$\begin{aligned} 1\ \text{Ci} &= 3.7 \times 10^{10}\ \text{dps} \\ &= 3.7 \times 10^{10} \times 60\ \text{dpm} \\ &= 2.22 \times 10^{12}\ \text{dpm} \end{aligned}$$

여기서 dps(disintegration per second)는 매초당 붕괴수이고 dpm은 매분당 붕괴수이다. 현재 국제표준단위(SI)로는 Bq(Becquerel)이 사용되며 1 Bq = 1dps이다.

14) 손해(detriment)

방사선으로 인한 신체상 또는 재산상의 해로운 영향을 유해(有害)라 말한다. 일반적으로 집단에 대한 손해는 방사선에 의한 모든 형태의 해(害)로운 효과가 발생할 확률뿐만 아니라 그 효과의 심각성까지 고려한 수학적 기대치로 정의된다. 손해를 일부에서는 위해(危害)로 번역하여 사용하고도 있다. Risk(위해)와의 구별을 위하여 detriment를 손해(損害)로 이 책에서는 사용하기로 한다.

표 1-5. 결정적 영향 발생의 발단선량

장기(조직)	영 향	발단선량(Gy)	피폭조건
생식선	수태능력의 영구정지 정자의 일시적 감소	3 0.25	저 LET, 일시피폭, 40세 여성, 저 LET, 고선량률
적색골수	조혈기능의 저하	〉20	γ선, 전신피폭(동물실험)
수정체	시력에 장애를 초래하는 수정체의 혼탁	〉15	장기피폭
피부	미용상 악영향	〉20	한정부위, 수주~수개월 피폭

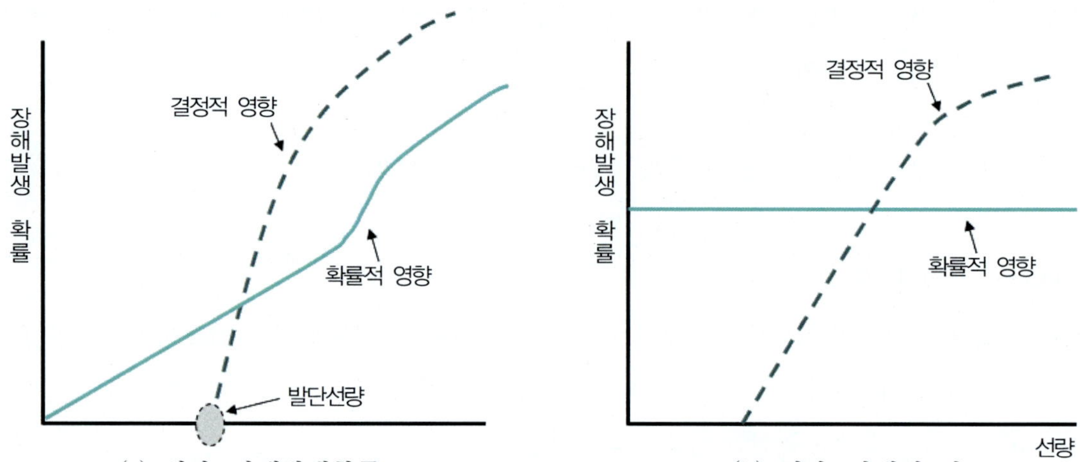

(a) 선량-장해발생확률 (b) 선량-장해의 정도

그림 1-1. 선량과 장해발생의 상관성에 관한 개념도

15) 확률적 영향(stochastic effects) 및 결정적 영향(deterministic effect)

ICRP 1991년 권고(ICRP 60)에서 방사선 피폭으로 인한 생물학적 영향을 확률적 영향과 결정적 영향의 두 가지로 구분하였다.

확률적 영향(確率的影響)이란 방사선 피폭으로 인한 장해영향의 발생확률이 피폭받은 선량과 함수관계를 나타내며 그 효과와 심각성은 선량에 무관한 경우를 말한다. 따라서 확률적 영향은 선량이 낮은 경우에도 어떠한 발단선량(threshold dose)없이 위해(危害)발생 확률이 존재한다. 확률적 영향의 예는 암, 백혈병, 유전적 영향 등이 있다. 즉, 방사선 피폭으로 인한 암의 발생위험은 그 선량이 저선량일지라도 이것에 해당하는 만큼의 위해 확률을 가지며 일단 암이 발생하였다고 하면 선량의 대소에 따라 암의 심각성이 차이가 나지는 않는다.

결정적 영향(決定的影響)이란 방사선 피폭으로 인한 장해영향의 심각성이 선량에 따라 변하며 어떤 발단선량이 존재하는 경우를 말한다. 결정적 영향의 예는 수정체의 혼탁, 피부의 비악성 손상, 빈혈을 초래하는 골수의 세포감소, 불임 등이 있다. 이러한 결정적 영향은 어떤 발단선량 이하의 저선량 피폭으로는 위해가 야기되지 않는 것으로 믿고 있으며 발단선량은 표 1-5에서 보는 바와 같이 장기(조직)에 따라 차이가 있다.

그러나 이러한 장해는 선량이 많을수록 그 장해 정도가 크다는 점을 알 수 있다.

확률적 영향과 결정적 영향의 선량-장해발생 확률 및 선량-장해의 정도 관계를 개념적으로 나타낸 것이 그림 1-1이다. 이 개념도를 주의깊게 음미해 보기 바란다.

확률적 영향에 의한 장해는 모두 만성(또는 遲發性)장해라는 점과 이들 장해는 자연적으로도 발생하는 장해와 구분이 되지 않는다는 특이성이 있다. 이러한 특이성 때문에 선량-장해의 상관관계에 대한 명확한 규명이 대단히 어렵다. 특히 저준위선량에서의 이 관계는 매우 불확실하여 결국 고준위선량에서의 결과를 외삽하여 저준위선량에서의 상관성을 도출한다. ICRP의 현재 입장도 이러한 외삽에 의한 저선량피폭 위험의 평가로 인정하고 있다.

16) 위해계수(risk factor)

확률적 영향에 대한 선량-장해발생관계 곡선의 기울기는 저선량 영역에서는 선량이 증가할수록 커질 것으로 보인다. 따라서 이 함수관계를 다음과 같이 2차함수로 나타내고 있다.

$$E = aD + bD^2 \quad \cdots\cdots (1-8)$$

여기서 E는 생물학적 효과, D는 선량이며 a 및 b는 계수이다. 이 식에서 2차항은 비교적 고준위선량(高準位線量) 범위에 적용되며 일반적으로 방사선방어에서 다루는 선량범위(저준위선량 범위)에서는 일차항이 적용된다. 즉, 선량과 장해발생의 관계는 정비례의 관계가 성립한다(이것은 확률적 영향에만 한한 것이다). 이때 비례상수에 해당하는 값 즉 단위선량에 대한

표 1-6. 확률적 영향에 대한 위해계수

조 직	영 향	위해계수(Sv^{-1})
생식선	자손에 나타나는 중대한 결함	4×10^{-3}
유 방	유방암에 의한 치사	2.5×10^{-3}
적색골수	백혈병에 의한 치사	2×10^{-3}
폐	폐암에 의한 치사	2×10^{-3}
갑상선	갑상선암에 의한 치사	5×10^{-4}*
뼈표면	골막암에 의한 치사	5×10^{-4}
기타조직	암에 의한 치사	5×10^{-3}

* 갑상선암의 발생률은 비교적 높으나 이로 인한 치사의 위험이 다른 암에 비해 낮은 관계로 전체적인 위해 계수가 낮음.

위험을 위해계수(危害係數)라 부른다.

표 1-6의 위해계수는 일반적인 인구집단에 대한 값으로 ICRP가 권고하고 있는 평균값에 해당한다. 방사선 피폭으로 인한 실제의 위해는 성별이나 연령에 따라 다르다. 즉, 남성의 경우 유방의 피폭으로 인한 위해는 무시할 수 있을 정도이나 여성의 경우에는 상당히 높다. 또한 연령이 높을수록 암의 발병에 소요되는 기간으로 인해 이로 인한 치사위험은 감소하기 때문에 위해가 감소한다. 그러나 이러한 개인간의 차이는 큰 폭은 아니므로 방사선방어 목적상 이 위해계수를 성별이나 연령의 구별 없이 사용할 수 있다고 ICRP는 권고하고 있다.

17) 직업상 피폭(occupational exposure)

방사선 분야에서 종사하는 방사선종사자(방사선전문의, 의사, 방사선사, 원자력관계 종사자 등)나 그 보조원들은 방사선 피폭의 직접적인 원인이 종사자가 방사선 피폭을 수반하는 직업에 종사하기 때문에 이런 피폭을 직업상 피폭이라 한다. 방사선 방어에서 직업상 피폭의 특징은 첫째 그 피폭이 방사선방어 조직에 의하여 관리되고 있으며, 둘째 피폭집단이 비교적 소규모이고, 셋째 피폭을 수반하는 행위나 절차(투자)로부터 발생하는 이득(월급 등)의 일부를 직접 또는 간접으로 종사자 자신에게 돌려 받는다는 점이다.

전세계 많은 나라에서는 ICRP의 권고에 따라 직업상 피폭의 한계를 정하여 이를 방사선종사자의 방사선안전관리의 원칙으로 삼고 있으며 ILO는 각국 정부에 방사선의 선량한도를 설정하도록 요구하고 있다. 선량한도의 기본은 방사선종사자의 직업상 위해가 다른 직업종사자와 위해로 인정된 것보다는 차이가 없거나 다소 차이가 있다하더라도 그다지 심각하지 않아야 하는데 있다.

방사선과 원자력의 이용이 날로 확대됨에 따라 방사선종사자의 수도 급격히 증가하는 추세에 있어 이를 위한대책 마련도 중요한 문제로 인식되고 있다.

18) 의료피폭(medical exposure)

질병을 예방할 목적 뿐만 아니라 치료를 위하여 방사선은 널리 이용되고 있다. 질병진료의 목적으로 소량의 방사선 조사에 있어서도 생물학적 영향이 발생하므로 가능한 한 최소량의 방사선을 조사하여 최대의 진단효과를 얻어야 한다. 이를 위해서는 양질의 자재를 사용할 것은 물론 잘 훈련된 요원이 운영관리하는 것이 절대적인 요건이다. 진단을 위해 사용되는 방사선에 의한 장해발생은 크게 문제되는 바는 없으나 방사선 조사를 극소화하기 위하여 많은 노력이 필요할 것이며 가급적 방사선에 의한 진단의 빈도는 억제되어야 할 것이다.

방사선 치료에 있어서는 대상 질병의 특수성에 비추어 치료한 환자의 생존율이 낮은 편이므로 방사선으로 인한 장기적 효과를 관찰하기에는 어려운 점이 있다. 방사선 치료는 신체의 어떤 특정부위에 집중적으로 조사가 실시되므로 진단에 비하여 많은 양의 방사선이 생체에 조사되며 따라서 생물학적 변화도 크게 일어난다. 치료환자의 방사선에 대한 방어는 특히 중요한 것으로 외부조사 치료에 있어서는 악성종양의 주위에 존재하는 건강조직과 기관이 동시에 조사되므로 이들 건강부위의 장해를 극소화하지 않으면 안되는 어려움이 있다. 이상적인 방사선 치료라함은 방사선 조사가 불충분하여 지병으로 사망하는 환자의 수를 감소시키는 한편 과도한 방사선의 조사로 인한 장해증상으로 사망하는 환자의 수를 적게 하는 것 즉 모든 방법을 동원하여 정확하게 치료를 함으로써 여생을 통하여 건강한 생활을 영위할 수 있어야 하는 것이다.

방사선에 의한 진단이나 치료의 목적으로 받는 피폭 대상자 즉 환자를 말한다. 여기에는 심장맥동기와 같이 피폭을 주는 방사선은 직접적인 의료상 혜택과는 무관한 경우도 포함된다.

의료피폭은 ICRP 또는 원자력안전법에서 환자에 대한 선량한도의 적용 대상에서 제외된다.

이는 방사선 피폭을 제어할 수 있지만 의료의 목적으로 방사선의 사용이 최선이라는 판단이어서 피폭은 정당화(正當化, justification)되고 있으며, 피폭으로 인한 모든 이득이 환자 자신에게 돌아오는 것이기 때문에 의료피폭을 일반적으로 산업적 이용시 피폭과 분리한다. 그러나 방사선방어 자체는 예외가 되지 않는다. 즉, 환자의 피폭이 진료목적상 필요로 하는 선량한도 준위를 초과하지 않도록 하며 불필요한 피폭을 방지하여야만 한다. 또한 방사선을 사용하지 않고 동일한 진료 목적을 달성할 수 있는 가능성에 대해서도 면밀한 검토가 선행되어야 하고 각각의 선택에 대한 진료비–환자이득 분석의 관점에서 방사선 피폭이 정당화될 수 있어야 한다. 그러나 각국에서는 의료방사선의 피폭을 감소키 위해 진단방사선분야에서 국제원자력기구(IAEA)가 1996년에 권고한 BSS(Basic Safety Standards)의 Guidance level을 자국의 실정에 맞게 설정하여 사용하고 있으며 국제방사선방어위원회(ICRP)에서도 ICRP publication 73에서 각국이 엑스선검사시 환자에 대한 진단참고준위(diagnostic reference level)를 사용할 것을 권고하고 있다.

19) 인체내부피폭

인체내부피폭은 선원이 신체내부 즉 방사성물질(방사성동위원소)이 체내에 들어갔을 때 일어나는 피폭이다. 체내에 들어간 방사성물질은 체내에서의 감약 또는 체외배설에 의하여 체내에 들어간 방사능은 감소하지만 피폭은 방사성물질이 체내에 존재하는 한 계속된다. 따라서 내부피폭은 계속해서 일정한 피폭을 생각하지 않으면 안된다. 이것이 외부피폭과의 근본적인 차이점이다.

내부피폭선량은 단순한 피폭선량이 아니고 잠재피폭이 약속된 선량이라는 뜻에서 예탁선량 당량(豫託線量當量, committed dose equivalent)을 문제로 삼는다. 일반적으로 단순한 선량이라고 부르고 있지만 내부피폭선량은 대개의 경우 예탁선량을 뜻한다.

내부피폭선량은 이와 같이 예탁선량이지만 피폭기간, 즉 선량예탁의 기간을 결정하지 않으면 선량을 계산할 수 없다. 이 기간에 대해서 일반적으로 직업상 피폭에 대하여는 방사선종사자의 연령에 관계없이 일반적으로 50년, 일반인의 피폭에 대해서는 더욱 긴 기간 예를 들면 70년을 잡을 경우가 있다. 예탁기간이 표시되어 있지 않을 경우는 50년간의 예탁선량이다.

표 1-7. 영상의학 검사에서의 성인 환자의 권고량(IAEA BSS NO. 115)

검사종류		Entrance surface dose/radiograph(mGy)
Lumbar spine	AP	10
	LAT	30
	LSJ	40
Abdomen, Intravenous urography and cholecystography	AP	10
Pelvis	AP	10
Hip joint	AP	10
Chest	PA	0.4
	LAT	1.5
Thoracic spine	AP	7
	LAT	20
Dental	Periapical	7
	AP	5
Mammography	Crario-caudal	1(without grid)
	Projection	3(with grid)
Skull	PA	5
	LAT	3
Computed Tomography	Head	50
	Lumber spine	35
	Abdomen	25
Fluorscopy	Normal	25 mGy/min
	High level	100 mGy/min (Interventional Radiology)

방사선종사자의 피폭관리에 있어서는 이와 같은 장기간에 걸친 피폭을 4년 또는 1년마다 평가하는 것이 번거롭기 때문에 앞으로의 50년 또는 그 이상의 기간에 걸친 피폭을 방사성핵종이 체내에 섭취하였을 때 모두 피폭받았다고 생각하는 것이 선량당량예탁(線量當量豫託, dose equivalent commitment)의 개념이다.

외부피폭의 방어는 거리, 시간, 차폐의 세 가지 원칙하에 실시할 수 있다. 내부피폭에 대하여는 일단 오염된 상태 하에서는 피폭을 방지할 방법이 없다.

인체의 내부피폭의 원인되는 방사성오염 경로를 보면 다음과 같다.

① 경구섭취(ingestion)

② 흡입섭취(inhalation)

③ 인체 피부상처로부터의 흡입

④ 인체 피부로부터의 흡입

내부피폭선량의 평가는 핵종이 체내에서 하는 거동(흡수율, 침착부위, 생물학적 반감기등), 신체기관의 무게 및 크기 등 사람에 대한 해부학적·생리학적 데이터가 필요하다. ICRP는 많은 핵종의 체내거동에 대하여 모델을 제시해 주고 있다(ICRP Pub.2, Pub.10, 10A). 신체의 여러 데이터에 대해서는 각국의 표준인(標準人, reference man)에 대한 데이터(ICRP Pub.23, ICRP Pub.89)에서 찾아 사용할 수 있다. 이를 데이터를 이용하여 체내오염량 등의 분석평가에서 내부피폭선량을 산출한다.

체내오염량의 측정법을 대별하면 두 가지 방법이 있는데 그 첫째는 체외계측법(또는 전신계측법)과 또 하나는 오줌 등의 배설물의 분석에서 체내오염량을 추정하는 방법으로서 생물검정(bioassay)법이 있다.

체외계측법은 대형 NaI 검출기를 사용하여 신체에서 나오는 γ선을 계측하는 방법으로서 보통 두께 20 nm 정도의 차폐실내에서 측정한다. 소형차폐실을 이용하거나 검출기 부분만을 차폐하는 간단한 것도 있다. 이들을 전신계측기(whole body counter)라 부른다.

특수한 것으로는 α붕괴시 방출되는 특성 X선을 측정하는 것도 있다. 특성 X선은 인체내에서의 흡수가 크기 때문에 폐에 침착한 방사성물질의 측정에만 응용되지만 폐내의 Pu 측정에는 유일한 방법이다. 이것을 흉부계측장치(chest counter) 또는 폐모니터라고 부르며 두꺼운 차폐실내에서 측정된다. 이들 체외계측법은 체내(또는 기관) 침착량의 직접측정이라는 큰 이점을 갖고 있지만 인체 내를 투과할 수 있는 γ선처럼 투과력이 큰것에만 적용한다.

α, β 방출 핵종에 대한 체내(기관) 침착량의 직접측정은 전술한 흉부계측을 제외하고는 일반적으로 불가능하다. 그래서 소변, 대변 등의 배설물, 또는 혈액에 함유되어 있는 양을 측정

하여 체내오염량을 추정하는 생물검정법을 이용하지 않을 수 없다. 이 방법은 체내오염량과 배설량 또는 혈중농도와의 관계가 명백하지 않으면 적용할 수 없다. 체내오염량과 배설량과의 관계는 여러 핵종에 대하여 ICRP가 제안한 모델이 있어 이것을 이용해서 평가되고 있다. 배설물 이외에 ^{3}H, Rn(Ra) 등에 대해서는 호흡기의 측정으로 평가할 수도 있다.

내부피폭방지는 방사성물질의 체내섭취에 의한 피폭이기 때문에 첫째 격리할 필요가 있다. 특히 공기오염이 발생하기 쉬운 작업 예를 들면, 가스, 기화하기 쉬운 물질, 미분말 등의 취급에 있어서 글러브박스, 드라프트챔버 등을 사용하여 기밀을 꾀하여야 한다. 둘째는 방어구의 착용이다. 설정 작업환경이 오염되었더라도 마스크 또는 방어복을 착용하므로써 체내로의 오염을 유효하게 방지할 수 있다. 셋째는 외부피폭의 경우와 같이 작업시간의 단축이다. 이들 이외에 상처가 오염되면 체내로 침입하는 것이 외부상처가 없는 경우보다는 심하기 때문에 상처가 있을 경우에는 고무장갑을 반드시 껴야 한다.

또한 공기오염이 발생한 경우, 공기중농도와 피폭선량과의 사이에 (1-9)식과 같은 관계가 있으며 이 식으로부터 피폭선량을 추정할 수 있다.

$$\text{피폭선량}(mrem) = \frac{C \times t}{(MPC)40 \times 40} \times R \times \eta \quad \cdots\cdots (1\text{-}9)$$

여기서, C : 공기 중의 농도(μCi/cm^2)

t : 작업시간(h)

(MPC)40 : 주 40시간 작업시의 MPC

R : 인체 기관의 주당허용선량

전신(골수) : 100 mrem

갑상선, 뼈 : 600 mrem

기타 : 300 mrem

η : 착용방어구의 에어러솔 투과율

η 값으로는 경험상 반면 마스크에 대해서는 0.1, 전면 마스크에 대해서는 0.05를 사용하고 있다.

20) 유의선량과 집단선량

내부피폭이나 외부피폭은 개인의 피폭선량에 따라 장해의 대소에 관련된 선량(선량당량)이다. 그러나 백혈병, 암 등의 만발성 장해는 피폭으로 장해가 발생할 때까지의 기간이 매우 긴 경우가 있고, 피폭에 의한 장해가 발생하기 전에 수명이 다 될 때가 있다.

또한 유전적 장해를 일으킬 수 있는 피폭자가 자식을 낳지 않을 경우도 있다. 이런 경우는 피폭에 의한 장해가 발생하지 않은 것과 같다고 볼 수 있다. 따라서 장해가 발생한다는 위험도를 고찰할 경우에는 단순히 피폭선량 뿐만 아니라 ① 장해발생의 패턴, ② 피폭자의 수명, ③ 자식의 출산 여부를 고려에 넣지 않으면 안된다.

백혈병에 대해서 기술하면 백혈병의 발생은 적색골수의 피폭에 기인한다. 따라서 골수의 피폭선량에 백혈병 발생의 패턴, 피폭자의 수명을 고려한 인자, 즉 백혈병유의 인자를 곱한 선량이 백혈병 발생의 위험도를 나타내는 선량이며 이를 백혈병유의 선량(leukemia significant dose, LSD)이라 한다. 암에 대해서도 백혈병과 같이 암유의 선량(malignancy significant dose, MSD)을 생각할 수 있다.

자손의 유전에 관계되는 기관은 생식선이다. 따라서 생식선피폭선량에 자식을 낳는 수(기대수)를 곱한 것이 실제로 뜻있는 유전선량 또는 유전유의 선량(genetically significant dose, GSD)이라 한다. 집단에 대한 유전선량은 각 개인의 생식선피폭선량에 자손을 낳을 것으로 기대되는 자녀의 수를 곱한 수치의 평균치이다.

집단을 대상으로 하는 경우에는 만발성장해의 위험도가 선량에 비례한다는 전제조건을 취하고 있는 점에서 집단 전체의 적산피폭선량이 문제시될 때가 많다. 이것을 집단선량(collective 또는 population dose) 또는 집단선량당량(collective dose equivalent)이라 한다. 단위로서는 person 또는 man Sv로 표시한다.

21) 사고피폭

방사선원의 이상 또는 방어설비의 기능 상실로 인하여 방사선시설내외의 주민이나 종사자가 과도한 피폭을 받는 경우를 말한다. 따라서 사고의 가능성이 있는 선원이나 행위에 대해서는 평소 사고에 대비한 비상 계획이 수립되어 있어야 하며 이 계획은 관계기관의 승인을 받아야 한다. 또한 비상계획은 예측할 수 있는 모든 상황에 대하여 어떻게 대처할 것인가를 명확히 기술하고 있어야 한다.

사고로 인하여 연간 선량한도의 2배 이상을 피폭받은 자에 대하여는 의학적 검사를 실시하여야 한다. 또한 사고의 원인과 영향에 대한 검토 및 대책이 마련되어야 한다. 사고로 인하여 일시적인 과다피폭을 받은 방사선분야의 종사자는 반드시 해당 직무에서 배제할 필요는 없다. 의학적 검사결과, 종사자의 연령, 과거의 피폭 이력, 보유특기, 사회적, 경제적 여건 등을 고려하여 무리없이 대책을 결정하여야 한다.

모든 사고피폭은 반드시 기록을 보존하되 일상업무수행상에서의 피폭과는 구분되어야만 한다. 또한 사고 및 사고피폭에 대해서는 관계기관에 지체없이 보고하여야 한다.

22) 작업조건의 구분

방사선관리 목적상 작업장의 조건을 작업조건 A와 작업조건 B의 둘로 구분한다.

작업조건 A

원자력안전법규 등에서 정한 연간 피폭선량이 연간선량한도의 3/10을 초과할 가능성이 희박한 작업환경조건을 말한다. 이 조건하에 종사하는 자에 대해서는 반드시 개인감시를 행할 필요는 없다. 또한 특수건강감시도 하지 않아도 무방하다. 그대신 작업환경이 작업조건 A에 해당하는가를 엄격히 감시되어져야 한다. 이러한 확인목적으로 개인감시를 병행할 수도 있다.

작업조건 B

원자력안전법규 등에서 정한 연간 피폭선량이 연간 선량한도의 3/10 이상인 것으로 판단되는 작업환경조건을 말한다. 이 조건하에 종사하는 직업인은 특별건강감시를 받아야 하며 피폭선량을 개인별로 평가하여야 한다. 즉, 개인방사선 관리가 수행되어야 한다.

여기서 양 조건의 경계선으로 사용한 3/10에 특별한 생물학적 근거는 없다. 다만 과거의 경험상 30%선에 금을 긋는 것이 한도치를 넘을 가능성이 있는 것과 그 가능성이 희박한 것의 경계선으로 적당한 것으로 판단되었기 때문이다.

비록 작업조건 A에 대해서는 개인감시가 요구되지는 않으나 방사선 준위 또는 오염준위가 수시로 변하는 경우에는 몇몇 선정된 작업자에 대한 개인감시를 통하여 작업조건 상황이 유지되고 있나를 입증하는 것이 바람직하다.

작업조건 A와 B에 종사하는 종사자의 감시요건 즉, 개인피폭감시 및 건강감시요건이 상이하므로 관리목적상 종사자를 구분하는 것이 편리하다. 이 구분은 작업조건을 기준으로 하는 것이 손쉬운 방법이나 실제에서는 작업의 특성, 작업시간 등을 구분의 변수로 사용할 수도 있다. 종사자의 구분에서 유의할 사항의 하나는 작업조건 A 또는 B에 해당하는 작업장에 비정기적으로 출입하는 자(예를 들면 시설 보수요원)도 일반 종사자와 동일한 방식으로 구분해야 한다는 점이다. 즉, 작업조건 B 구역에 보수작업차 출입하는자도 개인감시 및 건강검사를 수행하여야 한다. 그 이유는 비록 보수작업이 비정기적이기는 하나 그 빈도를 알수 없기 때문이다.

이와같은 작업조건 A 또는 B는 현재 사용하는 작업조건의 설정은 아니다.

23) 작업구역의 구분

방사선 작업장은 피폭의 위험도에 따라 구분하여야 하며 구역 특성에 적절한 감시 및 예방활동을 수행하여야 한다. 구역의 분류는 다음과 같다.

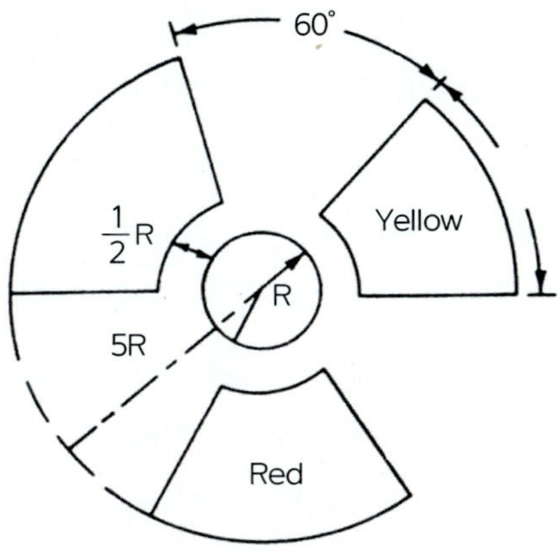

그림 1-2. **방사선구역 표지판**

- 일반구역(uncontrolled area) 또는 보전구역
- 감시구역(supervised area)
- 방사선 관리구역(controlled area): 원자력안전법
- 방사선구역(radiation area): 보건복지부령

일반구역은 방사선 관리 업무수행이 필요치 않는 구역으로서 방사성오염을 완전히 방지된 구역이다. 그러나 방사성오염의 완전히 방지된 구역은 존재치 않으므로 방사선원으로부터 법에서 정한 연간 선량한도가 1/10 이하의 구역을 말한다.

방사선 관리구역이라함은 원자력안전법에서 외부의 방사선량률, 공기 중의 방사선물질의 농도 또는 방사성물질에 의하여 오염된 물질의 표면의 오염도가 원자력안전위원회에서 정하는 값을 초과할 우려가 있는 곳으로서 방사선의 안전관리를 위하여 사람의 출입을 관리하고 출입자에 대하여 방사선의 장해를 방지하기 위한 조치가 필요한 구역을 말한다.

- 외부 방사선량률: 400 μSv/주
- 공기 중 또는 수 중의 방사성물질 농도는 유도공기중 농도
- 물체표면의 오염도(허용표면 오염도)
  - α선을 방출하는 방사성물질: 4 kBq/m^2
  - α선을 방출하지 않는 방사성물질: 40 kBq/m^2

방사선구역이라 함은 보건복지부령에서 정한 것으로 진단용 방사선 발생장을 설치한 장소 중 외부방사선량이 주당 0.3 mSv(30 mrem) 이상인 곳으로서 벽, 방어칸막이 등 구획물에 의하여 구획되어진 곳을 말한다.

방사선구역설정은 외부에서의 예상피폭선량이 선량한도의 3/10을 초과하지 않도록 설정하

는 구역으로서 이 구역에의 출입자는 원자력안전법체계하에서 철저히 관리되어야 하며 출입자는 소정의 지시 또는 준수사항을 지켜야 한다. 이 구역의 출입구 및 내부의 적절한곳에는 방사선구역임을 알리는 표지가 게시되어야 한다. 방사선구역표지는 그림 1-2와 같으며 구역특성에 대한 명확한 내용이 포함되어야 한다.

방사선구역 내에는 선량한도의 준수를 위하여 작업시간을 제한하거나(고 방사선 구역의 경우) 또는 특수방어복을 착용하여야만(공기오염구역의 경우) 적정한 환경하에서 방사선관계업무를 수행할 수가 있다. 이러한 구역은 그 출입구에 추가로 해당구역의 특성을 알리고 경고하는 표지를 계시함은 물론이거니와 임의로 출입을 제한하는 물리적 장벽을 설치하여야 한다. 이때 시설내 어떤 지역이 방사선준위 또는 방사성오염 준위가 매우 낮다고 하더라도 관리상 필요하다면 방사선구역 내에 편입될 수 있음에 유의하기 바란다.

1.3 자연방사선과 인공방사선

1) 자연방사선(natural radiation)

자연방사선(自然放射線)으로 널리 알려져 있는 것은 우주선(cosmic ray)이다. 우주선의 강도는 지구의 위도에 따라 다르며 해상에서의 최대 변화범위는 약 14%이지만 고도에 따라서는 더욱 그 변화가 현저하여 3,000 m 상공에서는 해상에 있어서의 강도의 약 3배나 증가한다.

토양과 암석의 구성의 차이, 지구상의 위치 또는 지역에 따라 지표상의 방사선 강도차이는 우주선의 차이보다 크다. 이와 같은 자연방사선은 일부 방사성물질에 기인되는 γ선으로 지질연대와 맞먹는 긴 반감기를 가진 ^{40}K, ^{232}Th, ^{238}U와 비교적 짧은 반감기를 갖는 방사성물질 즉 ^{228}Ra와 ^{226}Ra, 그리고 이들의 붕괴생성물 등이 존재하기 때문이다. 방사성물질은 암석에 포함되어 있으며 일반적으로 산성 화성암은 현무암보다 많고 유기물질을 포함한 이판암은 다른 수성암 혹은 많은 Si를 함유한 암석보다는 방사성물질이 많다. 특히 지구상의 방사선강도가 높은 곳은 ^{238}U나 ^{232}Th광산지역이다.

방사성기체인 ^{222}Rn이나 ^{220}Rn의 발생으로 대기 중의 알파방사선은 비교적 적게 존재한다.

자연방사선의 영향을 받는 전체 연부조직 선량의 약 20%는 인체 내부조사에 의한 것으로 이것은 주로 체내에 존재하는 ^{40}K에 기인되는 것이며 우주선의 반응으로 생성되는 ^{14}C도 이의 원인이 된다. ^{14}C와 이의 동위원소는 모든 생물체에 존재한다.

자연에 존재하는 ^{226}Ra, ^{228}Th와 이들의 붕괴생성물 등에 의한 인체내부조사에 있어 섭취된 ^{226}Ra과 ^{228}Th는 골(bone)에, 호흡으로 흡입된 대기 중의 Ra와 Th의 붕괴생성물 등은 폐에 축적된다. 이 자연방사선은 α, β, γ선의 혼합이지만 그 중 α선은 그 에너지와 큰 전리능력

표 1-8. 자연방사선원

선원	등가선량(mSv/y)
우주선(해수면)	0.37
라돈[^{222}Rn(^{238}U계열), ^{220}Rn (^{232}Th계열)]	1.30
칼륨(^{40}K)	0.30
기타	0.40
계	2.40

으로 말미암아 가장 장해 영향력이 크다고 보는 것이다.

자연방사선에 조사되는 정도는 가옥에 따라 변화되기도 한다. 즉 가옥이 자연방사선을 흡수하는가 하면 건축자재로부터 방사선이 방출되기도 하고 환기가 불량한 실내에서 Ra와 Th이 농축되는 등 일반적으로 실내조사가 실외조사보다 높을 경우가 많다. 해상의 선박에서는 육지에서 조사되는 방사선의 1/2 정도이며 고공을 비행하는 항공기에서는 우주선의 영향으로 많은 방사선의 조사를 받게 된다.

방사선방어에서는 자연방사선에 의한 피폭은 그 대상으로 삼지 않는다. 이는 자연방사선의 위험이 인공방사선에 비해 낮아서가 아니라 본질적으로 이 피폭을 제어하기가 어렵기 때문이다. 그러나 피폭원이 자연방사선이라 할지라도 피폭의 정도를 인위적인 행위에 의하여 제어시킬 수 있을 때에는 이를 방사선방어의 대상으로 간주한다. 예를 들면 고공을 자주 비행하는 여객기의 승무원이 직업상 높은 고공비행을 함으로써 받는 우주선 피폭이나 광부가 자연방사성동위원소의 존재량이 높은 지하에서 작업함으로써 추가로 받는 피폭은 방사선관리의 대상이 된다. 반면 비록 그 선원이 인공적인 피폭이라도 피폭제어가 불가능 할 경우에는 방어의 대상에서 제외한다. 지난 20~30년간 행하여진 대기권내 핵실험에 의한 방사능은 분명히 인위적인 것이지만 이미 제어할 수 있는 상태가 아니므로 자연방사선에 준하여 취급한다.

2) 일상생활주변의 방사선원

방사성물질로 오염된 환경으로 인한 방사선조사의 산출은 다른 방사선원에 의한 위해평가보다 어려운 점이 많다. 비록 보건상 영향이 현재에는 미소하다고 생각될지라도 앞으로 크게 증가할 것이 예상되므로 특별한 대책이 강구되어야 할 것이다.

인공방사선은 인간의 사용목적에 의해 인위적으로 가공한 방사성동위원소나 방사선발생장치 및 그 외 시설에서 발생되는 방사선으로 X선 발생장치, 가속기, 방사성동위원소, 원자로, 핵임계실험장치, 핵연료, 싱크로트론 방사광, 비파괴검사용선원 등이 포함된다. 인공방사선은 규제

대상이지만 방사선피폭에 대한 제어가 비현실적인 경우는 방호대상에서 제외되기도 하는데 이를 규제해제(clearance)라고 한다.

원자력의 이용·개발에 따르는 방사성폐기물(또는 원자력 부산물) 처리문제 또한 심각하지 않을 수 없다. 대량의 방사능을 가진 사용 후 핵연료는 반감기가 긴 ^{90}Sr 등을 포함하고 있으므로 이의 처리에 있어서는 많은 난관이 있다. 폐기물처리의 궁극적 목적은 어느 누구도 방사선의 조사를 받지 않을 장소에 둔다는 것이다. 핵분열물질로 오염된 액체나 고체상태의 저준위 방사성폐기물은 원자로와 핵연료 재처리공장 등에서 발생되는 것으로서 이것은 더욱 문제가 된다. 이론적으로는 이와 같은 폐기물은 정제 정화한다는 것이지만 실제에 있어서는 경제적으로 그 한계가 있다. 이와 같은 폐기물을 공기 중에 방출 또는 수 중에 방류할 경우에는 관계국제기관 또는 위원회의 권고에 따르게 하고 있다.

병원 혹은 실험실 등에서 폐기되는 방사성물질 등은 그 취급에 있어서 특별히 주의하고 폐기시설의 적정관리가 이루어지는 한 큰 문제는 없으나 보건관계기관은 이에 적극적으로 관여하여 사고를 미연에 방지하고 유해방사선으로부터 인간을 보호하는 책임을 져야할 것이다.

3) 핵실험에 따르는 방사성낙진(fallout)

핵실험 또는 핵폭발에 의하여 발생된 방사성물질을 방사성낙진으로 불리워지는데 입자가 클 경우에는 폭발지점 근처에 떨어지지만 그 이외의 것들은 폭발로 인하여 성층권에까지 이르게 되며 대류권에서는 빗물에 씻겨내려 대기 중을 부유하게 된다. 핵분열로 생성된 물질은 동시에 발생된 방사능이나 잔류 핵분열물질보다는 생물학적으로 큰 문제가 되는 것으로 알려지고 있다.

방사성낙진이 장기간 성층권에 체류하게 되면 반감기가 짧은 방사성물질은 소멸하고 환경오염의 원인이 되는 반감기가 긴 ^{137}Cs과 ^{90}Sr만 남게 된다.

1954년이래 중간수명의 핵분열물질로 생성된 방사성낙진으로 말미암아 지표상의 γ에 의한 외부 조사선량은 증가하고 있다. 따라서 ^{137}Cs로 인한 영향은 점차 커질 것으로 추정하게 된다.

방사성낙진에 의한 내부조사는 주로 ^{90}Sr와 ^{137}Cs가 원인이 된다고 보고 있으며 이의 반감기는 약 39년이다. ^{90}Sr의 생물학적 반감기(biological half life)는 여러 해에 걸쳐 길지만 ^{137}Cs는 140일로 비교적 빨리 체외로 배출된다. 이들 방사성낙진은 우리의 식품 즉 야채, 육류 등에 흡수 농축되며 ^{137}Cs는 잎에 그리고 ^{90}Sr은 뿌리에 흡수된다. ^{137}Cs은 연부조직에 분포되며 투과력이 강한 γ선이 생식기관과 골수에 영향을 미치는 한편 ^{90}Sr은 선택적으로 골에 축적되어 골수와 그 주위에 방사선이 조사된다. ^{90}Sr의 인체의 골격 내에 있어서의 축적은 어린 아이

표 1-9. 인공방사선원

선 원	등가선량(mSv/y)
의료용방사선 (자연방사선의 약 20~45%)	0.4~1.0
핵실험 (자연방사선의 약 1%)	0.01
원자력발전 (자연방사선의 0.1% 이내)	0.0002

들에게서 가장 높은 현상을 보이고 있다. 핵폭발에 따르는 방사성낙진의 방사능준위는 그 지점의 일기상황에 따라 크게 좌우되며 경우에 따라서는 아주 위험한 수위에 이르기도 한다.

2. 방사선관리의 배경

2.1 방사선관련 국제기구의 종류와 역할

1) 방사선 영향에 관한 UN 과학위원회 (United Nations Scientific Committee on the Effects of Atomic Radiation, UNSCEAR)

UNSCEAR은 1955년 UN 총회에서 인간과 환경에 대한 방사선의 영향에 대한 다양한 염려에 대응하기 위하 설립되었으며 주 목적은 전리방사선에 의한 피폭의 영향과 수준을 평가하고 총회에 보고하는 것이다. 주요 활동은 환경에서의 방사능과 전리방사선 수준을 조사하고 인간과 환경에 미치는 영향에 대하여 과학적인 관찰과 증거를 제시하여 정책수립자 및 이해관계자들에게 적절한 방호수준을 결정하는데 필요한 정보를 제공하고 있다.

2) 국제방사선 단위 및 측정위원회 (International Commission on Radiation Units and Measurements, ICRU)

ICRU는 1925년 런던에서 열린 제1회 국제방사선의학회 (International Congress of Radiology)에서 국제X선 단위위원회로 제안되었고 1928년 스톡홀름에서 열린 제2회 국제방사선의학회에서 공식적으로 설립되었다. 의료에 적용하기 위한 국제적 합의의 방사선측정값을 제안하는 것을 목적으로 하였으나 1950년 이후 그 역할을 의료부분 외에 더 넓은 영역으로 확장하였다. ICRU는 측정 및 검토 결과를 공식적인 보고서 등을 통하여 제시하고 있으며 여러 국제기구들과 밀접한 관계를 유지하고 있다. 특히 ICRP가 새로운 권고를 제시할 때 큰 영향을 주고 있다.

3) 국제원자력기구 (International Atomic Energy Agency, IAEA)

IAEA는 1957년 원자력의 평화적 이용을 도모하기 위해 설립된 국제기구이다. 국제연합총회(UN) 아래 설치된 준독립기구로서 원자력 발전의 경제성과 안전성을 높이기 위한 국제협력을 목적으로 전 세계의 원자력의 평화적 이용과 연구개발, 실용화를 위한 각종 물자, 서비스, 설비제공, 과학기술 정보교환, 핵의 군사적 사용금지와 핵확산방지 등의 활동을 하고 있다. 방사선의 유해한 영향으로부터 환경과 사람을 보호하는 기준(standard)을 세우고 적용을 추구하기 위하여 5개의 위원회가 운영된다. 이들 위원회에서는 방사선안전에 관한 기준으로 전리방사선의 방호와 장사선원의 안전에 관한 기본안전기준(Basic Standards for Protection against Ionizing Radiation and for the Safety of Radiation Sources, BSS)을 발간하고 있다. ICRP에서 주권고가 나오게 되면 그에 부응하는 기준을 IAEA에서는 BSS 재개정을 통해 제시한다.

4) 국제방사선방호위원회 (International Commission on Radiological Protection, ICRP)

ICRP는 제2차 스톡홀름 국제방사선의학회의 결정에 따라 1928년 IXRP(International X-ray and Radium Protection Committee)라는 명칭으로 최초 설립되었고 1950년 제5차 런던 국제방사선의학회에서 조직개편과 더불어 현재 이름으로 변경되었다. 비영리기구로 UNSCEAR, IAEA와 공식적인 관계를 유지하고 있으며 국제노동기구(ILO), 유엔환경프로그램(UNEP) 및 기타 유엔기구들과 중요한 관계를 유지하고 있다. ICRP는 규제기관 및 다양한 자문기구들에게 방사선방호에 대한 권고를 제공하며 방사선방호를 책임지고 관리하는 안전관리자에게 운영에 필요한 조언을 제공하는 역할을 수행하고 있다. 공식적으로 ICRP의 권고들을 실제 법에 적용되도록 강제하고 있지는 않지만 많은 나라들이 이 권고들을 국내법에 적용하고 있으며 권고 중 선량한도 등이 명시된 권고를 주권고로 부르며 IAEA등 국제기구와 여러 나라에서 권고를 채택하여 실제 방사선방호기준에 적용하고 있다.

본 교재에서는 ICRP의 주권고를 중심으로 개념과 방호기준의 변화를 살펴보도록 하겠다.

2.2 1964년 ICRP권고(ICRP 6)

ICRP는 1928년 설립된 이래 활동을 계속해 오늘날까지 수많은 권고나 보고를 내고 있다. 1959년에 발표된 권고는 종래의 발표된 모든 권고를 대폭 수정한 것이며, 1964년에 이를 일부 개정하여 권고한 것을 1964년 권고라고 불리고 있다.

1) 기본적 개념

이 권고안의 중요한 사항을 지금까지 권고안과 비교하여 요약하면 다음과 같다.

(1) 방사선장해에서는 신체적 장해와 유전적 장해의 두 가지가 있다. 방사선 방어의 목적은 신체적 장해를 방지하거나 또는 최소화함과 동시에 그 집단의 유전적 장해를 극소화하는데 있다.
(2) X선, γ선 및 β선에 의한 전신조사의 경우에 가장 방사선 감수성이 높은 조직은 조혈장기 및 생식선이다(LET가 높은 입자방사선에서는 수정체도 결정기관이 됨).
(3) 허용선량은 개인에 대한 것과 집단에 대한 것의 두 가지를 고려할 필요가 있다.
(4) 선량이나 선량률이 아주 작을 때는 어떠한 신체적 영향도 선량률과 관계없이 선량에 비례한다. 유전적 영향에 관해서도 선량률에 의해서 바뀌지 않는 직선적인 선량-장해(효과)관계가 성립한다.
(5) 자연방사선에 의한 피폭과 의료방사선에 의한 피폭을 별도로 생각한다.

이 권고에서는 개인의 피폭에 관해서 다음의 세 가지 범위를 포함하고 있다.

(1) 직업상 방사선에 피폭되는 개인
(2) 관리구역의 가까이에서 일하는 성인, 또는 직무상 때때로 관리구역에 출입하지만 방사선에 피폭할 만한 일에는 종사하고 있지 않은 성인
(3) 집단 전반의 구성원(관리구역 주변에 사는 사람들을 포함함)

이 권고안에 있어서의 최대허용선량은 어디까지나 최대치이며 모든 허용선량을 되도록 낮게 정하여 불필요한 피폭은 모두 피하도록 권고한다.

(1) 개인의 피폭

① 직업상의 피폭

18세를 넘은 임의의 연령인 사람의 생식선 및 조혈장기에 피폭되는 총조사선량인 최대허용선량은 다음 식으로 정해진다.

$$D = 5(N - 18) \qquad \cdots\cdots (1-10)$$

여기서 D는 선량이고 단위는 rem, N은 연령이다.
그리고 또한 다음과 같은 조건이 부여되어 있다.

• 어느 연속된 13주간에 대해서도 3 rem을 초과해서는 안된다.

- 생식 가능연령의 여성은 복부의 피폭을 13주간 1.3 rem 이하로 제한한다.
- 임신 중인 여성의 피폭에 관해서는 임신이라고 진단되었으면 남은 임신기간 중 태아가 받는 선량이 1 rem을 넘지 않도록 모체의 피폭을 제한한다.
- 피폭된 경력이 불확실한 경우에는 식 (1−10)으로 허용된 선량을 이미 받고 있다고 가정한다.
- (1−10) 식에서 허용되는 것보다도 높은 선량이 피폭된 사람들은 그 이후에 있어서의 축적선량(蓄積線量)이 위 식이 허용되는 것보다 낮아질 때까지는 1년에 있어서도 5 rem보다 높은 선량이 피폭해서는 안된다.
- 18세 미만으로 직업상 피폭하기 시작하는 경우 선량은 18세 미만일 때엔 어떤 1년에 있어서도 5 rem을 넘어서는 안되고, 또한 30세까지의 총피폭선량은 60 rem을 초과해서는 안된다.
- 사고에 의한 대량 피폭일 경우, 25 rem보다도 높은 선량의 피폭을 받았을 때는 전문의사의 지시를 따라야 한다. 25 rem까지의 선량은 사고시까지 축적된 직업상의 선량에 합하여야 한다.
- 허용한도를 초과하는 피폭을 동반하는 긴급작업의 종사자는 12 rem을 넘는 선량을 받지 않도록 업무추진계획을 만든 후 일을 수행하여야 한다.
- 피부, 갑상선 및 뼈에 대해서는 8 rem/13주라는 최대선량이 허용된다.
- 손 및 전박(前膊), 발 및 족관절에 대해서는 20 rem/13주라는 최대선량이 허용된다.
- 갑상선, 생식선, 조혈장기 이외의 체내장기(수정체가 포함됨)에 한정된 피폭에 대해서는 4 rem/13주라는 최대선량이 허용된다.
- 방사성핵종의 섭취에 의한 체내피폭에 대해서도 위에 말한 최대허용선량이 적용된다.

② 직접적으로는 방사선작업에 종사하지 않는 성인 종사자의 피폭생식선 및 조혈장기에 대한 총연선량(總年線量)은 1.5 rem을 넘어서는 안된다. 모든 다른 장기 및 조직에 대한 연선량(年線量)과 손과 전박(前膊), 발과 족관절에 대한 연선량(年線量)은 제각기 대응하는 직업상의 연선량(年線量)의 1/10로 제한하여야 한다.

③ 집단 전반의 개개 구성원의 피폭

생식선 및 조혈장기에 대해서 최대허용선량의 한도를 0.5 rem/y로 한다.

(2) 집단의 피폭

① 전 집단의 사람들이 평균해서 0~30세까지의 30년 간에 받는 생식선량의 최대치 즉 최대허용유전선량(最大許容遺傳線量)은 5 rem을 초과해서는 안된다.

② 유전선량은 각 집단에 할당할 수 있다.

③ 집단에 대해 신체적 장해에 관련하는 최대허용선량에 대해서는 정할 필요가 없다.

표 1-10. 각 집단에 할당되는 유전선량

직업상의 피폭	1.0 rem
직접적으로는 방사선직업에 종사하지 않는 성인 종사자	0.5 rem
집단 전반의 피폭	2.0 rem
기타(remainder)	1.5 rem
계	5.0 rem

3) 방사선 작업에 관한 일반원칙

(1) 직업상 피폭되는 사람들이 연간 1.5 rem을 넘는 선량을 받을 가능성이 있는 장소는 관리구역(管理區域)으로 한다.

(2) 자격이 있는 방사선방어 담당자를 정할 것.

(3) 관리구역은 사용 전에 철저히 조사할 것.

(4) 일상적으로 방사선조사(放射線調査)와 감시 측정을 할 것.

(5) 특수 조사를 필요에 따라 실시할 것.

(6) 직원들의 건강관리로서는 고용하기 전의 건강진단 및 정기적인 건강진단을 실시할 것.

(7) 직원의 개인피폭선량 평가는 체외조사와 체내조사의 양 면에서 할 것.

(8) 방사선 방어용구를 활용할 것.

2.3 1966년 ICRP권고(ICRP 9)

1964년 권고안과 다른 것은 우선 피폭의 범위를 작업 중 직업상 피폭되는 성인과 공중의 구성원으로 구분한 것이다. 이와 같은 개념 하에서 피폭선량의 제한치를 결정하는 것이 가능하다. 방사선 종사자가 방사선작업 중 피폭되는 성인에 대한 제한치의 최대를 최대허용선량(MPD), 공중의 개인 및 집단에 대한 제한치의 최대를 선량한도(線量限度, dose limit)라고 한다.

이에 대해서 사고에 의한 피폭은 예상할 수도, 미리 제한할 수도 없으며, 피폭제한은 어떠한 사후조치(remedial action)에 의해서만 가능하다. 이같은 피폭을 이상피폭(abnormal exposure)이라고 하며, 피폭되는 것을 알고 작업하는 경우 긴급피폭(emergency exposure)과 예상되지 않은 사고피폭(accidental exposure)으로 나누고 있다.

1) 기본원칙

국제방사선방어위원회의 1966년도 권고의 목적은 방사선방어실무책임자(radiation supervisor)에 대한 지침이다. 각국에서는 이 권고안의 기초를 토대로 하여 각국의 상황에 따라 방어기준을 설정하고 있으며 허용값의 정의는 급성방사선장해증과 만성효과의 위험이 용인되는 수준의 선량을 말하고 있다.

방사선피폭에서 방사선의 허용량에 관한 용어로서는 첫째로 피폭되고 있는 방사선원에서 방사선을 인위적으로 제어할 수 있는 경우와 방사선 업무를 직업으로 갖고 있는 방사선종사자의 방사선피폭은 최대허용선량(maximum permissible dose, MPD), 일반공중인 즉 국민에 대하여서는 선량한도(dose limit)의 용어를 사용하고 있으며, 제어할 수 없는 피폭원으로부터 방사선이 피폭되고 있을 때 또는 현재의 과학수준에서 측정할 수 없는 범위에서의 피폭을 받고 있을 때에는 대책준위(action level)의 용어를 사용하기로 하였으나 위에서 서술한 최대허용선량, 선량한도 및 대책준위를 총괄하여 허용한도(permissible limit)란 용어를 사용하기도 한다.

허용한도를 설정시 고려한 장해는 선량 및 선량초과관계는 10^2rad 이상의 피폭에서 나타날 수 있는 급성장해와 암, 백혈병은 피폭되고 있는 방사선피폭선량에 비례하며 효과는 가산적이며, 유전자의 장해는 방사선피폭선량을 정량적 평가가 불가능하고 유아의 발육장해와 같은 장해는 피폭선량을 정량적으로 평가하기가 어렵다. 이와같이 암, 백혈병, 유전적 장해 및 유아의 발육장해와 같은 장해는 대개가 신체의 만성장해 현상으로 나타나고 있다.

2) 최대허용선량의 권고값

인체를 4그룹으로 구분하여 권고값을 권고하고 있다.

- 제1그룹 (생식선, 적색골수 및 전신): 5 rem/년, 3 rem/3개월
- 제2그룹 (피부, 갑상선, 뼈): 30 rem/년, 8 rem/3개월
- 제3그룹(손, 발): 75 rem/년, 20 rem/3개월
- 제4그룹 (이상의 서술한 이외의 조직이나 기관): 15 rem/년, 4 rem/3개월

특수한 경우의 권고값

- 방사선피폭경험이 불분명할 때 매년 최대허용선량을 받았다고 인정
- 1966년도 전의 권고값의 최대허용선량을 피폭받은 경우 5 rem/년
- 18세 미만의 방사선업무 종사자 5 rem/년 이하, 30세까지는 60 rem 이하.
- 임신가능연령의 여성 1.3 rem/3개월(5 rem/year)
- 임신 중의 여성 가임기간 중 몸 전체에 1 rem
- 특별한 경우의 기획피폭 1회당 연 한도의 2배 또는 평생에 연 한도의 5배(단, 다른 제약이 없다.)

표 1-11. History of the dose limitation

year	recomending organization	definition of the limits	name of the limits
1902	Rollins	Quantity of radiation which dose not produce any image on the photographic film exposed for 7 minutes	quantity which would not harm the human bodies
1925	Mutcheller	1/100 of the radiation dose which induce the erythema	tolerance dose
1931	British X-ray and Radium Protection Committee	0.2 R/day	tolerance dose
1934	International X-ray and Radium Protection Committee	0.2 R/day	tolerance dose
1936	American X-ray and Radium Protection Committee	0.2 R/day	tolerance dose
1950	International Commission on Radiological Protection(ICRP)	0.3 R/week	maximum permissible dose(MPD)
1954	ICRP	0.3 rem/week(15 rem/year)	same above
1959	ICRP	Radiation worker…5(N−18) rem N : age 3 rem/week General public ……0.5 rem/year	MPCD*1 MPD permissible limit
1977	ICRP	Effective dose equivalent……… 50 mSv/year The lens of the eye …………150 mS/year*2 Other tissues ……500 mSv/year Effective dose equivalent of ten-eral public ……1 mSv/year*3	dose equivalent limit
1991	ICRP	Effective dose ……20 mSv/year averaged over 5 years*4 The lens of the eye 150 mSv/year The skin, the hands and feet ………500 mSv/year Effective dose of general public ………1 mSv/year	dose limit

*1 Maximum pemissible comulative dose

*2 Changed from 300 mSv/year to 150 mSv/year in 1980

*3 Changed from 5 mSv/year to 1 mSv/year in 1985

*4 with furher provision that the effective dose should not exceed 50 mSv in any single year

표 1-12. 최대허용농도의 물 또는 공기의 섭취기관과 체내축적량의 관계

핵 종	최대허용신체부하량 (기관명)(μCi)	유 효 반감기	최대허용신체부하량의 (a)%에 도달하는 섭취기간				
			(a) = 20%	(a) = 50%	(a) = 90%	(a) = 99%	99.9 또는 100.0%
^{3}H	2×10^{3}(전신)	12일	5일	12일	40일	80일	120일[1]
$^{60}C0$	10(전신)	9.5	3일	9.5일	31일	63일	95일[1]
^{90}Sr	2(뼈)	6,400일	5년	14년	38년	48년	50년[2]
^{131}I	0.7(갑상선)	7.6일	2.4일	8일	25일	55일	76일[1]
^{232}Th	0.01(뼈)	7,300일	9년	24년	45년	49년	50년
^{238}u	5×10^{-3}(신장)	15일	5일	15일	50일	100일	150일
^{239}Pu	0.04(뼈)	7.2×10^{4}일	9년	24년	45년	49년	50년[1]

1) 99.9% 2) 100%

3) 최대허용신체부하량(最大許容身體負荷量, maximum permissible body burden, MPBB)

신체의 조직이나 기관에 어느 정도의 방사성물질량이 존재할 경우 조직이나 기관에 최대허용선량의 피폭을 줄일 것인가를 계산할 수 있다.

국제방사선방어위원회는 신체 전체조직이나 기관중에 다음과 같은 선량을 주는 방사성물질의 양을 최대허용신체부하량으로 하고 있다.

- 전신(생식선): 0.1 rem/주(5 rem/년, 50주)
- 피부, 갑상선, 뼈: 0.6 rem/주(5 rem/년, 50주)
- 그외의 조직: 0.3 rem/주(5 rem/년, 50주)

다만 radium처럼 신체 뼈에 침착하는 물질(친화성 방사성원소, bone seeker)에 대하여는 경험에 의해 radium은 0.1 Ci에 의한 피폭에 상응하는 피폭을 가져오는 양으로 정하고 있다. 다음의 표 1-12는 몇 핵종에 대한 최대허용신체부하량을 표시한 것이다.

4) 최대허용농도(最大許容濃度, maximum permissible concentration, MPC)

방사성물질에 의한 체내오염을 경구섭취나 피부상처가 발생했을 때 피부와 경구로 섭취 또는 흡입되어 일어난다. 인체의 방사선방어라는 관점에서 인체의 조직이나 기관의 피폭선량을 문제시하는 것보다도 신체내로 들어오는 근원인 물, 공기 중의 방사성물질의 농도를 평가하는 쪽이 편리하다. 그래서 국제방사선방어위원회는 체내 섭취량이 최대허용신체부하량으로 될 물 또는 공기 중의 농도를 계산하여 이것을 물 또는 공기의 최대허용농도로 정하고 있다.

최대허용농도계산에서 공기흡수량 또는 물의 섭취량으로는 표준인(標準人, reference

man) 값을 취하고 있다. 예를 들어보면 ICRP 23의 표준인에서 1일 24시간 또는 8시간의 작업시간에 대하여 공기흡입량을 2×10^7 cm^3(물의 섭취량에 대하여는 2,200 cm^3 또는 1,100 cm^3)으로 하고 있다.

국제방사선방어위원회는 위 두 가지 경우에 대하여 계산하고 있다. 그 이유는 첫째로 작업시간 내에만 오염된 물을 마시고 또는 공기를 호흡할 경우이다. 이 작업시간은 1주간 40시간으로 잡고 있다. 둘째로는 하루동안 오염된 물 또는 공기 등을 마시거나 호흡할 경우이다. 이 경우 1주간의 시간수는 24시간 × 7일 = 168시간이다. 또한 국제방사선방어위원회는 문제의 방사성물질이 가용성인 경우(체내로의 흡수가 있는 경우)와 불용성인 경우에 대하여 각각 계산하고 있다.

방사성물질이 오염된 물을 마시거나 공기를 흡입함으로써 체내에 방사성물질이 서서히 축적되는데 이 축적현상은 다음과 같은 두 가지의 관계가 있다.

하나는 기간에 대한 섭취량이고 다른 하나는 방사성물질의 유효반감기(effective half life)의 장단이다. 유효반감기가 긴 것은 섭취기간이 길수록 체내섭취량은 증가하지만 유효반감기가 짧은 경우에는 어느 기간에서는 체내축적량은 일정한 값에 도달하여 그후섭취가 계속되어도 체내축적량은 증가하지 않는다.

국제방사선방어위원회에서는 그 기간을 50년간(일상의 작업시간)을 채택하고 있다. 이것은 다음과 같은 사실을 의미한다. 즉 최대허용농도의 물의 섭취 또는 공기의 호흡에 의하여 체내방사선축적량에 최대허용신체부하량에 도달하는 것은 50년 동안에 연속 섭취한 경우이다. 다만 유효반감기가 짧은 방사성핵종은 50년이 아니더라도 최대허용신체부하량에 도달한다. 이것을 표 1-13에 표시하였다. 또한 위장관의 피폭이 문제시될 경우에는 최대허용농도는 이것과 다른 개념으로 유도한다.

여러 가지 핵종에 대한 최대허용신체부하량 및 최대허용농도를 다음 표에 표시한다. 최대허용농도에서의 작업시간과 피폭선량과의 관계는 앞에서 설명하였다.

5) 허용섭취

최대허용농도의 1/2년간(6개월간) 섭취량을 허용섭취량으로 취하고 있다. 다만 ^{238}U에 대하여는 이것이 화학적 독성을 가지고 있으므로 흡입에서는 2.5 mg, 경구섭취에서는 2일간에 150 mg으로 정하고 있다.

6) 복합(복수)기관에서의 피폭

인체의 조직이나 기관에 방사성물질에 의한 내부피폭이나 방사선에 의한 외부피폭을 받고

표 1-13. 최대허용농도와 신체부하량

핵종	용해성	최대허용신체 부하량μCi(조직기관)	최대허용농도(40 h/w)(μCi/cm³)		폐의 최대허용 1/4년 침착종(μCi)	1일의 최대허용 섭취량(μCi)
			공기 : (MPC)a·40	물 : (MPC)a·40		
^{3}H (몰)	가용	10^{3}(체조직)	5×10^{-6}	0.1	–	–
^{60}Co	가용	–(위, 장)	3×10^{-7}	10^{-3}	–	–
	불용	–(위, 장)	9×10^{-9}(폐)	10^{-3}	1.4	200
^{90}Cr	가용	2.0(뼈)	10^{-9} 1)	10^{-5}	–	–
	불용	–(폐, 위, 장)	5×10^{-9}(폐)	10^{-4}	0.08	200
^{131}I	가용	0.7(갑상선)	5×10^{-9}	6×10^{-5}	–	–
	불용	–(폐, 위, 장)	3×10^{-7}	2×10^{-3}	–	400
^{232}Th	가용	0.04(뼈)	3×10^{-11}	5×10^{-5}	–	–
	불용	–(위, 장)	10^{-11}(폐)	10^{-3}	0.002	200
^{238}U	가용	5×10^{-3}(신장)	7×10^{-11}	2×10^{-5}	–	–
	불용	–(폐, 장, 위)	10^{-10}(폐)	10^{-3}	섭취량, 2.5 mg/일	150 mg/2일
^{239}Pu	가용	0.04(뼈)	2×10^{-12}	10^{-4}	–	–
	불용	–(폐, 위, 장)	4×10^{-11}(폐)	3×10^{-4}	0.006	60

1) 원자력안전법에서는 2.5×10^{-10}으로 되어 있음

있을 경우 여러 기관 및 조직이 복합(복수)으로 되어 있을 때 피폭으로 인한 장해가 가장 큰 기관 또는 조직만을 고려하여 결정장기(critical organ)를 정하고 있었다. 다만 연간 허용선량의 1/2 이상 피폭을 받았을 경우는 별도로 취급 또는 고려하고 있다.

내부피폭과 외부피폭인 경우 반감기가 긴 친화성 원소의 체내오염이 최대허용신체부하량의 1/2 이하일 때에는 외부피폭은 제한을 할 필요가 없으며 1/2 이상에서 1 이하일 경우에는 외부피폭은 1.5 rem/년 이하로 제한하며 1 이상일 경우에는 외부피폭은 허용치 않는다.

7) 일반국민(공중)의 선량한도

공중 즉 일반국민의 선량한도(의료, 자연방사선 및 방사성낙진 등에 의한 피폭은 선량한도에서 제외한다.)는 방사선종사자의 최대허용선량의 1/10(0.5 rem/년)로 한다.

8) 직업인에 대한 건강 및 피폭관리

작업조건 B(연선량한도의 3/10 이상의 피폭우려가 있는 경우) group은 특별한 건강관리를 요한다. 또한 이러한 환경에서 업무를 수행하는 방사선종사자는 개인피폭선량측정(개인피폭감

시), 작업환경측정(작업환경감시) 및 측정에 대한 기록을 보존하여야 한다.

방사선작업장소의 작업조건 A(연선량한도가 3/10 이상의 피폭우려가 없는 경우) group은 작업환경측정(작업환경감시)만을 해야 하며 특별히 건강관리나 개인피폭선량측정(개인피폭감시)은 필요치 않는다.

9) 제어할 수 없는 피폭에 대한 선량한도

인명구조, 긴급방사선작업시의 피폭, 일반인의 대피, 음식제한 등의 기준에 대하여는 긴급상태의 정도, 지역의 특수성에 따라 일정한 기준치를 정할 수 없어 상기의 특수성을 잘 판단하여 국가별로 계획을 수립하도록 권고하고 있다.

2.4 1977년 ICRP권고(ICRP 26)

방사선방어대책의 기초가 되는 기본원칙을 권고하고 이를 방사선방어실무에 적용토록함을 목적으로 하고 있는 방사선방어에 관한 ICRP의 기본 권고는 1959년 처음으로 권고가 나왔으며, 1964년도에 대폭적인 개정으로 ICRP 6이 나왔으며 이를 다시 보완하여 1966년에 ICRP 9가 나오게 되었다. 각국에서는 이 ICRP 9가 기초가 되어 법률 및 실제업무에 필요한 실무적 업무를 제정하여 널리 활용되어 왔다. 또한 현재 우리나라의 원자력안전법규 등은 ICRP 6과 ICRP 9에 근거로 제정되었다.

그후 10여 년이 지난 1977년 8월에는 그간에 연구 개발되고 또한 축적된 경험과 방사선 생물학의 발전에 따라 최신 지식을 근간으로 한 새 권고인 ICRP 26이 나와 각국에서는 방사선방어에 관한 새로운 이론과 기준을 이 권고에 따라 자국의 법령 등에 적용하고 또한 검토 연구하고 있으며 방사선 피폭선량 해석에 있어서도 이 권고에 새로 등장한 실효선량당량, 선량당량예탁 등의 양이 점차 보편적으로 사용케 되었다. ICRP 26은 서론과 본론을 4장 124절로 구성되어 있어 새로운 개념과 지식이 도입되었다. ICRP는 방사선방어의 기본개념을 "성취할 수 있는 저선량"의 개념에서 "가능한 한 최저수준으로"(to the lowest possible level) "실행가능한 저선량(as low as practicable, ALAP)"으로 더 발전하여 "용이하게 성취할 수 있는 한 저선량(as low as readily achievable, ALARA)"를 거쳐 ICRP 26에서는 "합리적으로 달성할 수 있는 한 저선량(as low as reasonably achievable, ALARA)"으로 바뀌어 온 것은 매우 흥미있는 일이다.

ICRP 26은 방사선 이용의 확대에 따르는 생체영향연구의 발전에 따라 방사선 피폭으로 인한 선량체계와 방사선방어개념을 아주 크게 바꾸어 방사선이용과정에서 사회적 및 경제적 요건을 고려했으며 방사선에 의한 영향 중 생체적 유전적 영향에 통계적 개념을 도입한 것 등이 특징이다.

1) 방사선방어의 목표

방사선에 의한 인체영향을 생체적 영향과 유전적 영향으로 구분하였으나 ICRP 26에서는 이를 확률적 영향(stochastic effects)과 비확률적 영향(non stochastic effects)으로 나누었는데 전자는 방사선 영향의 중독도(severity)보다는 방사선 영향이 발생할 확률이 발단치(發端値, threshold value)없이 선량의 함수로 나타나는 영향을 말하며 후자는 방사선 영향의 중독도(severity)가 선량에 따라 변하여 선량의 발단치가 있을 수 있는 그런 영향을 말한다.

이와 같은 방사선 영향의 새로운 분류에 따라 ICRP 26에서의 방사선 방어의 목표는 손해를 가져오는 비확률적 영향을 방지(prevent detrimental non stochastic effects)하고 확률적 영향이 발생될 확률을 용인할 수 있는 수준까지 제한(limit the probability of stochastic effects to level deemed to be acceptable)하는 한편 방사선피폭의 행위가 적당함을 입증(ensure that practice involving radiation exposue are justified)하는데 두고 있다.

이에 따라 이 권고에서의 선량제한체계는 다음과 같은 개념적 특징을 기초로 하여 이루어지고 있다.

① 방사선 피폭행위는 확실한 이익이 있는 것이 아니면 이를 행하지 않는다(正當化, justification).

② 모든 방사선 피폭은 경제적, 사회적 관점에서 합리적으로 달성할 수 있는 한 저선량(ALARA)으로 한다(最適化, optimization).

③ 개개인에 대한 선량당량은 어떤 경우이던지 ICRP가 권고하는 한도는 넘지 않도록 한다(線量限度, dose limitation)는 것이다.

ICRP 26 권고에서는 이례적으로 여러 가지 방사선관계량에 대하여 정의하였는데 그것들은 다음과 같다.

① 손해(detriment)
② 선량당량(dose equivalent)
③ 집단선량당량(collective dose equivalent)
④ 선량당량예탁(dose equivalent committment)
⑤ 예탁선량당량(committed dose equivalent)

손해, 선량당량, 집단선량당량, 선량당량예탁 및 예탁선량당량은 앞절에서 설명하여 이곳에서는 생략한다.

표 1-14. 방사선의 영향과 장해(효과)현상

영향	선량 의존인자	발단치	주요장해 현상
확률적 영향 (유전적, 신체적 영향)	발생확률	없음	유전적 이상 발생 악성종양 발생
비활률적 영향 (신체적 영향)	중 독도	있을 수 있음	백내장, 피부손상 수태능력 감퇴 혈액실조증 등

⑥ 위해(risk)

위해는 어떤 개인이 어떤 선량을 받은 결과로 그에게 악성 영향이 일어날 확률을 의미한다. i번째의 영향을 일으킬 확률을 Pi라고 하면

$$R = 1 - \Pi(1 - P_i) \quad \cdots\cdots (1\text{-}11)$$

가 된다. 서로 다른 여러 가지 영향이 상호배타적인 경우 또는 모든 P_i에 대하여 $P_i \leq 1$인 경우에는

$$R = \sum P_i \quad \cdots\cdots (1\text{-}12)$$

로 표시할 수 있다. 위해계수는 저선량에서의 R과 선량당량 H 사이의 비례계수 즉 단위선량당량당 위해를 말한다.

⑦ 국민선량(population dose)

국민선량이라 함은 인간집단의 전신 혹은 특정기관(organ)의 총피폭을 나타내는 하나의척도인데 이 용어는 앞에서 설명한 것으로서 총인구에 대하여 선량분포로 전체국민에 걸쳐 행하여지는 것이다. 어떤 경우에는 이 중 일부분(목적에 따라 일개국 혹은 일지역)에 대한 국민선량의 성분을 확실히 알 필요가 있는데 이를 국민선량(population dose)이라 하고 이런 경우 이 성분을 이 부분집단에 대한 집단선량(集團線量, collective dose)이라 한다.

2) 선량 - 장해(효과) 관계

피폭선량과 그것이 미치는 생물학적 영향 즉 위해의 관계에 대하여 ICRP 26에서는 확률적 영향에 관한 한 방사선작업에서 일상적으로 직면하게 되는 선량수준에서는 발단치가 없는 직선관계 가정을 권고하고 있는데 이 점은 종전의 권고와 다를 바 없다.

그러나 그간에 축적된 지식에 의하면 저LET방사선의 경우 수 Gy까지의 흡수선량 범위 안에서 선량-장해(효과) 관계는

$$E = aD + bD^2 \quad \cdots\cdots (1-13)$$

로 표시됨이 알려져 있다. 단, D와 E는 각각 흡수선량과 그에 따른 생물학적 효과이고a, b는 상수이다.

이 표현식에서 저선량과 저선량률일 경우에는 일차항(aD)이 우세하나, 고선량(〉1 Gy), 고선량률(≥ 1 Gy/min)인 경우는 이차항(bD^2)이 우세해진다.

고 LET방사선의 선량–장해(효과) 관계는 너무 복잡하여 ICRP 26에서는 다루어지지 않고 있다.

3) 조직에 대한 위해

과거의 권고에서는 가장 영향이 큰 조직 또는 장기 즉, 결정조직 또는 결정장기의 피폭에만 주안점을 두는 방법을 택하였으나 ICRP 26 권고에서는 신체조직 전체의 피폭에 의한 위해의 총합을 토대로 하여 판단하는 방법으로 바뀌었다. 즉, 영향의 크고 작음에 대한 ICRP 26에서의 정량적 판단을 위하여 비확률적 영향에 대한 발단치 및 확률적 영향에 대한 위해계수를 사용하고 있는 점이 큰 변화의 하나라고 말할 수 있다.

ICRP 26에서 취급된 몇 가지 조직에 대한 발단치와 그에 대응되는 비확률적 영향을 정리해보면 앞장 용어에서 설명한 표 1–5와 같다.

한편 ICRP 26에서 취급한 여러 가지 조직·기관에 대한 확률적 영향의 위해계수를 요약하면 표 1–6과 같다.

여기서 주목되는 것은 위해계수 산출에 있어서 ICRP 26에서는 위해(risk)로서 발암에 의한 사망과 유전적 영향중에서 자(子)와 손(孫) 2대에 나타날 유전적 결함만을 취급한 점이다.

4) ALARA결정의 기초

ICRP 26에서 선량제한체계를 권고하는 주목적은 방사선이용의 ① 정당화, ② 최적화 및 ③ 선량한도를 확인·보증하는데 있다. 여기서 정당화란 소위 비용 이익해석(cost benefit analysis)을 행하여 순이익 유무를 판단하는 것인데, 이익이란 개인, 특정집단, 또는 사회에 대한 유형무형의 이익 전부를 포함하는 것이며, 비용이란 금전적 비용, 건강상손해, 환경의 손상 등 어떤 활동의 부정적 요인의 총합을 말한다. 한편 최적화는 미분비용 이익해석(differential cost benefit analysis)에 따른 것으로서 일반적으로 어떤 하나의 활동 또는 행위에 대한 단위 선량당량당 방어 비용의 증가분이 단위선량당량당 손해의 감소분과 균형을 이루는 그러한 집단선량당량을 찾아내는 것을 말한다.

이제 순이익을 B, 총이익을 V, 기본적 생산 또는 활동비용을 P, 방어수준을 성취하기 위한

비용을 X, 이 활동 또는 조업에 개재되는 손해의 비용을 Y라고 하면 순이익은

$$B = V - (P + X + Y) \quad \cdots\cdots (1-14)$$

되는데 여기서 B가 정(正, +)의 값을 가져야 그 활동 또는 조업은 정당화되는 것이다. 순이익을 극대화하기 위한 미분비용 이익해석에서 독립변수는 그 활동 또는 조업을 수행하기 위하여 받게 되는 집단선량당량 S이다. 그러므로 최적 순이익은

$$\frac{sV}{ds} - \left(\frac{dP}{dS} + \frac{dX}{dS} + \frac{dY}{dS}\right) = 0 \quad \cdots\cdots (1-15)$$

가 성립될 때 얻어진다. 그런데 V와 P는 어떤 주어진 활동에서 S에 무관한 상수로 볼 수 있으므로 결국 최적조건은 단위선량당 방어비용의 증가분과 단위선량당량당 손해의 감소분이 균형을 이루는 선량당량 S※에서 얻어지게 된다. 즉,

$$\left(\frac{dX}{dS}\right)_{S^*} = -\left(\frac{dY}{dS}\right)_{S^*} \quad \cdots\cdots (1-16)$$

되는 것이다.

이것은 다른 말로 표현하면, 이 조건이 성취되는 것은 그림 1-3에 있어서 S를 더 이상 감소시키기 위한 비용이 그에 따르는 손해의 감소보다 커지기 시작하는 바로 그 점인 것이다. 이 점은 분명히 ICRP 9의 47항의 "위험을 더 이상 줄이기 위하여 노력할 필요가 있다고는 생각되지 않는"점이며, 만일 경제적 사회적 비용이 모두 X값이나 Y값에 적절히 반영되어 있다면 이 점은 또 ICRP 26, 12항의 "경제적 및 사회적 이익과 손해를 계산에 넣어 합리적으로 성취할 수 있는 한 낮은"이라는 말을 정의하는 점이기도 한다.

왜냐하면 선량을 이 이상 낮춘다면 방사선에서의 손해의 저감량을 상회하는 경제적 및 사회적 불이익이 추가되기 때문이다.

5) 선량당량한도

ICRP가 종전에 권고한 선량한도는 20년 이상에 걸쳐 국제적으로 널리 사용되어 왔으며 많은 나라와 지역에서는 법률 속에 넣었을 뿐 아니라 더욱이 그 선량 한도가 충분한 수준의 안전을 유지하는데 실패한 증거가 아무것도 없다는 점으로부터 연간 50 mSv(5 rem)이라는 기본적 한도는 실질적으로 변함없다고 말할 수 있다. 그러나 3개월간의 피폭제한(종래에 연간한도의 半)과 연령에 따라 결정되는 축적선량당량(D = 5(N − 18))의 제한은 없어지고 이 권고에서는 연간선량당량 한도만 정해져 있는 점이 과거의 권고와 다른 점의 하나가 되고 있다.

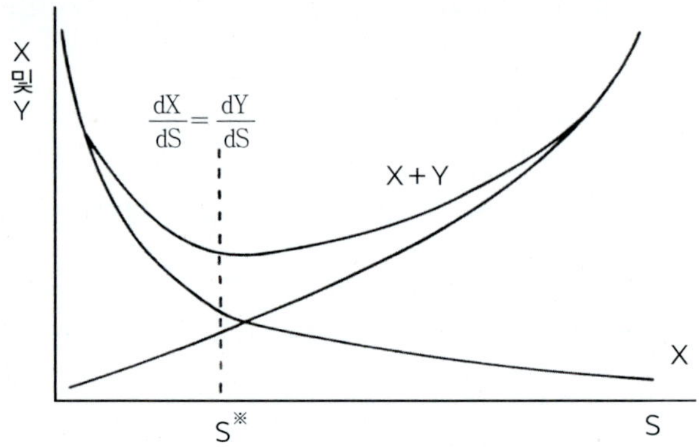

S = a variable reflecting the exposure, possivly in man. Sv.
X = total cost of achieving a value of S.
Y = total cost of detriment associated with a value of S.

그림 1-3. **미분비용 이익해석**

또한 ICRP 26에 의하면 방사선종사자에 대한 선량당량한도는 1년간 외부 피폭에 따른 선량당량과 그 해에 흡입한 방사성핵종에 의한 예탁선량당량의 총합으로 정하는 것이다. 그러나 이 한도는 제어가능한 선원에서의 피폭에만 적용되는 것으로 보통수준의 자연방사선과 의료상의 피폭이 제외됨은 종전과 같다.

(1) 방사선종사자에 대한 선량당량한도

비확률적 영향을 방지하기 위한 선량당량한도는 수정체를 제외한 전 조직에 대하여 1년에 0.5 Sv(50 rem), 수정체는 연간 0.15 Sv(15 rem)으로 한다. 이 값은 취업기간을 최대 50년으로 하고 표 1-8에 제시한 발단치를 감안하여 유도한 값이다. 수정체에 대한 선량당량한도는 원래 0.3 Sv이었으나 1980년의 ICRP 연례회의에서 개정된 값이다.

확률적 영향을 제한하기 위한 선량당량한도는 다음과 같다. 즉, 전신균등조사의 경우는 1년에 50 mSv(5 rem)으로 하고, 불균등조사 또는 부분조사의 경우는 조사에 의한 총위해가 1년에 50 mSv의 전신 균등조사 때의 위해를 넘지 않도록 각 기관·조직의 선량당량을 제한한다. 후자의 조건은 가중치 W_T를 사용한 식으로 표현할 수가 있다. 즉, 조직(T)의 연간선량당량을 H라고 할 때

$$\sum_T W_T \cdot H_T \leq H_{wb.L} \quad \cdots\cdots (1-17)$$

가 만족되는 H_L를 선량당량한도로 한다.

공식 (1-17)에서 $H_{wb.L}$은 전신균등피폭에 대한 연간선량당량으로 50 mSv의 값을 갖는 것

표 1-15. ICRP 선량한도의 비교

기관	ICRP 9 (결장장기에 대한 최대 허용 연간 선량당량)	ICRP 26 (연간 선량당량 한도)
생식선	0.05	0.20
유방	0.15	0.33
적색골수	0.05	0.42
폐	0.15	0.42
갑상선	0.30	0.50
뼈표면	0.15	0.50
손, 팔, 발	0.75	0.50
기타기관	0.15	0.50
전신균등피폭	0.05	0.05
비고		$H_T = 0.05W_T$로 계산 상한선량 : 0.5 Sv

이다. ICRP 26에서 권고한 조직별 위해 하중치 W_T의 값은 표 1-15와 같다.

이렇게 얻어진 선량당량, 즉,

$$H_E = \sum_T W_T \cdot H_T \quad \cdots\cdots (1-18)$$

를 유효선량당량(effective dose equivalent)이라 부르기로 1978년 ICRP의 Stockholm 연례회의에서 결정하였다.

(2) **체외, 체내 동시피폭의 경우**

이 경우에는 다음 조건이 만족되면 확률적 영향에 대하여 ICRP 26이 권고한 선량한도를 초과하지 않을 것으로 보고 있다.

원래는 선량당량 한 가지만 썼었으나 유효선량당량과 피부선량당량으로 구분한 것은 1978년에 수정된 것이다.

이상에 언급한 바를 종합하여, ICRP 26에서 권고한 비확률적 영향을 방지하기 위한 상한선량을 0.5Sv으로 잡고, ICRP 권고에 있어서의 선량한도를 비교하여 보면 표 1-15와 같아짐을 알 수 있다.

(3) **계획된 특수 피폭**

이 경우에는 체외피폭에 의한 선량당량과 예탁선량당량의 합이 단일피폭인 경우 연간 선량당량한도의 2배, 일생 동안에 5배를 초과하지 않도록 권고하고 있다.

(4) 공중의 구성원

공중의 구성원에 적용되는 선량당량한도는 종사자에 관한 한도의 1/10로 하고 있다. 즉, 비확률적 영향을 방지하기 위해서는, 모든 조직에 대하여 1년에 50 mSv(5 rem), 확률적 영향을 제한하기 위한 조건은 연간 $\sum_T W_T \cdot H_T < 5mSv\,(0.5rem)$을 초과하지 않도록 하고 있다.

공중의 경우 연령구성이나 성별구성이 방사선종사자군과 동일하다고 볼 수 없으므로 하중치(W_T)는 달라져야 할 것이나 이것은 상대적 위해에 대응되는 값이므로 양군 사이의 차이는 무시할 수 있을 것으로 보고 하중치(W_T)는 표 1-23의 값을 그대로 쓰기로 하였다.

(5) 집단의 피폭제한

ICRP 26에서는 앞에 언급한 선량제한체계에 따라 방사선방어를 행하는 한 집단의 평균선량당량은 연간 0.5 mSv(50 mrem)을 초과하지 않을 것으로 예측하고 따라서 ICRP 9에 나왔던 유전선량한도(30년에 5 rem)에는 도달할리가 없을 뿐 아니라 과거 약 20년간에 얻어진 지식에 비추어 보면 유전적 영향은 중요한 것이긴 하나 다른 모든 것을 초월하는 중요성을 갖는 것은 아니어서 다른 모든 영향의 합계에 포함시킬 필요가 있으므로 ICRP는 더 이상 집단에 관한 선량당량한도를 권고하지 않기로 하였다.

6) 용인되는 위해수준과 그 한도에 대한 위해추정

"용인되는 위해수준"에 관하여 ICRP 9, 47항에서 정성적으로 기술하고 있으나, ICRP 26에서는 사고방식 자체의 기술은 물론 수치적으로 ICRP의 판단을 나타내고 있다.

방사선에 의한 위해가 용인되는가 아닌가의 판단은 방사선작업의 위해를 방사선과 무관한 직업으로 높은 안전수준에 있다고 인정되는 것의 위해와 비교함으로서 이루어진다고 생각한다. 높은 안전수준의 작업이란 작업상의 위해에 의한 연간평균사망률이 10^{-4}을 넘지 않는 작업이라고 결론짓고 있다. 한편 방사선피폭을 수반하는 작업에 대한 조사 결과에 의하면 연간 선량당량한도가 50 mSv(5 rem)인 현재 방사선종사자의 평균선량당량은 5mSv/y(0.5 rem/y)을 넘지 않고 있으며 여기에 위해계수를 사용하여 산출되는 암에 의한 사망의 위해는 10^{-4}/y 정도 된다. 따라서 선량당량한도를 50 mSv/y로 하는 선량제한체계에 의한 방사선방어가 성취된다면 이 방사선작업은 높은 안전수준에 있다고 말할 수 있게 된다.

공중의 구성원에 대한 위해의 판단에도 동일한 논리가 적용된다고 보고 이 경우에는 일상생활에 있어서 방사선 이외의 위해를 공중이 어떻게 용인하고 있는가를 고찰하여, 연평균 사망률이 10^{-6}~10^{-5}의 범위이면 누구에게나 용인되는 것으로 생각한다. 이것은 일생을 통하여 1 mSv/y(100 mrem/y)의 율로 조사를 받았을 경우에 암에 의한 사망의 위해와 대체로 같다. 따라서 공중의 구성원에 대한 선량당량한도, 5 mSv/y(500 mrem/y)을 넘지 않을 것으로 생각하고 있으므로 용인되는 수준의 피폭이라고 말할 수 있게 된다.

7) 내부피폭관계의 유도한도

내부피폭선량의 평가는 결정기관의 개념을 폐지함에 따라 매우 복잡하게 되었다. 따라서 체내에 있어서 방사성물질의 거동(擧動)에 대한 표준적인 모델과 「표준인」의 데이터를 이용하여, 50년간의 예탁선량이 연간 피폭한도(유효선량으로 5 rem 또는 기관선량 50 rem)와 같아지는 방사성물질의 섭취량(intake량)을 계산하여, 이것을 연간 섭취한도(annual limit of intake, ALI)로 잡았다. 또, 내부피폭방지상 하나의 지표로서 이 연간 섭취한도량의 섭취가 흡

표 1-16. 연간섭취한도(ALI)와 유도공기중농도(DAC)

핵종	클라스	경구섭취	흡입섭취	
		ALI(Bq)	ALI(Bq)	DAC(Bq/m³)
^{3}H	(H_2O)	3×10^{9}	3×10^{9}	8×10^{5}
	(가스)	–	–	2×10^{10}
^{60}Co	W	2×10^{7}	6×10^{6}	3×10^{3}
	Y	上 同	1×10^{6}	5×10^{2}
^{90}Sr	D	1×10^{6}	7×10^{5}	3×10^{2}
	U	2×10^{7}	1×10^{5}	6×10
^{131}I	D	1×10^{6}(갑상선) [4×10^{6}]	2×10^{6}(갑상선) [6×10^{6}]	7×10^{2}
^{232}Th	W	3×10^{4}(골표면) [7×10^{4}]	4×10(골표면) [1×10^{2}]	2×10^{-2}
	Y	上 同	1×10^{2}(골표면) [2×10^{2}]	4×10^{-2}
^{238}U	D	5×10^{6}(골표면) [8×10^{6}]	5×10^{4}(골표면) [8×10^{4}]	2×10
	W	上 同	3×10^{4}	1×10
	Y	8×10^{6}	2×10^{3}	7×10^{-1}
^{239}Pu	W	2×10^{6}(골표면) [4×10^{6}]	2×10^{4}(골표면) [4×10^{2}]	8×10^{-2}
	Y	2×10^{6}(골표면) [3×10^{6}]	5×10^{2}(골표면) [6×10^{2}]	2×10^{-1}

주 ALI가 유효선량의 한도에서가 아니고, 특정기관에 대한 비확률적 영향에서 결정되어 있는 경우에는, ( )속에 그 기관명을, [ ]속에 유효선량한도에 상응하는 ALI의 값을 표시하였다.

인에 의하여 생기는 경우를 고려하여 연간의 작업시간을 2,000시간으로 잡고 공기 중의 농도를 계산하였다. 이것을 유도공기중농도(derived air concentration, DAC)라 한다. 연간 섭취한도 및 유도공기중농도는 여러 핵종에 대하여 ICRP 30에서 제시하여 주고 있다(ICRP 30, Part Ⅰ, Ⅱ, Ⅲ), 몇 가지 핵종에 대하여 표 1-16에 표시한다.

8) 방사선방어 실시의 일반적 원칙

방사선방어를 실제로 실시함에 있어서 여러 가지 기준이 사용되고 있는데 이 권고에서는 표 1-17과 같은 기준을 정하고 그것들을 확실하게 구별하여 사용할 것을 강조하고 있다.

유도한도란 어떤 정해진 방어 model을 기본으로 하여 기본한도에 대응되는 값으로서 산출되는 여러 가지 양의 한도를 말하며 표 1-17에 기술한 기준한도분류에 대하여 정할 수 있는

표 1-17. 방사선방어 기준한도 분류

- 기본한도 (일차한도)
  - 선량당량한도
    - 등가선량
    - 유효선량
    - 예탁선량
    - 유효예탁선량
- 보조한도 (2차한도)
  - 개인선량당량평가 (체외피폭)
    - 심부선량당량지표(또는 심부선량당량, deep dose equivalent index, $Hp_{(10)}$)
    - 견부선량당량지표(또는 표층선량당량, shallow dose equivalent index, $Hp_{(0.07)}$)
    - 수정체선량당량지표(또는 수정체선량당량, $Hp_{(0.03)}$)
  - 체내피폭
    - 연간선량한도(ALI)
    - 공기·수중의 최대 허용농도(MPC)
- 유도한도
  - 작업장소의 선량당량률한도
  - 공기오염의 한도
  - 표면오염의 한도
  - 환경물질오염의 한도 등
- 인정한도
  - 개인감시의 한도
  - 환경감시의 한도
  - 방사성물질의 방출한도 등
- 참고준위
  - 기록준위
  - 조사준위-유도조사준위
  - 개입준위-유도개입준위 등

것이다. 유도한도와 기본한도와의 관계의 정확도는 사용한 model이 현실과 합치되는 정도에 의존하게 된다. 유도한도를 지키면 대응되는 기본한도를 넘지 않을 것이 확실한 그런 유도한도를 정해야 하지만 역으로 유도한도를 넘었다고 하여 그것이 바로 기본한도를 넘은 것이라고는 말할 수 없다.

이것은 종래의 유도실용한도(derived working limits, DWL)라 불려 온 것과 같은 것이다.

인정한도는 ICRP 26에서 처음으로 정의된 것으로 감독관청 또는 시설관리자가 정하는 한도로, 여러 수준의 소위 "규제치"를 나타내는 것으로 볼 수 있다.

한정된 상황에 대하여 최적화의 수법으로 정해지는 한도이므로 일반적으로 유도한도 보다 낮으며 따라서 유도한도에 우선하여 적용한다.

참고준위는 어떤 양의 수치가 이 수준을 넘거나 넘을 가능성이 있는 경우 어떤 조치를 취하기 위하여 정해지는 것으로, 방사선방어에 관계되는 어떤 양에 대해서도 설정할 수가 있다.

그 예로 기록준위, 조사준위, 개입준위를 들고 있는데 앞의 두 개는 종래 사용해오던 것과 같은 것이고 개입준위는 종전의 대책준위와 같은 것으로 보면 될 것이다.

9) ICRP 9와의 차이점

체제 및 권고의 구성내용에 관한 차이점은 이미 앞에서 언급한 바 있거니와 보다 근본적인 차이점으로 꼽을 수 있는 것은, 첫째, 정당화, 최적화, 선량한도라는 개념을 명백히 한 선량제한체계의 강조를 들 수 있을 것이다. 동시에 ICRP 26에서는 모든 방사선관계량을 국제표준단위(SI unit)로 표시하고 있는 점도 들 수 있다.

둘째는 선량–장해(효과)관계에 있어서, 과거에는 발단치 없는 직선관계인 단일 가정을 사용한데 반하여 ICRP 26에서는 발단치가 존재하는 관계를 동시에 병용하면서 방사선의 영향을 확률적 및 비확률적 영향으로 나누어 다룬 점이고, 셋째는 결정기관 또는 조직이라는 종전의 개념을 버리고 전신균등피폭 개념을 기본으로 하여 각 기관 또는 조직의 피폭에 적절한 위해 하중치를 사용한 점이며, 넷째로 선량당량한도의 값은 연간한도만 권고하고 있을 뿐, 종전의 3개월 한도, 축적선량당량한도(5(N−18)) 및 공중집단에 대한 유전선량한도에 관한 권고는 하고 있지 않으며 종전의 허용선량, 최대허용선량이나 최대허용농도의 개념을 버린 것을 들 수 있다.

다만 최대허용농도 대신 연간섭취한도(annual limit of intake, ALI)가 새로 주어져 있다.

다섯째, 방사선에 의한 위해(risk)를 위해계수라는 수치로 표시하므로써 정량적 개념을 도입하는 한편 타직업의 위해 또는 일상생활의 위해와 비교하므로써 용인되는 위해 수준의 구체적 값을 제시하고 있으며, 체내피폭도 예탁선량당량의 개념을 도입하여 보다 구체적으로 정량화한 점 등을 들 수 있다.

2.5 1991년 ICRP권고(ICRP 60)

ICRP가 설립된 1928년에 최초의 권고를 제2차 ICRP 권고로 발표했지만 그 후 방사선 방어에 관한 각종 보고 외에 소위 기본권고(basic recommendation)라는 것을 몇 차례에 걸쳐 발간하고 있다. 현재 보급되고 있는 것은 1977년에 채택된 기본권고(ICRP Publication 26)지만 이 1977년의 권고는 그후 1989년까지 12년간 8차에 걸쳐 크고 작은 추가수정이 가해졌다(1978년 스톡홀름, 1980년 브라이튼, 1983년 워싱턴, 1984년 스톡홀름, 1985년 파리, 1987년 워싱턴, 1987년 코모, 1989년 파리의 각 회의에서 추가수정에 관한 성명을 발표했다.).

그러나 "히로시마"와 "나가사끼"에서의 원폭 피폭자의 피폭방사선량 재수정작업이 일단락돼서 신선량체계인 DS86이 탄생되었으며 DS86에 의한 방사선의 발암위험성 등이 종전선량체계인 T65D에 의한 추정치보다 높아지는 것으로 밝혀지고 또한 그 외 새로운 데이터도 추가되었기 때문에 ICRP에서는 이 1977년 권고를 근본적으로 개정하기로 결정했다. 이를 위해 1989년 초에 신권고안을 작성하기 위한 작업반이 설치돼 몇 번에 걸친 ICRP 내외부에서의 검토를 거쳐 신권고(1991년 권고)가 ICRP 60으로 발간하게 되었던 것이다.

1) 1991년 ICRP권고의 특징

방사선방어의 개념과 기본이 되는 수치적 기준을 제시한 ICRP 권고가 10여 년 만에 개정되었다. 이번 개정에서 하나의 큰 계기가 된 것은 히로시마/나가사끼의 원폭피폭자의 발암에 관한 자료가 갱신된 것이었다.

ICRP 60은 8장으로 되어있는 본문과 4개의 부록으로 되어있다. 본문 제8장은 권고를 요약한 것이다. 권고는 상당한 양이어서 종전의 ICRP 권고내용을 알고 있지 않으면 이해하기 어렵다.

1977년에 ICRP 26의 권고를 낸 후로 ICRP는 33개의 간행물(publication)과 8번의 위원회 성명(statement)을 제시했다. 이번의 권고는 이들 1977년 이후의 간행물에 제시된 ICRP의 방사선방어에 대한 개념을 포괄적으로 정리한 것이다.

1977년 권고와 1990년 권고의 주요한 차이점은 다음과 같다.

(1) 선원의 제어 불가능성과 피폭의 제어 가능성에 초점을 맞춰 방사선방어체계를 세웠다. 따라서 기술적으로 고도화된 자연방사선, 사고시의 피폭 등에 대한 방사선방어의 틀즉, 방사선방어체계를 제시했다. 종전의 권고는 선원의 제어 가능성에만 초점을 맞추었기 때문에 실제적인 편익이 있는 행위에 대해서만 선량제한체계를 권고하고 있었다.

(2) 최적화의 제한조건으로 개인에 대한 선량구속치를 도입했다.

(3) 방사선유발 암에 관한 최신의 역학조사정보를 적용해 조직하중계수를 변경했다. 조직하

표 1-18. ICRP 60과 ICRP 26의 비교표

구분	ICRP 60	ICRP 26
선량체계	·등가선량(equivalent dose) ·유효선량(effective dose) ·방사선하중계수, W_R(RBE 고려) ·조직하중계수, W_T(detriment 고려)	·선량당량(dose equivalent) ·유효선량당량 ·선질계수 ·조지하중계수
생물학적 영 향	·결정적 영향(deterministic effect) ·확률계수(probaility coefficient) ·Detriment(비치사암 개념)	·비확률적 영향 ·Risk계수 ·Detriment
방 사 선 방어체계	·방사선방어체계 ·행이와 개입 ·잠재피폭 ·선량제약치 ·선량한도의 설정근거(detriment에 의해서) ·규제면제 ·여성작업자선량한도 폐지 ·임신부의 선량한도	·선량제한 체계 – – – – – ·여성작업자 선량한도 –
방 사 선 실무관련	·작업장소의 구분 ·작업조건의 구분 폐기 ·규제면제의 개념	– ·작업조건 A, B –

중계수에는 비치사성의 암으로 인한 손해도 고려했다.

(4) 선량한도치를 방사선 손해의 허용기준에 따라 설정했다.

(5) 잠재피폭에 대해서도 고려할 것을 권고했다.

(6) 방사선방어대책을 위한 참고사항(작업장소 및 작업조건의 구분, 조사사항 등)에 대해수치를 예시하지는 않았다.

2) ICRP 60과 ICRP 26 권고에 사용되는 용어 및 개념의 차이

ICRP 60에서는 지금까지 사용하던 용어와 방사선방어업무의 실행 및 그 과정에서 방사선방어를 이해하기 위한 접근방법에 차이가 있어 ICRP 60과 26에 사용되는 용어 및 개념을 표 1-18을 만들어 독자에게 이해를 돕고자 한다.

3) ICRP 권고에서 사용되는 양

방사선방어에 사용되는 양은 표 1-19와 같다.

선량당량을 산출할 때의 방사선하중계수(W_R : 방사선 종류에 따른 확률적 영향의 정도차를

표 1-19. 방사선방어에서 사용되는 기본적인 양

흡수선량 D	absorbed dose	단위질량당 흡수된 에너지	J/kg, Gy
등가선량 H	equivalent dose	하중흡수선량 $H_T = \sum W_R \cdot D_{TR}$	J/kg, Sv
유효선량 E	effective dose	하중선량당량(이중하중흡수선량) $E = \sum_T W_T \cdot \sum_R W_R \cdot D_{TR}$	J/kg, Sv

보정하는 계수)는 확률적 영향의 정도차를 보정하는 계수)는 확률적 영향에 관한 RBE(생물학적 효과비)를 고려해서 장기·조직의 평균적인 수치로 구한 것이다. 종전에 사용했던 선질계수(Q)는 LET를 토대로 장기·조직이 특정한 점에 관한 수치로 구한 것이다. 방사선하중계수와 조직하중계수를 표 1-22와 표 1-23에 표시했다.

지금까지 우리는 전리방사선의 인체피폭 및 흡수에 다른 생물학적 효과를 방사선 방어목적의 물리량으로 표현하기 위하여 다음과 같은 선량당량(dose equivalent)의 정의를 사용하여 왔다.

$$H = D \cdot Q \quad \cdots\cdots (1-19)$$

이 식에서 D는 조직 또는 장기는 흡수선량(엄밀한 의미에서 D는 어떤 조직 또는 장기의 한 점 흡수선량임), Q는 방사선의 선질계수(quality factor)로 조직 또는 장기의 한 점에 흡수되는 방사선의 에너지와 종류에 따라 다르게 나타나는 생물학적 효과를 같도록 보정하는 무차원의 하중치이다.

이러한 관점에서 엄밀히 말하면 선량당량 H는 방사선 흡수로 인한 생물학적 효과가 방사선의 선질계수를 가중한 흡수선량(unrestricted linear energy transfer, L, keV·μm^{-1}) 또는 동의어인 방사선의 수중충돌저지능(stopping power)의 함수로 제1장의 표 1-3과 그림 1-1과 같다. 그림 1-1에서 보는 바와 같이 방사선의 수중충돌저지능의 값이 클수록 선질계수의 값은 증가하며 따라서 이로 인한 조직 또는 장기의 생물학적 장해(효과)가 커진다.

그러나 현실적인 방사선 방어 및 관리실무에서는 선질계수나 이에 의하여 보정되는 선량당량을 구하기 위하여 인체 관심위치의 장기 또는 조직의 한 점으로 들어오는 방사선의 종류와 에너지 스펙트럼을 해석하고 물분자와 충돌, 저지되는 방사선 충돌저지능을 측정하는 것은 거의 불가능하기 때문에 ICRP는 여러 방사선에 대하여 조직 또는 장기의 한점에 대한 선질계수 Q의 충분한 근사값으로 표 1-20과 같은 유효선질계수(effective quality factor, $\overline{Q}$)를 제안하여 사용해왔다.

표 1-20. 여러 방사선에 대한 유효선질계수[$\overline{Q}$]

방사선	유효선질계수($\overline{Q}$)
·X선, 감마선, 전자	1
·중성자, 양성자 및 정지질량이 1 amu 이상이며 에너지를 알 수 없는 단일하전입자	10
·열중성자	2.3
·알파입자, 다중하전입자 및 에너지와 하전량을 알 수 없는 입자	20

그러나 ICRP는 1991년의 새로운 권고 ICRP 60에서 방사선 생물학분야의 최근 연구결과와 여러 다양한 피폭조건 및 선량당량의 전통적 계산결과에 대한 정보 등을 검토하여 기존의 유효선질계수 Q대신에 방사선하중계수 W_R을 도입하여 인체의 조직 또는 장기 T에 평균적으로 흡수되는 방사선 R의 선질에 의하여 하중되는 흡수선량 $D_{T.R}$을 고려하여 이를 방사선 R의 조직 또는 T에 대한 등가선량(equivalent dose) $H_{T.R}$로 다음과 같이 정의하였다.

$$H_{T.R} = D_{T.R} \cdot W_R \quad \cdots\cdots (1-20)$$

여기에서 W_R은 방사선하중계수(radiation weighting factor)로 선질이자 Q의 새로운 이름이며 외부입사 방사선 또는 체내섭취된 방사선원에서 방출되는 에너지와 방사선의 종류에 따라 다르게 주어진다.

이 값은 ICRP 60 위원회에서 새로 도입한 표 1-21의 무제한선에너지전이 L과 기존선질계수 Q간의 관계식을 이용하거나 다음의 표 1-22에 제시된 값으로 주어진다. 표 1-22에 제시되지 않은 방사선의 종류와 에너지에 대해서는 국제방사선단위 및 측정위원회(ICRU)에서 권고하고 있는 구(球)형 팬톰의 10 mm 깊이에서의 유효선질계수 $\overline{Q}$를 계산하고 이 값을 W_R의 근사치로 한다.

$$WR \fallingdotseq \overline{Q} = \left(\frac{1}{D}\right)\int_0^{\infty} Q(L) \cdot D(L) \cdot dL \quad \cdots\cdots (1-21)$$

여기서 D(L) dL은 10 mm 깊이에서 무제한선에너지전이 L~L+dL 사이에서의 흡수선량이며, Q(L)은 L의 함수로 주어지는 선질계수이다.(표 1-22, 1-23)

여러 종류의 방사선과 에너지로 구성된 방사선장내(放射線場內) 인체의 총등가선량(equivalent dose)은 다음식과 같이 각 방사선에 의한 등가선량의 합이다.

$$H_T = \sum D_{T,R} \cdot W_R \quad \cdots\cdots (1-22)$$

등가선량(等價線量)은 원칙적인 관점에서 볼 때 우리가 보통 방사선량 또는 선량이라고 부르는 용어의 뜻에 훨씬 가깝다. 방사선에 피폭됐을 때 인체의 조직 및 장기에 흡수된 방사선 에너지에 의한 생물학적 장해(효과)가 방사선의 선질(quality)에 따라 다르게 나타나기 때문에 선질(quality)에 따른 하중치(weighting value)를 부여하여 이를 물리적으로 등가(equivalent)인 선량으로 고려한 것이다. 그러나 방사선 생물학 연구결과와 방사선위해평가의 연구결과를 보면 같은 등가선량이라 할지라도 방사선 피폭으로 인한 확률적 영향의 발생빈도(확률)는 피폭된 조직 및 장기에 따라 다르게 나타난다.

표 1-21. ICRP 60의 Q-L 함수관계

L in water ($keV\mu m^{-1}$)	Q(L)
〈10	1
10~100	0.32L~2.2
〉100	$300/\sqrt{L}$

표 1-22. 방사선하중계수(W_R)와 선질계수

방사선 종류 및 에너지 범위	ICRP 60 (방사선하중계수)	ICRP 26 (선질계수)
광자	1	1[1)]
전자 및 뮤온, 전 에너지 범위[4)]	1	
중성자, 에너지〈 10 keV~100 keV	5	10[2)]
10 keV~100 keV	10	
100 keV~2 MeV	20	
2 MeV~20 MeV	10	
〉20 MeV	5	
양자, 반조양자 제외. 에너지〉2 MeV	5	
알파입자, 핵분열 파편 및 무거운 원자핵	20	20[3)]

1) X선, 감마선 및 전자

2) 중성자, 양성자 그리고 에너지를 모르며 정지질량이 1 amu보다 큰 단일하전 입자

3) α입자와 에너지를 모르는 다중하전입자(및 전하를 모르는 하전입자)

4) DNA에 결합된 원자핵에서의 방출되는 Auger전자는 제외

표 1-23. 조직 하중계수(W_T)[1]

조직 또는 기관	조직 하중계수(W_T)	
	1991년 권고	1977년 권고
생식선	0.20	0.25
적색골수	0.12	
결장	0.12	0.12
폐	0.12	
위	0.12	
방광	0.05	
유방	0.05	0.15
간장	0.05	
식도	0.05	
갑상선	0.05	0.03
피부	0.01	
골표면	0.01	0.03
나머지 조직	0.05[2),3)]	0.30

1) 이 수치들은 남녀 동수, 광범위한 연령층의 기준 인구집단으로부터 도출된 것이다. 이 값들은 유효선량을 정의할 때 작업자 또는 전 인구, 남녀 어느 쪽에 대해서도 적용된다.

2) 계산목적을 위하여 기타 조직은 다음의 추가 조직 및 장기로 구성된다. 즉, 부신, 뇌, 대장 상부, 소장, 콩팥, 근육, 췌장, 비장 흉선 및 자궁이 된다. 이 목록에는 선택적으로 방사선피폭이 있을 법한 장기가 포함되어 있다. 만약, 다른 조직이나 장기가 암유발의 현저한 리스크를 갖는 것이 후에 확인된다면, 그들은 구체적인 WT값과 함께 목록에 포함되거나 혹은 기타 조직을 구성하는 추가 목록에 포함될 것이다. 기타 조직에는 선택적으로 방사선에 피폭하는 다른 조직 또는 장기도 포함될 수 있다.

3) 기타 조직 중의 하나가 위 "표"의 12개 기관 중의 최고선량을 초과한 등가선량을 받은 예외적인 경우에는, 그 이외의 나머지 기타 조직 또는 장기에 대한 평균선량에 0.025의 가중치를 적용한다.

따라서 ICRP 60에서 이를 물리적인 동일량으로 나타나기 위하여 이전의 ICRP 26의 유효선량당량 H_E를 확대 발전시킨 유효선량(effective dose, E)을 도입하였다. 유효선량(엄밀히 말하면 유효등가선량이 되어야 할 것이다) E는 다음의 식과 같이 정의된다.

$$E = \sum_T W_T \cdot H_T = \sum_R W_R \cdot \sum_T W_{T \cdot R} = \sum_T W_T \sum_R W_R \cdot D_{T \cdot R} \quad \cdots\cdots\cdots\cdots\cdots\cdots \quad (1\text{-}23)$$

H_T는 식(1-20, 1-21)에서 정의된 인체의 조직 및 장기 T에서의 등가선량이며, W_T(표 1-23)는 조직하중계수로 조직 및 장기 T의 방사선피폭으로 인한 확률적 효과의 발생확률 빈도에 따라 하중치를 부여한 것이다. 이런 관점에서 유효선량 E는 인체조직 및 장기에 흡수되는 방사선하중계수 W_T에 의하여 두 번 하중된 흡수선량(a doubly weighted absorbed dose)이라고 할 수 있다. 표 1-23은 인체의 각 장기 또는 조직의 흡수선량에 대한 확률적 효과의 정도를 보여주는 조직하중계수 W_T의 값을 보여준다.

이러한 관점에서 등가선량 및 유효선량은 방사선생물학과 방사선위해평가의 연구결과에 근거하여 방사선방어의 목적상 방사선피폭에 의한 인체의 확률적 효과를 용인할 수 있는 수준까지 제한하기 위하여 이론적으로 유도된 개념이라 할 수 있다.

ICRU는 개인방사선 감시의 측정 가능한 실용량으로 인체 표면의 깊이 d에 있는 조직 또는 장기의 선량당량이 개인선량당량(personal dose equivalent) Hp(d)의 적용을 제안하였다. 이 양은 개인피폭선량계를 이용하여 측정이 가능하며 개인피폭선량계는 착용위치인 신체의 한 부분으로 입사된 방사선에 의한 선량당량을 심부선량당량지표(deep dose equivalent, index) Hp(10), 견부선량당량지표(shallow dose equivalent, index) Hp(0.07) 및 수정체선량당량지표 Hp(0.03)으로 측정하며, 이 값으로부터 개인의 방사선량을 유효선량의 근사치 또는 상한치로 예측 평가한다. 이를 위해서는 개인 피폭선량계의 방사선교정(較正) 및 성능평가가 요구되

표 1-24. 등가선량과 선량당량의 비교표

등가선량	선량당량
Equivalent Dose(Sv, rem) ·ICRP 60제안	Dose Equivalent(Sv, rem) ·ICRU 제안, ICRP 26 채택 – ICRU 19, 25, 39, 43, 47
$H_{T.R} = D_{T.R} \cdot W_R$ $H_T = \sum_T D_{T.R} \cdot W_R$ $W_R \equiv \overline{Q}$	$H = D \cdot Q \equiv D \cdot \overline{Q}$ $\therefore Q = (\frac{1}{D}) \int_0^{\infty} Q(L)\, D(L) dL$
·유효선량 : ICRP $E = \sum_T H_T \cdot W_T$ $= \sum_T W_T \cdot \sum_R W_R \cdot D_{T.R}$: 같은 조직등가선량이라도 피폭조직의 확률적 영향을 고려하는 하중치 W_R을 도입	·실용선량당량(operational dose equivalent quantity) : ICRU – 환경모니터링량 H*(d) : 주변선량당량 H'(d) : 방향선량당량 – 개인모니터링량 Hp(d) : 개인선량당량
·방사선의 선질과 조직과 확률적 장해(효과)를 고려하여 이론적으로 유도 – 측정불가능 – 평균(volume averaged)값	·방사선방어의 이론적 유효선량을 실무적으로 측정하기 위하여 도입 – 물리적 검출기, 선량계의 교정후 측정가능 – (단일)점(point)값

주 1 : 조직등가선량 및 선량당량은 원칙적으로 같은 의미를 갖고 있음.
단지ICRP는 ICRU의 유효선질계수($\overline{Q}$)를 방사선하중계수(WR)로 개명.

주 2 : 실제로 ICRP, ICRU 두 위원회는 비록 그 기본정의 배경이 같다하더라도 두 용어명칭의 상이함으로 인하여 오늘 불필요한 혼동과 괴리를 없애기 위한 협의를 진행하고 있음. 이러한 관점에서 볼 때 등가선량 또는 유효선량은 ICRP가 방사선방어를 위하여 사용하고 있는 이론적, 원칙적인 개념이며, 선량당량은 이를 ICRU가 방사선량 측정 실무에 적용하기 위하여 도입된 실용적 개념인 셈이나 앞으로 두 위원회의 합의에 의하여 용어가 통일이 될 수 있음.

며 방사선교정은 특정방사선장에 위치한 교정용 팬톰 위치에서 방사선에 조사된 개인피폭선량계로부터 측정된 선량당량값을 평가하므로서 수행된다. 따라서 개인방사선 감시 또는 피폭관리업무는 특정방사선장에 대하여 적절히 교정된 개인피폭선량계를 이용하여 방사선방어 목적의 이론적 등가선량을 방사선관리목적의 물리적 선량당량으로 평가하는 것이다.

지금까지 살펴본 바와같이 ICRP 60에서 새로 제안한 등가선량개념과 이전의 권고 ICRP 26의 선량당량개념의 기본적 유도배경과 물리적 의미는 원칙적으로 거의 같다고 할 수 있으나 방사선방어를 위한 방사선량(이를 ICRP는 등가선량 및 유효선량으로 재정의)의 측정, 평가와 실무적 관점에서 보면 두 양의 적용방법에 있어서 약간의 개념적 차이가 존재한다.

이해를 돕기 위하여 지금까지 설명된 두 양의 정의, 차이점 및 관련사항들을 요약하여 표 1-24와 표 1-25로 정리하였다.

4) 방사선방어차원에서의 생물학적 영향

방사선피폭에 의한 생물학적 영향은 그 정도에 다라 다음과 같이 구별하고 있다.

즉 변화(change)는 해(害)가 될 수도 있고 그렇지 않는 수도 있는데 이 경우들에서 방사선에 의한 생물학적 변화를 말하는 것으로 예를 들면 DNA 같은데에 방사선으로 새인 변화가 반드시 유해하다고는 할 수 없다는 것이 변화의 예이다. 그리고 손상(damage)은 주로 방사선

표 1-25. ICRP 26과 ICRP 60에서 방사선방어 관련용어의 비교

ICRP 26(1977)	ICRP 60(1991)
· 선량당량 Dose equivalent	등가선량 Equivalent dose
· 연간 선량당량한도 Annual dose equivalent limit	연간 등가선량한도 Annual equivalent dose limit
· 유효선량당량 Effective dose equivalent	유효선량 Effective dose
· 예탁선량당량 Committed dose equivalent	예탁등가선량 Committed equivalent dose
· 선량당량예탁 Dose equivalent committment	등가선량예탁 Equivalent dose committment
· 예탁유효선량당량 Committed effective dose equivalent	예탁유효선량 Committed effective dose
· 집단선량당량 Collective dose equivalent	집단등가선량 Collective equivalent dose
· 집단유효선량당량 Collective effective dose equivalent	집단유효선량 Collective effective dose

이 세포수준에서의 변호로 세포에게는 유해하지만 개체는 유해하지 않는 방사선의 영향을 말하며 또한 상해(harm)라 함은 방사선조사로 인하여 개인이나 후손에게 나타나는 방사선의 영향으로 임상적으로 관찰이 가능하여 분명히 임상적인 유해한 영향을 말한다.

방사선방어면에서는 상해(harm)만 문제삼고 변화와 손상은 문제시하지 않기로 했다. 또 영향의 발생확률만이 안고 영향의 정도도 고려하기로 해 손해(detriment)의 개념을 ICRP 26에서 도입하고 있다.

손해라함은 상해의 확률, 증대도, 시간 등을 결합한 다차원적 개념 하에서 방사선의 영향을 설명하고 있다. 이는 방사선피폭에 의해 장해, 인구집단과 후손들이 입게 될 위해(risk)의 척도로 그 주요부분은 치명적인 암의 발생확률, 가중된 비치사암의 발생확률, 가중된 심각한 유전적 영향의 발생확률 및 수명손실 등이 이 손해부분에 속한다. 또한 이는 조직하중계수의 설정, 선량한도치의 설정, 정당화, 최적화의 판단을 할 때 필요한 양적인 개념이다. ICRP 27 또는 45에서 손해를 하나의 dimension을 가진 단일량으로 표현하도록 시도했지만 이것은 어려운 문제라고 판단해 ICRP 60 권고에서는 조직하중계수를 구하는 경우를 제외하고는 확률적 영향의 발생확률, 영향이 발생했을 경우의 시간손실, 평균 잔여수명의 손실, 영향의 시간적 발생분포 등의 복수의 dimension으로 손해를 표시하기로 했다.

방사선방어면에서 방사선영향은 확률적 영향과 결정적 영향의 두 가지로 나뉘어지는데 각 영향의 특징을 표 1-26에 나타낸다.

확률적 영향이라 함은 ICRP 26에서 설명한 것과 동일한 방사선 영향을 말하는 것으로 방사선 조사시 암발생과 유전적 영향을 말한다.

선량과 그 영향(장해효과)에 대한 관계는 이차관계식($E = \alpha D + \beta D^2$)을 이루고 있으며 특히 고선량에서의 영향에 관한 결과들을 저선량 또는 저선량률에 적용키 위해 선량-선량률효과인자(DDREF)를 정의하고 그 값을 "2"로 정하였다.

확률적 영향은 한계선량값(발단치)이 없다고 가정하고 있으나 영향과 선량과의 관계는 비례한다고 보고 있다. 특히 방사선방어에서 확률적 영향은 어떤 방법을 동원해서라도 최소로 감소시켜야 하는 것이 방어의 기본 목표다.

또한 임신 중의 방사선피폭은 일본 원폭생존자의 자료에 근거로 두어 조사선량에 따라 IQ 분포를 조사하였는데 그 변화는 IQ가 저하현상을 나타내주고 있다. 임신 후 3주~15주에 피폭된 태아의 지능저하는 30 IQ/Sv로 추정된다. 다음의 표 1-27과 같은 확률적 영향의 결과를 볼 수 있다.

결정적 영향(deterministic effects)이라 함은 ICRP 26에서 설명한 비확률적 영향(non stochastic effects)과 같은 개념 하에서 이해할 수 있다. 방사선조사에 의한 영향으로 발생할

표 1-26. 방사선 영향의 분류와 특징

영향분류	예 시	한계선량	선량과의 관계	방어목표
확률적 영향	암 유전적 영향	없다고 가정	발생률 증가	감소
결정적 영향	그 외의 모든 영향	있다	발생률 증가와 중증도 증가	방지

표 1-27. 확률적 영향의 명목상 발생확률(10^{-2}/Sv)

영 향	방사선종사자	일반공중	ICRP 26
치사암	4.0	5.0	1.25
중증의유전적 영향	0.6[1)]	1.0[1)]	0.40

1) 전세대에 나타나는 영향, 다인자 유전성 질환도 포함

표 1-28. 성인의 정소, 난소, 수정체 및 골수의 결정적 영향을 일으키는 발단선량

조 직	영 향	단일피폭에 의한 선량당량(Sv)	분할피폭 혹은 연장피폭에 의한 선량당량(Sv)	수년동안 매년 분할피폭 혹은 연장 피폭에 대한 연간 선량률(Sv/y)
정소	일시불임	0.15	−1	0.4
	영구불임	3.5~6.0		2.0
난소	영구불임	2.5~6.0	6.0	>0.2
수정체	감지가능한 혼탁	0.5~2.0	5	>0.1
	백내장	5.0	>8	>0.15
골수	조혈억제	0.5		>0.4

1) 발단치는 총선량이 아니라 선량률에 의존한다.

수 있는 것은 확률적 영향에 의한 것 이외의 것을 말한다. 또한 방사선조사에 의한 발생확률은 선량에 대하여 "S"자 곡선을 만들고 있으며 발단선량(문턱값 표 1-28)이 있고, 방사선조사되는 선량에 따라 발생확률의 중증도가 증가를 보여주며 방사선 사용시 결정적 영향을 적극적으로 방지하는 행위로 하여 인체의 영향을 막아야 한다.

확률적 영향의 확률을 나타내는 용어로 ICRP 26에서는 [위해](risk)를 사용해 왔는데 위해라는 용어는 정상적인 의미에서 확률론적인 위해까지의 넓은 범위의 용어로 다른 분야에서 이미 사용되고 있기 때문에 1991년 ICRP 60 권고에서는 양적인 용어로서 위해란 용어는 사용하지 않기로 했다.

표 1-29에 확률론적 영향의 명목상의 발생확률(확률계수)을 표시했다.

표 1-29. 확률적 영향에 대한 명목상 확률계수

		위 해(10^{-2}/Sv)			
		치사암	비치사암	심각한 유전적 영향	계
ICRP 60	성인작업자	4.00	0.8	0.8	5.6
	전인구집단	5.00	1.0	1.3	7.3
ICRP 26	성인작업자	1.25	–	–	1.25 + α
	전인구집단				

종전에는 유전적 영향으로 제 2세대 즉 아들과 손자인 세대까지 생각하기로 했었지만 이번의 ICRP 60 권고에서는 모든 세대의 영향을 대상으로 하고 있다. 방사선 피폭에 의한 유전적 영향에 대해서는 사람의 경우는 분명히 밝혀져 있지 않지만 동물, 식물에서는 방사선 피폭에 의한 유전적 변화가 실험적으로 밝혀져 있기 때문에 사람에게도 발생할 수 있다는 전제하에 발생확률을 산출했다.

암의 발생확률계수 산출에는 원폭피폭자의 역학조사 결과가 사용되고 있지만 0.2 Gy 미만의 선량에서는 암에 의한 사망은 통계적으로 그렇게 많이(95% 신뢰구간) 증가하지 않고 있다. 그러나 암은 1개의 세포에서 일어난 돌연변이가 원인이 되어 발생한다고 가정하고 있기 때문에 발단선량이 존재하지 않는다는 가정을 ICRP 60에서도 적용하고 있다.

ICRP에서 치사암의 명목상 발생확률을 구했을 때의 산정근거는 다음과 같다.

- 역학조사집단 : Hiroshima, Nagasski원폭피폭자(간암, 골수암 등 일부암 제외)
- 선량반응관계 : L모델(백혈병 : LQ모델) 단, DDREF로 보정.
- 평생암발생확률자측모델 : 상대위해모델
- 성별 감수성 차이 : 없음
- 피폭시의 연령별 감수성 차이 : 없음
- DDREF(선량 : 선량률효과계수) : 2
- 자연발암률 : 일본, 미국, 영국, 프에르토리코, 중국

ICRP는 확률적 영향의 위해를 ICRP 26에서부터 제시하였으며 그 계수는 표 1-29에 표시했다. 1991년 ICRP 60 권고에서는 치사암의 사망확률이 약 4배가 되어있다. 이의 주요원인은 원폭피폭자에 대한 역학조사기간이 11년간으로 늘어났기 때문에 특히 고형암(백혈병 이외의 암)의 발생수가 예측했던 것 보다 늘어났다는 것 즉 DS 86에 의한 선량의 재평가 및 평생 위해의 예측 모델을 상대 위해(risk) 모델로 했다는(종전에는 절대 위해모델)것 등이다.

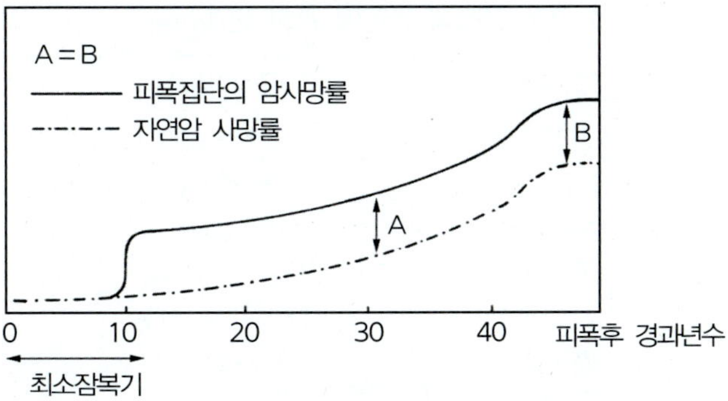

그림 1-4. **절대 위해 model**

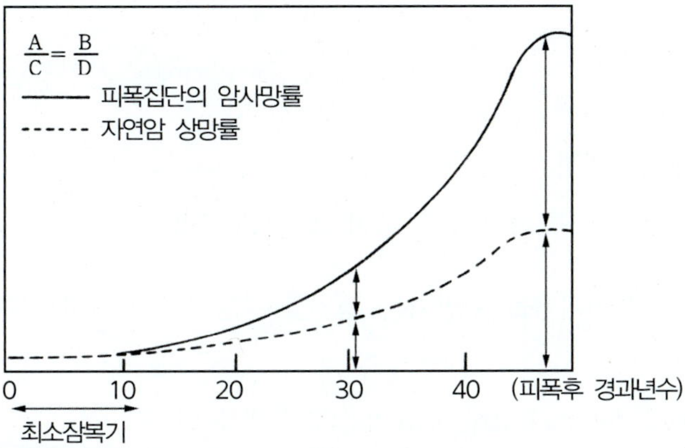

그림 1-5. **상대 위해 model**

방사선조사에 의한 위해 모델을 절대 위해 모델과 상대 위해 모델로 구분하는데 이 위해 모델은 방사선조사에 의한 발암자료를 분석하여 다른 연구대상 집단에서 발생할 확률적 영향의 수를 추정키 위한 위험도의 투사모델을 원용한 것이다. 절대 위해 모델(그림 1-4)이란 방사선의 조사에 의해 초과치사의 확률을 자연치사확률과 관련치 않다고 여겨지므로 ICRP 26에서는 사용되었으나 그 결과의 대부분이 역학적 조사 및 분석과 일치하지 않고 있다.

상대 위해(그림 1-5) 모델을 방사선이 인체조사시 일정기간 잠복기 이후의 초과치사율이 자연치사율과 시간의 변화에 따라 같은 양상을 보여 ICRP 60에서 이 모델을 이용하여 사용하기를 권하고 있다.

결정적 영향의 한계선량을 표 1-30에 표시했다. 방사선방어상 피폭선량을 한계선량 이하로 제한함으로써 결정적 영향이 발생하는 것을 완전히 방지하지 않으면 안된다.

태아의 영향은 태아 자신이 피폭했을 경우에 영향이 발생할 가능성이 있는 것으로 신체적 영향의 한 가지다.

표 1-30. 결정적 영향에 관한 한계선량

장기/조직	영 향	급성피폭	만성피폭
정소	일차적불임	0.15 Gy	0.4 Gy/y
	영구불임	3.5~6 Gy	2 Gy/y
난소	영구불임	2.5~6 Gy	0.2 Gy/y
수정체	백내장	저LET 2~10 Gy	0.15 Gy/y
		고LET 0.6~5 Gy	
	수정체혼탁	0.5~2 Gy	
조혈장기	기능저하	0.5 Gy	〉0.4 Gy/y
태아	기형발생	0.1 Gy	
	중도정신발달지체	0.1 Gy	

방사선에 대한 공포증에 대해서는 방사선방어에 포함시키기에는 시기상조로 보고 있다.

5) 방사선방어에 관한 기본적 체계

방사선방어는 다음의 세 가지를 주목표로 하여 접근하고 있다.

(1) 이익을 가져오는 방사선피폭을 수반하는 행위를 부당하게 제한하는 이 없이 사람의 안전을 확보할 것
(2) 개인의 결정적 영향(deterministic effects)의 발생을 방지할 것
(3) 확률적 영향(stochastic effects)의 발생을 극소화시킬 것

위와같은 방사선방어목표를 달성하기 위해 방사선방어체계를 유지할 것을 권고하고 있다. 1977년 ICRP 26 권고에서는 선량제한체계가 실제적인 이익을 가져오는 행위만을 대상으로 설정하였다. 그러나 건물 내의 라돈에 관한 정보의 축적 또는 체르노빌 원자력발전소 사고 등의 경험을 살려 방사선방어계획을 입안할 때에 이미 피폭의 network가 있는 것에 대해서는 개입을 적용해서 피폭을 감소시키고 개입에 대해서도 방사선 방어체계하에 넣을 것을 권고하고 있다. 피폭 차원에서 인간활동을 행위(practice : 피폭을 전체적으로 증가시키는 인간활동 즉 행위의 정당화, 방어의 최적화 및 개인의 선량한도)와 개입(intervention : 피폭을 전체적으로 감소시키는 인간활동 즉 개입의 도입으로 손해보다 이익이 큰 개입의 정당화와 개입의 종류, 규모, 기간은 최적인 개입의 최적화)의 두 가지로 나누어 각각의 인간활동을 표시한 방사선방어체계를 권고하고 있다.

행위에 대한 방어체계에 대해서는 ICRP 26과 큰 차이가 없지만 행위의 정당화와 방어의 최적화의 판단을 할 경우에는 방사선방어방법과 직접 관계되는 선택범위 내에서 선택하는 단계와 사회적 또는 정책적인 요인이 크게 관계되는 의사결정단계로 나누어 방사선 방어면에서는

먼저 단계만을 다룰 것을 명확히 한 점이 다르다.

방어의 최적화는 개인선량의 분포, 피폭되는 사람의 수를 사회적, 경제적인 요인을 감안해 가급적 낮게 억제하는 것인데 개인의 피폭선량에 상한치를 설정해 방어 목적에 사용하는데 이것을 선량구속치라고 부르고 있다. 선량구속치의 특징은 다음과 같다.

- 최적화의 판단을 할 경우의 개인피폭선량의 상한치, 선량구속치의 상한선은 선량한도를 초과해서는 안된다.
- 직업피폭의 선량구속치는 직종에 따라 설정한다.
- 공중피폭의 선량구속치는 선원에 따라 설정한다.
- 의료피폭의 선량구속치는 진단목적에 따라 설정한다.

결론적으로 방사선방어의 최적화의 의미(ALARA)는 ICRP에서 정의한 "방사선 피폭을 사회적, 경제적 요인 등을 고려하여 합리적으로 달성 가능한 한도 내에서 낮게 유지하며 방사선 피폭의 저감화로부터 얻어지는 건강, 사회적 효과 등에서의 이익과 소요되는 비용 사이의 균형을 유지함과 동시에 ICRP 60에서 권고하는 개입에 있어서의 최적화" 즉 개입의 형태, 규모 및 기간의 최적화까지도 포함하는 것이 ICRP 60에서 권고하는 최적화이다.

개입조치로서는 사고의 사후조치와 같이 긴급성을 필요로 하는 것과 건물내의 라돈이나 과거에 행해졌던 사건(원자력발전소의 사고 등)과 관련된 상당량의 천연방사성물질을 포함한 잔존물에 대한 조치와 같이 긴급성을 필요로 하지 않는 대책으로 나뉘어진다. 개입조치를 도입할 때는 개입을 도입하는 것이 정당한지 여부의 판단과 최적의 개입조치 선택이 이루어져야 한다.

6) 사전대응형의 방사선방어

행위에 따르는 방사선피폭의 종류를 직업적 피폭, 의료피폭 및 공중피폭의 세 가지로 구분했다. 의료방사선을 이용하는 경우에는 모든 피폭 구분이 존재할 가능성이 있지만, 의료이외의 영역에서의 방사선이용은 직업피폭과 공중피폭의 두 가지 피폭이 있을 뿐이다. 방사선방어대책에서 방사선조사행위는 방사선피폭원의 관점에서 설정된 개인선량의 상한값 즉 선량구속치와 복수의 피폭원으로부터 받는 총피폭선량의 상한값 즉 선량한도로 정하여 수행되어야 적절한 방어대책이 이루어질 수 있다.

ICRP 60에서 말하는 선량구속치의 설정은 직업적 피폭에 대하여는 방사선업무의 직종에 따라 설정하며 일반국민의 피폭 즉 공중피폭에 대하여는 환경에 존재하는 피폭원마다 설정하고 의료피폭에서는 환자에 대하여 정형화된 진단의 설정에 따라 정하며 또한 선량구속치와 방사선방어의관계는 측정의 선원이나 행위로부터 피폭되는 개인피폭선량, 피폭자 수, 피폭의 가능성(잠재피폭포함) 등을 경제적, 사회적 요인을 고려하여 합리적으로 달성가능한 한 낮게 하는 방어수단을 강구 또는 선택하여야 한다. 또한 선량구속치는 방사선방어의 최적화 판단 과정에서 개인피폭선량의 피폭상한치 또는 개인피폭선량 "O"에서 상한제한치 사이의 분포를 고려하여야 한다. 선량구속치는 방사선방어의 최적화의 제한조건 즉 하나의 피폭원, 직종에서 받는 선량의 상한치와 직업상 피폭, 의료피폭, 공중피폭에 대한 피폭설정이고 또한 선량한도의 일부 또는 피폭원이나 직종에 따라 적절하게 할당한 값이며 그 외에 방사선 방어수단의 계획, 입안을 위하여 이용하는 기준값이다.

그러나 선량한도는 개인 즉 직업인과 공중에 대하여 설정된 상한치, 방사선피폭이 제어되고 있는 모든 행위 또는 피폭원으로부터 개인이 실제로 받는 선량의 합계에 대해 적용되는 기준치이며 그 외 개인이나 직업인 및 공중이 피폭을 초과해서는 안되는 상한치를 말한다. 각각의 피폭선량, 피폭되는 사람의수를 사회적, 경제적인 요인을 고려해 합리적으로 달성할 수 있는 한 낮게 억제하기 위한 방어대책을 강구할 필요가 있다. 이 경우 선량구속치 즉 특정행위와 선원으로부터 개인이 받는 상한치를 설정해 개인이 받는 피폭선량이 선량구속치를 초과하지 않도록 방어대책을 강구한다. 이것을 방어의 최적화라고 한다. 방사선방어체계 중에서 가장 중요한 것이 방어의 최적화이다.

직업피폭과 공중피폭 각각에 대해 개인의 선량한도가 정해져 있어 모든 선원과 행위로부터 받는 개인의 선량은 선량한도치를 절대로 넘어서는 안된다. 개인의 선량한도를 표 1-31과 표 1-32에 표시했다. 이번의 선량한도치는 피폭에 따른 손해를 평가해 그 손해를 받아들여질 수 있는 것인지 여부를 판단해서 설정된 것이 큰 특징이다. 이 배경에는 방사선영향에 관한 정보, 사회적 판단에 관한 정보가 축적된 것이 있을 것으로 생각된다. 손해의 수용 정도를 받아들일 수 없다(unacceptable), 견딜 수 있다(tolerable) 및 받아들일 수 있다(acceptable)의 세 가지로 구분해 보통 상황에서는 피폭에 따른 손해를 수용할 수 없는 수준과 견딜 수 있는 수준 사이의 경계에 선량한도치를 설정했다.

방사선유발암, 방사선의 유전적 영향에 의한 손해를 방사선유발 치사암의 발생확률, 방사선 치사암에 의한 시간손실, 평균 잔여수명의 손실 및 방사선 발암에 의한 연사망률의 시간변화, 유전적 영향에 의한 손해 등 여러 가지 관점에서 검토해 평생에 걸쳐 1 Sv의 선량을 받아들일 수 없다고 판단했다. 선량한도로서 평생선량 밖에 설정하지 않을 경우에는 단기간 내에 한도치에 가까운 피폭을 해도 허용되는 것 같이 오해할 가능성이 있다는 점을 고려해 관리기간을 정해 직업인에 대해서는 5년간의 평균선량을 선량한도로 권고했다. 여성에 대해서는 임신부를 제외하고는 특별한 권고를 하지 않고 있다. 이것은 고용기회에 대한 남녀차별을 하지 않기 위해서다. 그러나 임신부에 대해서는 태아를 공중의 일원으로 방어하기 위한 선량한도가 권고됐

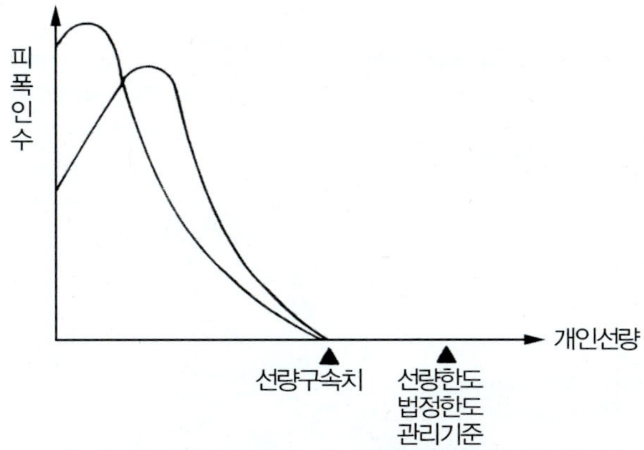

그림 1-6. 방사선방어의 최적화에서 개인선량의 분포

표 1-31. 직업상 피폭에 대한 연간 선량한도

구 분	ICRP 60(1990 권고)	ICRP 26(1977 권고)
유효선량[1]	5년간 100 mSv 범위 내에서 연간 20 mSv	연간 50 mSv
등가선량[2]		
수정체[3]	연간 150 mSv	연간 150 mSv
피부[4], 손, 발	연간 500 mSv	연간 500 mSv
기타 단일장기	–[5]	연간 500 mSv

1) 확률론적 영향 제한 목적
2) 결정론적 영향 방지 목적
3) 조직하중치가 부여되지 않아 유효선량으로 제어 불가
4) 조직하중치가 작아 유효선량으로 제어 어려움
5) 유효선량으로 제어 가능

표 1-32. 일반인에 대한 연간 선량한도

구분	ICRP 60(1990 권고)	ICRP 26(1977 권고)
유효선량	연간 1 mSv	연간 5 mSv[1]
등가선량		
수정체 등가선량	연간 15 mSv	연간 50 mSv
피부, 손, 발	연간 50 mSv	연간 50 mSv
기타 단일장기	–	연간 50 mSv

1) 1978년에 연간 1 mSv로 하향 조정함

다. 공중의 한도는 직업인과 같은 절차와 자연방사선의 수준 등을 참고해 표 1-32에 표시된 선량한도를 권고하고 있다.

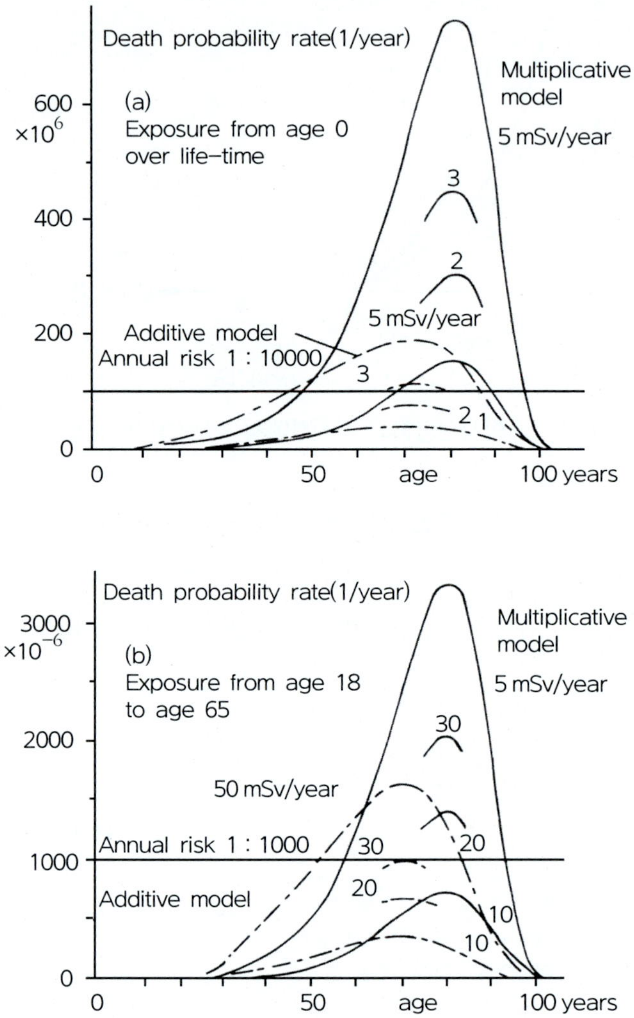

그림 1-7. The unconditional death probability rate(the attributable probability density of the age of death normalised for lifetime risk) for two exposure situation : (a) exposure from birth over lifertime and (b) exposure from age 18 to age 65 years. The curves art for females assuming a DDREF of 2.

이와같이 ICRP 60에서 선량한도를 ICRP 26보다 낮게 조정하는 이유는 일본에서 Hiroshima와 Nagasaki의 원폭에 대한 재평가(T65D, DS86) 결과다. 방사선에 의한 위해가 증가되었고 생존자에 대한 위해 예측모델이 절대 위해 모델에서 상대 위해 모델로 변화하였으며 고려대상 위해범위가 치명적 위해와 비치명적 손상(damage)까지 포함시켰으며 또한 타산업분야와 직접 비교하여 하향조절에 필요한 합리적인 문제점이 도출되었고 산업전반의 안전도가 과학의 발달과 인권의 향상으로 크게 발전되었기 때문이다.

ICRP 60에서 도출한 선량한도는 설정된 위해계수와 영향(장해) 예측모델을 이용하여 위해를 예측하고 사회적 인식도로 감내가 가능한 위해와 비교하여 그림 1-7과 같이 직업상 피폭은 18세에서 65세까지 매년 10, 20, 30, 50 mSv씩 피폭을 가정하였고 일반인의 피폭은 출생에서부터 일생동안 매년 1, 2, 3, 5 mSv씩 피폭을 가정하여 도출하였다. 현재 선량한도의 성격은 정당화와 최적화에서 간과될 수 있는 위해와 이득의 불균형방지와 선량구속치, 인정한도, ALARA 등에 의한 적극적인 방사선관리를 뒷받침하기 위한 상징적 개인피폭의 상한치이다.

일부에서는 이와같은 선량한도를 폐기도 제안하고 있으나 규제목적상(행정적 규제) 존속의 필요성은 갖고 있으며 일반적 인식하에서의 선량한도를 의미하고 있다. 선량한도의 적용은 의료피폭에서는 원칙적으로 배제하고 있으나 피폭자가 모든 의료수혜장기 때문에 의료목적을 위하여 불필요한 제한은 억제하여야 하나 행위별로는 정당화와 최적화가 이루어져야 한다. 직업상피폭은 관리가능한 피폭원(제어가능한 피폭원)으로부터의 업무상 피폭으로 온천종사자, 광부, 항공기 승무원까지도 포함하여야 하며 경미한 고장이나 실수로 인한 사태가 아닌 증대한 사고로 인한 피폭(제어불가능한 피폭)은 별도로 취급되어져야 한다. 일반인의 피폭은 관리가능하고 직업상 무관한 피폭으로 불특정 다수인의 피폭과 집단의 구성원의 상이한 상수(아동이나 가임여성을 포함), 지속적인 피폭(원전 주변 주민) 및 방사선 피폭과 그로 인한 발생이득이 무관한 경우까지 적용되어야 한다.

7) 개입면에서의 방사서방어(사후대응형의 방사선 방어)

개입조치를 도입할 때는 방사선 방어체계에 정당화의 판단과 최적화의 판단을 해야 한다.

8) ICRP 권고의 적용

ICRP 권고는 행정담당자, 사업자 또는 방사선방어 전문가에 대해 방사선방어의 기본적인 행위 및 사고를 제시한 것으로 ICRP는 권고가 각국의 방사선방어관계 법령이나 사업소의 관리규정 등에 그대로 도입되는 것을 바라고 있는 것은 아니다. 방사선관리의 1차적인 책임은 사업소에 있고 각 사업소의 특수성을 고려해 방사선관리업무가 이루어진다. 방사선관리를 효율적으로 하기 위해서는 작업장소의 구분, 작업자의 모니터링 및 참고준위의 설정 등이 필요하다.

(1) 작업장소의 구분

관리구역과 감시구역의 설정은 ICRP의 권고에서는 작업장소설정의 준위를 권고중에 제시했지만 ICRP 60에서의 권고에서는 구체적인 수치를 제시하지 않고 있다. 다만 설정한 구역 밖에 잇는 사람들의 피폭선량은 공중의 선량한도가 보장되지 않으면 안된다고 되어있다.

(2) 작업조건의 구분

ICRP 26에서는 작업장에서의 방사선종사자의 개인별 모니터링, 의학적 감시가 효율적으로 실효를 거두기 위해서 작업조건의 구분을 제안했었지만 ICRP 60 권고에서는 작업조건의 구분이 적절치 않다고 판단되어 구분치 않았다.

(3) 참고준위 : ICRP 60에서는 조사준위, 기록준위, 개입준위 등을 설정했다.

ICRP 60에서의 권고에서는 방사선방어의 구체적인 방안에 대해서는 기본적인 생각을 제시하는데 그쳤다. ICRP 권고가 전문가에 대한 지침서적긴 성격을 띠고 있다는 것을 감안할 때 이번과 같은 권고방법은 본래의 모습이고 지금까지 너무 세부적으로 개입했다고 할 수 있다. 방사선 이용, 방사선 관리의 오랜 경험을 살려 각국 또는 사업소에서 각각의 특수성을 감안하면서 관리업무를 실행해야 할 것이다.

끝으로 ICRP 60에서 방사선방어는 단순히 과학적인 판단만이 아니고 사회적인 판단도 필요하다는 것을 ICRP는 새로운 권고에서 분명히 밝히고 있다. 이와 관련해서 전문가 중에서 ICRU 권고를 자국의 방사선 방어관련 법령에서 준용한다고 하는 자세를 취할 시기는 이미 지났고 독자적인 방어기준을 가져야 한다고 주장하는 사람들도 있다. ICRP 권고내용은 방사선 방어의 기본, 방어대책 및 수치적 기준의 세 가지로 대별된다. 선량한도의 구체적인 수치 등은 어찌됐든 방사선방어의 기본적인 생각에 관한 이론적인 체계를 보면 ICRP의 역사적인 무게를 느낄 수 있다. 또 이번의 권고는 종전의 권고와는 달리 초안작성 단계서부터 많은 전문가들의 의견을 들었다는 것도 특징의 하나다.

2.6 2007년 ICRP 권고(ICRP 103)

1) 개요

1990년 ICRP 60 권고 이후에 지속적인 보완보고서들을 발행해 왔으며 이러한 보완보고서를 통합할 필요성이 대두되었고, 본 권고에서 생물학적, 물리학적 개념적 근거는 확고하지만 ICRP 60 이후 새로운 과학적 자료들이 발표되어 일부 수정도 필요해졌다. 따라서 ICRP는 국제 또는 국가 규정의 안정요구를 인식하면서 다음 두 가지 일차적 목표를 두고 본 개정 권고를 발행하기로 결정하였다.

첫째, 새로운 생물학적, 물리학적 정보와 방사선안전표준 설정동향을 반영하고, 둘째, 권고 기술방법을 개선하여 매끄럽게 처리하며 새로운 과학적 정보와 사회적 기대에 부합하면서 권고 안정성을 최대한 유지하고자 하였다. 이에 대한 주요 권고 내용의 특징은 다음과 같다.

- 방사선피폭의 물리학 및 생물학에 대해 최신 과학적 정보를 기초로 하여 등가선량과 유

효선량에 내포되는 방사선가중치 및 조직가중치, 방사선위해에 대하여 보완하였다.

- 방사선방호에 관한 세 기본원칙 즉, 정당화, 최적화 및 선량한도 적용을 유지하고, 피폭 주는 방사선원과 피폭을 받는 개인에게 이를 적용하는 방법을 명확하게 제시하였다.
- 이전에 행위와 개입으로 나누어 적용한 과정기반 방호 접근에서 발전하여 본 권고는 계획피폭, 비상피폭 및 기존피폭 상황으로 특성화되는 관리 가능한 모든 피폭상황에 정당화와 방호 최적화 기본원칙을 적용하는 상황기반 접근으로 이동한다.
- 계획피폭 상황에서 규제되는 모든 선원으로부터 받는 유효선량과 등가선량에 대한 ICRP 개인선량한도는 유지된다. 이 한도는 모든 계획피폭 상황에서 규제당국이 용인하는 최대 선량을 나타낸다.
- 모든 피폭 상황에 대해 유사한 방식으로 적용할 수 있는 방호 최적화 원칙을 강조한다. 계획피폭에 대해서는 선량제약치 또는 위험제약치로 비상피폭 상황 및 기존피폭 상황에 대해서는 참조준위로 개인의 선량 또는 위험을 각각 제약한다.
- 인간이 아닌 다른 생물종의 환경에 대한 방사선방호를 구현할 기틀 개발을 위한 접근을 포함한다.

2) ICRP 103 권고의 세부특징

등가선량과 유효선량에 내포되는 방사선가중치 및 조직가중치, 방사선위해에 대하여 보완하였다.

표 1-33. 방사선가중치[1)]

방사선유형	방사선가중치(WR)
광자[2)]	1
전자[2)] 또는 뮤온[2)]	1
양성자 및 하전파이온[3)]	2
알파입자, 핵분열 파편, 중이온	20
중성자	중성자에너지의 연속함수[4)]

1) 모든 값은 인체에 입사하는 방사선 또는 체내 방사성핵종에서 방사되는 방사선에 관련된다.
2) 광자, 전자, 뮤온은 LET값이 10 keV/μm 미만인 저 LET방사선이다
3) 전자 273개의 질량(양성자 질량의 1/7)에 해당하며 고에너지의 양성자(1차 우주선)와 대기와의 핵반응으로 생성되며, 항공승무원이나 승객의 피폭에 기여한다.
4) 중성자에 대한 방사선가중치의 계산을 위해 중성자에너지에 대한 연속함수 En(MeV)을 권고한다.

$$W_R = \begin{cases} 2.5 + 18.2e^{-[\ln(E_n)]^2/6} & (E_n < 1MeV) \\ 5.0 + 17.0e^{-[\ln(E_n)]^2/6} & (1MeV < E_n < 50MeV) \\ 2.5 + 3.25e^{-[\ln(0.04E_n)]^2/6} & (E_n < 50MeV) \end{cases}$$

(1) 등가선량에 내포되는 방사선가중치의 보완

중성자와 양성자에 대한 방사선가중치가 변경되었으며, 중성자에 대한 값은 중성자에너지에 대한 연속함수로만 제공된다. 또한 하전파이온에 대해서 방사선가중치가 추가되었다.

(2) 유효선량에 내포된 조직가중치의 보완

수학적 모델 대신에 의료용 단층영상에 기초한 전산용 모의 피폭체(reference phantom, 기준인)를 사용하여 외부피폭의 선량환산계수와 내부피폭의 선량계수를 계산하였다. 조직가중치는 남녀와 모든 나이집단에 근사된 값으로 적용된다. 생식선에 대한 조직가중치가 0.2에서 0.08로 낮아졌고 특히 유방의 조직가중치가 0.05에서 0.12로 증가하였다. 또 뇌와 침샘에 대해 새로 0.01의 조직가중치가 도입되었다.

유효선량은 방호량(protection quantity)이며, 첫째, 방사선방호의 계획과 최적화를 위한 전망적 선량평가와 둘째, 규제목적의 선량한도 준수를 입증하거나 선량제약치 또는 참조준위와 비교를 위한 소급적 선량평가에 사용된다. 유효선량은 역학적 평가에는 사용을 권고하지 않으며, 개인피폭과 위험의 구체적 소급조사에 사용해서는 안 된다. 또 집단 유효선량은 최적화를 위한 도구이며 직무피폭에서 방사선기술이나 방호절차를 비교하기 위해 사용한다. 따라서 역학적 위험평가 도구로 사용해서는 안 되고 위험의 예측에 사용해서도 안 된다. 또한 장기간 낮은 선량을 합산하여 암사망자수를 계산하는 데 사용해서도 안 된다.

(3) 방사선위해의 보완

ICRP 60의 권고에서는 방사선에 의한 보건영향을 분류할 때 결정론적 영향과 확률론적 영향으로 분류하였으나, 결정적 영향을 "유해한 조직반응" 확률적 영향을 "암/유전적 영향"이라는 직설적 용어를 사용한다. 그러나 이미 결정론적 영향과 확률론적 영향이라는 용어가 방사선방호체계에 깊이 자리잡고 있어 동의어로 사용한다.

표 1-34. 조직가중치

조직	WT	ΣW_T
적색 골수, 결장, 폐, 위, 유방, 잔여조직[1]	0.12	0.72
생식선	0.08	0.08
방광, 식도, 간, 갑상선	0.04	0.16
골 표면, 뇌, 침샘, 피부	0.01	0.04
합 계		1.00

1) 잔여조직 : 부신, 흉외기도, 쓸개, 심장, 신장, 림프절, 근육, 구강점막, 췌장, 소장, 비장, 흉선, 전립선(♂), 자궁/자궁경부(♀)

ICRP 103 권고에서는 유방암에 대한 위험이 증가하였고 유전적항에 대한 명목위험계수가 1/6~1/8로 감소함에 따라 생식선에 대한 조직가중치가 감소하였다. 그러나 저선량(100mSv 이하)에서 초과 암 및 유전적 영향에 의한 전체적인 명목위험계수는 거의 변하지 않아 Sv당 약 5%로 유지된다. 또한 고형암에 대한 선량/선량률 효과인자(DDREF)는 이전의 권고와 같은 2를 사용하고 있다. ICRP는 암/유전적 영향을 평가할 때 예전의 암치사 데이터를 적용한 것에 비해,

표 1-35. 유해한 조직반응과 암/유전적 영향

보건영향	유해한 조직반응	암/유전적 영향
영향	결정적 영향	확률적 영향
	단기간 대선량의 피폭으로 발생하는 급성영향	세포의 돌연변이로 나타나는 만성영향
인과관계	필연적	우연적
지표	흡수선량	유효선량
	높은 선량	낮은 선량[1]
발생원인	무리세포의 손상으로 발현	1개 세포의 손상으로 발현
문턱선량[2]	있음(실제로 존재)	없음(가정)
심각도	선량에 비례	선량과 무관

1) 1회 또는 반복 누적 피폭선량이 100 mSv 이하인 경우
2) 약 1%의 발생률을 나타내는 선량

표 1-36. 암/유전적 영향에 대한 명목위험계수(10^{-2}/Sv)

피폭집단	암		유전적 영향		전체	
	ICRP 103	ICRP 60	ICRP 103	ICRP 60	ICRP 103	ICRP 60
전 집단	5.5	6.0	0.2	1.3	5.7	7.3
방사선작업 종사자	4.1	4.8	0.1	0.8	4.2	5.6

표 1-37. 배 태아 영향

태내피폭	문턱선량	비고
태아사망	100mGy[1]	착상전기
기형	100mGy[1]	기관형성기(2~8주)에 민감함
심각한 정신지체[2]	300mGy	8~25주(특히 8~15주에 민감함)

1) 100mGy 미만에서는 배아사망 현상이 아주 드물 것이며 태내피폭 후 기형위험도 없을 것이라고 ICRP는 판단한다.
2) 저선량에서 ICRP 60 권고의 30point/Sv의 지능저하는 의미가 없다.

암발생 데이터를 기반으로 평가하였고 위험투사 모델도 더하기 모델과 곱하기 모델을 병용하여 적용하였으며, 유전적영향도 전세대에 대해 적용하던 것을 2세대까지만 적용하여 평가 하였다. 배 태아(huefet)의 영향에 대해, 태내 피폭 후 암 위험은 소아의 피폭 후 위험과 유사하며, 기형 유발 및 심각한 정신지체의 발현에는 문턱선량이 존재한다고 ICRP는 판단한다.

또한 방사선에 의한 암외의 질환은 100mSv 미만의 낮은 선량이 영향을 주지 않는다고 ICRP는 판단한다.

계획피폭상황에서 규제되는 모든 선원으로부터 받는 유효선량과 등가선량에 대한 ICRP 개인선량한도는 유지된다. 이 한도는 모든 계획피폭 상황에서 규제당국이 용인하는 최대선량을 나타낸다. ICRP 60 권고에서 제시한 유효선량한도와 피부, 손/발 및 눈에 대한 등가선량한도를 그대로 유지하지만 눈과 관련해서는 추가적인 정보와 이에 대한 검토 및 판단이 필요하다고 인지하고 있다.

표 1-38. 계획피폭 상황에 대한 개인선량한도

한도의 유형	직무피폭	일반인피폭
유효선량한도[1]	지정된 5년간 평균 20mSv/y[2]	20mSv/y[3]
등가선량한도		
눈, 수정체[4]	150 mSv/y	15mSv/y
피부[5]	500 mSv/y	50mSv/y
손/발	500 mSv/y	−

1) 유효선량한도는 지정기간 중 외부피폭한 유효선량과 동일기간 중 예탁유효선량의 합에 적용된다.
2) 연간 최대 50mSv 추가 조건
3) 5년 평균 1mSv를 초과하지 않는 범위에서 특정년도 1mSv를 초과할 수 있다.
4) ICRP에서 검토 중
5) 피폭한 면적에 관계없이 1cm2 피부에 평균한 값

표 1-39. 비상피폭 상황에 대한 참조준위

피폭의 범주	ICRP 60	ICRP 103
인명구조	선량제한없음	선량제한없음[1),2)]
기타 비상구조[3] 운영	유효선량 : 0.5Sv 피부등가선량 : 5Sv	1,000mSv 또는 500mSv[2]
기타 구조 운영	−	100mSv

1) 다른 사람의 편익이 구조자의 위험을 초과할 경우
2) 1,000mSv 이하의 유효선량은 심각한 결정적 영향을 피해야 되며, 500mSv 이하의 유효선량에서는 다른 결정적 영향을 피해야 한다.
3) 피폭을 피할 수 없는 상태와 심각한 재해 방지가 필요한 예외적으로 극단적인 상황

이전에 행위와 개입으로 나누어 적용한 과정(process)기반 방호접근에서 발전하여 본 권고는 계획피폭, 비상피폭 및 기존피폭 상황으로 특성화되는 관리 가능한 모든 피폭상황에 정당화와 방호최적화 기본원칙을 적용하는 상황(situations)기반 접근으로 이동한다.

① 계획피폭 상황(planned exposure situations)

선원을 계획적으로 도입해 운용함과 관련된 피폭상황으로 잠재피폭도 포함한다(피폭대상자가 제한되어 있고 충분히 예상이 가능한 피폭상황이므로 사전에 방호대책 수립이 가능하다).

② 비상피폭 상황(emergency exposure situations)

악의적인 행위의 결과 등 예상하지 못한 피폭 상황으로서 주로 계획 상황의 운영중에 발생한다. 시간적 제약이 있고 높은 선량을 피폭할 수 있는 상황이다.

③ 기존피폭 상황(existing exposure situations)

관리를 결정해야 할 시점에 이미 존재하고 있는 피폭 상황으로서 자연적으로 발생하는 피폭뿐만 아니라 ICRP 권고의 밖에서 이루어졌던 행위와 과거의 사건이나 사고로부터 발생하는 피폭이 포함된다. 광범위한 피폭과 큰 방호비용이 예상되므로 높은 수준의 참조준위를 허용할 수밖에 없다. 주택에서의 실내 라돈은 중요한 기존피폭 상황이다.

참고

주택에서 라돈에 대한 참조준위 : 10mSv = 600 Bq/m^3

정당화(justification), 최적화(optimisation) 및 선량한도 적용(application of dose limits)이라는 방사선방호에 관한 ICRP의 세 가지 기본 원칙을 유지하고, 피폭을 주는 방사선원과 피폭하는 개인에게 이들 원칙을 적용하는 방법을 명료하게 하였다.

① 정당화원칙

방사선피폭 상황의 변화를 초래하는 모든 결정은 해로움보다 이로움이 커야 한다.

② 방호최적화 원칙

피폭 발생의 가능성, 피폭자 수 및 개인선량의 크기는 경제적, 사회적 인자를 고려하여 합리적으로 달성할 수 있는 범위에서 낮게 유지해야 한다.

③ 선량한도 적용 원칙

계획피폭 상황(의료피폭 제외)의 규제된 선원으로부터 개인이 받는 총 선량은 ICRP가 규정한 선량한도를 초과하지 않아야 한다. 정당화와 방호 최적화의 두 원칙은 선원중심적이고 모든 피폭 상황에 적용되며, 선량한도 적용 원칙은 개인중심적이며 계획피폭 상황(의료피폭 제외)에만 적용된다.

모든 피폭 상황에 대해 유사한 방식으로 적용되어야 하는 방호 최적화 원칙을 강조하고 있다. 계획피폭 상황에 대해서는 선량 및 위험제약치(dose and risk constraints)로, 비상피폭 및 기존 피폭 상황에 대해서는 참조준위(reference levels)로써 방사선방호를 최적화한다. 계획피폭상황에서 잠재피폭을 고려하기 위하여 ICRP 60 권고에 의해 직무피폭에 대해 일부 선정된 운영의 경우 위험제약치(risk constraints)는 평균 5mSv 정도이고 2×10^{-4}/y의 위험제약치에 해당되며, 일반인의 경우 1×10^{-5}/y이다. ICRP 103권고에서는 ICRP 60 권고를 계속 적용한다.

참고

피폭상황이란 피폭이 일어나는 실제상황을 의미한다. 그러나 잠재 피폭이란 낮은 확률상상에 의한 피폭이나 먼 미래의 피폭을 "위험(RISK)"의 개념으로 표현한 것이다. 따라서 잠재피폭의 경우 통제할 수 없는 피폭위험에 해당하므로 계획피폭 상황에 포함시키는 것은 문제가 있다는 의견이 있다.

ICRP가 제시한 선량제약치와 참조준위는 세 가지 피폭 상황에 모두 적용되며, 검토 중인 상황과 기간에 맞게 설정된 예상선량이라고 할 수 있다.

인간이 아닌 다른 생물종의 환경의 방사선방호를 구현하기 위한 기본 틀 개발을 위한 접근을 포함한다. 이전 ICRP는 계획피폭 상황에서 환경을 통한 방사선핵종의 거동과 관련한 인간 환경에만 관심을 두었다. 이러한 관리가 모든 생물종의 안전을 보장한다고 ICRP는 믿으며, 또한 모든 피폭 상황에서 인간이 아닌 다른 생물종의 환경보호를 위한 체계를 구축하기 위해 참

표 1-40. 선량제약치 및 참조준위

상황의 유형	직무피폭	일반인피폭	의료피폭
계획피폭	선량한도 선량제약치	선량한도 선량제약치	진단 참조준위[3)] (선량제약치[3)])
비상피폭[4)]	참조준위[1)]	참조준위	N.A(해당없음)
기존피폭[4)]	N.A[2)]	참조준위	N.A(해당없음)

1) 장기적인 복구 작업에는 계획 직무피폭의 일환으로 취급해야 한다.
2) 장기적인 완화작업이나 영향이 있는 지역에서의 장기적인 고용에 따른 피폭은 관련된 방사선원이 "기존"에 이미 존재하고 있는 것일지라도 계획 직무피폭의 일환으로 취급되어야 한다.
3) 환자에 대해서는 진단참조준위를 적용하고 위안자(병문안자), 간병인 및 연구 자원자에 대해서는 선량제약치를 적용한다.
4) 비상피폭 및 기존 피폭상황에서 참조준위를 사용하는 최적화에는 방호전략수립 후 잔여선량(residual dose) 예상준위에 주목할 것을 강조한다. 잔여선량 준위는 선택된 참조준위 값 미만이어야 한다.

조동식물(RAP)의 사용할 것을 제안한다. 그러나 ICRP는 환경보호를 위해 "선량한도"의 설정을 권고하지는 않는다.

표 1-41. 제어 가능한 모든피폭상황에서 단일 주요 선원으로부터 종사자와 일반인에 대한 제약치의 예와 함께 보인 선원중심 선량제약치와 참조준위의 골격

제약치/참조준위 범위[1](mSv)	피폭상황의 특성	방사선방호의 요건	예
20~100[2]	• 통제할 수 없는 선원 또는 선량 저감조치가 파괴적으로 비정상적이고 극단적인 피폭 상황 • 피폭경로에 대한 조치로 피폭이 관리될 수 있다.	• 선량저감 방법을 반드시 모색해야 한다. 선량이 100 mSv에 근접할수록 선량 저감을 위한 노력은 증가되어야 한다. • 개인은 방사선 위험에 관한 정보와 선량 저감을 위한 조치에 관한 정보를 제공받아야 한다. • 개인 선량평가는 반드시 수행되어야 한다.	• 비상피폭상황으로부터 가장 높게 계획된 잔여선량의 참조준위
1~20	• 개인은 일반적으로 피폭 자체가 아닌 피폭 상황에서 편익을 얻는다. • 선원에 대한 조치 또는 피폭경로에 대한 조치로 피폭을 관리할 수 있다.	• 가능하다면 개인선량을 저감할 수 있는 일반적인 정보가 제공되어야 한다. • 계획피폭상황의 경우 개인 선량평가와 훈련을 수행해야 한다.	• 계획피폭상황에서 직무 피폭에 설정한 선량제약치 • 방사성의약품으로 치료받는 환자의 위안자와 간병인에 대한 선량제약치 • 주택 내 라돈[3]으로부터 가징 높게 계획된 잔여선량의 참조준위
1 미만	• 일반적으로 개인에게는 편익이 거의 없거나 전혀 없지만 사회에는 편익이 있는 선원에 개인이 피폭된다. • 일반적으로 피폭은 선원에 직접적인 조치를 취해 관리될 수 있다.	• 피폭준위에 대한 일반적인 정보를 제공해야 한다. • 피폭준위에 따른 피폭경로를 주기적으로 점검해야 한다.	• 계획피폭상황에서 일반인 피폭에 대한 선량제약치

1) 급성 또는 연간선량
2) 관련 장기나 조직의 결정론적 영향에 관한 문턱선량을 초과될 수 있는 상황에서는 항상 조치가 요구된다. 100mSv를 초과하는 선량은 결정론적 영향과 심각한 암 위험도가 증가할 가능성이 큰 것으로 판단하기 때문에 급성 피폭은 연간 피폭에 대한 참조준위로서의 최고값을 100mSv로 생각하고 있다. 급성 혹은 연간 피폭이 100mSv를 초과하는 것은 인명을 구하거나 피폭을 피할 수 없는 상태와 심각한 재해방지가 필요한 예외적으로 극단적인 상황에서만 정당화된다.
3) 기존피폭은 일반인에 대해 적용되는 개념인데 참조준위 설정 영역이 1~20mSv 범위에 있어 일반인에 대한 연간 선량한도 1mSv를 넘는다. 주택 안의 라돈에 의한 피폭은 광범히 분포하고 있어 선량 감축 측면에 너무 중심을 둔다면 방호비용이 증가하기 때문에 높은 수준의 참조준위를 설정할 수밖에 없다.

위원회가 권고하는 방사선 방호체계는 전리방사선에만 적용되며, 선원이나 개인 선량피폭경로를 합리적으로 관리할 수 있는 상황에만 적용할 수 있으며, 규제 수단으로 통제할 수 없는 경우 법령에서 배제(exclude)되는 피폭 상황이 있고, 또 통제가 정당화되지 않음을 근거로 법령에서 모두 또는 일부를 면제(exempt)하는 피폭 상황도 있다.

3) 주요 용어의 정리

① 전망선량(projected dose) : 비상피폭 상황의 결과로서 방사선 방호조취를 취하지 않았을 경우 발생이 예상되는 전체 선량

② 잔여선량(residual dose) : 방호전략을 이행하였을 경우 남는 선량

③ 회피선량(averted dose) : 방호조취를 취함으로써 절감되는 선량

개별방호조치에 대해서는 '전망선량 − 잔여선량 = 회피선량'으로 볼 수 있다. 그러나 전망선량과 잔여선량은 일련의 방호조치 전체에 대해서도 사용하므로 반드시 이와 같은 식이 적용되는 것은 아니다.

(1) 선량제약치와 참조준위

선량제약치와 참조준위는 선원의 규모적인 측면에서 불합리함을 줄이기 위해 방사선방호의 최적화라는 관점에서 관련자의 피폭을 일정 수준 이하로 제한하기 위해 도입된 양으로 선원중심 평가에 적용한다. 또한 주어진 행위의 설계나 운영의 전 단계에서 사전에 평가하여 최적방호를 도모하기 위한 수단으로 사용되는 '전망적(prospective) 개념'이지 시설 운영 결과 실제로 선량을 초과했느냐 안했느냐를 확인하는 '복고적(retrospective) 개념'은 아니다. 선량제약치나 참조준위의 설정은 규제기관이나 회사의 경영진이 설정할 수 있는데 너무 세분화하여 설정하는 것보다는 유사한 특성을 가진 행위그룹으로 묶어 설정하는 것이 좋다. 선량제약치와

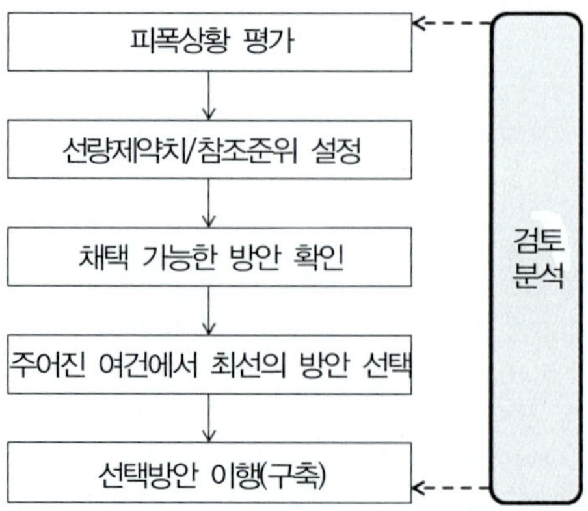

그림 1-8 **방호의 최적화 절차 : 지속적 반복 절차**

참조준위는 그 기능은 유사하지만 그것이 적용되는 경직성에서 차이가 있다. 계획피폭 상황에서만 적용되는 선량제약치는 주어진 선원에 관련된 사람들 중 '최대로 피폭한 사람'의 개인선량이 선량제약치를 넘지 않도록 요구한다(만약 초과하였다고 하더라도 규정을 위반한 것은 아니다). 참조준위는 비상피폭이나 기존피폭, 그리고 환자의 의료피폭에 적용되는데 적용의 경직성이 한층 완화된다.

- **선원(source) = 피폭원**

방사선피폭을 초래하는 원천으로서의 물리적 실체나 절차를 통칭한다. 물리적 실체란 방사성물질, 방사선발생장치가 될 수도 있고 원자력발전소나 병원 등과 같은 시설이 될 수도 있다. 또한 백그라운드나 환경방사선과 같은 유사한 실체그룹과 핵의학 의료절차도 선원의 범주에 포함한다.

- **TMNR(Technically Modified Natural Radiation) = TENR(Techically Enhanced Natural Radiation)**

과학기술의 발달로 증가된 방사선에 의한 피폭을 TMNR이라고 한다. 예를 들면 주거공간의 공기중 라돈피폭, 고공비행이나 우주비행에서 피폭하는 우주방사선이 있다.

참고

자연에 존재하는 방사성물질을 NORM(Naturally Occurring Radioactive Material)이라고 한다.

(2) 피폭의 네트워크와 행위·개입

인간의 방사선피폭을 구성하는 요소는 선원, 환경, 그리고 인간(개인)이다. 행위는 선원-환경-사람으로 이어지는 네트워크의 어느 부분에 작용하여 피폭을 증가시키는 활동이 되며, 반대로 개입은 기존의 네트워크에 작용하여 피폭을 감소시키는 활동이 된다. 행위와 개입이라는 용어는 광범위하게 사용되고 있으므로 ICRP 103 권고에서는 계속 사용할 것을 권고한다. 행위로 인해 도입되거나 유지되는 방사선원은 그 선원에 직접 조치를 행함으로써 제어될 수 있음을 내포하고 있다. 개입은 피폭을 감축하는 조치를 설명하는 것으로 한정한다. 그렇다고 피폭을 감축하는 모든 조치를 개입으로 보는 것은 아니다. 예를 들어 선원 주변의 특정장소에서의 선량이 높아 적절한 차폐체를 사용하는 것은 개입이라고 보기보다는 단순한 방어조치로 보는 것이 옳다.

(3) 피폭의 범주(exposure category)

피폭자의 특성에 따라 방사선방호를 차별적으로 적용하기 위해 직무피폭(occupational exposure), 의료피폭(medical exposue), 일반인피폭(exposure to member of the public)으로 구분한다.

① 직무피폭 : 피폭의 원인에 대한 책임이 경영주에게 있는 것으로 보는 직무과정의 피폭을 발하며 배제나 면제선원에 의한 피폭은 직무피폭에서 제외된다. 일반적으로 18세 미만자에 대해서는 직무피폭이 인정되지 않지만 예외적으로 기술계 교육기관에서 방사선관련 기술을 교육하는 과정에서 16세 이상의 학생들이 피폭할 수 있는데 이는 직무 피폭으로 간주한다. 또한 직무피폭의 대부분은 인공방사선원에 의한 것이지만 작업장에 공기 중 라돈 농도가 매우 높아 규제기관에서 관리를 요구했다면 라돈에 의한 피폭은 직무피폭이 된다. 항공 승무원이 우주비행사가 비행기나 우주비행선을 탐승하여 받는 우주선피폭도 직무피폭이다. 항공여행을 빈번하게 하는 여행사 안내자의 경우 직무피폭이라고 간주할 수 있지만, 특별히 관리대책을 강구할 필요가 없으므로 직무피폭으로 관리하지 않는다(다만 고용주나 항공사가 여행사 안내자에게 우주방사선피폭에 대한 기본적인 정보를 제공하여 책임시비의 발생을 예방하는 것이 좋을 것으로 판단된다)

② 의료피폭 : 환자 자신의 진료를 위해 방사선의료절차에서 받는 피폭을 말하며, 이해 동의를 거친 환자의 보호자, 입안자, 연구지원자 등의 피폭도 포함한다. 주의할 것은 의료기관에 근무하는 직원이 피폭하는 것은 의료피폭이 아니라 직무피폭이다. 만약 핵의학과에서 실수로 방사성의약품을 잘못 투여하였을 경우 환자가 받는 피폭은 일반인피폭으로 간주하며, 핵의학과에서 입원한 환자의 주변환자로부터 받는 피폭은 의료피폭으로 본다.

③ 일반인피폭 : 방사선이용 행위와 무관한 사람이 자신의 의사와 관계없이 피폭하는 것을 말하며, 임신한 방사선작업종사자의 배태아피폭도 여기에 포함된다. 원자력발전소 주변의 주민이 받는 피폭, 방사성물질을 운반하는 차량으로부터 주변인의 피폭도 일반인피폭의 범주에 속한다. 일반인피폭은 모든 연령그룹이 포함된다.

■ **대표인(representative person)**

일반인은 실제 선량의 측정이 어려우므로 실측이 아는 평가에 의존한다. 일반인은 선량이 습관에 크게 의존한다. 또한 피폭의 네크워크에서 불확실성이 크다. 따라서 일반인에 대한 선량평가는 대표인을 설정하여 평가하는데, 전체 집단 중 모든 피폭경로를 통한 선량이 상위 5 백분위에 해당하는 사람이 대표인으로 선정될 수 있다.

■ **참조동식물(reference animal and plant; RAP)**

방사선의 환경영향을 평가하고 관리할 목적으로 ICRP가 선정한 12종의 동식물(사슴, 쥐, 오리, 개구리, 잉어, 넙치, 벌, 게, 지렁이, 소나무, 잔디, 미역)

■ **방사선의 영향, 손상, 위해, 위험**

① 영향(effect) : 방사선으로 유발되는 모든 종류의 효과를 말하며, 부정적인 의미뿐만 아니라 긍정적인 의미의 결과를 모두 포함한다.

② 손상(damage) : 영향 중 부정적인 것을 말하며, 인체뿐만 아니라 재산상의 손해도 포함한다.

③ 위해(detriment) : 인체에 대한 보건상의 해로운 영향

④ 위험(risk) : 확률을 포함하는 건강상의 위해도 또는 일반적 의미의 위험을 말한다.

■ **비표적 영향 : 구경꾼효과(by-stander effect), 유전자불안정성(genomic instability)**

최근 낮은 선량의 방사선영향 연구에서 얻은 결과로서 구경꾼효과와 유전자불안정성이 있다.

구경꾼효과란 무리세포 중에서 특정세포에만 방사선을 조사한 경우, 피폭한 세포뿐만 아니라 인근의 피폭하지 않은 세포에서도 영향이 나타나는 현상을 말한다(공간적 파급현상). 구경꾼효과가 낮은 선량의 방사선영향에서 중요한 이유는 낮은 선량에서는 피폭한 조직 내부의 수많은 세포 중 실제로 피폭한 세포는 소수일지라도 피폭한 세포보다 많은 수의 세포에서 영향이 나타나게 된다는 것이다. 그러나 높은 선량에서는 대부분의 세포가 방사선을 피폭하므로 구경꾼 효과는 약화된다.

유전자불안정성은 피폭한 세포가 아닌 몇 대 후손 세포에서 뒤늦게 영향이 발현되는 현상을 말한다(시간적 파급현상).

그러나 실험재현성이 불충분하고 주 관심사인 암의 유발에도 적용되는 현상인지는 증거가 없어, 선량-반응에 반영하기에는 더 많은 연구를 필요로 한다.

■ **적응반응(adaptive response)**

먼저 조사된 방사선에 의해 세포가 적응력이 향상되어 후속하는 방사선에 대응체계를 형성하는 것을 적응반응(adaptive response)이라고 한다. 다시 말하면 먼저 받은 방사선에 의해 손상의 복구 등 세포의 저항성이 향상됨으로써 후속 방사선에 의한 영향을 줄일 수 있다는 것이다. 이 반응이 낮은 선량에서 일어난다면 선행 피폭으로 인해 후속하는 피폭의 영향이 줄어들게 되므로, 원폭피해자나 사고피폭자와 같이 일시에 높은 선량을 피폭한 사람에게서 관찰된 보건영향보다 단위선량당 영향이 크게 낮아질 것으로 추론할 수 있다. 그러나 선량이 낮은 경우에는 적응반응을 관찰하기 쉽지 않으며 실험재현성이 불충분하여 더 많은 연구를 필요로 한다.

PART 2 방사선 안전관리

1. 방어한도 및 준위

1.1 방사선방어의 기준한도

1) 일차한도(primary limit) 또는 기본한도(basic limit)

일치한도 또는 기본한도란 방사선종사자 개인이나 결정인구집단에 적용되는 방사선피폭허용한도를 말하는 것으로 다음과 같은 선량당량 한도가 이에 속한다.

- 등가선량
- 유효선량
- 예탁선량
- 유효예탁선량

일차한도 또는 기본한도의 종류는 다음과 같다.

- 확률적 영향 제한: 유효선량한도
- 결정적 영향 방지: 등가선량한도

2) 이차한도(secondary limit) 또는 보조한도

방사선종사자 개인이나 결정인구집단에게 일차한도를 직접 적용시킬 수 없는 경우에 일차한도에 부합되는 것을 입증하기 위해 사용되는 한도로서 다음과 같은 것을 말한다.

- 외부 방사선피폭의 경우의 개인선량당량 평가 시 (1.2 ICRU구 참조)
  - 심부선량당량지표(deep dose equivalent index, Hp(10)): 심부선량을 대표하는 깊이(10 mm)의 피폭
  - 표면선량당량지표(shallow dose equivalent index, Hp(0.07)): 피부선량을 대표하는 깊이(0.07 mm)의 피폭
  - 수정체선량지표(Hp(0.03)): 수정체선량을 대표하는 깊이(0.03 mm)의 피폭
- 체내피폭의 경우 연간섭취한도(ALI), 공기 중 또는 수중의 최대허용농도(MPC)

3) 유도한도(derived limit)

방사선 방어를 위한 modelling을 만든 후 이것에 의해 유도되는 한도를 말하며 이때 유도한도는 일반적으로 일차한도보다 작거나 같은 한도를 유지하여야 한다. 이 유도한도를 준수하면 기본한도(일차한도)에 만족된다.

- 유도공기중농도(DAC)
- 유도표면오염한도(SCL)
- 유도방출한도(DRL)
- 환경물질오염의 한도

4) 인정한도(authorized limit)

국가나 감독관청에서 제정한 법규 등에서 규정하는 한도이며 우리나라에서는 현행법규(원자력안전법규 등)상에서 규정한 일차, 이차, 유도한도는 대부분 인정한도로 적용하고 있다.

- 사내내규(장해방어 규정 등)로 자체관리목표 설정치
- 개인모니터링 한도
- 환경모니터링 한도

5) 운영한도(operational limit)

원자력안전법규 등에 의하여 사용시설 허가 및 신고자가 방사선관계시설에 안전관리를 위한 한도로 대부분 시설자체운영규정이나 방사선안전관리규정에 법정인정한도 이하로 설정하여 운영하는 한도 즉 허가 또는 신고 사용자의 사용시설 안전 관리규정상의 한도를 말하는 것으로서 시설운영자의 의지가 반영된 한도이다.

- 방사선안전관리규정

1.2 ICRU구

방사선방어목표를 달성하기 위하여 실제적으로 피폭이 발생되는 환경(작업장) 방사선 모니터링 또는 개인방사선 모니터링의 관점에서 방사선의 흡수에 의한 생물학적 효과에 기초하여 이론적으로 유도되는 조직의 등가선량 즉 선량당량 H_T나 이로부터 유도된 유효선량 E는 인체의 각 장기 또는 조직에 선량계를 직접 삽입하여 측정하는 것은 불가능하기 때문에 물리적으로 직접측정이 불가능하다.

따라서 1985년 국제방사선단위 및 측정위원회(ICRU)는 ICRU 35에서 방사선방어를 물리적인 방법으로 수행키 위하여 환경(지역) 방사선 모니터링 및 개인방사선 모니터링에 대한 실용량(operational quantity)으로 현실적으로 특정 방사선장(放射線場)에서 조사되는 ICRU 규격의 구형(球型) 팬톰(phantom)의 한 점에서 방사선계측기나 개인방사선피폭량계를 이용하여 물리적으로 측정가능한 양(point quantity)을 제안하였으며 이를 ICRU구 라고 지칭하였다.

ICRU는 개인방사선 감시의 측정 가능한 실용량으로 인체 표면의 깊이 d에 있는 조직 또는 장기의 선량당량이 개인선량당량(personal dose equivalent) Hp(d)의 적용을 제안하였다. 이 양은 개인피폭선량계를 이용하여 측정이 가능하며 개인피폭선량계는 착용위치인 신체의 한 부분으로 입사된 방사선에 의한 선량당량을 심부선량당량지표(deep dose equivalent, index) Hp(10), 견부선량당량지표(shallow dose equivalent, index) Hp(0.07) 및 수정체선량당량지표 Hp(0.03)으로 측정하며, 이 값으로부터 개인의 방사선량을 유효선량의 근사치 또는 상한치로 예측 평가한다. 이를 위해서는 개인 피폭선량계의 방사선교정(較正) 및 성능평가가 요구되며 방사선교정은 특정방사선장에 위치한 교정용 팬톰 위치에서 방사선에 조사된 개인피폭선량계로부터 측정된 선량당량값을 평가하므로서 수행된다. 따라서 개인방사선 감시 또는 피폭관리업무는 특정방사선장에 대하여 적절히 교정된 개인피폭선량계를 이용하여 방사선방어 목적의 이론적 등가선량을 방사선관리목적의 물리적 선량당량으로 평가하는 것이다.

1.3 방사선핵종의 섭취한도

내부피폭선량의 평가는 결정기관의 개념을 폐지함에 따라 매우 복잡하게 되었다. 따라서 체내에 있어서 방사성물질의 거동(擧動)에 대한 표준적인 모델과 「표준인」의 데이터를 이용하여, 50년간의 예탁선량이 연간 피폭한도(유효선량으로 5 rem 또는 기관선량 50 rem)와 같아지는 방사성물질의 섭취량(intake량)을 계산하여, 이것을 연간 섭취한도(annual limit of intake, ALI)로 잡았다. 또, 내부피폭방지상 하나의 지표로서 이 연간 섭취한도량의 섭취가 흡인에 의하여 생기는 경우를 고려하여 연간의 작업시간을 2,000시간으로 잡고 공기 중의 농도를 계산하였다. 이것을 유도공기중농도(derived air concentration, DAC)라 한다. 연간 섭취한도 및 유도공기중농도는 여러 핵종에 대하여 ICRP 30에서 제시하여 주고 있다(ICRP 30, Part Ⅰ, Ⅱ, Ⅲ), 몇 가지 핵종에 대하여 표 2-1에 표시한다.

1.4 방사성물질의 표면오염한도

실험기구류, 계측기 등은 완전히 오염제거가 이루어져야 하는데, 법에서는 최대허용표면농도(표 2-2)를 규정하여, 작업실 또는 오염검사실 내의 사람이 닿는 물건의 표면의 방사성동위원소의 농도는 오염제거 또는 폐기에 의해 이 허용표면농도를 초과하지 않도록 하고 있다. 또 이 한도의 1/10을 초과하는 오염물은 함부로 관리구역에서 가지고 나가지 못하도록 규정하고 있다.

표 2-1. 연간섭취한도(ALI)와 유도공기중농도(DAC)

핵종	클라스	경구섭취	흡입섭취	
		ALI(Bq)	ALI(Bq)	DAC(Bq/m^3)
^{3}H	(H_2O)	3×10^{9}	3×10^{9}	8×10^{5}
	(가스)	–	–	2×10^{10}
^{60}Co	W	2×10^{7}	6×10^{6}	3×10^{3}
	Y	上 同	1×10^{6}	5×10^{2}
^{90}Sr	D	1×10^{6}	7×10^{5}	3×10^{2}
	U	2×10^{7}	1×10^{5}	6×10
^{131}I	D	1×10^{6}(갑상선) [4×10^{6}]	2×10^{6}(갑상선) [6×10^{6}]	7×10^{2}
^{232}Th	W	3×10^{4}(골표면) [7×10^{4}]	4×10(골표면) [1×10^{2}]	2×10^{-2}
	Y	上 同	1×10^{2}(골표면) [2×10^{2}]	4×10^{-2}
^{238}U	D	5×10^{6}(골표면) [8×10^{6}]	5×10^{4}(골표면) [8×10^{4}]	2×10
	W	上 同	3×10^{4}	1×10
	Y	8×10^{6}	2×10^{3}	7×10^{-1}
^{239}Pu	W	2×10^{6}(골표면) [4×10^{6}]	2×10^{4}(골표면) [4×10^{2}]	8×10^{-2}
	Y	2×10^{6}(골표면) [3×10^{6}]	5×10^{2}(골표면) [6×10^{2}]	2×10^{-1}

주 ALI가 유효선량의 한도에서가 아니고, 특정기관에 대한 비확률적 영향에서 결정되어 있는 경우에는, ( )속에 그 기관명을, [ ]속에 유효선량한도에 상응하는 ALI의 값을 표시하였다.

표 2-2. 허용표면농도

구분	농도
α선을 방출하는 방사성동위원소	4 kBg/m^2
α선을 방출하지 않는 방사성동위원소	40 kBg/m^2

1.5 참고준위

각 사업장에서 방사선작업을 수행하는 과정 중 허가 또는 신고 사용자의 방사선안전관리상 필요한 최고 준위(level)를 말하는 것으로 동 준위를 초과하거나 초과할 우려가 있는 경우 취해지는 특정행위 또는 조치를 결정하는데 적용의 기준은 되나 한도(limit)는 아니다.

(1) 기록준위(recording level)

방사선안전관리업무수행의 관점에서 각 사업소 자체가 선량측정결과를 기록, 유지할 필요가 있다고 정한 준위를 말하며 이 경우 기록준위 이하로 기록되지 않은 결과는 방사선방어목적상 연간선량당량 또는 섭취량을 평가할 때 "0"로 간주한다.

보통 기록준위의 설정치는 규정된 것은 없으나 안전관리자가 기본한도와 관련지어 기록대상에 따라 기본한도량의 1/100~1/1000선이 적당하다.

(2) 조사준위(investigation level)

방사선사용사업소에서 정한 준위를 초과하여 방사선에 피폭되었거나 방사성물질을 섭취하였을 경우 계속하여 조사를 수행할 필요가 충분한 것으로 고려되는 준위를 말한다.

보통 관련된 기본한도의 1/10을 적용하나 경우에 따라서는 조사준위 이하로 유지하도록 유도조사준위를 새로 설정도 가능하다.

(3) 개입(개재)준위(intervention level)

조사준위 이상의 어떤 비정상적인 상황이 발생할 경우 등 상황의 발전적 전개가 발생할 경우 동 상황의 발전적 전개가 불가능하도록 개입이 필요시 적용되는 준위를 말한다.

이 준위는 대개 기본 한도값에 상응하는 값으로 간주할 수 있다.

2. 방사선 방어기술

2.1 방사선피폭

방사선발생장치나 방사성동위원소를 취급 사용하는 경우 방사선으로부터의 위험성은 선원의 위치에 따라 외부피폭과 내부피폭으로 크게 나눌 수 있다.

(1) 외부피폭 (체외피폭)

체외로부터의 방사선방어의 기본요소는 거리, 차폐, 시간이라는 3원칙이 있는데 이것은 선원과의 거리를 멀게, 선원과의 사이에 적당한 차폐물설치 및 취급시간은 되도록 짧은 시간에 취급하여야 한다. 방사선차폐란 외부방사선방어의 기본원칙인 거리, 시간, 차폐의 효과 중 하나로서 방사선종사자, 주민 및 국민의 방사선피폭선량을 최소화시키는 하나의 방법이다. 또한 방사선차폐의 목적은 방사선원과 방사선종사자(또는 보존하여야 할 대상) 사이에 적절한 차폐체를 설치하므로써 법규 등에서 정한 방사선피폭량을 극소화시켜 보다 안전한 방사선작업환경을 유지하면서 방사선종사자를 방사선피폭으로부터 보호하고 방사선장해를 방지할 수 있고 또한 기기나 자재 및 주위 주민을 보호하는데 있다.

(2) 내부피폭 (체내피폭)

방사성물질이 체내에 섭취되면 방사선을 차단하는 것이 거의 불가능하고, 방사성물질을 체내로 흡입 또는 섭취한 시점부터 방사성물질의 영향에서 완전히 벗어나기까지 일정기간 동안 내부피폭을 받게된다. 따라서 내부피폭 영향으로부터 방사선 작업종사자 및 일반 대중을 보호하기 위한 방어수단은 외부피폭과 차이가 있다.

2.2 방사선종류에 따른 차폐방법

(1) 외부피폭으로 부터의 차폐

방사선 차폐물의 설치를 위한 설계는 방사선원의 종류, 방사선원의 에너지, 방사선원의 형태, 차폐물의 설치될 공간의 특성, 차폐재료에 대한 물성, 방사선의 거동, 방사선에 의한 발열 및 그 제열, 차폐물의 구조평가 등 다양한 전문적인 지식이 요구된다. 방사선선원 중 α선은 주로 체내피폭이 문제되고 또 체외의 피폭이 있다손치더라도 그차폐는 그리 문제가 되지 않는다. α선, β선과 중성자의 차폐는 개략적인 사항만을 서술코자 하고 X(γ)선에 대해서만 중점적으로 서술하고자 한다.

1) α선의 차폐

α선의 공기 중에서 비정(飛程, range. R)은 4~7 MeV의 범위에서 다음의 실험식에 의해구한다. 단, E의 단위는 MeV, R의 단위는 cm이다. 따라서 일반적으로 α선의 공기 중에서의 비정은 수 cm 정도이다. α선은 제동방사(制動放射)를 하는 일은 없으나 많은 α선방출핵종은 γ선을 수반하므로 주의를 요한다. 또 특정한 원자핵과 (α, n)반응을 일으켜 중성자를 발생할 가능성이 있다.

$$R = 0.318E^{3/2}\ (4 < E < 7) \quad \cdots\cdots (2\text{-}1)$$

2) β선 차폐

베타선은 하전입자이므로 비전리능(非電離能, specific ionization)이 커서 물질 내에서 쉽게 흡수되어 이를 차폐하는데 큰 어려움이 없다. 베타선이 어떤 물질에 입사되면 물질 내의 입자와 수많은 충돌을 거쳐 결국 에너지를 완전히 잃게 된다. 즉 베타선이 어떤 매질에 입사되어 그 매질 내에서 에너지를 완전히 잃을 때까지의 거리를 그 매질에서의 베타선의 비정(R)이라고 한다. 이 비정이 베타선을 차폐하는데 필요한 두께이다. 비정(R)을 구하는 방법은 여러 가지가 있으나 여기서는 다음과 같은 대표적인 실험식 몇 개를 소개하겠다.

$0.01 \leq E \leq 2.5$ MeV의 경우

$$R = 412E^{(1.265 - 0.0954 \ln E)} \quad \cdots\cdots (2\text{-}2)$$

$\ln E = 6.63 - 3.2376(10.2146 - 1\ \mathrm{nR})\ \frac{1}{2}$

R = Range(mg/cm^2)

E = β-선의 최고에너지(MeV)

$E \geq 2.5$ MeV의 경우

$$R = 530E - 106 \quad \cdots\cdots (2\text{-}3)$$

R = 비정(range) mg/cm^2

E = β-선의 최고에너지(MeV)

Sargent's rule(E 〉 0.8 MeV)

$$R = 0.526E - 0.094 \quad \cdots\cdots (2\text{-}4)$$

여기서, R = 비정, g/cm^2

E = 베타선의 최고에너지(MeV)

Feather's rule(E 〉 0.6 MeV)

$$R = 0.542E - 0.133 \quad \cdots\cdots (2\text{-}5)$$

여기서, R = 비정, g/cm^2

E = 베타선의 최고에너지(MeV)

그리고 그림 2-1은 베타선의 최대에너지 E_{max}와 비정과의 관계를 나타내고 있다. 이 그림으로부터 비정을 구하여 베타선을 차폐하는데 필요한 두께(t)를 구할 수 있다.

$$t = \frac{R}{\rho}\ (cm) \quad \cdots\cdots (2\text{-}6)$$

여기서, R = 비정(g/cm^2)

ρ = 매질의 밀도(g/cm^2)

그러나 베타선이 물질에 흡수되면 제동방사선(Bremsstrahlung, X선)이 발생되고 이 X선의 차폐가 베타선 자체의 차폐보다 문제가 되는 경우가 많다. 베타선의 에너지가 제동방사선의 에너지로 변환되는 율 ε는

$$\varepsilon = 3.5 \times 10^{-4} ZE_{\max} \quad \cdots\cdots (2\text{-}7)$$

와 같이 주어지며 Z는 흡수체(또는 target)의 원자번호이다. 이 흡수체가 화합물인 경우 실효원자번호(Zeff)로 표시하며 그 실효원자번호는 다음 식에서 구할 수 있다.

$$Z_{eff} = \frac{1}{M}\sum_i n_i Z_i \quad \cdots\cdots (2\text{-}8)$$

여기서, M=화합물의 분자량

n_i = 분자당 원자 i의 수

Z_i = 원자 i의 원자번호이다.

그리고 제동방사선에 의한 선량률은 다음 식에서 구할 수 있다.

$$X = \frac{6.6 \times 10^{-2}}{4\pi^2} SE_a (\frac{\mu_a}{\rho})^{air} \ [mR/h] \quad \cdots\cdots (2-9)$$

여기서, S = 베타선원의 강도(mCi)

E_a = 베타선의 평균에너지

$(\frac{\mu_a}{\rho})^{air}$ = 베타선의 최고에너지와 같은 에너지를 가진 photon의 공기에 대한 질량에너지 흡수계수

r = 선원으로부터의 거리(cm)이다.

β선은 물질에 관계없이 같은 질량(g/cm^2)을 통과하면 거의 같은 에너지를 잃으므로 위식 및 그림 2-1은 어느 물질에 대해서도 거의 성립한다. 연속적인 에너지 spectrum을 갖는 β선에 의한 제동방사선의 조사선량(율)을 정확하게 계산하기는 어려우나 다음 어림으로 상당히 정확한 값으로 평가할 수 있다. 즉, 1 Ci의 β선 방사성핵종이 그 β선을 충분히 저지하도록 차폐되었을 때의 조사선량은 β선의 최고 에너지와 같은 에너지를 갖는 γ선 방사성핵종 1 mCi가 있는 것으로 하여 계산하면 된다.

한편, 양전자방사체의 경우에는 양전자 하나에 대해서 0.51 MeV의 γ광자가 2개 나오며, 또 K전자포획인 경우에는 X선이 나오므로 이들에 대한 고려가 필요하다.

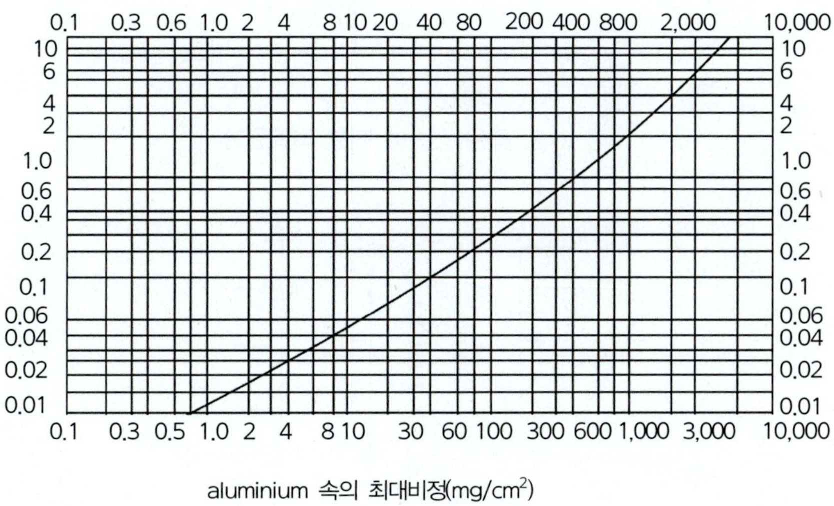

그림 2-1. β선의 최대 비정과 에너지의 관계

3) X(γ)선의 차폐

방사선준위가 높고, 선원을 취급하는 장소에 공간적 제한이 있는 경우에는 차폐에 의해 방사선준위를 내리는 적극적인 방법을 취할 필요가 있다. 차폐는 선원 자체를 시행하는 경우(선원용기 등)와 방사선종사자측에 대하여 시행하는 경우(납이 들어있는 장갑, 납 apron, 방어용 안경의 착용 등) 및 선원과 방사선종사자사이에 차폐벽을 설치할 경우가 있는데 이는 행동공간을 넓게 하고 차폐재료를 절약하기 위해 취급에 지장이 없는 범위에서 차폐를 한다.

4) 좁은 선속(narrow beam)에서의 감약

감마선과 물질과의 상호작용에서 차폐체에 의한 감마선의 감약현상을 거시적으로 또는 정량적으로 살펴보기로 한다. 그림 2-4와 같은 차폐체의 한쪽 면에서 입사되는 감마선속의 거동을 살펴보자. 그림에서 보는 바와 같이 입사된 감마선 중 일부분은 차폐체와 어떠한 상호작용도 일으키지 않고 투과하여 나간다. 이와 같은 감마선을 비충돌감마선(uncollided gamma ray)이라고 한다. 그리고 어떠한 감마선은 1회 또는 2회 이상 산란된 다음 진행방향을 바꾸어

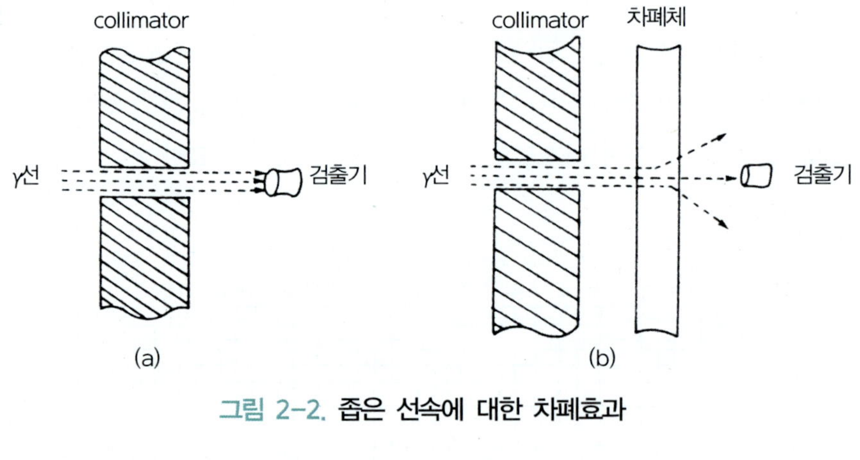

그림 2-2. 좁은 선속에 대한 차폐효과

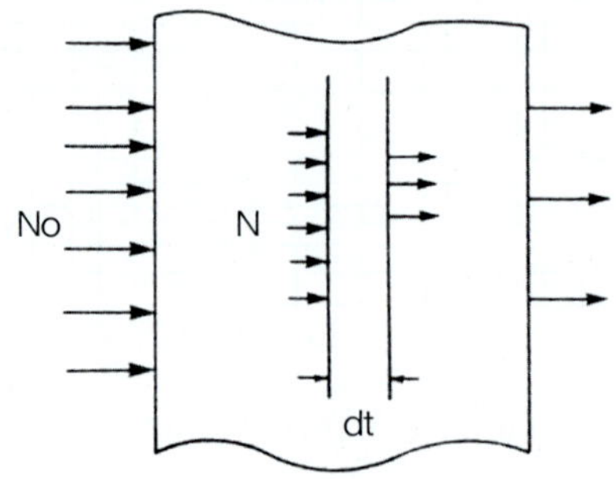

그림 2-3. 좁은 선속의 감약현상

진행하고, 또 다른 것들은 전자쌍생성이나 광전효과에 의해 차폐체 내에서 흡수된다. 이와같이 입사된 감마선이 차폐체를 투과하여 나가는 동안 차폐체에 흡수된 감마선과 산란으로 인하여 최초로 발생한 광자수가 감소하는 현상을 감약(attenuation)이라 한다.

그림 2-2와 같은 좁은 선속을 살펴보자. 그림 2-2(a)와 같이 차폐체가 없을 때는 조사야조절기(collimator)를 빠져나온 좁은 선속의 감마선 모두가 검출기에 도달하게 될 것이다.

그러나 그림 2-2(b)와 같이 검출기 전방에 차폐체를 두면 위에서 살펴본 바와같이 흡수 또는 산란에 의해 감약현상이 나타난다. 특히 좁은 선속에서는 산란된 감마선의 진행방향이 달라져 원래의 선속에서 벗어나게 되므로 검출기에 도달할 수 없게 된다. 즉, 물질과 어떠한 상호작용이라도 일으킨 감마선은 고려의 대상에서 제외된다고 할 수 있다. 물론 다행히도 2회 이상 산란된 감마선이 원래의 선속 내로 들어올 수도 있겠으나 이 확률은 무시할 수 있을 정도로 작을 것이다. 다시 차폐체 쪽으로 관심을 돌려보자. 그림 2-2에서와 같이 차폐체의 표면에 입사되는 감마선(광자)의 수를 No라 하자. 미소두께 dt에 의해 감소되는 감마선의 광자수 dN은 명백히 두께 dt에 정비례할 것이다. 또한 10개의 감마선의 광자가 입사해서 8개가 투과하면 100개의 광자가 입사되면 80개 정도가 투과될 것으로 기대할 수 있다. 즉, dN은 입사되는 감마입자의 수 N에도 정비례함을 알 수가 있다. 그러므로

$$-dN = \mu N dt \quad \cdots\cdots (2-10)$$

의 관계식을 얻을 수가 있다. 여기서 (−)부호는 감소한다는 의미이며, μ는 비례상수로서 선감약계수(linear attenuation coefficient)라 부른다. 선감약계수에 대해서는 다음에 설명하겠다. 식 (2-10)은 전형적인 변수분리형 선형미분방정식이다. 이 식을 정돈하여 양 변을 적분하면

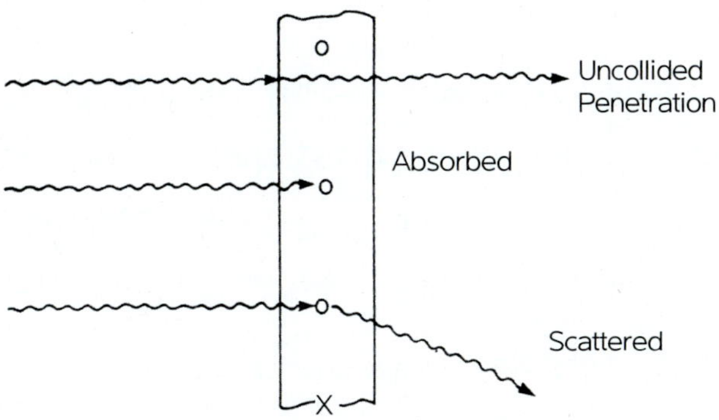

그림 2-4. **차폐체 내에서의 감마선의 거동**

$$\int \frac{dN}{N} = -\int \mu dt \quad \cdots\cdots (2-11)$$

즉, $N = Ce^{-\mu t}$

를 얻을 수 있다. 초기 조건으로 두께 t = 0일 때 N = No이므로 상수 C는 No가 되어 결국

$$N = N_0 e^{-\mu t} \quad \cdots\cdots (2-12)$$

로 된다. 즉, 식 (2-12)가 감약의 기본식이 된다. 식, (2-12)의 광자수 N을 단위시간당, 단위면적당의 감마선의 광자수, 선속밀도 ϕ라 하면

$$\Phi = \Phi_0 e^{-\mu t} \quad \cdots\cdots (2-13)$$

가 성립되고 식 (2-13)의 양 변에 감마선의 에너지 E를 곱하면 강도(intensity, I)에 관한 식을 얻을 수 있다.

$$I = I_0 e^{-\mu t} \quad \cdots\cdots (2-14)$$

여기서 선감약계수 μ에 대하여 살펴보자. μ가 갖는 의미는 어떤 방사선입자(또는 광자)가 물질 내에서 단위길이를 지나는 동안 어떤 상호작용을 일으킬 확률의 뜻이 있다. 보통의 물질량과 같이 식 2-12~14의 지수항 e-μt는 무차원의 수(확률)이다. 그러므로 μt가 차원을 갖지 않기 위해서는 μ의 차원은 두께 t의 반대차원 즉, cm-1의 단위를 가져야 한다. 따라서 $\mu = 0.1\ cm^{-1}$이라는 것은 방사선이 어떤 매질 1 cm를 지나는 동안 그 매질과 상호작용을 할 확률이 0.1이라는 것이 된다. 한편 식 (2-13)을 다시 쓰면

$$\frac{\Phi}{\Phi_0} e^{-\mu t} \quad \cdots\cdots (2-15)$$

로 되는데 좌변은 투과선속/입사선속이므로 $e^{-\mu t}$가 차폐두께 t를 투과할 확률을 나타냄을 알 수 있다. 선감약계수 μ는 감마선의 에너지 E와 차폐체의 종류에 따라 다를 것이며, 동일한 재료일지라도 그 밀도에 따라 다를 것이다. 물질의 종류나 감마선의 에너지에 종속되는 것은 제외하고라도 밀도에 따라 변한다는 사실은 아주 번거로운 일이 아니다. 이러한 이유로 밀도에 독립적인 양,$(\frac{\mu}{\rho})$ 즉, 질량감약계수(mass attenuation coefficient)를 도입할 필요가 있게 되었다.

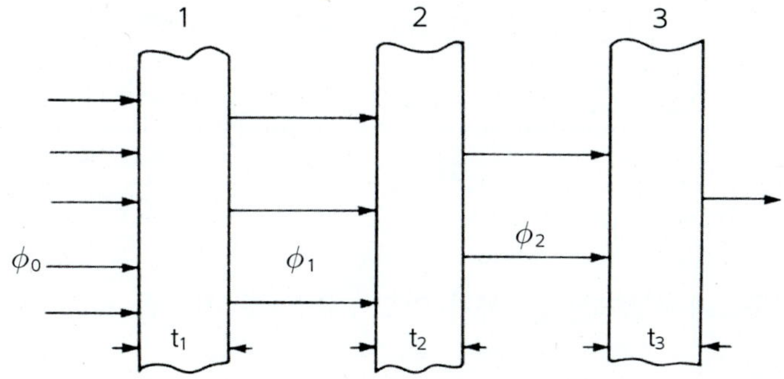

그림 2-5. **상이한 차폐체의 중첩**

질량감약계수는 cm^2/g의 단위를 갖는다. 즉, 단위질량당의 전 거시적 단면적(total macroscopic cross section)이 된다.

선감약계수 μ는 단순히 질량감약계수($\frac{\mu}{\rho}$)에 차폐체의 밀도 ρ를 곱하여 얻을 수가 있다. 화합물의 질량감약계수는 각 구성원소의 질량감약계수에 중량비를 곱하고 합하여 구할 수가 있다. 즉,

$$(\frac{\mu}{\rho})_{cum} = \sum_i W_i (\frac{\mu}{\rho})_i \quad \cdots\cdots (2-16)$$

여기서 W 는 원소 i의 중량비이고$(\frac{\mu}{\rho})_i$는 원소 i의 질량감약계수이다.

그림 2-5와 같이 상이한 차폐체가 겹쳐 있을 때에는 식 (2-13)을 이용하여

$$\Phi_1 = \Phi_0 e^{-\mu_1 t_1} \quad \cdots\cdots (2-17)$$

$$\Phi_2 = \Phi_1 e^{-\mu_2 t_2} \quad \cdots\cdots (2-18)$$

$$\Phi_3 = \Phi_2 e^{-\mu_3 t_3} \quad \cdots\cdots (2-19)$$

임을 쉽게 알 수 있으므로

$$\begin{aligned}\Phi_3 &= \Phi_0 e^{-\mu_1 t_1} e^{-\mu_2 t_2} e^{-\mu_3 t_3} \quad \cdots\cdots (2-20)\\ &= \Phi_0 e^{-(\mu_1 t_1 + \mu_2 t_2 + \mu_3 t_3)}\end{aligned}$$

로 된다. 그러므로 여러 개의 차폐체가 중첩되어 있을 때의 전체 차폐효과는

$$\mu t = \sum_i \mu_i t_i \quad \cdots\cdots (2-21)$$

가 됨을 알 수 있다.

한편, $e^{-\mu t}$가 차폐물질과 상호작용을 하지 않고 거리 t를 진행할 확률이므로 평균자유행로(mean free path, mfp)는

$$mfp = \int_0^\infty e^{-\mu t} dt = \frac{1}{\mu} \quad \cdots\cdots (2-22)$$

으로 된다. 즉, mfp는 선감약계수의 역수가 되는데 이는 이들 값이 갖는 의미를 음미해보면 알 수 있을 것이다. 평균자유행로(mfp)는 일명 감약거리(relaxation length)라 부르기도 하는데 감약거리는 방사선의 강도를 1/e로 감소시키는데 필요한 차폐체의 두께임을 알 수 있을 것이다.

또한 방사선의 강도를 1/2로 감소시키는데 필요한 차폐체의 두께를 반가층(half value layer, HVL, $t_{1/2}$)이라고 한다. 식 (2-15)에서 $\Phi/\Phi_0 = 1/2$이 되는 차폐체의 두께이므로 양변에 대수를 취하여 정리하면

$$HVL(t_{1/2}) = \frac{\log 2}{\mu} = \frac{0.693}{\mu} \quad \cdots\cdots (2-23)$$

가 된다. 같은 방법으로 방사선의 강도를 1/10로 줄이는데 필요한 차폐체의 두께 즉 1/10가층(one tenth value layer, TVL)이라 하며 $\frac{1}{10}$가층 산출방법은

$$TVL(t_{1/10}) = \frac{\log 10}{\mu} = \frac{2.303}{\mu} \quad \cdots\cdots (2-24)$$

를 얻을 수 있다. 이와 같은 방법으로 방사선의 강도를 원하는 만큼 감소시키는데 필요한 차폐체의 두께를 계산할 수 있을 것이다.

5) 넓은 선속(broad beam)에서의 감약

지금까지 우리는 좁은 선속의 감약현상에 대하여 살펴보았다. 그러나 좁은 선속은 광자(photon)의 감약현상을 이론적으로 해석하기 위하여 특수한 실험장치를 사용하여 인위적으로

만든 선속이다. 실제 우리가 접하게 될 문제들은 넓은 선속일 것이다.

이제 그림 2-6과 같은 넓은 선속에 대하여 알아보자. 그림에서 보듯이 본래 검출기로 향하던 감마선은 앞에서 살펴본 바와 같이 거동할 것이다. 그러나 좁은 선속의 감약현상과 다른 것은 원래 검출기로 향하지 않았던 감마선이 산란되어 검출기 쪽으로 향하는 경우가 있다는 것이다. 즉, 검출기에는 우리가 예상하고 있는 것보다 많은 수의 감마선이 검출된다. 이러한 현상을 축적효과(build up effect)라 한다. 이때 산란된 후 검출기에 도달하는 입자 또는 광자는 산란에 의해 다소 에너지를 잃기 때문에 원래의 E 보다 낮은 에너지를 갖게 된다.

즉, 선원과 검출기 사이에 차폐체가 없다면 그림 2-7(a)와 같은 단일에너지 E 인 감마선 스펙트럼이 검출될 것이다. 그러나 차폐체가 있으면 산란(Compton산란, Rayleigh산란)에 의해 에너지가 감약될 감마선에 의하여 연속스펙트럼이 그림 2-7(b)와 같이 나타날 것이다. 물론 좁은 선속을 벗어남으로 총계수가 인자 $e^{-\lambda t}$ 만큼 감약된 동일한 에너지의 단일 스펙트럼을 나타낼 것이다.

그림 2-7에서 빗금친 부분에 해당하는 계수는 식 (2-12)에 의한 계산값에 전혀 포함되지

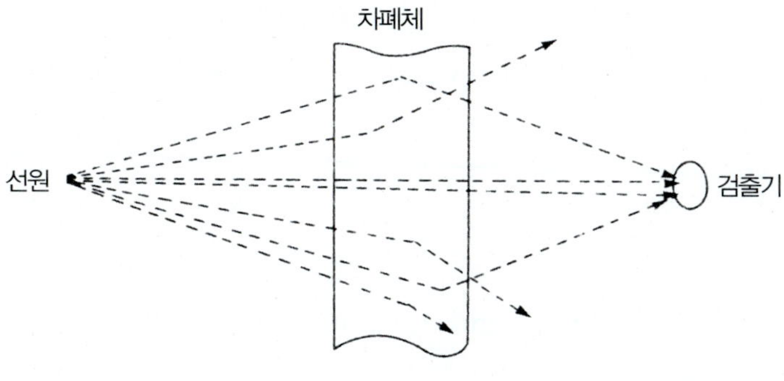

그림 2-6. 넓은 선속의 거동현상

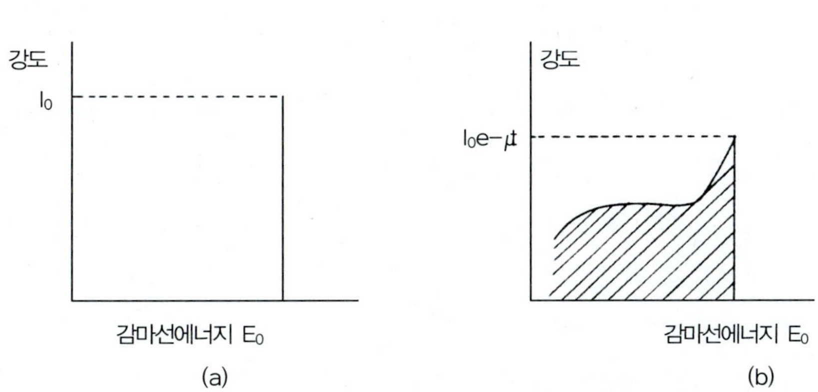

그림 2-7. 감마선 스펙트럼(a : 차폐체가 없을 때, b : 차폐체가 있을 때)

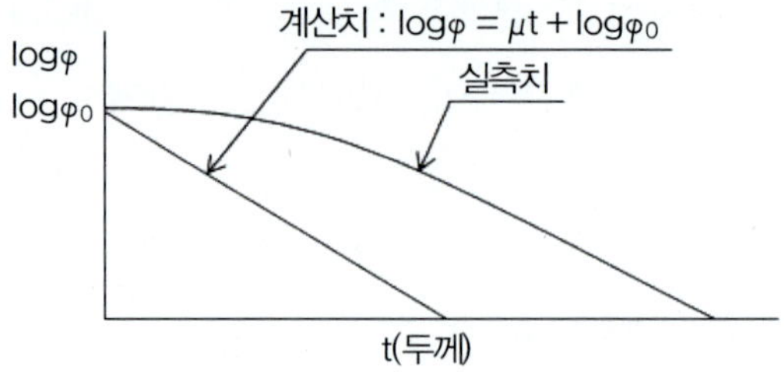

그림 2-8. **감마선의 감약현상**

않은 양이므로 축적인자에 의한 보정을 필요로 한다. 축적인자에 대한 보다 확실한 개념을 얻기 위해 그림 2-8을 참고로 하여보자.

식 (2-13)의 양변에 대수를 취하면

$$\log\Phi = \log\Phi_0 e^{-\mu t} \quad \cdots\cdots (2\text{-}25)$$

즉 반대수 그라프(semilog graph)상에 절편 $\log\Phi_0$, 기울기 $-\mu$인 직선의 그림표가 되는데 이것이 그림에서 점선으로 표시된 직선이다. 그러나 실측치는 계산치보다 큰 값을 나타낸다. 이와 같은 원인은 그림 2-7(b)의 빗금 친 부분의 기여 때문이다. 이때 계산치에 대한 실측치의 비, 실측치/계산치를 축적인자(build up factor) B라 한다. 다시 말하면

$$\frac{\Phi_b}{\Phi} = \frac{\Phi_b}{\Phi_0 e^{-\mu t}} = B\,(\geq 1) \quad \cdots\cdots (2\text{-}26)$$

과 같이 된다. 여기서 Φ_b는 축적선속(build-up flux)이며 Φ는 비충돌선속(uncollided flux)이다. 식 (2-26)을 다시쓰면

$$\Phi_b = B\Phi_0 e^{-\mu t} \quad \cdots\cdots (2\text{-}27)$$

이 된다. 식 (2-27)에서 축적인자 B의 값을 알면, 좁은 선속의 감약계산 결과에 이 인자를 곱하여 넓은 선속에 대한 축적선속을 얻을 수 있을 것이다.

축적인자에 대하여 더 검토하여 볼 필요가 있다. 차폐체의 두께가 증가할수록 산란선이 많아져 축적인자는 커질 것이고, 또한 각각의 원소 및 감마선의 에너지마다 산란단면적의 크기가 다르기 때문에 차폐물질의 종류나 감마선의 에너지에 따라 변할 것이다. 차폐체의 두께가 커지면 감마선과 차폐물질의 상호작용이 일어날 확률이 증가할 것이다.

즉, 비충돌감마선의 수는 줄어들고 상대적으로 산란되는 감마선의 수는 증가하게 되어 축적

인자 B값이 커지게 된다. 다시 말하면 축적인자는 원소, 감마선의 에너지, 그리고 차폐체의 두께 μt의 함수가 되므로 3종류의 인자가 함수를 표기되어야 하나 실제로는 원소나 감마선의 에너지에 대해서 값이 주어져 있으므로 B(μt)의 형태로 표기하고 있다. μt의 값은 실험식으로 잘 알려진 것으로는

$$\text{선형근사식}: B(\mu t) = 1 + K\mu t \quad \cdots\cdots (2\text{-}28)$$

$$Berger\text{근사식}: B(\mu t) = 1 + a\mu t e^{b\mu t} \quad \cdots\cdots (2\text{-}29)$$

$$\text{Capo 식}: B(\mu t) = \sum_{i=0}^{3} \beta(\mu t)_i \quad \cdots\cdots (2\text{-}30)$$

$$\therefore \beta_i = \sum_{j=0}^{4} C_{ij}(1/E)_i$$

$$Taylor\text{근사식}: B(\mu t) = Ae^{-\alpha_1 \mu t} + (1-A)e^{-\alpha_2 \mu t} \quad \cdots\cdots (2\text{-}31)$$

$$\text{다항근사식}: B(\mu t) = 1 + a\mu t + b(\mu t)^2 + c(\mu t)^3 \quad \cdots\cdots (2\text{-}32)$$

등이 있다. 이들 식에서 필요한 계수들은 각기 수표화되어 있다. 이제 축적인자를 실제문제에 적용시키는 방법에 대하여 알아보자. 그림 2-7(b)에서 본 바와 같이 차폐체를 투과한 방사선은 단일 스펙트럼이 아니기 때문에 이러한 투과 방사선에 의한 선량률을 평가하는 것이 복잡하여진다. 선속-선량률 환산인자가 감마선의 에너지에 따라 변하기 때문에 산란선에 의한 선량률은 스펙트럼에 대한 적분을 하여 구할 수 있다. 투과하는 감마선의 평가목적에 따라 선량축적인자(dose build up factor), 선속축적인자(flux build up factor), 에너지흡수축적인자(energy absorption build up factor) 등이 사용된다.

선량축적인자는 일명 피폭축적인자(exposure build up factor)라고도 하는데 수송방정식의 해(解)나 실험에 의한 것이므로 산란된 감마선의 연속 스펙트럼에 의한 영향을 고려하고 있다. 그러므로 에너지선속을 계산할 때는 에너지 축적인자를, 입자선속을 계산할 때는 선속 축적인자를, 선량을 계산할 때는 선량 축적인자를 사용하여야 한다. 그리고 선원의 형태에 따라 축적현상이 달라지므로 각기 문제에 맞는 축적인자를 사용하여야 하겠으나 여러 형태의 선원에 대한 축적인자 모두를 자료화한다는 것이 불가능하므로 우리가 주로 접하게 될 점등방선원에 대한 축적인자를 선원의 형태에 관계없이 사용하여도 무방할 것이다. 이제 서로 상이한 차폐체

가 중첩되어 있을 경우의 축적인자에 대하여 살펴보자, 이러한 경우에 있어서 축적인자의 계산은 여러 가지의 방법들이 있으나 가장 간단한 근사적인 방법은 각차폐체의 축적인자를 곱하여 구하는 것이다. 즉, i개의 상이한 차폐체가 중첩되어 있는경우의 축적인자 B는

$$B = \pi_i B_i = B_1(\mu_1 t_1) \cdot B_2(\mu_2 t_2) \cdot B_3(\mu_3 t_3) \cdots B_n(\mu_n t_n) \quad \cdots\cdots (2-33)$$

가 된다. 그러나 이 방법은 실제보다 상당히 큰 값을 나타내게 되어 필요한 차폐체 두께보다 큰 두께를 요구할 것이다. 그러므로 차폐설계시 이 방법은 잘 이용되지 않는다. 실제 차폐설계시 적용될 수 있는 몇 가지 방법을 소개하겠다. 밀도가 유사한 상이한 차폐체가 중첩되어 있을 경우에는 축적인자를 어느 한 가지 차폐체의 축적효과로 통일시켜 취급할 수 있고, 밀도가 상이한 차폐체가 중첩되어 있을 경우에는 주종 차폐체의 축적인자로 통일하여 취급하는 방법이다.

6) Γ상수(specific gamma ray constant)

γ선 방출핵종에 대해 1 Ci의 선원에서 1 m의 거리에 있어서의 1시간당의 조사량을 Rhm으로 표시한다. Rhm은 Ro ntgen per hour at one meter를 생략해서 얻어진 기호이다.

점상선원의 핵종에서 1붕괴당 에너지 E(MeV)의 γ광자 1개를 방출한다고 하면 Rhm 값 X는,

$$X \fallingdotseq 0.52E \approx 0.5E(R/h) \quad \cdots\cdots (2-34)$$

가 된다.

이 식은 기억하기 쉽고 γ선에 의한 조사선량을 평가하는데 매우 유용한 식이다. ^{137}Cs(E = 0.66 MeV)에 대해서 위 식에서 Rhm 값을 대략 계산해 보면 0.33 R/h로 된다. 실측치는 0.31R/h이다. 이와 같은 차이의 주요 원인은 붕괴도표(그림 2-9)를 보면 알 수 있는 바와 같이 ^{137}Cs원자의 붕괴수의 93.5%만이 γ선을 방출하는데 있다. ^{60}Co에 대하여 Rhm 값을 구하는 경우에는 그림 2-9에 나타낸 바와 같이 ^{60}Co원자의 99% 이상은 1원자에 대하여 1.17 MeV 및 1.33 MeV의 γ선을 방출하므로 Rhm 값을 대략계산하면,

$$0.5 \times 1.17 + 0.5 \times 1.33 = 1.25\, R/h$$

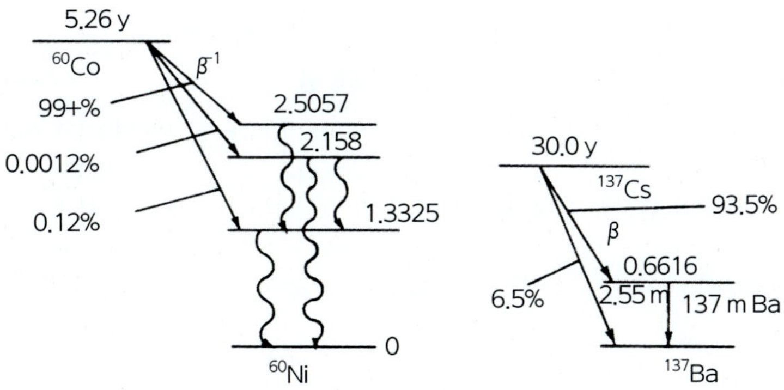

그림 2-9. ^{137}Cs와 ^{60}Co의 붕괴도

표 2-3. 주요한 핵종의 Rhm 값

핵종	Rhm 값	핵종	Rhm 값	핵종	Rhm 값
${}^{24}_{11}$Na	1.87	${}^{60}_{27}$Co	1.31	${}^{137}_{55}$Cs	0.34
${}^{52}_{25}$Mn	1.85	${}^{64}_{29}$Cu	0.119	${}^{192}_{77}$Ir	0.50
${}^{54}_{25}$Mn	0.47	${}^{65}_{30}$Zn	0.30	${}^{198}_{79}$Au	0.232
${}^{59}_{26}$Fe	1.68	${}^{130}_{53}$I	1.22	${}^{226}_{88}$Ra	0.825[1)]
${}^{58}_{27}$Na	0.54	${}^{131}_{53}$Na	0.223		

1) 0.5 mm의 백금으로 filter했을 경우

가 되어 측정치 1.32 R/h에 가까운 값이 얻어진다.

주요한 핵종의 Rhm 값을 표 2-3에 나타내었다.

[예제] 6 Ci의 ^{192}Ir가 점상선원으로부터 60 cm의 거리에서 20시간 피폭했을 때의 조사선량을 구하여라.

$$0.50 \times 6 \times \left(\frac{1}{0.6}\right)^2 \times 20 = 167\,R$$

따라서 선량당량은 약 160 rem이 된다.

^{192}Ir로부터의 γ선 광자 에너지에는 0.296 MeV에서 0.612 MeV까지 7종류의 에너지성분이 있다. 조사선량(율)은 X선, γ선에 대한 면만을 나타내는 실용적인 양이라고 볼 수 있다. β선, 중성자선 등에 대해서는 이에 해당하는 특수한 양은 없으나, fluence 또는 energy fluence를 사용하면 된다.

가까이에서 방사성물질을 취급하는 경우는 α선에 의한 손의 국부피폭의 방어에 유의하여야

표 2-4. α선원으로부터의 흡수선량률

선원의 형상	흡 수 선 량 률	적용범위
방사능의 강도 1 μCi의 점선원	1 cm의 거리에서 약 1 rad/h	β선의 최고 에너지 0.3~2.5 MeV
방사능면밀도 1 $\mu Ci/cm^2$의 면선원	선원 표면에서 약 10rad/h	β선의 최고 에너지 0.8~3.0 MeV
방사능농도 1 $\mu Ci/cm^3$의 체선원	선원 표면에서 약 1 rad/h	선원 자체의 밀도는 $1g/cm^3$ β선의 최고 에너지 2~3 MeV

한다. β선은 물질에 흡수되기 쉬우므로 가까이에서 조작할 경우는 γ선 피폭선량에 비해 β선 피폭선량은 훨씬 높아져 방사선관리의 입장에서는 β선 쪽이 문제가 되는 경우가 많다. β선에 대한 방어의 목적으로 여러 형태의 β선원으로부터의 흡수선량률을 표 2-4에 나타낸다.

이와 같이 점선원으로부터의 조사선량산출방법은 아주 간단한 방법이나 그 적용범위가 좁은 반면 다양성이 아주 적으나 좀더 구체적인 방법은 다음의 설명과 같다.

일반적으로 Γ상수(specific gamma-ray constant)는 공기 중에서 감마선을 방출하는 점선원에 대한 조사선량을 손쉽게 계산한 값이다. 이 값은 감마선을 방출하는 방사성동위원소 1 mCi에서 1 cm되는 지점에서의 선량률(R/h)과 1 Ci의 선원강도에서 1 m되는 지점에서의 선량률(R/h)로 나타나 있으며 이들이 갖는 단위는 각각 $R \cdot cm^2/mCi/h$ 및 $R \cdot m^2/Ci/h$이다. 여기에서 후자의 절대치가 전자의 1/10이 된다는 사실을 쉽게 알 수 있을 것이다. 이제 Γ상수를 계산하는 식을 간단히 소개하겠다. 공간 중에서 감마선을 방출하는 선원이 있다면 이 선원에서 방출되는 감마선은 공기입자와 상호작용을 일으켜 자신의 에너지의 일부를 공간 중에 남기고 지나갈 것이다.

이때 공기(또는 어떤 매질)가 에너지를 흡수하는 율을 에너지흡수계수(energy absorption coefficient)라 하며 여기에는 감약계수에서 설명한 바와 같이 선에너지흡수계수(linear energy absorption coefficient)와 질량에너지흡수계수(mass energy absorption coefficient)가 있다. 선에너지흡수계수는 어떤 광자가 어떤 매질을 투과하여 나갈 때 이 매질 단위 길이당 흡수되는 에너지의 율로서 μ_{en}(또는 μ_a)로 표기하고 cm^{-1}의 단위를 갖는다. 선에너지흡수계수는 물질의 종류, 밀도 및 방사선의 에너지에 따라 다른 값을 갖는다. 그러므로 보다 편리한 양인 질량에너지흡수계수($\frac{\mu_{en}}{\rho}$)을 정의한다. 즉, 선에너지흡수계수는 질량에너지흡수계수에 해당 물질의 밀도 ρ를 곱하여 구할 수가 있다. 따라서($\frac{\mu_{en}}{\rho}$)은 cm^2/g의 단위를 갖게 된다.

공간에서 감마선을 방출하는 점선원에 대한 조사선량률 $\overline{X}$는

$$\overline{X}=\frac{\begin{matrix}f\,(photon/t)\times E\,(MeV/photon)\times 1.6\times 10^{-6}\,(erg/MeV)\\ \times 3.7\times 10^{7}\,(tps/mCi)\times 3.6\times 10^{3}\,(s/h)\times \mu_{en}\,(cm^{-1})\end{matrix}}{4\pi(1cm)^{2}\times \rho(g/cm^{3})\times 87.7\,(erg/g/R)} \quad \cdots\cdots\cdots\cdots(2-35)$$

이다. 식 (2–35)에서

$\overline{X}$ = 조사선량률(R/h)

f = 붕괴당 감마선방출분률

E = 감마선의 에너지(MeV)

μ_{en} = 공기 중에서의 선에너지흡수계수(cm^{-3})

ρ = 공기의 밀도($1.293\times 10^{-3}g/cm^3$)

식 (2–35)를 정리하면

$$\overline{X}= 149,560\cdot f\cdot E\cdot \mu_{en}\ R/h \quad \cdots\cdots\cdots\cdots(2-36)$$

이다. 식 (2–36)은 선원으로부터 1 cm 떨어진 곳에서 1 mCi당의 조사선량률이다.

선원의 강도가 1 mCi가 아니고, 선원으로부터 거리가 1 cm가 아닌 곳에서의 조사선량률을 구하기 위하여 상수를 도입하면

$$\Gamma = 149,560\sum_i f_i\cdot E_i\cdot \mu_{eni}\ \frac{R\cdot cm^2}{mCi\cdot h} \quad \cdots\cdots\cdots\cdots(2-37)$$

와 같이 나타낼 수 있을 것이다. 여기서

f_i = i번째 감마선의 방출분률

E_i = i번째 감마선의 에너지(MeV)

μ_{en} = i번째 감마선의 공기 중에서의 선에너지흡수계수(cm^{-1})이다. 식 (2–37)을 1 Ci의 선원강도에서 1 m 거리에서의 단위 즉, $R\cdot m^2/Ci\cdot h$로 나타내면

$$\overline{X}=\frac{\begin{matrix}f\,(photon/t)\times E\,(MeV/photon)\times 1.6\times 10^{-6}\,(erg/MeV)\\ \times 3.7\times 10^{7}\,(tps/mCi)\times 3.6\times 10^{3}\,(s/h)\times \mu_{en}\,(cm^{-1})\end{matrix}}{4\pi(1cm)^{2}\times \rho(g/cm^{3})\times 87.7\times 10^{3}\,(erg/kg/R)} \quad \cdots\cdots\cdots\cdots(2-38)$$

$$\Gamma = 149.56 \sum_{i} f_i \cdot E_i \cdot \mu_{eni} \ \frac{R \cdot m^2}{Ci \cdot h} \quad \cdots\cdots (2-39)$$

과 같이 됨을 알 수 있다. 앞에서도 설명하였지만 Γ상수는 점선원에서만 사용할 수 있음을 기억해 두기 바란다.

선속–선량률환산인자는 광자의 선속에서 선량률을 계산할 때 사용되는 인자로서 이의 개념은 Γ상수의 개념과 비슷하다. 즉, 공간에서 선속이 ϕ이고 에너지가 E인 광자가 조사되고 있을 때 공기 단위질량당 흡수되는 에너지는

$$\begin{aligned} E &= \Phi(photons/cm^2/\mathrm{sec}) \times (\frac{\mu_{en}}{\rho})(cm^2/g) \times E(MeV) \times 1.6 \times 10^{-6}(erg/MeV) \quad \cdots\cdots (2-40) \\ &= 1.6 \times 10^{-6} \Phi E(\frac{\mu}{\rho})\, erg/g/\mathrm{sec} \end{aligned}$$

이며 이것을 조사선량률($\overline{\mathrm{X}}$, R/h)로 환산하면

$$\begin{aligned} \overline{X} &= 1.6 \times 10^{-6} \Phi E\, (\frac{\mu_{en}}{\rho})(erg/g/\mathrm{sec}) \times 3.6 \times 10^{3}\,(s/h) \quad \cdots\cdots (2-41) \\ &= 6.6 \times 10^{-5} \Phi E(\frac{\mu_{en}}{\rho})\, R/h \end{aligned}$$

이다. 식 (2–40) 및 식 (2–41)에서 E = 감마선의 에너지(MeV) $(\frac{\mu_{\mathrm{en}}}{\rho})$ = 공기에 대한 질량에너지흡수계수(cm^3/g)이다. 그리고 식 (2–41)에서 $6.6 \times 10^{-5}\mathrm{E}(\frac{\mu_{\mathrm{en}}}{\rho})$을 선속–선량률환산인자라고 한다. 그림 2–10은 이들 환산인자의 값을 나타낸 것이다. 이 환산인자들은 조사선량률(R/h 등)을 구하기 위한 환산인자이다. 이제 관심있는 독자들을 위하여 선량당량률을 계산하기 위한 환산인자에 대하여 간단히 기술하겠다. 선량당량은 방사선량 및 단위에서 설명한바와 같이 조사선량을 알면 간단히 계산할 수 있다. 여기서는 ANSI N666에 있는 내용을 소개하겠다. 선량당량률을 계산하기 위한 일반적인 해석함수는

$$\log DF = A + Bx \times Cx^2 + Dx^3 \quad \cdots\cdots (2-42)$$

이고, 여기서

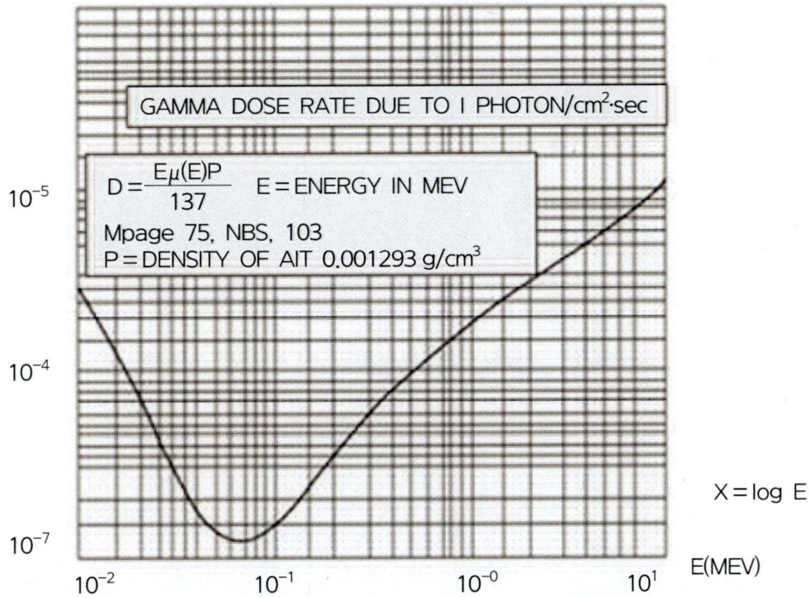

그림 2-10. 감마선의 선속-선량률 환산인자

표 2-5. 선속-선량당량률 환산인자를 계산하기 위한 상수

에너지(MeV)	A	B	C	D
0.01~0.03	−2.0477 + 01*	−1.7454		
0.03~0.5	−1.3626 + 01	−5.7117−01	−1.0954	−2.4897−01
0.5~5.0	−1.3133 + 01	7.2008−01	−3.3603−02	
5.0~15.0	−1.2791 + 01	2.8309−01	1.0873−01	

* : -2.0477×10^{1}

DF = 선속-선량당량률 환산인자(rem/h)/(photons/cm^2/sec)

E = 감마선에너지(MeV)

A, B, C, D는 상수로서 표 2-5에 나타나 있다. 이 함수로부터 원하는 에너지에 대한 환산인자를 계산할 수 있을 것이다.

7) X(γ)선의 산란

이제까지 우리는 주로 차폐체 내에서 감마선의 투과 및 산란현상을 설명해 왔다. 그러나 그림 2-11과 같은 방사선 조사시설의 출입구에서는 차폐체를 투과하여 나온 감마선, 차폐 체내

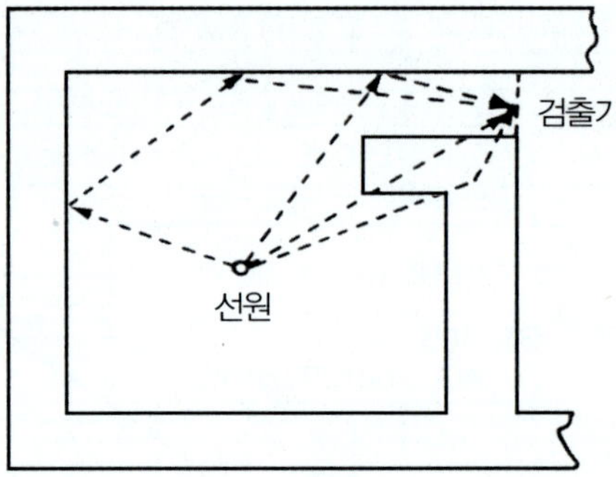

그림 2-11. **방사선 조사시설에서의 방사선 거동현상**

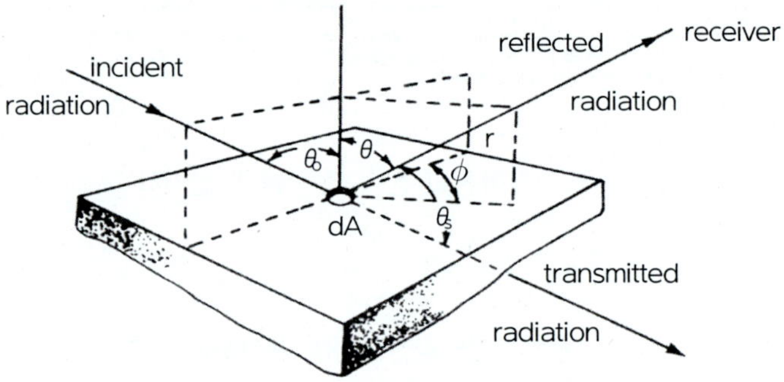

그림 2-12. **알베도 산란 모형**

에서 산란되는 감마선, 차폐체의 표면에서 산란되는 감마선을 고려하여 선량평가를 하여야 한다. 차폐체 표면에서의 산란방사선에 의한 정확한 해석은 극히 어렵다. 일반적으로는 전자계산기를 사용하여 그 답을 구하여야 하나 여기서는 알베도(Albedo)개념을 도입하여 산란된 방사선량을 구하는 준실험식 하나를 들겠다. 방사선 산란현상에서 알베도개념은 입사되는 방사선과 산란되어 나가는 방사선의 비를 말한다. 즉,

$$\text{알베도} = \frac{\text{산란되어 나가는 선속}}{\text{입사되는 선속}}$$

이라고 표현할 수 있다. 그림 2-13에서 보는 것과 같은 산란모형에서 피폭위치에서의 선량률은

$$dD = \frac{D_0 \cdot \cos\theta_0 \cdot dA \cdot \alpha_D}{r^2} \quad \cdots\cdots (2\text{-}43)$$

와 같이 나타낼 수 있다. 여기서 dD는 미소면적 dA에서 산란된 감마선에 의한 피폭위치에서의 방사선량률이고 α_D는 미분선량률 알베도(differential dose rate Albedo)이며 D_o는 미소면적 dA에 입사되는 방사선에 의한 선량이다. 여기서 콘크리트에 대한 α_D는

$$\alpha_D = \frac{C \cdot K(\theta_s) \times 10^{26} + C'}{1 + (\cos\theta_0 / \cos\theta)} \quad \cdots\cdots (2\text{-}44)$$

를 주어진다. 여기서 C,C′은 Chilton-Huddleston 상수이고, $K(\theta_S)$는 Klein Nishina 미분단면적으로서

$$K(\theta_s) = \frac{R_e^2 \left(P^2 + P^3 \sin^2\theta_s + P^4\right)}{2} \quad \cdots\cdots (2\text{-}45)$$

$$P = \frac{1}{1 + \dfrac{E_0}{0.511}(1 - \cos\theta_s)} \quad \cdots\cdots (2\text{-}46)$$

이며 θ_s는 산란각이며, E_0는 입사방사선의 에너지(MeV), R_e는 전자의 고전적 반경으로서 2.82×10^{-13} cm이다. 또 상수 C 및 C′는 표 2-6에 나타나 있다. 전체 선량률을 얻기 위해서는 식 (2-46)을 전산란면적에 대하여 적분하여야 하겠으나 이 적분은 해석적으로 거의 불가능하다. 그러므로 산란면적을 적당한 크기로 분할하여 각 면적에 대한 중심점에서의 알베도를

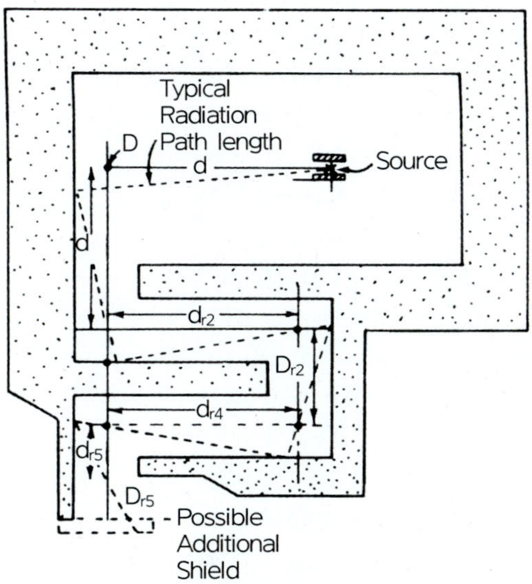

그림 2-13. 방사선사용시설에서의 다중산란현상

계산하여 근사적인 답을 구할 수 있을 것이다.

그림 2-13과 같은 다중산란모형에서는 위에서 적용한 방법을 반복하여 출입구에서의 산란 선량을 구할 수 있을 것이다. 즉,

$$D = D_0 \sum_{ijk} \frac{\alpha_{D_{kjk...}} \times A_{ijk}}{d_i d_j d_k \cdots} \quad \cdots\cdots (2-47)$$

이다. 여기서 di, dj, dk는 선원과 산란위치 및 산란면과 산란위치 사이의 거리이고 Aijk는 각각의 산란면적이며, $\alpha_{D_{ijk}}$ 는 각 산란면적에서의 알베도 값이다.

표 2-6. Chilton Huddleston식의 상수값

Source energy (MeV)	C	C'
	Concrete	
0.2	0.0221±0.0018	0.0356±0.0033
0.5	0.0336±0.0016	0.0220±0.0012
1.0	0.0547±0.0020	0.0111±0.0007
2.0	0.0869±0.0027	0.0077±0.004
4.0	0.1238±0.0046	0.0076±0.0003
6.0	0.1490±0.0065	0.0075±0.0003
10.0	0.1660±0.0084	0.0070±0.0002
	Water	
0.2	−0.0187±0.0027	0.1327±0.0054
0.662	0.0309±0.0047	0.0253±0.0034
1.0	0.0470±0.0053	0.0151±0.0025
2.5	0.0995±0.0068	0.0058±0.0010
6.13	0.1861±0.0107	0.0035±0.0005
	Iron	
0.2	0.0272±0.0033	−0.0100±0.0062
0.662	0.0430±0.0045	0.0063±0.0030
1.0	0.0555±0.0049	0.0045±0.0021
2.5	0.1009±0.0073	0.0044±0.0012
6.13	0.1447±0.0101	0.0077±0.006
	Lead	
0.2	0.044±0.0002	0.0050±0.0004
0.662	0.0308±0.0015	0.0100±0.007
1.	0.0452±0.0013	0.0083±0.004
2.5	0.0882±0.0014	0.0001±0.0002
6.13	0.2216±0.0048	0.0063±0.003

8) X(γ)선의 차폐 계산법

X선은 감마선과 마찬가지로 전자파(電磁波)이며 물질과의 상호작용도 감마선 또는 X선의 그것과 동일하다. X선발생장치에서 방출되는 X선은 특성 X선과 연속방사선의 두 가지 종류가 있으나, 특성 X선은 특수목적(실험용) 외에는 거의 사용되지 않고, 공업용 또는 의료용으로 사용되는 X선은 연속방사선(저지 X선)을 이용하므로 그 에너지 스펙트럼이 연속이어서 단색에너지를 가지고 있는 감마선의 경우처럼 이론적인 수식에 의하여 감약현상을 평가하기가 극히 어렵다. 그러므로 X선의 차폐는 경험적인 방법에 의한 실험자료로부터 차폐체의 두께를 결정한다.

X선발생장치에 대한 차폐는 두 가지로 구분된다. 즉 X선관차폐 및 외부차폐이다. X선관차폐는 X선관을 둘러싼 차폐로서 일반적으로 제조회사에서 책임지며 그 기준은 국제방사선방어위원회(ICRP), 미국방사선방어위원회(NCRP) 등에서 권고한 바에 따르며 X선발생장치의 출력 등에 따라 정해지나 대개 다음과 같다.

- 진단용 : X선발생장치는 최고 정격 관전압으로 인가시 표적(target)으로부터 1 m 거리에서 누설선에 의한 선량률이 100 mR/h 이하이어야 한다.
- 치료용 : X선발생장치의 최고 정격 관전압이 500 kV 이상인 장치는 최고 정격 관전압으로 인가시 누설선에 의한 선량률이 표적(target)으로부터 1m 거리에서 이용선(useful beam)에 의한 조사선량률의 0.1% 이하이어야 하며 500 kV 이하인 장치는 같은 조건하에서 1 R/h 이하여야 한다.
- 의료용이 아닌 것 : 최고 정격 관전압으로 인가시 누설선에 의한 선량률이 표적(target)으로부터 1 m 거리에서 1 R/h 이하일 것.

방사선장치가 설치될 장소의 방어시설에 대한 차폐벽의 두께산정은 다음에 열거하는 사항들을 잘 고려하여야 한다. 즉 ① 설치이용하고자 하는 장치를 먼저 선정한 후 그 장치의 최고정격관전압(kV), ② 장치사용시 주당최대 동작부하(mA · min/w), ③ X선관 초점에서 시설하고자 하는 방어벽까지의 거리(m), ④ 방사선과시설물과 인접된 주위환경조건, ⑤ 주당최대피폭선량한도(100 mR/w, 10 mR/w) ⑥ X선을 발생하는 장치의 경우 1 m에서 mA당 방출하는 X선의 양(R/ A · min at 1 m), ⑦ 방사성동위원소장치는 장진된 핵종명 및 방사능의 양(Ci 또는 Bq), ⑧ 차폐물질의 종류 등을 적절히 고려하여 설계 및 시공에 임하여야 한다. 위 사항 중에서 진단용 X선장치인 경우에는 주당최대동작부하를 1000 mA · min/w 이하로 하는 것을 원칙으로 하며 광자 에너지가 500 keV 이하에서는 일차선 방어를 위해 방어벽을 설치하여야 하나 일방향전용촬영장치(흉부간접촬영전용장치, 투시전용장치 등)는 이용선이 조사되는 부분은 일차 방어벽의 계산으로 차폐벽을 설치하고 그 이외는 이차선 방어만을 한다. 또한 고 에너지장치(Linac, Betatron, ^{60}CO 등)의 경우는 경제성과 장치설치내의 유효면적을 고려하여 일차선 방어와 이차, 삼차선 방어벽을 구분하며 종사자의 동선거리 등도 심각히 고려하여 설계 후 시공하여야 한다. 다만, 다목적 진단용 X선장치는 장치설치의 방어벽을 일차선방어를 하는 것이 바람직하다.

종사자나 비종사자가 방어벽 외부에서 거주 및 업무수행을 하는 곳의 주당최대피폭량 한도는 0.1 R/w(방사선종사자)와 0.01 R/w(비종사자 거주구역)로 한다. 방사선시설과 인접된 주위 환경조건은 사용인자(use factor, U)와 점유인자(occupancy factor, T)로 구분하는데 이들에 대한 것은 다음 표 2-7과 표 2-8이다.

- 동작부하(work load, w) : 동작부하는 X선발생장치나 감마선원의 용량이 일반적으로 4 MeV 이하인 치료용 X선발생장치에서는 mA-min/w의 단위를 사용하며, 정격이 4 MeV

표 2-7. 일차 차폐에 대한 사용인자[a](use factor)

구분	Radiographic Installations	Therapy Installations
Floor	1	1
walls	1/4	1/4
Ceiling	−b	−c

[a] The use factor secondary protective barriers usually 1.

[b] The shielding requirements for the ceiling of a radiographic installation are determined by the secondary barrier requirements rather than by the use factor which generally extremely low.

[c] The use factor for the ceiling of a therapy installation depends on the type of equipment and techniques used, but usually is not more than 1/4.

표 2-8. 점유인자(occupancy factor)

Full occupancy T = 1	Control space, wards, workrooms, darkrooms, corridors large enough to hold desks, waiting rooms, restrooms used by occupa-tionally exposed personnel, children's play areas, living quarters, occupied space in adjacent buildings
partial occupancy T = 1/4	Corridors too narrow for desks, utility rooms, rest rooms not used routinely by occupationally exposed personnel, elevators using operators, and uncontrolled parking lots
Occasional occupancy T = 1/16	Stairways, automatic elevators, outside areas used only for pedestrians or vehicular traffic, closets too small for future workrooms, toilets not used routinely by occupationally exposed personnel

이상인 X선발생장치나 감마선원에서는 rem−m^2/w의 단위를 사용한다.

- 사용인자(use factor or beam direction factor, U) : 선 선속이 조사되는 방향으로 사용하는 율로 표 2−7에 일반적으로 통용되는 값이 나타나 있다.
- 점유인자(occupancy factor, T) : X선발생장치가 가동 중 어떤 조사되는 지점에서 사람이 체류할 시간비율로서 그 일반적인 값이 표 2−8에 나타나 있다.
- 누설선(leakage radiation) : X선관의 X선관차폐를 투과하여 외부로 누설되는 X선, 이용선속(useful beam)은 제외
- 산란선(scattered radiation) : X선발생장치에서 방출된 X선이 차폐물이나 벽 등에 산란되어 나오는 X선
- 이용선속(useful beam) : 사용될 목적으로 X선발생장치의 창(window)을 통하여 방출되는 방사선으로 또한 이를 일차선(primary beam)이라고도 한다.

X선발생장치의 차폐설계는 1차선을 차폐하기 위한 1차 차폐와 누설 및 산란선을 차폐하기 위한 2차 차폐로 구별하여 설계하고 이들 각각에 따른 설계기준은 방사선방어 측면에서 결정된다. 일반적인 설계기준은 관리구역에서는 100 mrem/w(~100 mR/w)이고 비관리구역 즉 일반구역에서는 10 mrem/w(~10 mR/w)이다.

(1) 1차선 차폐방어벽

그림 2−14에서 C지점으로 향하는 1차 선속에 대하여 필요한 차폐두께를 평가하여 보자. 선원으로부터 dpri m 떨어진 곳에서의 주간 피폭선량(X_u)는

$$X_u = \frac{X_{ut}}{(d_{pri})^2} \quad \cdots\cdots (2-48)$$

이다. 여기서 Xu는 선원으로부터 1 m 거리에서의 조사선량률이고 t는 주당 X선발생장치가동시간이다. 식 (2−48)에서 X_u값이 주당 최대허용선량(P) 값보다 크면 적당한 차폐체를 사용하여 선량률을 P 이하로 감약시켜야 한다. 즉,

$$P = B_{ux}X_u = B_{ux}\frac{X_{ut}}{(d_{pri})^2} \quad \cdots\cdots (2-49)$$

와 같이 나타낼 수 있고 여기서 Bux는 사용된 차폐체의 투과계수(transmission factor)이다. X선발생장치의 관전류당의 조사선량률($\overline{X}_n$)은

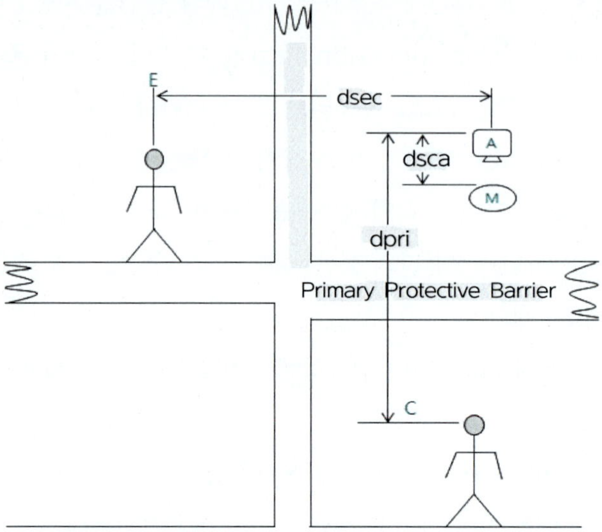

그림 2-14. X선발생장치 시설의 기하학적 모형
(A : 선원, M : 목표물 혹은 환자, C.E : 사람의 위치)

$$\overline{X_n} = \frac{X_\mu}{I} \quad \text{(2-50)}$$

이고 $\overline{X}_n = \overline{X}_n I$이다. 여기서 I는 X선발생장치에 인가된 관전류이다. 이를 식 (2-49)에 대입하면

$$P = (B_{ux}\overline{X_n})\frac{It}{(d_{pri})^2} \quad \text{(2-51)}$$

이 되고 식 (2-51)에서 It = W라 두면 식 (2-51)은

$$B_{ux}\overline{X_n} = P\frac{(d_{pri})^2}{W} \quad \text{(2-52)}$$

과 같이 되고 식 (2-52)의 좌측항인 $B_{ux}\overline{X}_n$를 K_{ux}라 두면

$$K_{ux} = \frac{P(d_{pri})^2}{W} \quad \text{(2-53)}$$

이 된다. 식 (2-53)에서 X선발생장치의 사용인자(U)과 점유인자(T)를 고려하면

$$B_{ux}\frac{P(d_{pri})^2}{WUT} \quad \cdots\cdots (2-54)$$

와 같이 나타낼 수 있다. 따라서 1차 차폐체의 두께는 이 인자 K_{ux}와 X선관의 최고 인가관전압에 의하여 결정된다. 식 (2-54)에서 계산된 B_{ux}값 및 X선관의 최고 인가관전압을 대조하여 필요한 1차 차폐체의 두께를 구할 수 있다. 그림 2-15에서 29에 표시된 B_{ux}의 단위는 Gy/mA min at 1m로 표기되어 있으나 X선이나 감마선에서는 1 mGy≅100 mR이라고 생각하면 된다.

한편 감마선 치료장치와 관전류계가 없는 X선발생장치에서는 최대동작부하가 "R/week at 1 m"의 단위를 가지게 되므로 투과계수(transmission factor)를 구하여 위와 같은 절차를 거쳐 필요한 차폐체의 두께를 구할 수 있다. 즉,

$$B_{ux}(B_{ux}) = \frac{P(d_{pre})^2}{WUT} \quad \cdots\cdots (2-55)$$

과 같이 표시되며 여기서 B_{ux} 및 B_{ux}는 각각 이용선에 대한 감마선 및 X선발생장치의 투과계수이다. 이 투과계수의 값은 그림 2-15부터 21에서 찾는다. 공식에 따라 $B_{ux}(B_{ux})$ 값을 찾은 다음 각 장치에서 방출하는 최고광자(또는 X선장치의 경우는 최고정격관전압)의 에너지를 정확히 확인하여 차폐물질 종류에 따라 그림 2-15~21에서 시공하고자 하는 방어벽의 두께를 찾아야 한다.

앞에서 서술한 공식에서 방어벽의 두께를 찾는데는 여러 가지 어려움이 따르고 있다.

이를 해소하기 위해 광자의 에너지, 주당최대작동부하와 선원에서 방어벽까지의 거리 등을 조합하여 ICRP 33에서는 다음 표 2-7에 나타내 주고 있다. 이 표 2-7은 선원과 방어벽까지의 거리 및 주당최대피폭량한계가 표에 정하여 놓고 산출된 것이므로 방사선장치 설치장소의 변동에 따른 방어벽의 두께 산출의 어려움을 갖고 있다.

(2) 2차선 차폐방어벽

2차 방어란 방사선이 선원에서 방출하여 물체 또는 인체에 조사시킬 경우 물체와 상호작용에 의해 산란되고 있는 것을 산란선(scattering radiation)이고 누설되어지고 있는 것을 누설선(leakage radiation)이라 한다. 이를 방어하는 것을 2차선 방어라 한다.

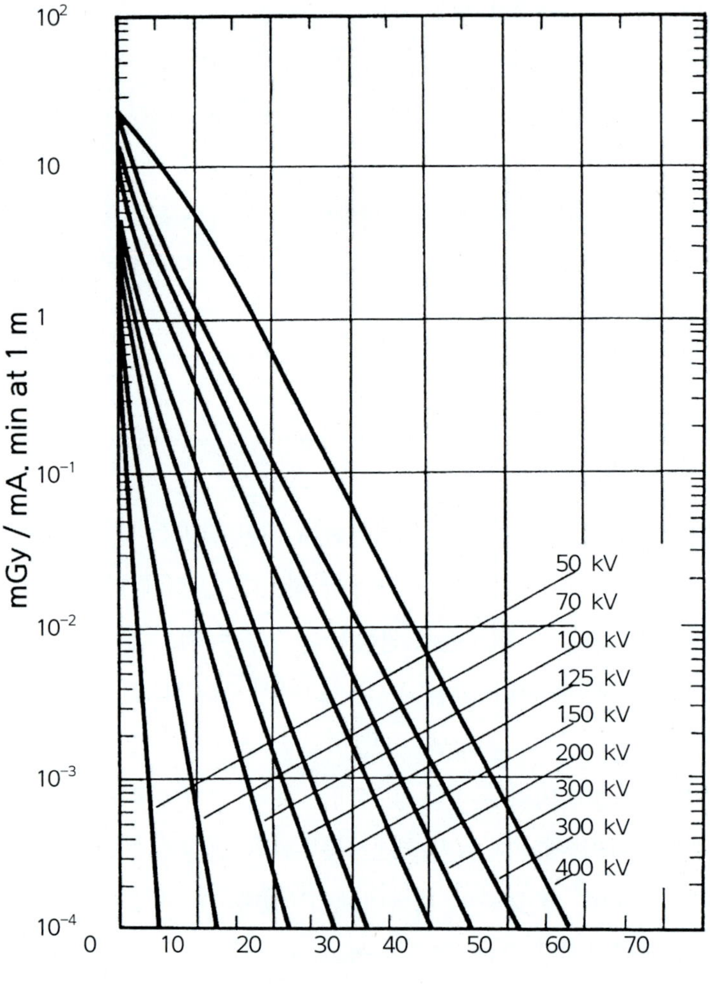

그림 2-15. Broad-beam transmission of x-rays through concrete, density 2,350 kg m^{-3}

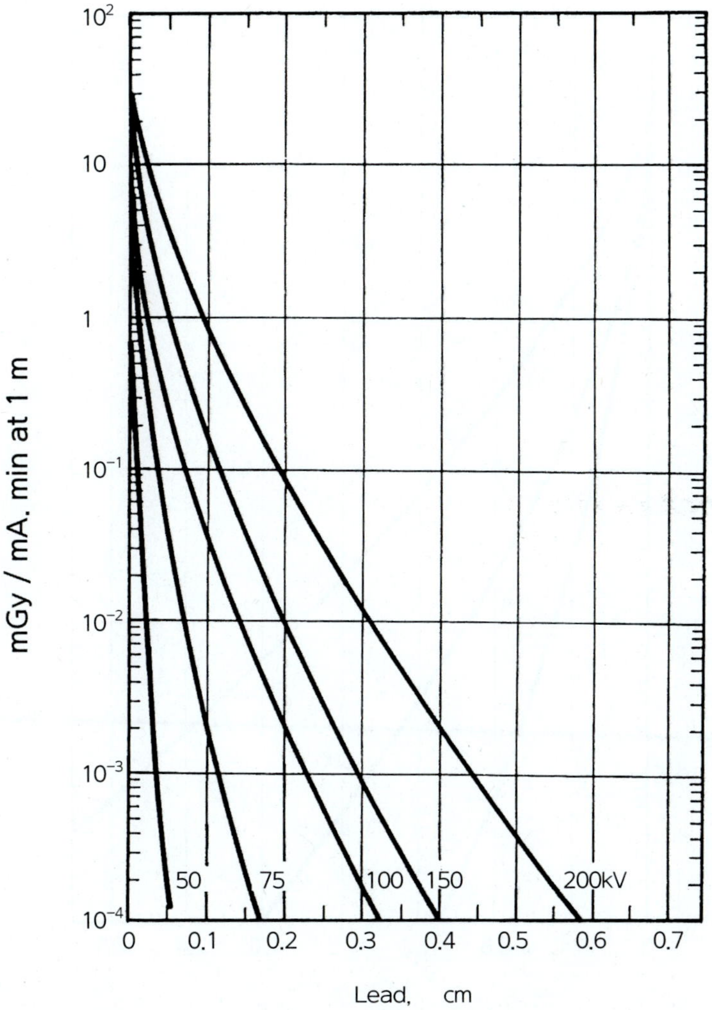

그림 2-16. Broad-beam transmission of x-ray through lead, density 11,350 kg m^{-3}

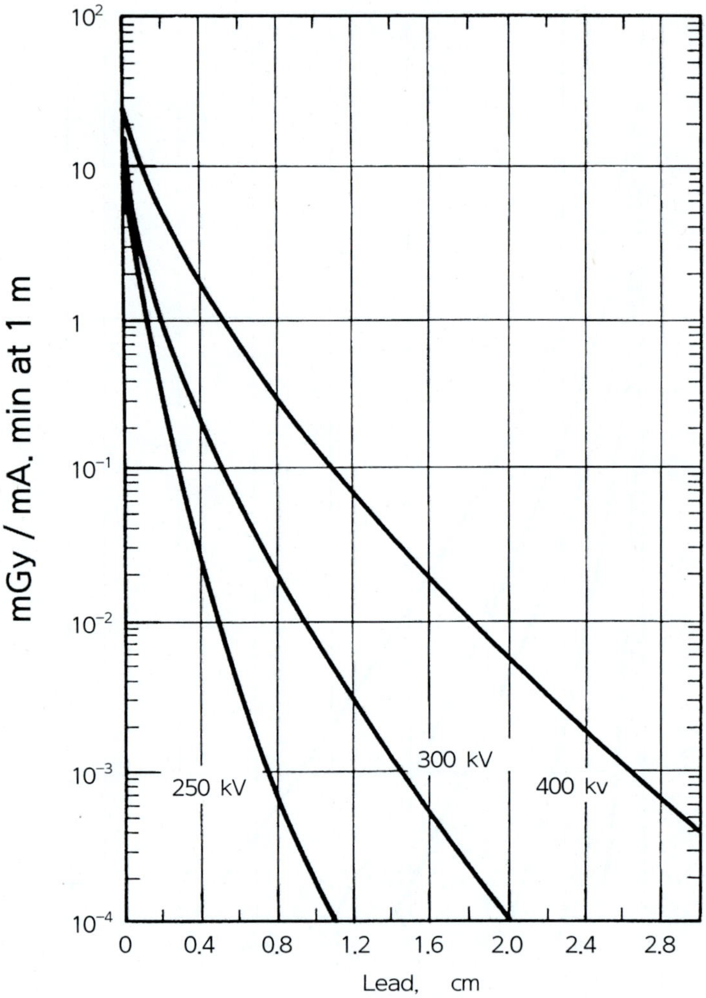

그림 2-17. Broad-beam transmission of x-ray through lead, density 11,350 kg m^{-3}

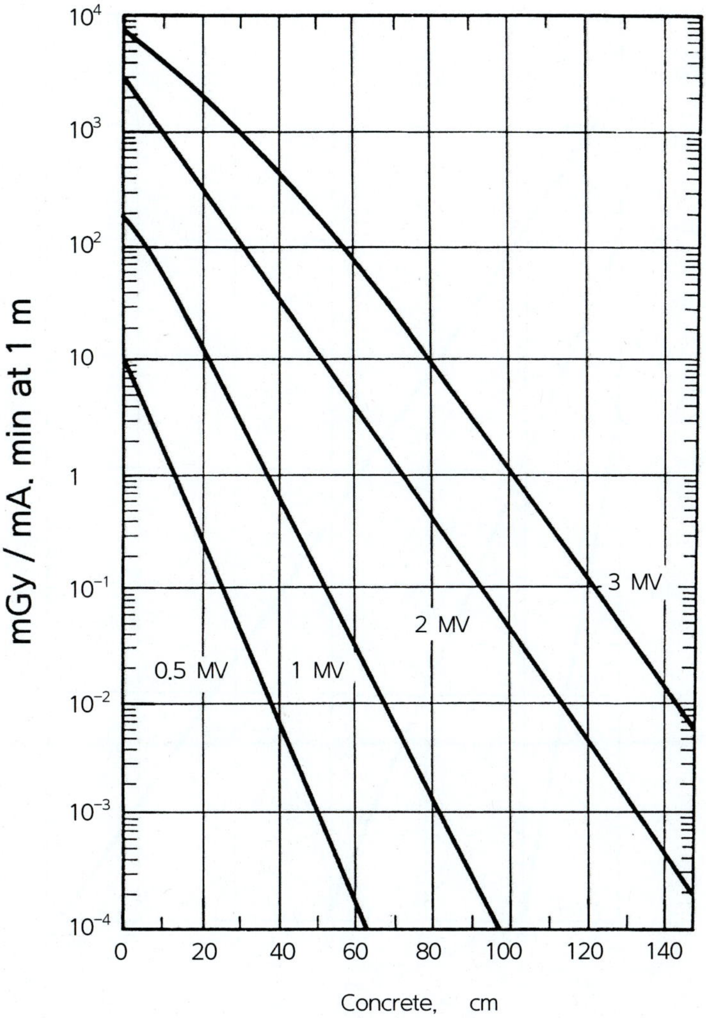

그림 2-18. Broad-beam transmission of x-ray through concrete, density 2,350 kg m^{-3}

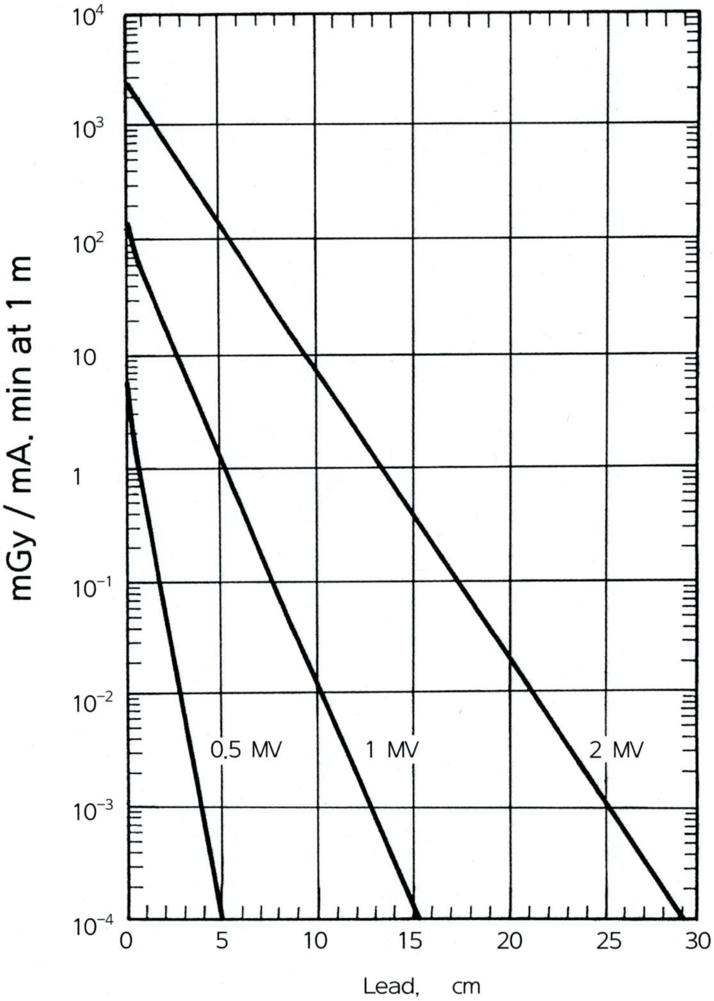

그림 2-19. Broad-beam transmission of x-ray through lead, density 11,350 kg m^{-3}

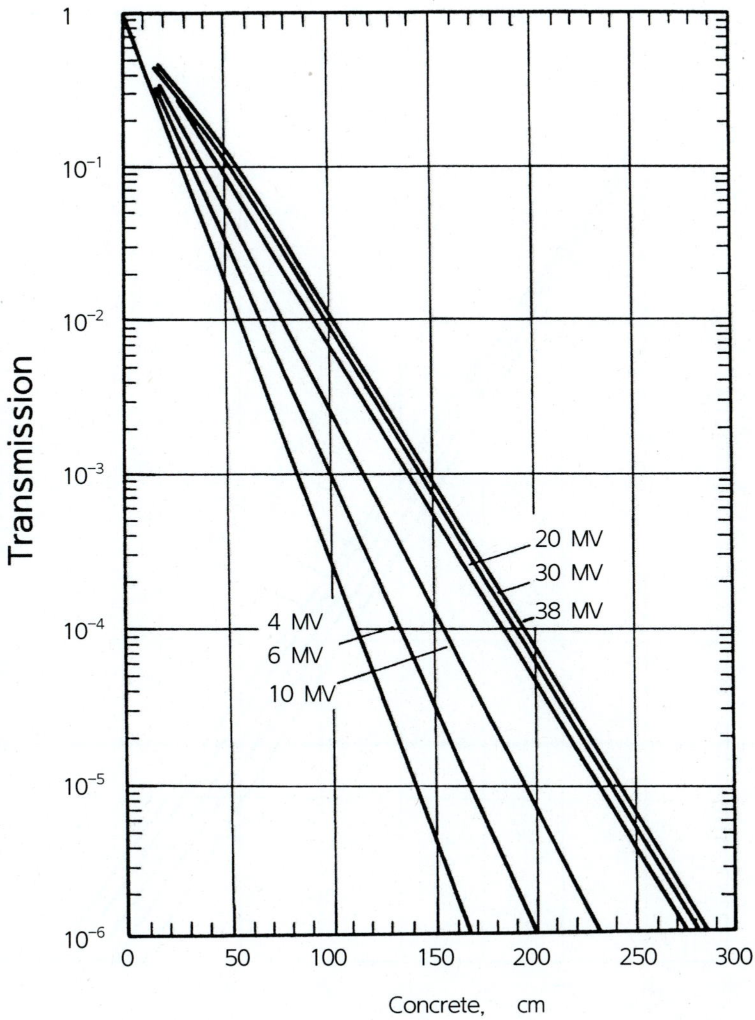

그림 2-20. Broad-beam transmission of x-ray through concrete, density 2,350 kg m^{-3}

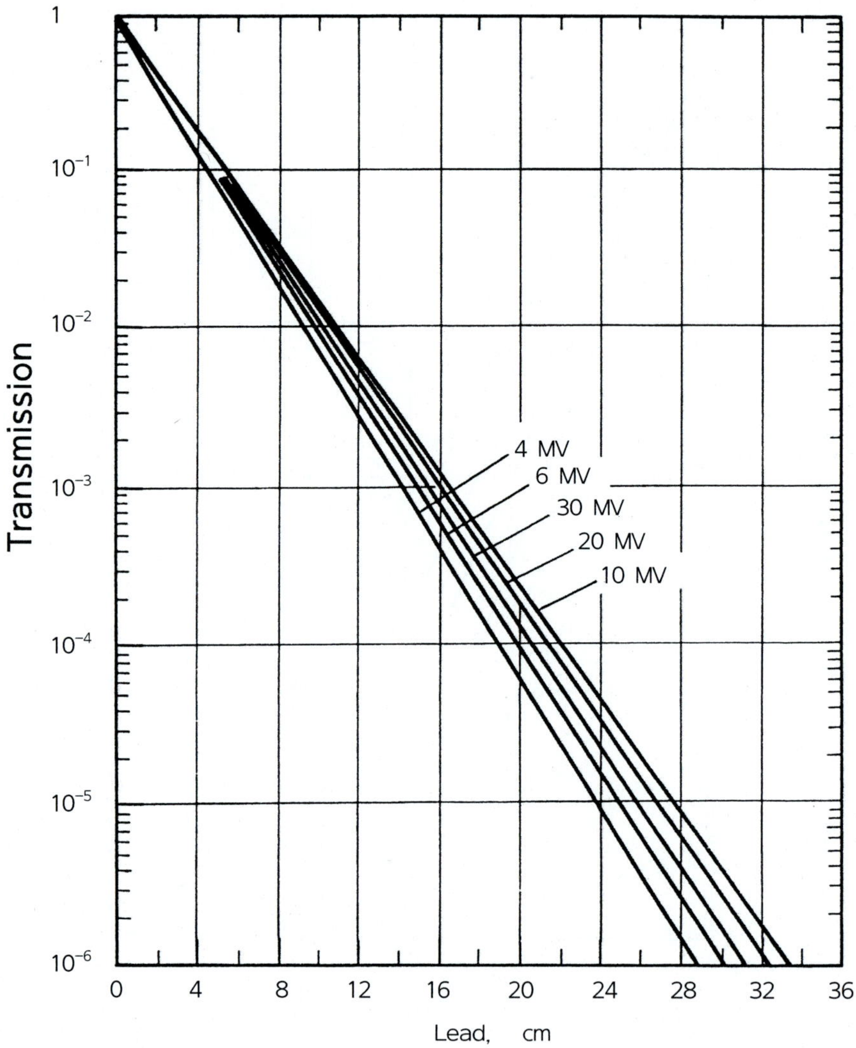

그림 2-21. Broad-beam transmission of x-ray through lead, density 11,350 kg m^{-3}

표 2-9. Primary X-ray beam shielding requirements for 0.1 rem per week

Potential, kV	Effective workload, mA. min per week	cm lead requircd at sourcc distances of				cm concrete requircd at sourcc distances of			
		1 m	2 m	4 m	8 m	1 m	2 m	4 m	8 m
50	500	0.04	0.03	0.02	0.01	3.4	2.5	2.5	0.9
	125	0.03	0.02	0.01	0.01	2.5	1.6	1.6	0.4
	30	0.02	0.01	0.01	0.01[c]	1.6	0.9	0.4	0[cd]
	8	0.01	0.01	0.01	0[d]	0.9	0.4	0[cd]	0[d]
75	500	0.10	0.08	0.05	0.03	9.7	7.4	5.0	3.0
	125	0.08	0.05	0.03	0.02	7.4	5.0	3.0	1.2
	30	0.05	0.03	002	0.01	5.0	3.0	1.2	0.2
	8	0.03	0.02	0.01	0[d]	3.0	1.2	0.2	0d
100	1,000	0.24	0.9	0.14	0.09	17.0	13.6	10.4	7.1
	250	0.19	0.4	0.09	0.05	13.6	1.4	7.1	4.1
	60	0.14	0.9	0.05	0.03	10.4	7.1	4.1	1.5
	16	0.09	0.5	0.03	0.01[c]	7.1	4.1	1.5	0[cd]
150	1,000	0.30	0.25	0.19	0.14	25.5	21.1	16.8	12.3
	250	0.25	0.19	0.14	0.09	21.1	16.8	12.3	8.0
	60	0.19	0.14	.09	0.05	16.8	12.3	8.0	4.0
	16	0.14	0.09	0.05	0.02	12.3	8.0	4.0	0.8
200	40,000	0.66	0.58	0.51	0.43	46.3	41.0	35.9	30.6
	10,000	0.58	0.51	0.43	0.35	41.0	35.9	30.6	25.4
	2,500	0.51	0.43	0.35	0.28	35.9	30.6	25.4	20.1
	625	0.43	0.35	0.28	0.20	30.6	25.4	20.1	15.0
250	40,000	1.26	1.09	0.91	0.74	51.8	46.5	41.0	35.4
	10,000	1.09	0.91	0.74	0.59	46.5	41.0	35.4	29.8
	2,500	0.91	0.74	0.59	0.44	41.0	35.4	29.8	24.1
	625	0.74	0.59	0.44	0.31	35.4	29.8	24.1	18.6
300	40,000	2.38	2.04	1.70	1.36	58.4	52.5	46.3	40.2
	10,000	2.04	1.70	1.36	1.04	52.5	46.3	40.2	34.0
	2,500	1.70	1.36	1.04	0.76	46.3	40.2	34.0	27.8
	625	1.36	1.04	0.76	0.52	40.2	34.0	27.8	21.9
40	40,000	4.05	3.49	3.02	2.50	65.0	59.0	53.0	46.8
	10,000	3.49	3.02	2.50	2.02	59.0	53.0	46.8	40.6
	2,500	3.02	2.50	2.02	1.54	53.0	46.8	40.6	34.4
	625	2.50	2.02	1.54	1.12	46.8	40.6	34.4	28.5

2차선 방어벽이 필요한 장치는 고 에너지장치 또는 조사방향이 일정한 장치(흉부간접촬용용 등) 및 투시전용장치 등이 있다. 방어벽 설치시 고 에너지장치에서는 항상 경제성과 내부공간 유효면적 및 종사자의 동선관계 등을 고려하지 않으면 안된다.

누설선차폐를 위한 방어벽은 주로 선원에서의 누설선차폐를 위해 사용되고 있으며 작은방사성동위원소의 보관이나 저장을 위한 장소 및 함 설계시 많이 이용되고 있는 실정이다.

산란선차폐를 위한 방어벽 두께의 산출방법은 여러 가지 방법이 있으나 일반적인 방법은 다음 공식에 의해서 방어벽 두께를 산출한다.

$$B_s = \frac{1000P \cdot d^2}{W \cdot T \cdot S \cdot P_r} \quad \cdots\cdots (2\text{-}56)$$

위 식에서

P : 주당최대피폭선량한도

d : 선원에서 방어벽까지 거리

W : 주당최대동작부하

T : 점유인자

P_r : 선원 1m 거리에서의 선량률

S : 선원에서 방어벽까지의 거리 1 m에서 물체면적에 대한 산란율(표 2-9에서 "S"의 값을 찾는다.)

B_s : 투과계수(그림 2-15~21에서 실제 방어벽 두께를 찾는다.)

표 2-10. Per cent absorbed rate due to incident radiation scattered to lm by a tissue like phantom for 400 cm^2 irradiated are.

Angle of scatter	100 kV	200 kV	300 kV	^{60}CO	6 MV
15°	–	–	–	–	0.65
30°	002	0.24	0.34	–	0.30
45°	0.03	0.23	0.26	0.18	0.14
60°	0.04	0.19	0.22	0.14	0.08
90°	0.05	0.14	0.19	0.07	0.04
120°	0.12	0.23	0.26	0.05	0.03
135°	0.17	0.30	0.33	0.04	0.03
150°	0.21	0.37	0.48	–	–

이와 같이 하여 위 식의 Bs를 산출하여 그림 2-15~21에서 방어벽의 두께를 산출해낸다.

실제적으로 산란선에 대한 방어벽 두께 산출은 복잡하므로 1차선 방어두께의 1/2로 간편히 사용할 수도 있으나 이 경우는 산란선 산출공식과 항상 비교검토를 요하게 된다.

ICRP 33권에서는 이와 같이 복잡성과 난이성을 제거하여 다음과 같은 표 2-9를 권고해주고 있다.

또한 X선에 대한 산란문제는 앞에서 설명한 1차선 차폐에서와 같은 방법을 이용할 수 있어 이를 간단히 설명하고자 한다.

이 방법은 다음과 같은 가정 하에 계산될 수 있다.

- 1차 X선의 에너지가 500 keV 이하인 X선은 산란 후에도 동일한 에너지를 가진다고 생각한다.
- 1차 X선의 에너지가 500 keV를 넘는 X선은 산란 후 500 keV의 에너지로 감소된다고 하면 산란선에 의한 조사선량률은 산란지점에 입사되는 방사선의 에너지, 산란각 산란면적 등에 좌우되나 여기서는 400cm^{2}의 팬톰(phantom)에 입사되는 방사선의 산란에 대하여생각하여 보자. 산란지점으로부터 1m 지점에서의 산란선에 의한 조사선량률을 $\overline{X}_s$라 하면

$$\overline{X_s} = a \cdot \overline{X}_u \frac{F}{400} \qquad \cdots\cdots (2-57)$$

와 같이 나타낼 수 있다. 여기서$\overline{X}_u$는 선원으로부터 1 m 거리에서의 이용선에 대한 조사선량률이고, F는 산란단면적이며, a는 입사방사선에 대한 산란선의 비율로서, 산란지점에서 1 m 거리이고 산란면적이 400cm^{2}인 팬톰(phantom)에 대한 여러 산란각에서의 값이 표 2-10에 나타나 있다. 산란지점으로부터 d_{sec} 거리에서의 산란선량(X_s)

$$X_s = \frac{\overline{X_s} \cdot t}{(d_{\sec})^2} \qquad \cdots\cdots (2-58)$$

이다. 식 (2-57)을 식 (2-58)에 대입하면

$$X_s = \frac{a\overline{X_u}}{(d_{\sec})^2} \cdot \frac{Ft}{400} \qquad \cdots\cdots (2-59)$$

표 2-11. Ratio, a, of scattered to incident exposurea

Source	Scattering Angle(From Central Ray)					
	30	45	60	90	120	135
X Rays						
50 kV[b]	0.0005	0.0002	0.00025	0.00035	0.0008	0.0010
70 kV[b]	0.00065	0.00035	0.00035	0.0005	00010	0.0013
100 kV[b]	0.0015	0.0012	0.0012	0.0013	0.0020	0.0022
125 kV[b]	0.0018	0.0015	0.0015	0.0015	0.0023	0.0025
150 kV[b]	0.0020	0.0026	0.0016	0.0016	0.0024	0.0026
200 kV[b]	0.0024	0.0020	0.0019	0.0019	0.0027	0.0028
250 kV[b]	0.0025	0.0021	0.0019	0.0019	0.0027	0.0028
300 kV[b]	0.0026	0.0022	0.0020	0.0019	0.0026	0.0028
4 MV[b]	–	0.0027	–	–	–	–
6 MV[b]	0.007	0.0018	0.0011	0.0006	–	0.0004
Gamma Rays						
$^{137}Cs^{c}$	0.0062	0.0050	0.0041	0.0028	–	0.0019
$^{60}Co^{f}$	0.0060	0.0036	0.0023	0.0009	–	0.0006

[a] Scattred radiation measured at one maeter from phantom when field area is 400 cm2 at the phantom surface; incident exposure measured at center of field one meter from the source but without phantom.

[b] From Trout and Kelley(Radiology 104, 161(1972)). Average scatter for beam centered and beam at edge of typical patient cross section phantom. Peak pulsating X ray tube potential.

[c] From Greene and Massey(Brit. J. Radiology 34, 389(1961)), cylindrical phantom.

[d] From Karzmark and Capone(Brit. J. Radiology 41, 222(1968)), cylindrical phantom.

[e] Interpolated from Frantz and Wyckoff(Radiology 73, 263(1959)), these data were obtained from a slab placed obliquely to the central ray. A cylindrical phantom should give smaller values.

[f] From Mooney and Braestrup(AEC Report NYO 2165(1967)), modified for F = 400 cm2.

와 같이 된다. 산란지점이 선원으로부터 d_{sca}의 거리에 있다면

$$X_s = \frac{a\overline{X_u}}{(d_{\sec})^2} \cdot \frac{1}{(d_{sca})^2} \cdot \frac{Ft}{400} \quad \cdots\cdots (2-60)$$

와 같이 되고, 여기서 X_s를 산란선에 대한 투과계수가 B_{sx}인 차폐체를 사용하여 P까지 감약시킨다면

표 2-12. 2차 차폐두께 계산에 이용된 가정

Installations	I[a]	a[b]	d_{sca}[c]	F[d]
100 kV[e] diagnostic fluoroscopic	5	0.0013	0.45	400
125 kV[e] diagnostic fluoroscopic	4	0.0015	0.45	400
150 kV[e] diagnostic fluoroscopic	3.3	00016	0.45	400
100 kV[e] diagnostic fluoroscopic	5	00013	0.8	1000[f]
125 kV[e] diagnostic fluoroscopic	4	0.0015	0.8	1000[f]
150 kV[e] diagnostic fluoroscopic	3.3	0.0016	0.8	1000[f]
50 kV[e] X-ray therapy	10	0.00035	0.25	400
100 kV[e] X-ray therapy	5	0.0013	0.25	400
150 kV[e] X-ray therapy	5	0.0016	0.5	400
200 kV[e] X-ray therapy	20	0.0019	0.5	400
250 kV[e] X-ray therapy	20	0.0019	0.5	400
300 kV[e] X-ray therapy	20	0.0019	0.5	400
1000 kV[e] X-ray therapy	–[g]	0.001	1	400
2000 kV[e] X-ray therapy	–[g]	0.001	1	400
3000 kV[e] X-ray therapy	–[g]	0.001	1	400
4000 kV[e] X-ray therapy	–[g]	–	–	–
6000 kV[e] X-ray therapy	–[g]	0.006	1	400
8000 kV[e] X-ray therapy	–[g]	–	–	–
10000 kV[e] X-ray therapy	–[g]	–	–	–
^{137}Cs teletherapy	–[g]	0.0028	0.5	400
^{60}Co teletkerapy	–[g]	00009	0.5	400

[a] I is the maximum ratedcontinuous tube current in milliamperes at the tube potential listed.

[b] a is te ratio of scattered to incident exposure at 1 meter(see Table B-2).

[c] dsca is the distance in meters from the radiation source to the scatterer.

[d] F is the field area a the scatterer in cm^2.

[e] Peak pulsating X-ray tube potential.

[f] Based on 36×43 cm(14×17 inch) field at 1 meter

[g] Source housing leakage 0.1 percent of useful beam exposure rate.

$$P = B_{sx} \cdot X_s = B_{sx} \cdot \frac{I\overline{X_n}}{(d_{\sec})^2} \cdot \frac{a}{(d_{sca})^2} \cdot \frac{F \cdot t}{400} \quad \cdots\cdots (2-61)$$

이 된다. 여기서 It = W, 산란선에 대하여 U = 1이므로

식 (2-61)에서

$$B_{sx} \cdot \overline{X_n} = \frac{P}{aWT} \cdot (d_{\sec})^2 (d_{sca})^2 \cdot \frac{400}{F} \quad \cdots\cdots (2-62)$$

이 된다.

X선발생장치의 최고인가관전압이 500kV 이하인 장치에서는 산란선의 에너지가 변하지 않는다고 가정하였으므로

$$K_{ux} = B_{sx} \cdot \overline{X_n} = \frac{P}{aWT} \cdot (d_{\sec})^2 (d_{sca})^2 \cdot \frac{400}{F} \quad \cdots\cdots (2-63)$$

와 같이 되고 이 값을 그림 2-15~21에서 찾아보면 산란선에 대한 필요한 차폐체의 두께를 구할 수 있을 것이다. X선발생장치의 최고인가관전압이 500~3000 kVp인 장치에서의 산란선의 에너지는 500 kV에서 나오는 이용선의 에너지와 같다고 가정하였다. 그러나 $\overline{X}_n$값은 최고인가관전압이 높아지면 커질 것이다. 즉, 최고인가관전압에 대한 보정인자를 고려하여야 한다. 표 2-13에 보정인자값이 나타나 있다. 그러므로 식 2-63에서

$$K_{ux} = B_{sx} \cdot \overline{X_n} = \frac{P}{faWT} \cdot (d_{\sec})^2 (d_{sca})^2 \cdot \frac{400}{F} \quad \cdots\cdots (2-64)$$

와 같이 나타낼 수 있을 것이다. 여기서 f는 최고인가관전압에 따른 보정인자값이다.

이 값을 500 kV X선발생장치의 감약곡선에서 찾아보면 산란선에 의한 필요한 차폐두께를

표 2-13. 최고 인가전압에 따른 보정인자

관전압(kVp)	보정인자(f)
500 or less	1
1,000	20
2,000	120
3,000	300

구할 수 있을 것이다.

X선발생장치의 최고인가관전압이 4 MeV 이상인 장치에서의 산란선에 대한 차폐두께는 식 (2-60)에서 $\overline{X_n}\,t = WT,\ U = 1$ 이므로

$$B_{sx} = \frac{P}{aWT} \cdot (d_{\sec})^2 (d_{sca})^2 \cdot \frac{400}{F} \quad \cdots\cdots (2-65)$$

이 된다. 여기서 구한 B_{sx}값을 그림 2-15~21에서 찾아보면 산란선에 대한 필요한 차폐두께를 구할 수 있다.

의료용으로 사용되는 감마선원으로부터 산란되는 방사선에 대한 차폐두께도 위에서 설명한 바와 마찬가지로 구할 수 있을 것이다. 즉,

$$B_{XR} = \frac{P}{aWT} \cdot (d_{\sec})^2 (d_{sca})^2 \cdot \frac{400}{F} \quad \cdots\cdots (2-66)$$

이다. 그리고 그림 2-15~21에서 필요한 산란선에 의한 차폐두께를 구할 수 있다.

방사선선원으로부터 방사선이 누설되는 누설선(leakage radiation)의 차폐를 위한 차폐체의 두께는 tenth value layer(TVL, $\frac{1}{10}$ 가층)으로 산출할 수 있다. 이때 산출하기 위한 식은 다음과 같다.

$$N_{TVT} = \log 10 \frac{W_L T}{d^2 p} \quad \cdots\cdots (2-67)$$

위 식에서

N_{TVT} : Tenth value thickness

T : 점유인자

d : 선원에서 방어벽까지의 거리

W_L : 주당최대누설선량률

이 공식에서 N_{TVT}를 구하여 표 2-12이나 2-13에서 찾아 방어설계 후 시공을 한다. 그러나 실제 사용이 간편한 방법은 표 2-9에서 산란선과 같이 표시한 표를 사용하는 것이 간편하다고 ICRP는 권고하여 주고 있다. 누설선을 차폐하는 또 다른 응용방법은 X선발생장치의 제작기준이 일반적으로 치료용으로서 500 keV 이상인 장치는 타게트로부터 1 m 거리에서 이용선

표 2-14. Approximate half-value-thickness and tenth-value-thickness for heavily attenuated broad beams of X-rays.

X-ray source	Half-value-thickness, cm		Tenth-value-thickness, cm	
	Lead	Concrete	Lead	Concrete
50 kV	0.005	0.4	0.018	1.3
70	-	1.0	-	3.6
75	0.015	-	0.050	-
100	0.025	1.6	0.084	5.5
125	-	1.9	-	6.4
150	0.029	2.2	0.096	7.0
200	0.042	2.6	0.14	8.6
250	0.086	2.8	0.29	9.0
300	0.17	3.0	0.57	10.0
400	0.25	3.0	0.82	10.0
0.5 MV	0.31	3.6	1.03	11.9
1	0.76	4.6	2.52	15.0
2	1.15	6.1	3.90	20.1
3	-	6.9	-	22.6
4	1.48	8.4	4.9	27.4
6	1.54	10.2	5.1	33.8
10	1.69	11.7	5.6	38.6
20	1.63	13.7	5.4	45.7
30	1.57	13.7	5.2	45.7
38	-	13.7	-	45.7

에 대한 조사선량률의 0.1% 이하이어야 하고, 치료용으로서 500 keV 이하의 장치는 같은 조건에서 1 R/h 이하여야 한다고 되어 있으므로 이 두 경우를 분리하여 생각하여야 한다.

- 500 kVp 이상으로 가동되고 관전류계가 없는 치료용 방사선 발생장치

그림 2-14의 E지점에서의 주당 누설선량을 X_L, 주당가동시간을 t라 하면

표 2-15. Approximate half-value-thickness and tenth-value-thickess for heavily attenuated broad beams of gamma rays

Nuclide	Uranium, cm		Lead, cm		Steel, cm		Concrete, cm	
	HVT	TVT	HVT	TVT	HVT	TVT	HVT	TVT
^{24}Na	0.9	3.0	1.7	5.6	–	–	–	–
^{60}Co	0.7	2.2	1.2	4.0	2.0	6.7	6.1	20.3
^{124}Sb	–	–	1.4	4.5	–	–	7.0	23.0
^{131}I	–	–	0.7	2.4	–	–	4.6	15.3
^{137}Cs	0.3	1.1	0.7	2.2	1.5	5.0	4.9	16.3
^{182}Ta	–	–	1.2	4.0	–	–	–	–
^{192}Ir	0.4	1.2	0.6	1.9	1.3	4.3	4.1	13.5
^{198}Au	–	–	1.1	3.6	–	–	4.1	`13.5
^{226}Ra	–	–	1.3	4.4	2.1	7.1	7.0	23.3

$$X_L = \log 10 \frac{0.001\overline{X_u}}{(d_{\sec})^2} \quad \cdots\cdots (2\text{-}68)$$

와 같이 된다. 식 (2-68)에서 $\overline{X}_u t$는 동작부하가 W(R/W at 1 m)이고, 또 여기에 사용인자 및 점유인자를 고려하면

$$X_L = \log 10 \frac{0.001\,WUT}{(d_{\sec})^2} \quad \cdots\cdots (2\text{-}69)$$

이 된다. 투과계수(transmission factor)가 B_{LX}인 차폐체를 사용하여 X_L 값을 P 이하로 줄인다면

$$P = (B_{LX} X_L) \frac{B_{LX}(0.001\,WUT)}{(d_{\sec})^2} \quad \cdots\cdots (2\text{-}70)$$

이 된다. 누설선량의 경우 가동률 U=1이라고 생각하므로

$$B_{LX}(X_{LR}) = \frac{1{,}000P(d_{\sec})^2}{WT} \quad \cdots\cdots (2\text{-}71)$$

와 같이 된다. 식 (2−71)에서 얻은 B_{LX} 값을 그림 2−15~21에 있는 그림표에서 누설선량에 대한 차폐 두께를 구할 수 있다.

- 500 kVp 이상으로 가동되고 관전류계가 있는 치료용 방사선 발생장치

관전류계가 있는 장치에서의 동작부하 W는 mA−min/W의 단위로 나타난다. 그러므로 $\overline{X_u} = \overline{X_n}I$ 가 된다. 식 (2−68)에서

$$X_L = \frac{0.001\overline{X_n}}{(d_{\sec})^2} \quad \cdots\cdots (2-72)$$

가 되고, It=W, U=1이므로 식 (2−72)은

$$X_L = \frac{0.001\overline{X_n}\,WT}{(d_{\sec})^2} \quad \cdots\cdots (2-73)$$

가 된다. 식 (2−73)에서 X_L 값을 투과계수가 BLX인 차폐체를 사용하여 P까지 감약시킨다면

$$P = B_{LX}X_L = \frac{B_{LX}(0.001\overline{X_n}\,WT)}{(d_{\sec})^2} \quad \cdots\cdots (2-74)$$

이 되고 이를 정리하면

$$B_{LX} = \frac{1000P(d_{\sec})^2}{\overline{X_n}\,WT} \quad \cdots\cdots (2-75)$$

이 된다. 앞에서와 마찬가지로 B_{LX}값을 그림 2−15~21에서 필요한 차폐두께를 구할 수 있을 것이다.

- 500 kVp 이하로 가동되는 치료용 방사선 발생장치

선원으로부터 1 m 거리에서의 누선선량률이 1 R/h 이하이므로

$$X_L = \frac{1}{(d_{\sec})^2} \cdot \frac{t}{60} \quad \cdots\cdots (2-76)$$

이고, W = It이므로

$$X_L = \frac{1}{(d_{\text{sec}})^2} \cdot \frac{W}{60I} \quad \cdots\cdots (2\text{–}77)$$

이며,

$$\frac{P}{T} = (B_{LX} X_L) = \frac{B_{LX}}{(d_{\text{sec}})^2} \cdot \frac{W}{60I} \quad \cdots\cdots (2\text{–}78)$$

이다. 그러므로

$$B_{LX} = \frac{P(d_{\text{sec}})^2 60I}{WT} \quad \cdots\cdots (2\text{–}79)$$

이 된다.

만약 진단용 X선발생장치라면 X선관의 제작조건인 0.1 R/h를 적용하면

$$B_{LX} = \frac{P(d_{\text{sec}})^2 (600I)}{WT} \quad \cdots\cdots (2\text{–}80)$$

이 될 것이다.

앞에서 우리는 누설선과 산란선에 대한 차폐에 대하여 공부하였다. 그러나 그림 2–14의 E 지점에서는 누설선과 산란선이 동시에 도달하게 되므로 E지점에서의 차폐는 이들 두 가지 방사선을 같이 고려하여야 한다. 일반적으로 사용되고 있는 방법은 다음과 같다.

- 누설선에 대한 차폐두께와 산란선에 대한 차폐두께의 차이가 $\frac{1}{10}$가층보다 작을 경우에는 큰 쪽의 차폐두께에 반가층을 추가한다.
- 누설선과 산란선에 대한 차폐두께의 차이가 $\frac{1}{10}$가층과 같거나 클 때는 큰 쪽의 차폐두께면 만족된다.

이와 포하고 있기 때문이다.

4) 중성자선의 차폐

일반적으로 빠른 중성자를 감속시키려면 우선 납이나 철과 같이 원자번호가 높은 원소와의 비탄성충돌에 의한다. 다른 한편으로는 0.5 MeV 정도의 에너지로 된 중성자는 가벼운 원소와의 탄성산란에 의해 감속되어 느린 중성자가 된다. 이 느린 중성자는 대부분의 원소에 포획

(捕獲)된다. 그래서 원자번호가 높은 원소와의 비탄성산란으로 방출되는 고 에너지 γ선 및 포획될 때 방출되는 포획 γ선의 차폐도 함께 생각하여야 한다. 또 중성자선은 γ선만큼 미로에 의한 차폐효과는 기대할 수 없다는 것도 주의하여야 한다.

실험실 내에서 소규모 중성자선을 취급할 경우에는 차폐재로서 concrete block, paraffin block(5×10×20 cm), 물 등이 사용되므로 이들 물질에 관한 중성자선의 감약곡선을 그림 2-22 및 2-23에 나타낸다.

조금 더 구체적으로 중성자선을 차폐키 위한 방법을 설명하고자 한다.

중성자가 매질 내에서 감속되고 흡수되는 과정은 대단히 복잡하여 수송방정식(transport equation)이나 확산방정식(diffusion equation)을 풀어 비교적 정확한 해를 구할 수 있으나 여기서는 간단한 근사식을 소개하겠다. 공간의 점선원에서 방출되는 속중성자에 의한 선량률(D_0)는

$$D_0 = K \cdot \frac{S}{4\pi r^2} \ [rem/h] \quad \cdots\cdots (2\text{-}81)$$

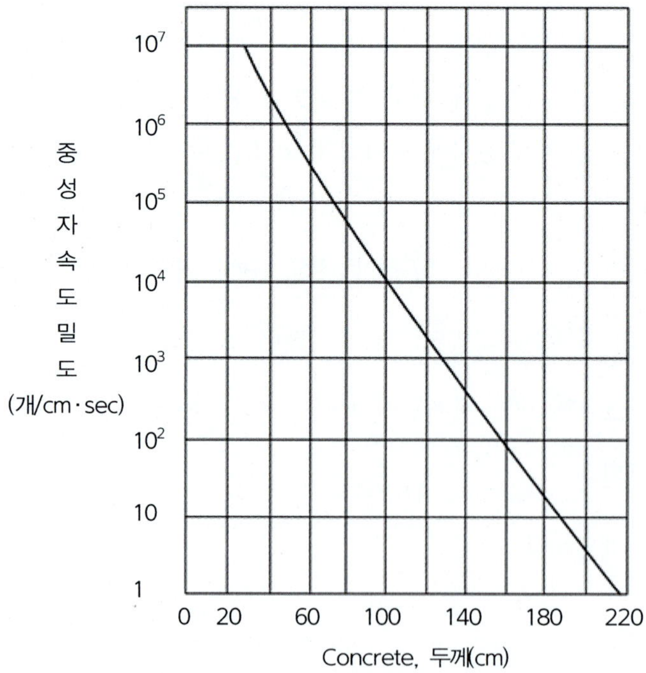

그림 2-22. Concrete 안에 있어서의 빠른 중성자의 감약

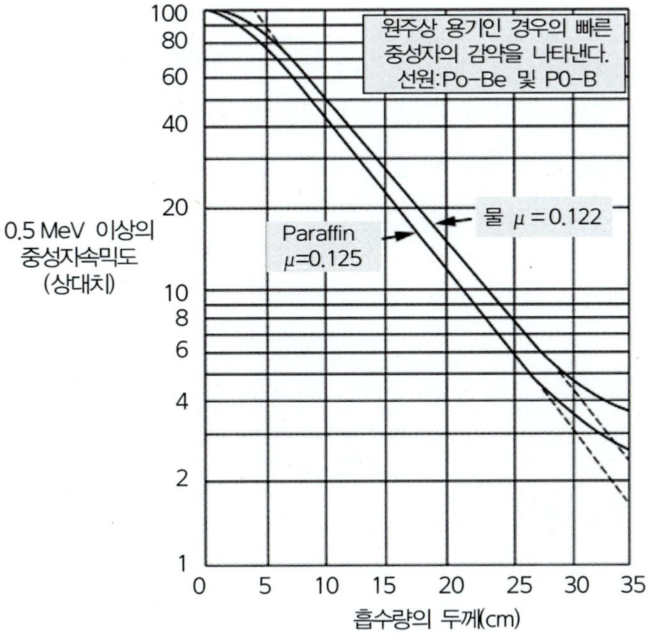

그림 2-23. 물 및 paraffin 속에서의 빠른 중성장의 감약

표 2-16. Neutron flux-to-dose-rate conversion factors and mean quality factors(QF)

Neutron Energy(MeV)	QF*	(Rem/h)(Neut/cm²-S)
2. 5-0 8+	2	3.67-06
1.0-07	2	3.67-06
1.0-06	2	4.46-06
1.0-05	2	4.54-06
1.0-04	2	4.18-06
1.0-03	2	3.76-06
1.0-02	2.5	3.56-06
1.0-01	7.5	2.17-05
5.0-01	11	9.26-05
1.0	11	1.32-04
2.5	9	1.25-04
5.0	8	1.56-04
7.0	7	1.47-04
10.0	6.5	1.47-04
14.0	7.5	2.08-04
20.0	8	2.27-04

* Maximum value of QF in a 30-cm phantom.
+ Read as 2.5×10^{-8}.

와 같이 나타낼 수 있다. 여기서 K는 선속-선량률환산인자로서 표 2-16 및 그림 2-24에 표시되어 있으며, S는 점선원으로부터 초당 방출되는 중성자수이고, r은 선원으로부터의 거리(cm)이다. 차폐체가 있는 경우의 개략적인 선량률 계산은 제거단면적(removal cross section)이 흔히 사용된다. 중성자에 대한 제거단면적은 감마선의 경우 감약계수와 비슷한 의미를 갖는다. 차폐체 후방에서의 선량률(D_1)은

$$D_1 = D_0 E^{-\sum Rt} \quad \cdots\cdots (2-82)$$

과 같이 될 것이다. 여기서 ΣR은 거시적인 제거단면적(macroscopic removal cross section cm^{-1})이고 t는 차폐체의 두께(nm)이다. 그리고 중성자에 대한 반가층을 이용하여 필요한 차폐체의 두께를 계산하는 방법은

$$\frac{D_2}{D_0} = \left(\frac{1}{2}\right)^n \quad \cdots\cdots (2-83)$$

$$T = n \times 반가층(HVL) \quad \cdots\cdots (2-84)$$

이 된다. 여기서 D_2는 차폐체 후방에서의 목표선량이고 T는 구하고자 하는 차폐체의 두께가 될 것이다. Po-Be 중성자선원에 대한 몇 개의 물질에서의 반가층이 표 2-17에 나타나 있다.

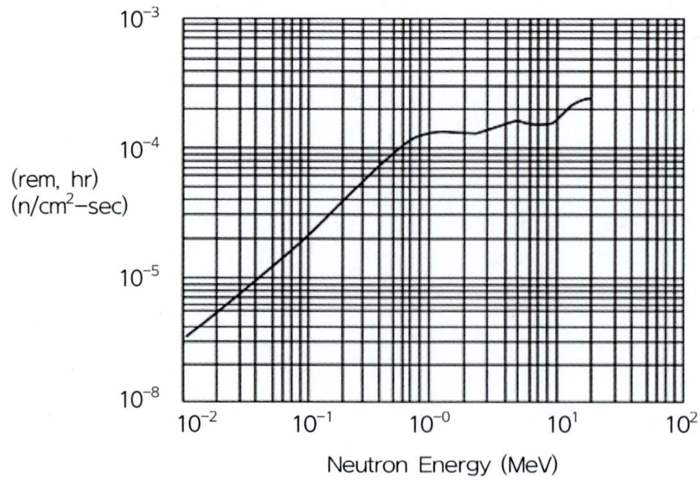

그림 2-24. Neutron flux to dose rate factors.

표 2-17. Po – Be 중성자 선원에 대한 반가층

물질	반가층(cm)
파라핀	6.6
물	5.4
놋쇠	4.9
강철	4.9
납	6.8
알미늄	7.8

한편 중성자는 다른 매질을 방사화시키는 능력을 가지고 있으므로 중성자 차폐시에는 이 효과를 고려하여야 한다. 효과적인 중성자 차폐를 위해서는 선원주위에 중성자 감속능력이 큰 물질 즉, 원자번호가 낮은 물질을 배치하고 그 주위에 중성자의 방사화 작용에 의하여 생성되는 2차 감마선을 차폐하기 위한 차폐체를 배열하는 것이 좋다.

중성자 차폐계산을 하는 또 다른 근사식을 소개하겠다. 점선원에서 방출되는 속중성자에 의한 선량률은 근사적으로

$$D_u = \frac{0.13S}{4\pi r^2} \ [mrem/h] \quad \cdots\cdots (2\text{-}85)$$

이다. 여기서 S는 초당 중성자 방출률이며 r은 점선원으로부터의 거리(cm)이고 D_u는 차폐체가 없을 때의 선량률이다. 차폐가 있을 때에는 차폐체의 감약효과 f는 근사적으로 구하는 실험식들이 있는데 표 2-18에서 보는 것과 같다. 또한 수소화합물에 대해서는 물에 대한 수소의 함량비를 차폐두께 t에 곱하여 물에 대한 f의 실험식을 이용할 수가 있다. 표 2-19에 몇몇 물질의 물에 대한 수소함량비를 나타내었다. 이 방법으로 감약효과 f를 구하면 차폐체 후방에서의 선량률 D_s는

$$D_s = fD_u \quad \cdots\cdots (2\text{-}86)$$

으로 계산된다.

표 2-18. 중성자의 감약효과를 구하는 실험식

재료	f
물(H_2O)	$0.892\,e^{-0.129t} + 0.108\,e^{-0.091t}$
콘크리트	$e^{-0.0831t}$
철	$e^{-0.063t}$
납	$e^{-0.042t}$

* t는 차폐체의 두께

표 2-19. 수소화합물의 물에 대한 수소함량비

재료	함량비
파라핀	1.216
portland 시멘트	0.209
Polyethylene	1.239
P·V·C	0.612
Hard wood	0.388

2.3 방사성오염 및 제염

1) 오염제거

방사성물질을 취급하는 실험에서 사용하는 실험기구류의 오염은 물론, 실험대, hood대, 마루면 위의 오염 등도 절대로 피할 수 없다. 실험 도중 오염을 일으켰을 때, 일으켰을지도 모른다고 생각했을 때, 그리고 실험을 끝냈을 때는 곧 오염검사를 하여야 한다. 오염이 체내피폭의 원인이 될 가능성은 매우 크다. 한편, 오염은 실험의 정밀도에 영향을 미친다는 것을 잊어서는 안된다.

오염제거 효과는 많은 요인이 얽혀 있으므로 획일적인 오염제거법은 존재하지 않는다.

그래서 오염제거 효과에 기여하는 주요한 요인은 오염물의 재질과 그 표면의 상태이다.

한편, 오염제거 이전 또는 실험 개시 전의 대책으로 오염제거 효과에 크게 기여하는 오염방어에 대해 끊임없이 노력하여야 한다. 구체적으로 예를 들면 미리 실험대면 등에 칠해 두면 그것을 벗겨냄으로써 용이하게 오염제거를 할 수 있다. 또 마루면에 wax처리를 해두면 비누로 씻음으로써 wax는 유화되어 오염제거를 할 수 있다.

(1) 오염제거실시에 있어서의 주의

① 오염물의 재질 및 그 표면상태

일반적으로 실험실 내의 표면은 평활한 것이 원칙이므로 오염제거는 용이하게 끝낼 수 있다. 오염물의 재질이 다르면 이들의 오염제거 효과는 당연히 달라진다. 그러나 동질의 것이라 하더라도 그 표면상태의 차이에 의해 오염제거 효과는 달라진다. 예를 들면 과거에 오염제거를 한 일이 있는 면은 차차로 거칠어진다.

오염물 자체의 형상에 따라 그 오염제거의 수단도 달라진다. 예를 들면 복잡한 구조를 갖는 장치가 오염되었을 때, 그 장치를 분해하여 어떤 부품에 대해 오염제거가 전혀 불가능하면 그 부품을 교환하는 경우도 발생한다.

② 오염핵종과 그 형태

오염핵종의 종류에 따라 사용하는 제거제의 종류가 한정된다. 예를 들면, ^{14}C나 ^{131}I는 산성의 제염액에서는 gas화할 가능성이 있으므로 그 사용을 피해야 한다. 또 오염이 가용성인가 불용성인가에 따라서도 오염 제거의 방법이 달라진다.

③ 조기제염

오염이 발생하면 되도록 빨리 오염을 제거하는 것이 원칙인데 오염 직후이면 일반적으로 물에 의한 세정으로 용이하게 제거할 수 있는 경우가 많다. 오염이 되고 난 후의 경과시간이 커짐에 따라 오염제거는 점점 어려워진다. 이것은 오염이 기구 표면의 미세한 틈이나 흠으로 들어가거나 또는 표면의 재질과 화학반응을 하기 때문이다. 이와 같은 오염물에는 활성도가 큰 제염제를 사용하게 된다. 일반적으로 수용액으로 오염된 물건은 건조상태로 방치하지 말고 물속에 담가 일시 보관해 두면 오염제거를 용이하게 할 수 있다.

④ 오염의 국소한정

다량의 제염제를 사용하거나 또는 오염된 곳을 확실히 알지 못하고 불필요한 부분까지 제염처리를 하면 오염의 면적이 지나치게 넓어진다. 예를 들면 피부면이나 마루면이 오염되었을 때 우선 필터 또는 헝겊조각으로 닦아낸 후 제염제를 쓰도록 한다. 오염물질이 공기 중에 비산하지 않게 되도록 습식의 제염법을 실시한다.

⑤ 표면오염의 한도

실험기구류, 계측기 등은 완전히 오염제거가 이루어져야 하는데, 법에서는 최대허용표면농도(표 2-20)를 규정하여, 작업실 또는 오염검사실 내의 사람이 닿는 물건의 표면의 방사성동위원소의 농도는 오염제거 또는 폐기에 의해 이 허용표면농도를 초과하지 않도록 하고 있다.

표 2-20. 허용표면농도

구분	농도
α선을 방출하는 방사성동위원소	4 kBg/m^2
α선을 방출하지 않는 방사성동위원소	40 kBg/m^2

또 이 한도의 1/10을 초과하는 오염물은 함부로 관리구역에서 가지고 나가지 못하도록 규정하고 있다.

(2) 오염제거법의 실제

다음의 오염제거법 중에서 신체에 대해서는 필요하면 곧 의사의 협조를 받도록 한다.

① 피부

항상 손톱은 짧게 깎고, 주름, 모발, 손톱 사이, 손가락의 마디 사이, 손의 줄음 등의 부위는 제염하기 어려우므로 nail brush나 hand brush(plastic으로 만든 것이 아니고 동물의 털로 만듬)로 특히 주의하여 씻는다. 얼굴의 제염에 있어서는 눈과 입술에 오염수가 들어가지 않도록 주의한다.

- 경도(經度)의 오염일 때에는 alkali 비누를 쓰지 말고 분말상 중성세제(soapless soap나 alkylbenzene sulfon산 natrium)를 뿌리고 미지근한 물로 적신 다음, nail brush등으로 가볍게 문지르면서 흐르는 물중에서 씻어낸다. 오염도가 약간 높은 경우에는 산화 titan paste(anatase형 산화 titan 100 g을 0.1 N의 HCl 60 ml로 paste화)를 충분히 발라 2~3분 동안 방치한 후 습포로 문질러 내어 충분히 수세한다.
- 오염이 많이 되었을 경우 분말상 중성세제와 kerato 형성제(1 : 2)의 혼합물을 뿌려 미지근한 물로 적셔 nail brush 등으로 문지르면서 수세한다. Kerato 형성제로서는 Na-EDTA, 구연산, 구연산나트륨, 주석산나트륨, 인산나트륨이 좋다.

오염도가 더 높을 경우 $KMnO_4$의 포화용액과 0.1 NH_2SO_4용액(1 : 1)의 혼합액을 뿌려서 nail brush 등으로 가볍게 문지르면서 수세한다. 이것을 세 번 되풀이하고, 이어서 10% $NaHSO_3$로 색을 제거한다. 양 액의 혼합 및 $NaHSO_3$의 용해는 사용 직전에 한다.

이것은 피부에 대한 작용이 강하므로 모발에는 쓰지 않는다.

유기용매는 피부에서 침투하는 일이 있으므로 제염제로 사용하지 않는다. 오염제거 후피부가 거칠어졌을 때는 hand cream 등을 잘 문질러 발라둔다.

② 점막 또는 상처

- 눈, 코, 입술 등이 오염되었을 때는 즉시 다량의 온수로 씻어낸다.
- 상처의 오염시에는 곧(15초 내) 다량의 온수로 씻어낸다. 이때, 출혈이 많지 않으면 상처 주변을 압박하여 출혈을 촉진시켜 오염제거를 빨리 한다. 필요하면 부드러운 nail brush로 상처를 긁어내도록 한다.

상처에 먼지나 grease 등이 묻어 있을 때는 빨리 액체세제(비 ion활성제 0.5% 용액)를 충분히 gauze에 스며들게 하여 상처를 가볍게 문지르면서 따뜻한 흐르는 물에 씻어낸다. 상처가 매우 위험한 핵종으로 오염되었을 때는 15초 이내에 정맥을 눌러 지혈시키고 다량의 온수로 충분히 씻어 삼각포로 상처를 묶는다.

③ 연하 또는 흡입한 경우

오염물을 삼켰을 때는 손가락을 목구멍까지 넣어 위 속의 것을 토해 내도록 하고 식염수나 물을 마신다. 강하게 들이마셨을 때에는 몇 번이고 기침하듯 토해내고 물로 양치질하는 조작을 되풀이한다.

④ 섬유류, 기구, 마루 등의 오염제거

오염제거의 방법은 원칙적으로 각 경우에 따라 적절한 방법을 선택하여 실시하는 것이 좋다. 그러나 일반적으로 그렇게 정밀성을 요하지 않을 때에는 다음과 같은 순서로 간단히 처리하면 거의 목적을 달성할 수 있다.

- 물 또는 중성세제로 세정한다.
- kerato제 단독 또는 kerato제와 중성세제의 혼합액을 사용하여 세정한다.
- 희광산(稀鑛酸)으로 세정한다.

이들의 실시에 있어 다음에 말하는 것은 개개의 오염물에 대한 바르고 면밀한 오염제거법을 미리 이해해 두면 그 효과를 발휘시킬 수 있다.

각종 오염물에 대응하는 기본적인, 특히 화학적인 오염제거법을 정리하여 표 2-21에 나타내었다. 이것을 일상작업에서의 오염제거의 기준으로 하였다. 이들 방법에 더하여 초음파제염법, 전해법, sand blast법 등의 물리적인 오염제거법을 병용하면 오염제거효과는 더욱 커진다.

표 2-21. 기기, 물건 및 마루 등의 오염제거법

재료		제염제 및 용법
섬유류		a) 방사성용액에 의한 오염 중성세제(1%)+kerato형성제(0.1 mol/ℓ)를 액온 30~40 ℃로 15분간 2회 되풀이한다. 매회 새로운 액을 쓴다. 미지근한 물로 10분간 2~3회 씻어낸다. kerato형성제 : EDTA(pH 10), hexamethane산 natrium(pH 3), 구연산(명주, nylon류에 적합) pH의 조정제 : 염산, 수산, 탄산나트륨(무명, rayon에 적합). b) 방사성불용성물(고체분체)에 의한 오염 1% 중성세제를 액온 40 ℃로 약 20분 간 교반, 그 사이에 포말을 세탁기 위에서 넘쳐 흐르게 한다.
금속	Aluminium	1) 물 또는 희석중성세제로 씻는다. 건조시키지 않고 2)로 옮긴다. 2) 10% 구연산으로 표면을 적셔서 brush로 무질로 수세. 3) 10% 질산으로 닦아낸다(침식). 4) 5% NaOH+1% 주석나트륨+1.5% H_2O_2로 처리하여 충분히 수세한다.
금속	황동, 동	1) Acetone 또는 alcohol을 헝겊에 묻혀 닦아낸다. 2) Emery지로 가볍게 문지른다. 적실 수 있으면 5% 구연산암모늄으로 brushing한 후 수세한다. 황동 닦이를 써도 좋다. 3) 2)를 되풀이한다. 4) 2.5% 구연산나트륨 +0.2% 중성세제로 처리(pH 7)하여 충분히 수세한다.
금속	철	1) 물 또는 희석중성세제로 씻는다. 2) 10% 구연산+5% 중성세제로 무지른 후 수세한다. 3) 6 N 질산으로 오염제거할 수 없는 곳을 부분적으로 문질러 곧 수세한다.
금속	Stainless steel	1) 물 또는 희석중성세제로 씻는다. 2) 30% 질산으로 문질러서 수세한다. 3) 10% 수산으로 약 15분 적셔서 수세한다. 4) 6~12 N HCl로 빨리 처리, 충분히 수세한다.
금속	납	1) 물 또는 중성세제로 씻는다. 2) 1 M 질산 중에서 20분간 씻는다. 3) 1 M 구연산 중에서 20분간 끓인다.
Monell 금속		1) 물 또는 중성세제로 씻는다. 2) 0.3 m 구연산+0.5 m 염산+0.1% 중성세제를 서서 brush로 무질러 수세한다. 3) 2)를 되풀이한다.
유리		a) 큰 것 1) 물 또는 희석중성세제로 씻는다. 2) 4% Na-EDTA 또는 0.1 M hexamethalin산소오다로 brushing 한다. 3) 2% 불화수소암모늄에 30분 침적해서 수세한다. 4) 크롬산 혼합액 처리를 한다.

재료	제염제 및 용법
자기	1) 물 또는 희석중성세제로 씻는다. 2) 탄산암모늄의 포화용액 중에서 20분간 끓인 후 수세한다. 3) 5% 불화수소암모늄에 30분간 침적한 후 수세한다.
Paint 도장면	1) 물 또는 희석중성세제로 씻는다. 2) Na-EDTA+2% 중성세제를 뿌린 후 물로 적셔 문질러서 수세한다. 3) 5% 구연사암모늄에 담가 brush로 문지른다. 4) 오염제거 후의 오염이 없을 때 paint의 겉칠, 오염이 클 때 pain를 벗겨낸다.
Plastic	a) acryl수지 유리에 사용한 것과 방법이 같다. 단, 농질산은 표면을 매우 상하게 한다. b) acryl 수지 이외의 수지 유리 및 stainless steel에 대한 방법
고무	1) 물 또는 희석중성세제로 씻는다. 2) 5% Na-EDTA+1% 중성세제로 문질러서 수세한다. 3) 1% 구연산소오다+5% 수산화소오다로 문질러서 수세한다.
Linoleum, 기타의 상재	1) paint에 대한 방법 2) 유기용매의 사용은 좋지 않으나 부득이할 때 CCl_4, kerosene 등을 헝겊에 묻혀 닦아낸다.
Tile	1) 미리 그 면을 paint 도장해 둔다. 2) 산화 titan+Na-EDTA의 paste로 문질러서 닦아 버린다. 3) 액체제염제는 바람직하지 않으나 부득이할 때 0.3% 구연산암모늄, 4% Na-EDTA, 10% Na_3PO_4 등을 쓴다. 4) 될 수 있으면 tile을 벗겨서 갈아댄다.
Concrete 벽돌	1) 산화 titan+Na-EDTA를 살포, 물로 적신 헝겊으로 닦아낸다. 2) 30% HCl을 적신 후 문질러서 수세(환기를 좋게)한다. 3) 강처로 만든 물로 벗기든가 paint로 칠하여 메꾼다.
목재	표면으로부터 약 1 cm 정도 깍아낸다.

2.4 방사선사고 및 대책

1) 방사선사고의 종류

(1) 방사선사고

방사성물질을 보유하고 있는 시설의 화재, 방사성물질의 도난·분실, 조사장치의 고장 등에 의한 피폭, 방사성물질에 의한 인체·시설의 오염, 그리고 부주의에 의한 피폭 등을 포함하여 이러한 것들을 일반적으로 방사선사고(radiatin accidnet)라고 하며 방사선 작업과정에서의 이상상태로써 방사선장해 발생 또는 발생할 우려가 있는 경우도 방사선사고라 한다.

국제원자력기구(IAEA)는 방사선사고를 생명, 건강 및 재산에 직접 또는 간접적으로 피해를 초래하는 것과 같이 방사선원의 제어실패에 의한 이상사태로 정의하고 있다.

평상시 완전한 방사선관리 하에서는 방사선사고가 발생하지 않으나 수많은 사업소의 사고발생을 모두 없앤다는 것도 역시 불가능하다는 것이 현실이다. 그래서 관계자는 사고가 일어날 수 있는 원인을 제거하도록 관리체제의 검토, 기기의 개량, 완전취급을 위한 연구 등에 항상 노력을 기울이는 동시에 만일 사고가 발생했을 때는 인체의 안전유지는 물론 그 피해를 최소한으로 줄이도록 대책을 세워야 한다.

또한 원자력안전법규 등에서는 방사성동위원소에 관해 절취, 소재불명 등 소유자가 소유권을 상실한 상태를 사고라고 하며 이 경우 신고 또는 서류 제출을 의무화시키고 있다.

한편, 방사선발생장치 또는 방사성동위원소에 관하여 지진, 화재, 기타의 재해가 일어남으로써 방사선장해가 발생하거나 또는 발생할 우려가 있을 경우도 응급조치, 통보, 서류 제출 등의 행위를 의무화시키고 있다.

(2) 방사선사고의 분류

방사선사고의 분류는 다양한 기준을 적용할 수 있다. 사고와 관련된 방사성물질이나 선원의 종류에 의한 분류, 사고의 원인에 의한 분류, 발생장소나 시기에 따른 분류, 사고 영향이나 규모에 따른 분류 등으로 구분할 수 있는데 그만큼 방사선관련 사고는 다양하고 복잡한 형태와 양상을 띤다.

① 방사선원의 종류에 의한 분류

사고와 관련된 방사성물질이나 선원에 의한 분류는 방사성물질 등의 구분에 따라 나뉘어질 수 있는데 법에서 규정하고 있는 방사성물질은 핵물질(핵연료물질, 핵원료물질), 방사성동위원소, 방사선발생장치, 방사성폐기물 등으로 구분하는데 이 중 방사성동위원소, 방사선발생장치 및 방사성폐기물에 관하여 생각해 볼 수 있다.

방사성동위원소에 의한 사고는 주로 산업용, 의료용, 교육·연구용으로 많이 사용되는 정제되고 분리된 방사성동위원소에 의한 사고가 있을 수 있는데 도난이나 분실, 화재, 오염의 누설이나 확산, 과피폭, 테러, 운반중의 사고 등으로 나타낼 수 있다. 특히 비파괴 검사를 위한 이동사용을 목적으로 하는 방사성동위원소의 사용과 취급에 방사성동위원소 사고가 많이 나타나고 있다.

방사선발생장치에 의한 사고 또한 방사성동위원소와 마찬가지로 산업 및 의료, 교육·연구분야에서 그 사례를 찾아볼 수 있지만 전원이 상실되면 더 이상 방사선이 발생되지 않는다는 점이 방사성동위원소에 의한 사고와 큰 차이를 보인다.

방사성폐기물에 의한 사고는 주로 운반 중 사고나 화재, 오염의 누설이나 확산 등으로 나타나는 것이 특징이다. 하지만 고준위의 재처리시설이나 사용후 연료와 같은 방사성폐기물은 임계사고나 과피폭, 테러와 같은 사고가 나타날 수 있다.

② 사고의 원인에 의한 분류

사고의 원인에 의한 분류는 사람의 실수나 착오, 절차위반, 안전의식 결여, 교육훈련 부족, 취급절차 미준수, 취급방법의 결핍, 감독자의 판단이나 결정의 실수, 직원의 명령 및 지시 불복종, 직원의 일시적 능력이나 집중 저하, 정신적, 신체적 능력의 저하 및 결핍, 테러나 사보타지등 인문·사회적인 요인에 따른 사고가 있다.

시설이나 장치의 설계미흡과 결함, 계통이나 장치의 오작동, 기능상의 미흡 등 시설이나 장치의 기계적 오류, 부적합한 기구 또는 장치의 사용 등 물리적 요인에 따른 사고가 있다.

또한, 천재지변 등 자연현상으로 불가피하게 발생하는 자연·환경적 요인에 따른 사고가 있다.

③ 발생장소와 시기에 의한 분류

발생장소에 따른 분류는 방사성물질이나 방사선발생장치를 사용할 수 있도록 허가된 방사선관리구역 내에서 발생하는 사고와 방사선관리구역 밖이나 사업소의 범위를 초과하는 지역 혹은 장소에서 발생하는 사고로 분류할 수 있다. 시기에 의한 분류는 주·야간, 근무일과 (공)휴일 등 다양한 시점을 기준으로 분류가 가능하다.

④ 사고 영향이나 규모에 따른 분류

사고의 영향이나 규모는 주로 인명피해의 여부와 그 규모, 오염지역의 범위, 피폭의 형태 등으로 구분할 수 있다. 방사선사고로 직, 간접적인 인명피해가 발생하였거나 장래에 인명피해나 건강상의 악영향이 예상되는 사고로부터 인명피해는 없지만 환경상의 오염으로 인해 경제적, 환경적 피해가 발생하거나 사회혼란이나 공황 등으로 인해 막대한 경제적 비용을 지불해야하는 사고, 특정 건물이나 소수의 사람에게만 국한하지 않고 한 나라나 지역 전체의 사람이나 환경, 경제, 사회에 큰 피해를 입히는 대규모의 사고도 생각해볼 수 있다.

(3) 방사선사고 시 선량한도

국제방사선방호위원회(ICRP)에서는 긴급한 상황이나 사고 등의 경우에는 20~100 mSv 범위 내에서 특정값을 일반인들의 선량한도로 설정하여 관리할 수 있도록 권고하고 있지만 어느 특정 단일값이나 연령, 성별을 고려한 기준을 제시하지는 않았다.

우리나라의 경우, 사고가 발생하였을 때 일반인들의 유효선량이나 등가선량에 대한 상향조정된 기준이나 규제치를 법에서 정하고 있지 않으므로 원자력안전법 시행령에서 규정하고 있는 선량한도는 평상시나 사고시에도 마찬가지로 적용되어야 하는 기준으로 판단된다.

일반인들에 대한 유효선량이나 등가선량한도가 사고시와 평상시로 구분되어 있지는 않지만, 방사선비상이나 방사능재난시 긴급 주민보호조치의 결정기준은 원자력안전법이 아닌 다른 법에 명시되어 있다. 즉, 주민들을 대피시키거나 소개시켜야 할 경우 혹은 갑상선방호약품을 배포해야하는 결정기준이 미리 설정되어 있다. 하지만 이러한 기준은 실제 주민들이나 일반인이 결정기준에 해당되는 양까지의 방사선피폭이 허용된다기보다는 각종 계산이나 예측으로 인하여 결정기준에 해당하는 양의 방사선피폭이 예상되면 적절한 주민보호조치(표 2-22)를 취하라는 것으로 보아야 한다.

방사선사고 발생시, 사고를 진압하고 피해의 확대를 방지하기 위해서는 일반인이 아닌 긴급작업에 종사하는 사람들이 투입되어야 하는데 이러한 긴급작업에 종사하는 사람들에 대해서는 별도의 선량제한 규정을 두고 있다. 긴급작업에 종사하는 사람이나 사고의 진압 등 피해의 확대를 방지하기 위하여 작업에 참여하는 사람에 대하여 유효선량은 0.5 Sv, 피부의 등가선량은 5 Sv까지 허용하고 있으며, 인면의 구조를 목적으로 하는 긴급작업에 대해서는 선량제한을 두지 않고 있다.

표 2-22. 긴급 주민보호조치의 결정기준

긴급주민보호조치	결정기준
대피	10 mSv
소개	5 mSv
갑상선방호약품배포	100 mGy
일시이주	30 mSv/처음 1월 10 mSv/그 다음 1월
영구정착	1 Sv/평생

2) 방사선사고의 발생원인

사고의 발생은 여러 가지 원인이 서로 복합되어 있는 것이 보통인데 다음과 같이 분류할 수 있다. 환경요인 기계적 요인, 조직·기구상의 요인, 인적 요인, 정신적 요인, 신체적 요인, 특히 정신적 요인을 강조할 필요가 있다. 즉 방사선사고의 90% 이상이 종사자의 숙련도에 기여 하나 부주의에 기인하는 것이라고 단언할 수 있다. 그래서 조직·기구상의 요인으로서의 교육훈련의 중요성을 강조하여야 한다.

3) 방사선사고 발생시 조치사항

방사선시설의 사고 예를 보면 많은 크고 작은 여러 가지 사고가 일어나고 있는 것을 알 수 있다. 이들의 사고 예를 분석하여 검토하는 것은 방사선관리상 좋은 참고가 된다.

즉, 사고 예에 대해서 그 원인을 조사하여 방지방법, 긴급처치, 사후처리를 세워 두어야 한다. 스스로 경험한 사고가 가장 훌륭한 대책이 되며 반성의 계기도 된다. 그러나 자주 사고를 경험하는 것은 어리석은 일이다.

(1) 과다피폭

조사장치의 선원이 나와 있을 때, 접근하여 대량의 선량률을 조사받았다는 사고 예가 많다. 이의 대책으로는 조사장치조작에 있어 1명의 책임자를 정하여 그 지시하에 조사에 관한 작업은 물론 기타 모든 활동을 통할하는 원칙이 필요하다. 책임자는 조사장치작업을 개시하기 전에 조사실 내에 사람이 없다는 사실과 관리구역에 무용한 출입자가 없다는 것을 확인해 두어야 한다. 또 선원 사용의 개시 및 종료 시에는 반드시 방사선 측정기에 의해 선원이 완전히 제자리에 넣어져 있는가를 체크한다. 또 조사중에는 조사실 외 또는 주변의 monitoring도 해 둔다.

(2) 방사선원·방사성물질의 분실·도난

이의 대책으로는 보관책임자가 선원의 사용 전후의 점검, 보관용기에의 출입·이동을 완전히 확인하여, 기록하는 초보적인 관리를 엄수하는데 있다.

최근에 와서는 방사성물질(방사성의약품)의 수송 중에 분실되는 사고가 증가하고 있다.

선원이 만일 분실되었을 경우에는 책임자에게 또한 필요한 경우에는 경찰관에게 연락하여 철저히 찾아내지 않으면 안 된다. 작은 선원의 발견은 매우 곤란(경우에 따라서는 거의 불가능)하다. 분실된 선원의 방사능이 크면 대중에게까지 많은 피해를 줄 우려가 있다.

(3) 방사선작업 중 상처가 났을 경우

오염을 일으킬 우려가 있는 조작을 피하는 것이 가장 좋은 방법인데 만약에 상처가 방사성핵종으로 오염되었다고 생각될 때는 일반적으로 다음 같은 응급처리를 취한다.

㉮ 15초 이내에 다량의 흐르는 물로 상처를 벌려 잘 씻는다. 상처를 벌리면서 젖은 무명 gauze로 가볍게 문지른다. 상처가 더러우면 젖은 gauze에 액상 비누를 발라 제거한다.

㉯ 매우 위험한 방사성핵종으로 오염되었을 때는 지혈을 하고 의사의 처치를 받는다. 지혈은 정맥만을 압박하는 정도가 좋다.

㉰ 15분 이내에 의사 처치를 받을 수 없는 경우라든가 상처의 위험도가 낮은 방사성핵종으로 오염되었을 때는 정맥만의 지혈이 가능한 경우에 한해 지혈을 한다. 그렇지 않으면 지혈을 하지 말고 적어도 5분 동안 계속 씻는다. 만일 손가락의 상처라면 피를 짜내는 것처럼 하여 혈액의 역류를 막는다. 짜낸 피는 분석을 위해 보존한다.

㉱ 되도록 빨리 의사에게 연락한다. 상처의 오염을 측정하여 오염이 남아 있으면 처리한다.

(4) 방사성물질을 엎질렀을 경우

방사성핵종의 취급시에 일어나는 가장 많은 사고는 방사성핵종을 마루 등에 엎지르는 경우이다. 엎지른 핵종의 수량, 상태, 종류나 주위의 조건에 따라 처리법은 당연히 달라지는데 일반적인 처리법은 다음과 같다.

㉮ 같은 방의 직원에게 곧 알린다.

㉯ 오염이 확대되지 않도록 조치를 한다.

  ㉠ 엎지른 핵종이 액체일 때는 흡수지를 덮고 방어 장갑을 낀 채 손으로 쓰러진 병을 세운다.

  ㉡ 분말 등인 경우에는 적신 mop 등으로 누르고 방의 환기를 정지시킨다.

  ㉢ 오염이 클 때는 창이나 문을 닫아 오염이 누출되지 않도록 tape 등으로 봉한다.

  ㉣ 이때 불필요하게 왔다 갔다 해서는 안 된다. 오염된 옷은 그 장소에 벗어버린다. 신체의 오염은 즉시 제거한다.

㉰ 책임자에게 알린다.

㉱ 오염구역에 울타리를 하거나 밧줄을 쳐서 표지나 주의사항을 써 붙이고 제염관계자 이외는 출입시키지 않는다.

㉲ 사고현장에 있었던 직원의 오염을 조사한다. 오염이 발견되면 그 처치를 한다.

㉳ 오염을 제거한다. 제거 중에는 제염 작업자에 대해 방사선방어에 관해 배려한다.

㉴ 오염 제거가 완전히 이루어졌는지를 조사한다.

㉳ 일어난 사고는 상세히 원인을 밝혀서 기록하고 사고 재발방지의 자료로 활용한다.

(5) 화재

이상의 경우에 비해 사고의 빈도는 훨씬 적으나 일단 발생하면 큰 사고로 될 염려가 있다. 그러므로 늘 화재 대책을 염두에 두어야 한다.

방사성물질을 취급하는 시설이나 방사성핵종 저장고는 내화성이 요구되므로 건물 전체가 화재시에 위험하게 되는 일은 없다. 그러나 화재에 의해 방사성물질이 airborne으로 되어 소화작업에 위험을 미침과 동시에 광범한 오염을 일으킬 가능성이 있다. 방사성물질도 화학적으로 안정된 동위원소와 같은 성질을 가지므로 발화나 폭발의 위험이 있다. 그러므로 위험물로 취급함은 물론 인화성, 휘발성, 기타 일반직으로 위험한 약품과의 동시 보관에 주의하여야 한다.

일반 화재에서 전체의 20~50%가 전기관계이다. 내화건축이라도 천장은 가연성의 내장재가 많고 또 배기 duct에는 염화 vinyl 등이 많이 사용되고 있다. Hood의 배선은 증기 등으로 절연저항이 저하하고 있는 경우가 있다. 또 적외선 lamp, 전열, 땜납인두 등 발열을 목적으로 하는 전기기구의 cord에 용량이 모자라는 것을 사용하지 않도록 특히 주의하여야 한다. 또 vinyl 피복선은 순식간에 타올라가므로 주의해야 한다.

화재에 대해서 방사선 관리상 필요한 사항으로는 다음과 같으며 이를 분명히 해두어야 한다.

㉮ 방사성물질의 보관장소, 그 종류, 수량, 형상 등

㉯ 화재에 의한 확산의 위험성

㉰ 소화할 때 물을 사용해서는 곤란한 구역

㉱ 방사선관리 담당자, 소방서 등에의 연락방법

2.5 방사성폐기물의 정의 및 분류

1) 방사성폐기물의 발생

(1) 개요

방사성폐기물이라함은 방사성물질 또는 그에 의하여 오염된 것으로 폐기의 대상이 되는 물질로서 원자력안전법 제2조 18항에 의해 그 한계를 분명히 하고 있다. 핵연료물질(우라늄, 토륨 등 원자력을 발생할 수 있는 물질) 사용후 핵연료 및 방사성동위원소 등으로 폐기의 대상의 것을 말한다.

방사성폐기물의 특성은 폐기물 그 자체가 방사능을 가지고 있으므로 반감기를 인공적으로 파기할 수 없고 방사선에 의한 인체영향이 크며 그로 인한 오염과 축적 및 유전적 영향을 줄 수 있다. 특히 의료의 목적으로 사용하는 방사성동위원소(방사성의약품)의 폐기물은 비교적 반감기가 짧고, 독성이 약하며 그 폐기물 자체가 소각의 대상이며 또한 폐기물에 병원균이 오염되어 있어 질병 감염의 우려가 있다.

원자력산업의 급속한 성장은 필연적으로 발생되는 방사성폐기물의 양을 급증시킴으로써 이로 인한 인간과 주변 환경에 미칠 악영향에 대한 우려가 날로 고조되고 있다. 방사성폐기물 발생원별로 살펴보면 방사성동위원소의 이용분야(의학, 공학, 농학 등)에 따라 소량의 폐기물이 발생하는 경우는 관리가 소홀히 되기 쉽고 이 경우는 우리 생활권에 밀착되어 있는 반면에 원자로를 포함한 핵연료폐기시설로부터 대량의 폐기물이 배출됨으로써 관리의 어려움을 초래하고 있다.

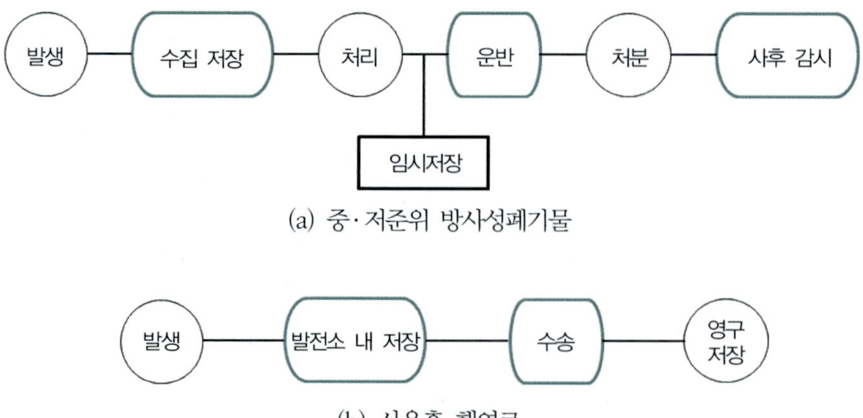

그림 2-25. 방사성폐기물의 관리계통

이러한 방사성폐기물의 관리는 폐기물의 수송, 처리 및 처분하는 일련의 공정을 총괄하여 일컫는다. 회수할 의도 없이 폐기물을 방출 또는 방치해 두는 것을 처분이라고 하고 처분을 위하여 가하여지는 수단을 처리라고 한다.

이와 같은 방사성폐기물의 관리계통을 도식하여 보면 그림 2-25와 같다.

이 가운데 조정 또는 전처리가 있는데 이는 폐기물을 처리하여 얻은 농축분을 수송, 저장 또는 처분에 적합한 형태로 만들어 내는 것을 특별히 일컫는 말이다. 처분은 회수 의도가 없는 것을 원칙으로 하며 감시를 필요로 하지 않는데 차후 회수가 가능토록 보관하는 것을 저장이라 일컬으며 이 저장된 방사성폐기물은 계속적인 감시를 필요로 한다. 그러나 궁극적으로는 처분되겠지만 일정기간 감시를 요하는 경우도 있어 이를 장기저장이라 칭하기도 한다.

결국 방사성폐기물의 관리는 방사성물질을 환경으로 방출케 되는데 이로 인한 환경오염 및 주민의 방사선피폭을 극소화시키는데 있음은 물론이고 장기간에 걸쳐 안전하고 확실하게 인간환경으로부터 격리 저장하는데 있다. 따라서 제반 방사성폐기물로부터 국민의 안전을 도모하고 환경오염을 미연에 방지하기 위한 방법이다.

액체 또는 기체성의 방사성폐기물의 처리에서 제염계수(decontamination factor DF) 및 제염지수(decontamination index, DI)라는 용어를 사용하는데 이는 다음과 같이 정의한다.

$$DF = \frac{\text{처리전 액(기)체의 방사성핵종의 농도}}{\text{처리후 액(기)체의 방사성핵종의 농도}} \quad \cdots\cdots (2\text{-}87)$$

$$DI = \log\frac{\text{처리전 액(기)체의 방사성핵종의 농도}}{\text{처리후 액(기)체의 방사성핵종의 농도}} \quad \cdots\cdots (2\text{-}88)$$

또한 제거율(removal)이라는 용어도 자주 쓰인다.

이 제거율이란 다음과 같이 정의한다.

$$\text{제거율} = \frac{(\text{처리전 농도}) - (\text{처리후 농도})}{\text{처리전 농도}} \times 100(\%) \quad \cdots\cdots (2\text{-}89)$$

방사성폐기물의 발생원을 첫째로 핵연료주기시설에서 방사성물질이 함유한 광석을 채광하여 선광과 농축의 과정에서 발생하고 있고 또한 가공 및 재처리과정에서 방사성폐기물이 발생된다. 그외에 인공적으로 생산한 방사성동위원소의 사용 후 또는 사용과정에서 방사성폐기물이 발생된다.

(2) 방사성폐기물의 종류

방사성폐기물의 처리·처분은 폐기물 중에 함유되어 있는 방사성물질의 농도에 따라서 관리의 난이도가 다르기 때문에 표 2-23의 방사능 농도 및 열 발생률 이상은 고준위폐기물 이하는 중준위, 저준위, 극저준위 폐기물로 분류한다.

그래서 1967년 방사성폐기물의 처리방법에 착안하여 가장 포괄적인 분류기준을 국제원자력기구(IAEA)가 제안하였다(표 2-24). 이 표에서 보인 바와 같이 기체와 액체에 대해서는 폐기물의 표면선량에 따라 각각 분류되어 있으며, 분류번호가 클수록 그 준위가 높음을 나타내고 있다.

미국의 경우에는 방사성폐기물의 분류기준을 핵종의 반감기를 기준으로 하며 A급, B급, C급으로 분류하여 관리하고 있는데 이때 더욱이 중요한 사항을 각 폐기물이 가지고 있는 방사성농도이다. 또한 국제원자력기구(IAEA)에서는 최대허용농도에 의하여 4가지로 구분하고 있다(표 2-25).

표 2-23. 방사성폐기물의 분류

방사능농도	열 발생률
반감기 20년 이상의 알파선을 방출하는 핵종으로 4,000 Bq/g	2 kW/m^3

표 2-24. 방사성폐기물의 준위별 분류

기체			액체			고체		
분류번호	방사능준위 A(Ci/m^3)	비 고	분류번호	방사능준위 A(Ci/m^3)	비 고	분류번호	표면선량률 D(R/hr)	비 고
1	$A \leq 10^{-10}$	처리하지 않고 방출	1	$A \leq 10^{-6}$	처리하지 않고 방출	1	$D \leq 0.2$	β, γ 방사능
2	$10^{-10} < A$	여과처리후 방출	2	$10^{-6} < A \leq 10^{-3}$	차폐없이 처리	2	$2 < D \leq 0.2$	차폐필요,
3	$10^{-6} < A$	기타방법으로 처리후 방출	3	$10^{-3} < A \leq 10^{-1}$	차폐를 고려하여 처리 반드시 차폐	3	$2 < D$	소량의 α방사능포함
			4	$10^{-1} < A \leq 10^{4}$	공간에서 처리	4	α-activity expression	
			5	$10^{4} < A$	냉각요		Ci/m^3	

표 2-25. 허용농도에 대한 분류(IAEA)

분류	폐기물표면에서의 방사선량D(R/1)	비 고
1 2 3	$D \le 0.2$ $0.2 < D \le 2$ $2 < D$	β, γ 성분 α 성분무시
4	α 방사능(Ci/m^3)	α 성분 우세 β, γ 성분 무시 임계성 위험 없음

표 2-26. 처분에 따른 분류(IAEA)

폐기물범주	주요상태
Ⅰ. 고준위 장반감기	높은 β/γ 상당량의 α 높은 방사성독성(adiotoxicity) 높은 열방출
Ⅱ. 중준위 장반감기	중간의 β/γ 상당량의 α 중간의 방사성독성 낮은 열방출
Ⅲ. 저준위 장반감기	낮은 β/γ 상당량의 α 중/저의 방사성독성 열방출 극소
Ⅳ. 중준위 단반감기	중간의 β/γ α 무시 중간의 방사성독성 낮은 열 방출
Ⅴ. 저준위 단반감기	낮은 β/γ α 무시 낮은 방사성독성 열방출 극소

표 2-27. 수송에 관한 분류(IAEA)

분류	해당물질
LSA-Ⅰ	- U, 토륨 광석이나 그 농축물 - 미조시 천연 U, 감손 U 등 - A_2^3값이 제한되지 않는 비핵분열성 방사성물질
LSA-Ⅱ	- 토륨 농축이 1TBq/1(20 Ci/L)인 물 - 비방사능 기체, $10^{-4}H_2/g$ 미만 액체, $10^{-5}H_2/g$ 미만
LSA-Ⅲ	- 고화체(시멘트, 아스팔트, 세라믹 등) - 방사능 침출 손실(7일간)이 0.1 h_2미만 - 비방사능이 $2\times10^{-3}A_2/g$ 미만

h_2 : IAEA Safety Series No. 6 또는
방사성물질 등의 포장 및 운반규정(원안위고시 제2013-27호)

표 2-28. 해양투기 금지 고준위 방사성폐기물의 기준

폐기물의 종류		비방사능(Ci/ton)
반감기 50년 이상인 α 방사성폐기물		≥ 10
트리튬 이외의 β, γ 방사성폐기물	^{90}Sr, Cs^{137}	$\geq 10^2$
	기 타	$\geq 10^3$
트 리 튬		$\geq 10^6$

현재 국제원자력기구에서는 표에서 보는 바와 같이 처분에 따른 방사성폐기물을 분류하기로 하면(표 2-26) 그 외의 표에서 보는 바와 같이 운송에 관한 분류도 하고 있다(표 2-27).

이밖에도 최근에는 해양투기 및 지중처분의 적정성에 바탕을 두어 저준위와 고준위로 분류하는 경우도 많다. 1974년 국제원자력기구는 해양투기의 한계를 저준위로 국한시키면서 고준위방사성폐기물의 기준을 제안하였으며(표 2-28), 이 기준에 준하여 해양투기가 실시되었으나 현재에는 전세계적으로 해양투기는 금지되었다.

결론적으로 방사성폐기물의 종류는 최종산물의 형태에 따라 기체, 액체, 고체상태로 만들어 처리하게 되므로 방사성기체폐기물, 방사성액체폐기물 및 방사성고체폐기물로 크게 대별하여 앞으로 설명하고자 한다.

(3) 의료분야 방사선원

의료기관에서 주로 사용되는 방사성동위원소 핵종은 환자의 진단 및 치료용으로 I-125, Tc-99m, I-131등을, 연구용으로 H-3, P-32, C-14등을 사용하고 있다. 최근 첨단 진단영상장비인 양전자방출단층촬영기/컴퓨터단층촬영기(PET/CT : Positron Emission Tomography/Computed Tomography)가 점진적으로 보급됨에 따라 F-18 표지화합물 방사성의약품의 이용이 확대되고 있다. 이에 따라 의료기관 핵의학과에서 방사성의약품 관련 진단 및 치료 목적의 방사성폐기물의 발생이 증가하고 있다.

① 개봉선원 종류 및 활용

의료현장에서 개봉선원의 사용빈도가 가장 높은 곳은 핵의학검사실 및 옥소치료병실이다.

표 2-29. 개봉선원의 종류와 특성

선원	물리적 형태	용도	이용원리	차폐정보
^{18}F	방사성의약품 형태의 액체 또는 기체	의료용으로 환자의 체내진단에 주로 사용	환자에게 정맥주사로 투여한 후 양전자단층촬영(PET)장치를 활용하여 물질의 분포를 형상화	납으로 차폐시 반가층 6mm
^{67}Ga	액체상(표지화합물)	핵의학분야 진단(종양, 염증 등)사용 방사성의약품	정맥주사후 스캔을 통한 진단	납으로 차폐시 반가층 1mm
^{99m}Tc	표지화합물 형태의 액체	의료용으로 환자의 체내진단에 주로 사용	인체 내에 투여되어 특정 장기에 모이고 여기서 방출되는 감마선으로 핵의학 영상을 얻음	납으로 차폐시 반가층 1mm 이하
^{99}Mo	은회색의 단단한 금속으로 상용화된 제품이 일반적인 형태임	의료진단 및 촬영, 심장질환 및 암치료에 사용되는 Tc-99m 생산을 위한 모핵종으로 사용	Mo-99로부터 붕괴된 Tc-99m의 분리는 생리식염수에 대한 Mo-99의 불용성과 Tc-99m의 수용성 특성을 이용하여 용출함.	• β선 차단 : 유리 2.2 mm 또는 프라스틱 4 mm • γ선의 반가층 : 납 1 mm 또는 철판 13 mm
^{123}I	표지화합물 형태의 액체 또는 근접치료용 형태의 고체	의료용으로 환자의 체내진단에 주로 사용	요오드에서 발생하는 감마선으로 갑상선 기능 검사에 사용	납으로 차폐시 반가층 1mm
^{125}I	• 표지화합물 형태의 액체 • 고체형태 금속 • 스테인리스 스틸로 제작된 선원용기에 담겨짐	• 체외검사(in vitro) : 혈액이나 소변 중에 극히 미량으로 존재하는 생리적 활성물질이나 투여된 약제의 정량검사에 주로 사용됨	• I-125를 핀 형태로 제작하여 체내에 삽입하여 암조직에 직접 조사하여 암을 치료함(Brachy-therapy)	• 유리 : 0.1 mm • 납 : 〈 1 mm (1/2), 〈 1 mm(1/10) • 플라스틱 : 0.1 mm • 철 : 〈 1 mm (1/2), 〈 1mm(1/10)

		• 의료용으로 환자의 조직 내에 직접 삽입하여 종양의 치료에 사용됨(길이 4.5 mm 직경 0.8 mm 크기의 바늘모양으로 드물게 사용됨)	• 방사성핵종을 표지화하여 미량의 물질을 측정함	
^{131}I	Sodium(Na) 또는 Potassium(K)에 표지된 무색의 액체 또는 입자로 제작되어 젤라틴(gelatine) 캡슐에 봉입된 형태로 사용되는 것이 일반적임	갑상선 질환의 치료 및 진단에 사용	오드에서 발생하는 베타선으로 갑상선 질환의 치료에 주로 사용	납으로 차폐시 반가층 3mm
^{201}Tl	금속으로 표지된 방사성 의약품 형태의 액체 또는 고체	의료용으로 환자의 체내진단에 주로 사용	인체 내에 투여되어 특정 장기에 모이고 여기서 방출되는 감마선으로 핵의학 영상을 얻음	납으로 차폐시 반가층 1mm 이하

② 밀봉선원 종류 및 활용

표 2-30. 밀봉선원의 종류와 특성

선원	물리적 형태	용도	이용원리	차폐정보
^{137}Cs	고체금속 염화물 상태로 제조 사용	• 공장 등 생산/산업체에서 액위, 두께 측정 게이지용으로 주로 사용하고 있음 • 도로건설 등 건설현장에서 토질의 밀도 측정용으로 사용 • 그 밖에도 현재 전 세계적으로 사용하고 γ선 방출 핵종 중 에너지가 중간범위(662 keV)에 포함 및 적합한 물리적 반감기(30.3년) 특성으로 인하여 표준선원으로도 많이 사용	662 keV 방출 감마선을 이용(의료기관에서 치료용 선원으로 제조하여 많이 사용되었으나 최근에는 치료용 선원으로 Cs-137보다는 Ir-192를 사용하고 있음)	반가층 : 콘크리트 4.8 cm, 철 1.6 cm, 납 0.65 cm
^{192}Ir	고체 금속상태로 제조 사용	• 주로 산업용 방사선비파괴검사(Fe 두께 70~80 mm 이하)용으로 사용 • 의료기관에서 근접치료용 선원으로 일부 사용	감마선을 이용하여 방사선비파괴검사 및 의료기관에서 암환자의 치료부위에 선원을 근접하여 방사선치료	반가층 : 콘크리트 4.3 cm, 철 1.3 cm, 납 0.6 cm

(4) 의료분야 방사성폐기물

의료방사성폐기물은 방사성물질을 단독으로 사용하기보다는 특정 시료와 혼합하거나 환자의 혈액과 섞어 사용하기 때문에 감염성 폐기물로도 분류가 될 수 있어 폐기물 관리에 상당한 어려움이 따른다. 의료용 방사성동위원소의 대부분은 상대적으로 반감기가 짧고 방사성독성이 없다는 측면에서 단기간 경과하면 자체처분의 방법으로 쉽게 처리할 수 있는 장점이 있다. 의료용 개봉선원과 관련된 방사성폐기물은 대부분 자체처분의 방법으로 처리한다. 의료기관에서 발생되는 방사성폐기물의 종류(표 2-31)는 주로 가연성, 비가연성, 비압축성, 폐기선원 및 유기폐액으로 반감기가 짧고 에너지가 약하여 취급종사자나 일반인에게 피해가 거의 없을 정도이다.

표 2-31. 방사성폐기물의 종류

구 분	종 류
가연성	• 종이류 : 휴지, 종이컵 등 • 섬유류 : 거즈, 솜, 흡수지, 시험지, 나무류 • 플라스틱류 : 주사기, Vial, Bead, Tube, Tip 등 • 고무류 : 장갑
비가연성	• 유리류 : Vial, Tube, Beaker, 시약병 • 압축성 : 금속류
비압축성	• 금속류 : 주사바늘, Tc-Generator • 콘크리트류 : 콘크리트, 흙등
Hepatitis	• 헤파타이티스 B-In 폐기물

2) 방사성폐기물 처리

(1) 방사성기체폐기물

기체폐기물은 방사성 gas와 방사성 액체 또는 고체의 미립자가 공기 중으로 분산된 방사성 aerosol의 상태로 존재한다. 이들 중 방사성 aerosol은 보통의 환기와 함께 배기처리 설비에서의 고성능 필터에 의해 포집되는데 배기구까지 나온 방사성 gas는 필터로 포집할 수 없으며 일반적인 환기에 의해 희석되어 배기구를 통해 공기 중으로 방출 확산시키고 있다.

방사성 aerosol에 대해서는 진애 aerosol의 입자분포 및 크기와 공기의 유량률을 고려하면서 적절한 종류의 필터를 선택하며 aerosol로 흡착된 필터는 고체폐기물로서, 습식필터로 사용한 물은 액체폐기물로서 처리된다.

방사성 gas에 있어서는 예를 들면 표지화합물실험에 있어서 ^{131}I, $^{13}CO_2$ 등의 gas를 방출하는 경우 실험장치가 있는 곳에서 그 화학적인 성질에 따른 적절한 세정제를 써서 충분히 포집되도록 유의하여야 한다. 또한 배기정화장치에 있어서 예를 들면 ^{131}I, $^{14}CO_2$를 alkali수용액으로 흡수하여 세정하는 일이 있는데 이때 이들의 수용액은 액체폐기물로써 처리한다.

대기중으로 방출될 수 있는 핵종들 중에서 보편적으로 처리대상이 되고 있는 것들은 수소, 알곤, 크립톤, 요드, 제논 등으로 제한되어 있는데 이들 중 분리가 가장 어려운 것은 삼중수소다.

① 일시저장

^{41}Ar과 같이 반감기가 짧은 방사성핵종의 방출 방사능을 감소시키는데 가장 적절한 수단으로 활용될 수 있는 방법으로서 방사성기체를 압력용기에 포집하여 일정기간 저장하였다가 기체 중으로 방출시키게 되는데 저장기간은 다음 식에 의거 구할 수 있다.

$$t = \frac{t_{1/2}}{\ln 2}(A_0/A_d) \qquad \cdots\cdots (2-90)$$

t : 저장기간(day)

$t_{1/2}$: 핵종의 반감기(day)

A_o : 저장전 핵종의 방사성농도(μCi/ml)

A_d : 방출시 핵종의 방사성농도(μCi/ml)

② 불활성기체처리

(1) 동흡착법

활성탄의 선택적 흡착성을 이용하여 불화성기체를 활성탄에 일정기간 보유시킴으로서 그 방사능을 감소시키는 장치인데 활성탄의 양(M)과 불활성기체의 보유시간(t)간에는 근사적으로 다음과 같은 관계가 성립한다.

$$t = K\frac{M}{F} \qquad \cdots\cdots (2-91)$$

여기서 K : 동흡착평형상수

F : 기체의 유량

K는 활성탄의 종류에 따라 상이한 값을 갖는데 온도·압력·습도 등의 조업조건에 따라서도 변한다. 그러나 일반적으로 Xe에 대한 K값은 Kr에 대한 값보다 1020배 크다.

(2) 저온흡착법

기체를 알루미늄 건조조에 노점 −60 ℃까지 건조시킨 다음 액체질소로서 −180 ℃로 냉각후 활성탄층에 흡착시킨다. 이 방법에는 다음과 같은 결점이 있다.

㉮ 비교적 고순도의 Kr회수를 하려면 회수 Kr의 순도가 낮기 때문에(약 50%) 별도의 정제가 요구된다.

㉯ 공급기체의 조성변동시 촉매에 의한 수표환원으로 공급기체의 수표첨가량을 폭발한 계이하로 유지시키기 위한 조절이 필요하다. 그리고 NO_2/O_2의 비가 6% 정도가 되면 폭발의 위험성이 있다.

㉰ 응축성 기체가 저온부까지 도달되어 배관 및 장치를 폐쇄시키는 경향이 있다.

㉱ 액체질소의 온도상승에 따른 압력상승에 대비하여 내압 약 55기압의 철제흡착용기가 사용되고 있지만, 열용량이 크기 때문에 냉각시의 액체질소 소비량이 많아 비용이 많이 든다.

㉲ 가온 탈착시의 온도상승속도가 늦기 때문에 순환시간이 많이 걸려서 처리능력이 낮다.

(3) 저온증류법

크립톤과 제논을 분리 포집할 수 있는 공정으로서 이미 실증되어 여러나라가 채택에 관심을 모으고 있는 방법이지만 다음과 같은 문제점을 안고 있다.

㉮ ^{85}Kr의 방사선에 의한 오존 생성

㉯ 급작스런 오존의 분해 및 산소와 오존의 폭발위험을 지닌 물질과 예기치 않은 반응

㉰ 응고에 의한 저온부위의 막힘

㉱ 제논과 크립톤의 비가 높을 경우 제논의 고체화

(4) 흡수법

Freon, kersene, CCl_4 등은 Kr, Xe에 대하여 N_2, O_2보다 분배계수가 큰 것으로 알려져 있다. Steinberg는 용매선정에 있어서 Hildebrand의 용해 parameter(E/V)를 근거로 하여 가능한 한 근사치를 갖는 것을 선정하는 것이 좋다는 것을 나타내었지만 실제로 Kr의 E/V를 정확히 알 수가 없다(여기서 E는 몰증발에너지, V는 분자의 체적이다). 분배계수는 저온에서 크고, 평형관계는 Hildebrand의 정측용액이론에 근거를 둔 Prausnitz의 식을 확장하여 예측할 수 있다.

(5) 격막법

㉮ 비공질격막 : 실리콘고무막, 아세틸셀루로스막 등은 기체에 대하여 선택적 투과성을

지니고 있다. 비공질막의 선택적 투과성은 고분자막의 기체용해도의 상이(相異)와 막중확산계수의 상이에 근거를 두고 있다. 선택적 투과성의 정량적 비교는 막중의 기체분자의 확산계수와 기체막질의 용해도계수의 적으로 정의되는 투과계수가 사용되며 투과속도는 막의 두께가 얇고 압력차가 큰 경우에 크다(pin-hole이 있어서는 안된다). 이 방법은 현재까지 실용화된 바가 없지만 흥미있는 분리법의 하나이다.

㉯ 다공질격막 : 테트론격막이 연구되고 있지만 설계법은 기체확산법에 의한 우라늄 농축과 유사하다.

③ 방사성 요드 제거

방사성 요드 중 문제가 되고 있는 것은 ^{131}I과 ^{129}I이다. ^{131}I은 반감기가 짧기 때문에 재처리에서는 처리하기 전에 존재비가 방출허용기준 이하가 되도록 충분한 기간을 두면 문제가 없지만 경제적 이유, 특히 고속증식로에서 증배시간과의 관계로부터 감약시간을 단축시킬 경우는 제거가 필요하게 된다. ^{129}I에 대해서는 반감기가 길고 핵분열수율이 낮기 때문에 별다른 문제는 없지만 원자력이용이 증가되어 장기간 연속적으로 방출되는 것을 고려하면 제거대상핵종으로 추가되어야 한다. 요드는 화학반응성이 크기 때문에 어느 정도의 제거율까지는 비교적 용이하게 도달할 수 있지만 고도의 제거는 좀 어렵다.

(1) 활성탄필터

원자로 사고시 방사성 핵분열 기체생성물이 누출되어도 그것이 환경으로 배출되지 않도록 격납용기 내에 격리되어 있다. 핵분열기체 중 가장 인체에 해를 미치는 것은 방사성요드이지만 이것이 격납용기로부터 방출되는 것을 방지하기 위해서는 활성탄필터가 사용되고 있다.

원자로필터에 요구되고 있는 성능은 요드 및 요드로부터 생성되는 요드화 메칠 등의 알킬요드화합물, 미립자에 흡착된 요드 등의 제거성능이 높아야 하지만 사고를 예측할 수 없기 때문에 시간의 경과와 더불어 성능이 크게 저하되어서는 안된다. 활성탄은 요드원소에 대해서는 상대습도 90% 또는 그 이상에서도 99% 이상의 제거율을 나타내지만, 요드화합물의 제거성능은 좋지 못하기 때문에 안정한 요드 및 요드카리, Br_2, 피페라친, 트리에틸렌디아민 등을 첨착시킨 활성탄이 연구되고 있다. 이러한 첨착재의 R반응기구는 $R^{131}I$ 중의 요드가 예를 들면

$$CH_3\ ^{131}I + {}^{127}I(I_2 or KI) = CH_3\ ^{127}I \pm {}^{131}I$$

과 같이 안정한 요드와 교환반응을 일으키는 것으로 고려되고 있다.

요드, 요드화메틸의 활성탄 흡착속도는 100~400 ℃의 온도범위에서 다음 실험식으로 표시된다.

$$\ln\frac{Q_t}{Q_s - Q_t} = Ktn \quad \cdots\cdots (2\text{–}92)$$

여기서 Q_s는 활성탄에 의한 요드 또는 요드화메틸의 호화흡착량, Q_t는 시간 t 경과 후의 흡착량, K, n은 실험으로부터 구한 계수다.

Q는 요드원소에 대해서는 온도상승에 따라서 지수함수적으로 감소하지만, 요드화메틸은 200℃ 이상에서 온도의 영향을 받지 않는다.

그러나 저농도의 요드를 동반하는 기체를 활성탄필터로 처리할 경우 제거율은 온도 및 습도에 대해 거의 영향을 받지 않는데 반하여 요드화메틸을 함유한 기체의 제거율은 온도·습도에 대한 의존성이 크고 제거율은 온도가 상승함에 따라 증가하고 역으로 습도가 낮아짐에 따라 제거율은 증가한다.

표 2-32. 흡착속도정수

활성탄	요 - 드		요드화메틸	
	K(1/min)	n	K(1/min)	n
일산 A	4.4×10^{-3}	0.91	2.6×10^{-2}	0.80
B	5.3×10^{-2}	0.91	4.0×10^{-2}	0.86
C	1.7×10^{-2}	0.91	5.5×10^{-2}	0.86
Barnebey	1.2×10^{-2}	0.91	4.0×10^{-2}	0.87

온도 200℃, He 40 mL/min, I2농도 2.92×10^{-3}atm

비교적 두께가 얇은 원자로필터(10 cm정도)에서의 요드원소와 요드화메틸의 총괄제거율(E)는 다음 식으로부터 근사적으로 구할 수가 있다.

$$E = [1-(1-P)E\times P(-Z)]\times 100(\%) \quad \cdots\cdots (2\text{–}93)$$

여기서

$$P = \frac{\text{요드화메틸량}}{\text{요드화메틸량} + \text{요드량}} \quad \cdots\cdots (2\text{–}94)$$

Z는 필터두께이다.

(2) 질산은법

재처리 용해조 폐기체 처리에 사용되며 제거반응은 전체로서 $6AgNO_3 - 3I_2 + 3H_2O \rightarrow 5AgI + AgIO_3 + 6HNO_3$로 표시되고 있지만 실제 반응기구는 복잡하다. 그 가운데서 중요한 반응단계는

$2AgNo_3 — I2 \rightarrow 2AgI + O_2 + 2NO_2$

$2AgNO_3 + I_2 + 2O_2 \rightarrow 2AgIO_3 + 2NO_2$

$2AgIO_3 \rightarrow 2AgI + 3O_2$

그리고 반응탑으로 주입되는 기체에 NH_3가 함유되어 있으면 그 과정은

① $AgNO_3 \cdot xNH_3\ \ AgNO_3 \cdot xNH_3$

② $AgNO_3xNH_3 \rightarrow AgNO_3 + Ag + AgNO_3 \cdot yNH_3 + AgN_3$

③ $AgNO_3xNH_3 + NOn \rightarrow AgNO_3 + NH4NO_3$

을 생성한다. 질산은탑의 온도 조작가능범위는 비교적 좁고, 고온한계는 212 ℃이고 최적온도는 190 ℃이다. 190 ℃ 이하에서는 제거율이 급격히 감소하고, 110 ℃에서는 전혀 포집되지 않는다. 상기 ③식은 발열률이 크기 때문에 반응용기의 온도상승요인이 되고 ②식에서 생성되는 AgN_3는 폭발성물질이므로 주의를 요한다. 질산은법에 의한 요드 제거율은 최대 99.99%이지만, 보통 새로운 반응탑에서 99.7~99.9%, 재생탑에서는 99.5% 정도이다.

(3) 기타

알칼리세정이 널리 이용되고 있는데, 세정제로서 1 M NaOH가 사용되고, 제거효율은 약 90% 이상이지만 요드농도가 낮은 경우 및 부유입자로 존재하는 경우에는 현저히 저하된다. NaOH 이외에 Na_2CO_3용액 및 NaOH와 $Na_2S_2O_3$의 혼합용액 등도 사용된다. 그리고 동설법 및 은도금동설법도 사용되는데 요드농도가 1 mg/m^3 이상의 경우에는 양호한 제거율을 기대할 수 있다.

④ 트리튬의 제거

현재 중수로의 경우를 제외하고는 트리튬을 제거하지 않고 있는데 그것은 제거법에 관한 기술이 전혀 진전되어 있지 않기 때문이다. 현재 제거법으로서는 다음의 것이 고려되고 있다.

(1) 트리튬수증기의 제거

HT 또는 T_2는 대기 중에서 산소와 반응하여 HTO의 상태로 존재하기 때문에 공기 중에 미량으로 존재하는 HTO증기는 흡착에 의해 어느 정도 제거가 가능하다. 흡착재로서는 silica gel, molecular sieve활성 alumina 등이 사용 가능한 것으로 생각된다. 트리튬 제거에 사용되는 흡착재는 미리 건조되어도 트리튬의 통과시간에는 전혀 영향을 미치지 않는다. 실험결과의 해석에 의하면 molecular sieve의 경우 흡착평형은 거의 langmuir형으로 추정되고 있지만 silica gel에서는 표면에 존재하는 수산기의 H와 T와의 교환도 일어나는 것같이 보인다.

(2) 트리튬수의 제거

㉮ 중수로부터 DTO제거

㉯ 경수로, 재처리 공정수로부터의 T의 제거

⑤ 방사성부유입자의 제거

방사성부유입자제거는 예비적 제거와 고도제거의 두 가지로 대별할 수 있다.

원자력시설에서는 일반적으로 방사성먼지의 제거에 필터가 널리 사용되고 있다. 따라서 부유입자제거는 필터를 연상케 하지만 필터는 압력손실이 크기 때문에 대량의 배기를 처리하는 경우는 동력비가 많이 들고 고성능필터를 사용하는 경우는 사용조건의 부적정(습도의 조정)때문에 지장을 초래하는 일이 있는 등의 불편도 있다. 따라서 요구조건에 적합한 적정부유입자 제거장치를 선택하여야 한다.

표 2-33. 기체폐기물의 처리방법

종 류	처리방법	내 용
부유입자	HEPA필터법	여과제거 제거효율, 99.97%
	DHS필터법	모래층 여과(재처리) 내열, 내화학성 우수
요드	활성탄 흡착법	활성탄 흡착이용 화재위험, 탈습기 사용
	Siver Reactor	Zeolite 온도금 비용고가(대규모)
트리튬	재결합공정	수소와 산소의 결합 응축분리
불활성 기체	감쇄탱크법 성은활성탄 흡착법	자연감쇄, 용기차지/부식 흡착체류 이용 용적을 감소

고도의 부유입자제거를 위해 원자력분야에서 가장 보편적으로 사용되고 있는 것이 고성능필터인데 입자의 직경이 0.3 μm에 대해서 99.97% 이상의 제거효율을 나타내고 있다.

압력손실이 최초 사용시의 2~3배가 되면 교체하는 것이 보편적이다.

앞에서 설명한 방사성기체폐기물의 처리방법을 총괄하여 요약하면 표 2-33과 같다.

(2) 방사성액체폐기물

비방사능준위에 따라서 고, 중, 저, 극저준위폐기물로 분류되나 방사성동위원소 이용분야에서 취급되는 것은 주로 저준위 및 극저준위폐액이다. 이들의 처리법으로서는 우선준위를 희석에 의해 저하시켜 환경으로 배출시키거나 일시저장, 응집침전, 이온교환, 증발처리공정을 거쳐 환경으로 배출시키고 그 농축분을 고화처리하여 격리저장하게 된다.

① 희석법(稀釋法)

저준위의 폐액은 최대허용량을 고려하여 대량의 물로 희석 또는 경우에 따라서는 비방사능동위체에 의해 희석하여 일반환경으로 방류할 수 있다. 예를 들면 일반적으로 0.37-0.185 MBq/ml(10^{-5} μCi/ml) 이하의 폐액은 구내의 일반배수가 방사성폐액에 비해 항상 풍부하면 폐기기준 이하로 희석되어 방류할 수 있다.

또한 위에서 말한 0.37-0.185 MBq/ml(10^{-5} μCi/ml)보다 높은 준위의 폐액이라도 비교적 반감기가 짧은 핵종으로 오염되어 있는 폐액인 경우 우선 도제 또는 내약품성의 용기에 넣어 격리된 장소에서 일정기간 저장보관해둠으로써 어느 정도의 준위까지 감쇠를 기다려서 희석 방류하는 저류희석법이 있다. 이 경우 다음에 설명하는 응집침전처리를 할 수도 있다.

② 농축법

희석 방출하는 데는 농도가 높거나 감약을 기다리기 위해 저류 보관하는 데는 반감기가긴 폐액에 대해서는 이 농축법이 이용된다. 이 방법에는 여러 가지가 있는데 각각 장단점이 있고 폐액의 성질에 따라 단독으로 또는 농축방법을 전처리용으로서 다른 방법과 병행하여 시행된다.

③ 응집침전처리법

폐액 중에 적당한 응집제를 가하여 응결시켜 폐액 중에 함유되어 있는 방사성물질의 하전을 중화시킴과 동시에 흡착 응집시켜 제거하는 방법이다. 이 처리방법은 간단한 처리장치로서 가격이 저렴하여 많은 양의 폐액을 처리할 수 있다. 따라서 처리대상폐액은 세제, 착염 형성제가 적은 동일성상의 것으로 많은 양이 발생하는 경우에 적용되는 처리방법으로 전해지고 있다. 이 방법은 폐액에 적당한 응집제의 선정, pH의 조정 등이 필요하고 사전에 jar-test에 의해 최적처리조건을 조사한다. 일반적으로 사용되고 있는 응집제는 인산칼슘(^{90}Sr에 유효), cupper ferrocyanide(^{137}Cs에 유효), 수산화철, 수산화알미늄(^{144}Ce에 유효) 등이 있다. 제염계수는 10

정도이다. 응집침전에 의해 처리전의 폐액용적의 5%정도의 슬러지가 발생한다. 이 슬러지는 최종적으로 시멘트 또는 아스팔트로 고화시켜 처분하게 된다.

④ **이온교환처리법**

용액 중에 용해되어 있는 물질을 제거하기 위해 이용되고 있는 이온교환체는 방사성폐액중의 방사성핵종의 제거에도 사용되고 있다. 이온교환처리에 적당한 폐액은 염농도가 낮은 것이 좋다. 염농도가 높으면 이온교환체의 재생회수가 빈번하여 조작이 번거롭게 된다. 이온교환체로서는 zeolite, vermiculite 등이 무기이온교환체가 있지만 교환용량이 낮기 때문에 보통은 합성유기이온교환수지가 사용된다. 이온교환수지에 의한 제염계수는 10^2~10^3 정도이다. 이온교환수지는 유기물이기 때문에 방사선에 의한 손상을 받기 쉽고 이온교환처리의 경우, 재생폐액 및 폐수지가 이차폐기물로 발생한다. 폐기물처리계에 반입된 방사성폐액으로서 이온교환처리에 적합한 것은 적다.

⑤ **증발처리법**

폐액에 함유되어 있는 핵종이 일정하지 않은 경우는 폐액중에 함유되어 있는 핵종이 비휴발성이라면 증발농축처리가 적용될 수 있다. 증발처리의 특징은 높은 제염계수(10^3~10^6)가 얻어지는 것이다. 증발관의 형식으로는 단일효용형 및 증발압축형이 있다. 단일효용형은 가동부분의 보수가 비교적 용이하다. 열원으로서는 보통 안정성이 높은 증기를 사용하는데 단일효용형의 경우는 처리액의 1.3배의 증기가 필요하지만 증기압축법은 단일효용관에 비하여 장치가 복잡하고 대형이지만 약 1/3정도의 증기가 필요하며 열원의 절약효가가 크다.

현재 방사성폐기물처리에 사용되고 있는 증발기는 코일 혹은 포트형, 자연 또는 강제순환형, 분사형 등의 증발기가 있고 공정상으로는 회분석, 반연속식 및 연속식이 있는데 반연속식이 가장 널리 사용되고 있다. 증기조건을 어디까지 진행시키느냐 하는 것은 대상폐액중의 염농도에 좌우되지만 보통 floor drain, 제염폐액 등의 염농도는 1,000 ppm 이하이므로 이 경우 1/100~1/200 정도로 농축이 가능하다. 증발관 본체는 폐액의 비등에 의한 비말이 증기증발에 동반하여 수송되기 때문에 이의 제거장치로서 cyclone, demister, absorption tower 등이 사용되고 있다. 또한 증발처리시의 문제로는 발포가 있다. 보통 증발처리대상폐액은 제염폐액을 포함하기 때문에 이 중에 함유되어 있는 표면활성제 등이 발포의 원인이 된다. 이 발포가 증발관 아래로 혼입되는 것을 피하기 위해 폐액량을 감소시키고 발포억제제(실리콘이 일반적으로 사용)를 가하게 된다. 증발처리의 대상폐액은 액성이 일정하지 않은 것이 보통이기 때문에 폐액 중에 부식성물질이 함유되어 있는 것도 고려하여 증발장치의 재료로서는 일반적으로 스테인레스스틸이 사용되고 있다.

⑥ **기타**

유기폐액 중 소각이 가능한 것은 비기체정화계를 갖고 있는 소각로에서 기체의 방사능을 감시하면서 소각처리할 수 있다. 사염화탄소 등과 같이 소각에 의해 유해기체가 발생하는 문제가 있는 것은 vermiculite 등의 흡착제에 흡수시킨 다음 시멘트고화 등을 하게 된다.

이밖에도 폐액중에 부유되어 있는 입자를 제거하기 위한 여과법이 있으며 또한 반투막을 이용하여 폐액을 처리하는 역삼투압법이 있다. 역삼투압공정의 문제점은 삼투막이 기계적 손상을 입지 않고 높은 압력에 견딜 수 있도록 표면이 넓고 얇은 막을 고정시키는 것이었으나 연구의 성과로서 해결점을 얻어 점차 이용도가 증가되고 있다.

(3) 방사성고체폐기물

고체폐기물은 현재 대체로 처리방법이 확립되어 있고 그 주요방법은 소각처리, 압축처리, 해체처리 등을 들 수 있다.

① **소각처리법**

가연성폐기물에 대해 소각처리가 적용될 수 있다. 소각처리의 최대 특징은 감용화(소각회기준)가 100정도로서 후술하는 압축처리에 비하여 크고 소각결과 생성되는 회분은 화학적으로 안전하여 보관 또는 처분에 적합하다는 점이다.

그러나 소각에 의해 부수적으로 발생하는 연소배기체 중에 함유되어 있는 방사성분진을 제거시켜야 하고 소각물중에 혼입되어 있는 염화비닐 등으로부터 발생하는 부식성기 체때문에 주요부는 내부식성 재료로 구성할 필요가 있고 기체정화재로부터 노재, 기체세척폐수 등의 2차폐기물이 발생하는 단점이 있고 이로 인한 운전경비도 많이 든다.

② **압축처리법**

압축이 가능한 폐기물을 압축기로 압축시켜 감용하는 단순한 처리법이다. 압축처리의 특징은 간단한 설비로서 조작도 용이하고 처리비도 저렴하다. 결점은 압축물이 복원됨으로써 감용비가 3~5정도로 현저히 낮고 압축전후에 화학변화는 일어나지 않지만 압축물을 장기간 보관할 경우 부패 등의 화학변화를 일으킬 가능성이 있다.

③ **해체처리법**

시설기기의 교환 및 사용정지에 의해 배출되는 기기류를 필요가 있으면 제염시킨 다음압축, 소각 등의 처리에 적합하도록 절단, 분해 등에 의해 해체하는 처리방법이다. 해체시 방사능준위가 높은 것은 후단처리하지 않고 직접 보관용기에 봉입하는 경우도 있다. 따라서 해체처리는 앞의 두 가지 처리의 전처리로 간주되지만 직접 용기에 봉입 포장한다는 점에서 고화포장의 전처리로도 간주된다.

(4) 방사성폐기물의 고화방법

방사성폐액의 처리에 의해 생성되는 증발농축폐액 및 응집침전슬러지는 수송, 보관에 적합한 고화체로 만들어져 고화제와 더불어 용기에 충진 또는 고화 포장한다.

실험실에는 집하와 운반에 편리하고 발로 밟음으로서 뚜껑의 개폐가 가능한 철제의 고체폐기물용기를 갖춘다. 이 속에 polyethylene sheet를 내장한 carton box를 넣어 폐기물을 불연과 가연별로 회수한다. 철제용기의 외면에는 방사능 표지를 달아 불연성 또는 가연성을 명시해 둔다. 용기가 가득차면 carton box를 끄집어내어 뚜껑을 덮고 테이프로 봉해 운반한다. 이때 내용물의 종류, 방사성핵종의 종류와 추정Ci수, 불연 또는 가연 등을 기입한 전표 등을 붙인다. 또한 실험실에 비방사성 폐기물 전용의 용기도 가연, 불연물별로 상비해 두어야 한다.

이 폐기물이 들어 있는 carton box는 폐기물 일괄처리기관에 보내어 일반적으로 시멘트, 아스팔트, 폴리머 또는 유리제를 사용한 후 고화하여 보관폐기 및 해양투기를 한다.

이곳에서는 방사성폐기물을 고화(固化)처리하는 방법을 설명하고자 한다.

① 시멘트고화

이차폐기물인 증발처리법의 농축액과 화학처리법 슬러지(sludge)는 용존염분, 수분, 고형물이 공존하고 있다. 시멘트고화법은 이차폐기물중의 수분을 시멘트고화반응에 필요한 물로써 이용함과 더불어 고형물과 용존염분을 시멘트 martrix에 분산고화시키는 방법이다. 시멘트고화법은 폐기물과 시멘트소재와의 혼합조건에 out-drum mixing, in-drum mixing, injection 등으로 분류되는데 공히 실용화되고 있다. Out-drum mixing은 폐기물, 수분, 시멘트를 가하여 혼합시킨 다음 용기에 충진시키는 방법이다. 이 방법의 이점은 용기에 충분히 충진시킬 수 있고 균일하에 혼합시킬 수 있다는 것이지만 혼합기의 세정과 제염 등이 부수적으로 따른다. In-drum mixing은 drum 중에 폐기물, 수분, 시멘트를 가하여 이 용기 중에 교반기를 넣어 회전(200~300 rpm)혼합시키는 방법이다.

이 방법은 혼합용기가 최종처분용기이고 세정작업이 용이하다는 점이 있지만 폐기물의종류 및 배합에 있어 균일하게 한다는 것은 대단히 어렵고 용기상부에 공문이 생길 우려가 있다는 것이 문제점이다. 진공주입법은 드럼에 시멘트와 혼합재료(vermiculite 등의 흡수재)를 충진시켜 이 용기내를 파이프로 통해 진공펌프로 감압시키면서 폐액을 주입시키는 방법이다. 이 방법은 세정이 전혀 필요없고 보수가 용이하지만 균일하고 강도가 높은 고화체를 얻기 어렵다. 따라서 해양투기에는 적합하지 못하다.

시멘트고화는 다른 고화법에 비하여 취급 및 유지관리가 용이하고 동일공정에서 각종폐기물을 고화시킬 수 있다. 시멘트고화조건은 농축폐액 또는 슬러지의 경우 특별한 화학적 방해작용이 없는 한 물과 시멘트의 비가 0.3~0.6(W/C), 고형물질과의 시멘트의 비가 0.03~0.15(SS/C)의 범위로 고화물이 형성된다.

② **아스팔트고화**

증발법의 농축액과 화학처리법의 슬러지에 함유되어 있는 염분, 고형분을 아스팔트매체 중에 미세입자로서 균일하게 분산, 고화시키는 것이 아스팔트고화법의 특징이다. 이 경우 교반가능한 유동온도가 약 160 ℃ 이상인 아스팔트에 100 ℃ 정도로 비등시킨 수분이 공존하는 고형물을 공급, 분산시키는 방법에 대해서 다양한 연구가 진행되어 왔다. 고화장치로는 thermal processor, screw extruder, thin film evaporator 등이 있다. 이들에 아스팔트와 피처리물이 연속적으로 공급되어 혼합탈수물이 연속적으로 취출된다.

일반적으로 아스팔트의 고형분함량은 40~60% 범위에 가능하다.

아스팔트고화의 이점은 시멘트고화에 비하여 방사성물질의 용출률이 낮고 감용비가 크다는 점이다. 이것은 해양투기된 고화체중의 방사성물질의 용출분률에 있어서 시멘트고화체는 수십 년까지 20~70%를 점유하는데 반해 아스팔트고화체는 0.2~0.4% 정도로 추정되고 있다. 그리고 고화체의 체적이 시멘트 고화체보다 1/4 이하로 낮출 수 있다. 한편 아스팔트고화체의 문제점은 해양투기를 전제로 한 경우 슬러지와 같이 비중이 낮은 폐기물을 고화시킬 경우 고화체의 비중이 1.2에 달하지 않는 경우가 있어 적당한 재료를 첨가하여 비중을 증가시킬 필요가 있다. 그리고 질산염을 함유한 이차폐기물의 경우는 아스팔트의 가연성이 촉진되는 현상이 확인되었다. 기타 고온조작과 비교적 복잡한 기계장치를 사용하기 때문에 작업이 복잡하여 시설비가 많이 든다.

③ **유리화(vitrification)**

유리화공정은 사용 후 핵연료의 재처리과정에서 발생된 고준위폐액의 고화처리공정으로서 증발, 가소 또는 탈질산 및 유리화의 3단계로 나누어 생각할 수 있다. 재처리과정에서 얻어지는 폐액 중 대부분의 원소는 질산화물로 용해되어 있기 때문에 2단계 공정을 탈질산공정이라 한다. 제1-2단계에서 얻어지는 고화체는 가소물(calcine)이라고 하는데 이 가소반응은 500~800℃에서 종료된다. 제3단계에서는 제2단계에서 얻어진 분말상의 가소물을 첨가제와 혼합하여 900~1000℃에서 유리(주로 borosilicate glass)와 함께 용융시켜 고화체를 제조하는 공정이다. 경우에 따라서는 2~3단계를 하나의 반응로내에서 탈질산 및 유리화 하는 공정에 대하여서도 많은 연구가 진행되고 있다.

④ **기타**

최근에 개발된 공정으로서 polyester/epoxy, urea formaldehyde, polyethylene, styrene dipnenyl benzene등 여러 종류의 고분자물질을 이용한 고화공정이 있는데 고화매체에 따라 상온 혹은 60℃에서 서서히 monomer를 중합시키거나 적정 용융온도 하에서 폐액과 혼합 증발 고화시키는 폴리머고화공정이 있다.

그리고 폐기물과 암석 구성물질을 혼합하여 고온, 고압하에서 합성암을 제조할 수 있는 기술개발도 활발히 추진되고 있다.

(5) 방사성폐기물의 자체처분

① **방사성폐기물의 처분제한**

(1) 누구든지 방사성폐기물을 해양에 투기하는 방법으로 처분할 수 없다.

(2) 방사성폐기물관리시설 등 건설 운영자가 아닌 자는 총리령으로 정하는 종류 및 수량(표 2-34)의 방사성폐기물을 땅속에 천층 처분(동굴처분을 포함한다) 또는 심층처분 등의 방법으로 처분할 수 없다.

(3) 방사성폐기물 외의 방사성폐기물의 처분은 대통령령으로 정하는 방법 및 절차에 적합하게 하여야 한다.

(4) 방사성폐기물의 처분을 방사성폐기물관리시설 등 건설 운영자에게 위탁하고자 하는 자는 총리령이 정하는 인도기준에 적합하게 하여야 한다.

표 2-34. **방사성핵종별 자체처분 허용농도**

방사성핵종	허용농도 (Bq/g)
I-129	0.01
Na-22, Sc-46, Mn-54, Co-56, Co-60, Zn-65, Nb-94, Ru-106, Ag-110m, Sb-125, Cs-134, Cs-137, Eu-152, Eu-154, Ta-182, Bi-207, Th-229, U-232, Pu-238, Pu-239, Pu-240, Pu-242, Pu-244, Am-241, Am-242m, Am-243, Cm-245, Cm-246, Cm-247, Cm-248, Cf-249, Cf-251, Es-254	0.1
C-14, Na-24, Cl-36, Sc-48, V-48, Mn-52, Fe-59, Co-57, Co-58, Se-75, Br-82, Sr-85, Sr-90, Zr-95, Nb-95, Tc-96, Tc-99, Ru-103, Ag-105, Cd-109, Sn-113, Sb-124, Te-123m, Te-132, Cs-136, Ba-140, La-140, Ce-139, Eu-155, Tb-160, Hf-181, Os-185, Ir-190, Ir-192, Tl-204, Bi-206, U-233, Np-237, Pu-236, Cm-243, Cm-244, Cf-248, Cf-250, Cf-252, Cf-254	1
Be-7, F-18, Cl-38, K-43, Ca-47, Mn-51, Mn-52m, Mn-56, Fe-52, Co-55, Co-62m, Ni-65, Zn-69m, Ga-72, As-74, As-76, Sr-91, Sr-92, Zr-93, Zr-97, Nb-93m, Nb-97, Nb-98, Mo-90, Mo-93, Mo-99, Mo-101, Tc-97, Ru-97, Ru-105, Cd-115, In-111, In-114m, Sn-125, Sb-122, Te-127m, Te-129m, Te-131m, Te-133, Te-133m, Te-134, I-126, I-130, I-131, I-132, I-133, I-134, I-135, Cs-129, Cs-132, Cs-138, Ba-131, Ce-143, Ce-144, Gd-153, W-181, W-187, Pt-191, Au-198, Hg-203, Tl-200, Tl-202, Pb-203, Po-203, Po-205, Po-207, Ra-225, Pa-230, Pa-233, U-230b, U-236, Np-240, u-241, Cm-242, Es-254m	10
H-3, S-35, K-42, Ca-45, Sc-47, Cr-51, Mn-53, Co-61, Ni-59, Ni-63, Cu-64, Rb-86, Sr-85m, Sr-87m, Y-91, Y-91m, Y-92, Y-93, Tc-97m, Tc-99m, Rh-105, Pd-109, Ag-111, Cd-115m, In-113m, In-115m, Te-129, Te-131, I-123, I-125,Cs-135, Ce-141, Pr-142, Nd-147, Nd-149, Sm-153, Eu-152m, Gd-159, Dy-166, Ho-166, Er-171, Tm-170, Yb-175, Lu-177, Re-188, Os-191, Os-193, Ir-194, Pt-197m, Au-199, Hg-197, Hg-197m, Tl-201, Ra-227, U-231, U-237, U-239, U-240, Np-239, Pu-234, Pu-235, Pu-237, Bk-249, Cf-253, Es-253, Fm-255	100
Si-31, P-32, P-33, Fe-55, Co-60m, Zn-69, As-73, As-77, Sr-89, Y-90, Tc-96m, Pd-103, Te-125m, Te-127, Cs-131, Cs-134m, Pr-143, Pm-147, Pm-149, Sm-151, Dy-165, Er-169, Tm-171, W-185, Re-186, Os-191m, Pt-193m, Pt-197, At-211, Th-226, Pu-243, Am-242, Cf-246	1,000
Co-58m, Ge-71, Rh-103m, Fm-254	10,000

② 방사성폐기물 자체처분의 절차 및 방법

(1) 다음 각 호의 어느 하나에 해당하는 방사성폐기물로서 핵종별 농도가 위원회가 정하는 값 미만이 된 방사성폐기물을 소각·매립 또는 재활용 등의 방법으로 처분(이하 "자체처분"이라 한다)할 수 있다.

① 원자력관계사업자가 발생시킨 방사성폐기물

② 원자력관계사업자(폐기시설등건설·운영자를 제외한다)로부터 처분을 위탁받아 관리하고 있는 방사성폐기물

(2) 자체처분을 하려는 원자력관계사업자는 총리령이 정하는 바에 따라 자체처분계획서에 관계 서류를 첨부하여 위원회에 제출하여야 한다. 이를 변경하고자 하는 때에도 또한 같다.

(3) 처분계획이 제출된 방사성폐기물은 제출한 날부터 2월이 경과한 후 이를 자체 처분 할 수 있다.

(4) 자체처분한 자는 자체처분에 관한 기록을 자체처분 일부터 5년간 보존하여야 한다.

① 자체처분신고

자체처분사업자는 다음 각 호의 사항을 포함한 방사성폐기물 자체처분 절차서(표 2-35)를 마련하여, 그 절차서에 따라 자체처분에 관한 제반업무를 수행하여야 한다.

표 2-35. 자체처분절차서 세부내용

1. 자체처분 정책 및 전략
   가. 자체처분 원칙
   나. 자체처분이 정당화되는 근거
   다. 자체처분 폐기물의 수량 및 방사능 최소화 전략
   라. 자체처분 업무를 수행하는 조직, 책임 및 권한
2. 자체처분하고자 하는 폐기물의 특성과 관리방안
   가. 폐기물의 발생장소, 발생과정 및 예상 발생량
   나. 폐기물의 종류 및 형태
   다. 폐기물에 함유될 수 있는 방사성핵종의 종류
   라. 폐기물의 선별, 수거, 분리 및 저장방법
   마. 핵종별 및 폐기물별 자체보관기간 및 자체보관기간의 평가방법(적용 가능한 경우에 한함)
   바. 폐기물의 표면오염 관리방안
3. 자체처분 관련 기준을 만족함을 입증하는 방법
   가. 방사능 측정방법(대표시료 채취방법을 포함한다) 또는 방사능 평가방법(평가의 타당성에 대한 논거)
   나. 방사선 측정방법
   다. 기타 이 규정의 제반 규정을 만족함을 입증하는 방법
4. 자체처분 방법 및 사전 조치
   가. 자체처분 방법
   나. 자체처분 전 조치사항
   다. 자체처분으로 인하여 부수적으로 폐기물이 발생될 경우, 이 부수적인 폐기물의 관리방법
5. 기록 및 관리
   가. 기록의 종류 및 작성양식
   나. 기록의 보존방법 및 보존기간

② 방사성폐기물 자체처분계획서에 첨부하여야 하는 서류

(가) 자체처분 대상 폐기물의 종류 및 수량

(나) 자체처분 대상 폐기물의 발생원, 발생일시 또는 발생기간

(다) 자체처분 대상 폐기물의 측정 대상별 표면 방사선량률, 핵종별 농도 및 그 산출 근거

(라) 자체처분 방법 및 예정 목적지(위탁 처리하고자 하는 경우 위탁업체를 포함한다)

(마) 자체처분으로 인하여 부수적으로 발생되는 폐기물의 수량 및 관리방법

(바) 자체처분에 따른 예상 피폭방사선량이 자체처분 허용선량을 만족함을 입증하는 자료

(사) 규정에 의한 자체처분절차서

3) 방사성폐기물 운반비

(1) 방사성폐기물의 인도기준

① 방사성폐기물은 종류 및 방사능 농도에 따라 이를 분류하고 처분장의 처분요건에 적합하도록 할 것

② 방사성폐기물은 처분 후의 안전성을 확보하기 위하여 이를 고체형태로 할 것

③ 포장물은 운반 및 취급 시 파손되지 아니하도록 구조적 건전성을 유지할 것

④ 포장내의 유리수는 이를 최소화하고 고화체가 함유하고 있는 핵종의 침출률이 적절히 제한되도록 할 것

⑤ 방사성폐기물은 폭발·인화 및 유해성 물질 등에 따른 위험성이 제거되도록 할 것

⑥ 포장물 외부에 방사성폐기물에 대한 주요 정보를 알아보기 쉽게 표시할 것

(2) 방사성폐기물의 인도절차 및 방법

① 방사성폐기물을 인도하려는 방사성폐기물 발생자는 인도하려는 날의 3개월 전까지 방사선관리사업자에게 산업통상자원부령으로 정하는 바에 따라 해당 방사성폐기물의 인수를 의뢰하여야 한다.

② 방사성폐기물 관리사업자는 인수의뢰를 받았을 때에는 인수 예정일, 인수 물량 등 방사성폐기물의 인수에 필요한 사항을 정하여 그 인수 예정일의 1개월 전까지 산업통상자원부령으로 정하는 바에 따라 방사성폐기물을 인도하려는 방사성폐기물 발생자에게 알려야 한다.

③ 방사성폐기물 발생자가 방사성폐기물을 인도하는 장소는 방사성폐기물 관리사업자가

지정하는 방사성폐기물 관리시설로 한다. 다만, 방사성폐기물 관리사업자는 방사성폐기물 발생자와 협의하여 그 인도 장소를 달리 정할 수 있다.

④ 방사성폐기물 발생자가 방사성폐기물을 방사성폐기물 관리사업자에게 인도할 때에는 방사성폐기물의 분류·포장 및 운반 등의 방법 또는 절차가 산업통상자원부장관이 정하여 고시하는 인도기준에 맞아야 한다.

⑤ 방사성폐기물 관리사업자는 방사성폐기물의 분류·포장 및 운반 등의 방법 또는 절차가 인도기준에 맞지 아니하는 경우에는 방사성폐기물을 반송하거나 그 인도기준에 맞도록 재분류 및 포장 등의 필요한 조치를 할 수 있다. 이 경우 방사성폐기물의 반송이나 재분류 및 포장 등에 필요한 비용은 방사성폐기물 발생자가 부담한다.

(3) 방사성폐기물의 폐기신청 및 처리 절차

밀봉선원폐기물은 밀봉된 방사성동위원소로서 방사능이 감쇠되어 사용가치가 없거나 사업의 일부 또는 전부를 휴지하거나 폐지함으로써 폐기 대상이 되는 밀봉선원을 말하며 개봉선원폐기물은 밀봉선원폐기물을 제외한 잡고체류와 액체상의 동위원소폐기물을 말한다. 이에 대한 폐기신청 및 처리 절차는 그림 2-26과 같다.

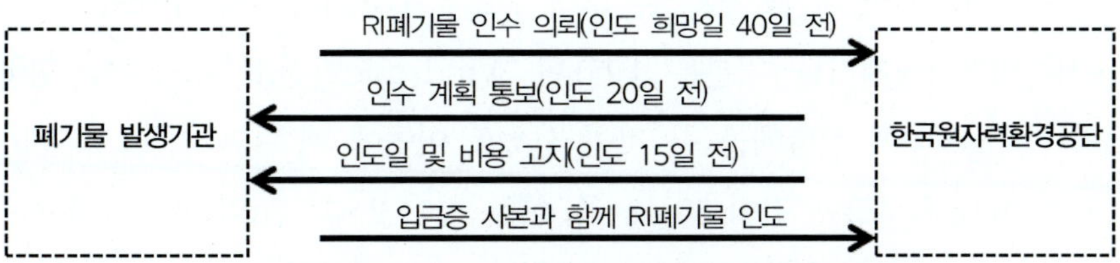

그림 2-26. 방사성폐기물 폐기신청 및 처리 절차

4) 방사성폐기물 처분

(1) 중·저준위폐기물 처분

중·저준위 방사성폐기물의 육지처분은 1940년대 미국에서 천층매몰(shallow land burial)이 시도된 이래 다양한 처분방법이 제안되고 있지만 천층매몰, 공학적 시설내 처분, 동굴처분을 제외하고는 모두 기술개발 혹은 검토단계에 불과한 실정이므로 여기서는 이 세 가지 방식을 중심으로 각 방식의 특성에 대해서 논의하기로 한다.

① 천층매몰

천층매몰은 1940년대 미국에서 핵무기 개발계획에서 발생된 저준위 폐기물의 처분에 이용된 후 세계 각국에서 널리 쓰여져 왔다. 천층매몰은 지표면에 트렌치(trench)를 파고이곳에

폐기물을 넣은 후 그 위를 파낸 흙 또는 흙과 점토를 혼합하여 약 1 m의 두께로 덮는 방식이다. 트렌치는 길이/폭의 비가 2~20의 범위로서 측면벽이 수직인 형태와 경사진 형태 두 종류가 있으며 경사각은 최대 45℃까지 가능하다. 트렌치의 크기와 형태는 토지이용면, 배수상태, 시설운영 및 폐쇄계획, 폐기물의 특성 등에 의해 좌우된다.

현재 미국에서 운영되고 있는 트렌치의 크기는 폭 1.5~30 m, 길이 15~25 m, 깊이 3~8 m 사이이다.

천층매몰방식은 처분장건설이 간단하고 폐기물처분작업이 간편하다는 장점이 있으나 지하수 및 지표수와 접촉이 용이하여 처분된 폐기물로부터 방사성핵종의 유출가능성이 있으며 이러한 현상은 특히 기후가 습한 지역에서 현저하다. 또한 처분시설이 지표면에 근접되어 있어 인간의 우발적 침입에 의한 폐기물과의 접촉이 용이하므로 이를 방지하기 위한 제도적 통제(institutional control)가 필요하다. 이 제도적 통제 기간은 국가에 따라 다르나 100~300년이다.

천층매몰을 이용한 중·저준위폐기물의 처분은 여러 나라에서 실시되고 있다.

미국에서는 1962년 Beatty, Navada에 최초의 적용처분장을 개설한 이래 6개의 적용처분장이 개설되었으며 이 중 3개 부지는 폐쇄되고 현재 3개 부지만 운영 중에 있다. 이외에 군사용 저준위폐기물을 처분하는 국영폐기물처분장은 7개 주요부지와 기타 다수의 소규모부지가 있다.

영국의 중·저준위방사성폐기물 처분은 1951년 Windscale발전소 폐기물을 영국 북서부 Cumberland의 Drigg지역에 천층매몰 한 것이 시초로 이곳에 계속 폐기물을 처분하고 이다.

프랑스는 La manche처분장에 길이 50 m, 폭 4 m, 깊이 2~2.5 m의 트렌치에 저준위 폐기물을 처분하고 있으며 이외에 폐기물의 방사성준위에 따라 지표면저장소, 콘크리트 트렌치도 병용하고 있다.

② 공학적 시설내 처분(Engineered Facility Disposal)

자연 및 사회적 환경조건이 천층매몰에 적합한 국가에서는 발생된 폐기물의 특성에 알맞는 부지를 선정하여 폐기물을 처분하는 것이 가능하나 적절한 후보부지가 없는 국가에서는 기존 부지의 자연적 특성에 공학적 시설을 보강하여 폐기물을 처분할 수도 있다. 이 방법은 공학적 구조물이 폐기물을 생태계로부터 격리시키는 능력이 우수하고 우발적 침입에 대한 방벽을 제공하며, 폐기물의 포장이 손상되었을 때 방사성핵종의 이동을 막아준다는 점에 근거를 두고 있다.

공학적 시설 내 처분방식은 폐기물을 그 유해기간 중 지상 또는 지하에 설치된 인공구조물 내에 넣어 처분한다. 지하구조물 처분방식의 대표적인 것은 콘크리트 트렌치이다. 이콘크리트

트렌치는 천층매몰에서 사용되는 트렌치의 벽과 바닥, 천정 등을 콘크리트로보강한 후 폐기물을 처분하는 방식으로서 빗물의 침투방지효과를 높이기 위해 구조물 상부를 아스팔트로 덮기도 한다.

지상구조물처분에는 지상 monolith(oer ground monolith)법과 노출구조물 처분방식(exposed structure disposal)이 있다. 지상 monolith방식은 지상 콘크리트구조물 내에 폐기물을 넣고 빈 공간을 콘크리트와 암석으로 채워 콘크리트 monolith를 만든 후 흙으로 덮고 다시 그 위를 암석과 석회로 덮거나 얕은 뿌리의 식물을 심어 침식을 방지하는 처분방식이다.

노출구조물 처분방식은 폐기물의 영구처분을 위한 것이라기 보다는 처분방식이 결정될때까지 폐기물을 장기보관하기 위한 성격을 가지며, 지상에 설치된 콘크리트 건물내에 폐기물을 저장하는 방식이다.

지하구조물 처분방식은 처분된 폐기물로부터의 방사선차폐효과가 우수하고 처분작업이용이하며, 구조물침식의 위험이 없다는 특징을 지니고 있는 반면 굴착작업이 필요하다는 점이 단점이다. 이에 반해서 지상구조물 처분방식은 처분에 사용되는 장비가 간단하고 대규모 굴착작업이 필요없어 기술적으로 용이하며 필요시 폐기물의 회수가 용이한 반면 작업자의 방사선피폭이 크고 구조물의 침식우려가 있다는 점이 단점이다. 공학적시설내 처분방식은 천층매몰시와 같이 인간의 우발적 침입을 방지하기 위한 제도적 통제기간이 필요하며, 특히 지상구조물 방식의 경우 우발적 침입에 대한 방어효과가 작으므로 천층매몰의 경우보다 제도적 통제기간이 길어진다.

공학적 시설내 처분방식은 여러 나라에서 폐기물처분에 사용되고 있다. 프랑스에서는 La Manche처분장에 방사능준위가 10^3~10^7 MPC인 $\beta(\gamma)$ 폐기물 및 α폐기물을 지하 콘크리트 트렌치내에 처분한 후 콘크리트를 주입하여 monolith를 만든다. 이 monolith 위에 방사능준위가 103 MPC(maximum permissible concentration) 이하인 폐기물을 4단(약 6 m)으로 적재한 후 약 3 m의 점토로 덮고 그 위에 잔디를 심어 마치 묘지형태의 처분시설을 건설하는 지상 및 지하구조물 혼합방식을 사용하고 있다. 체코에서는 보강콘크리트 pit내에 폐기물을 처분한 후 약 0.6 의 흙으로 덮는 공학적 처분시설을 사용하고있고 카나다의 Ontario Hydro에서는 폐기물의 특성과 방사능준위에 따라 보강콘크리트트렌치(저준위폐기물 처분), 수직지상갱도(필터카트리지, 포장된 이온교환수지 처분),지상격납고(다량의 이온교환수지, 원자로심 부품처분) 등의 처분방식을 병용하고 있다.

③ **동굴처분(Rock Cavity Disposal)**

천연동굴, 광산 혹은 방사성폐기물 처분용으로 건설된 동굴저장소 등에 폐기물을 처분하는 방식이다.

동굴처분시설은 지하에 위치한 다수의 방(room) 혹은 터널 및 이를 연결하는 통로로 구성된다. 처분장은 폐기물의 부피 혹은 처분방식에 따라 단일 혹은 다수의 준위(level)로 구성되며, 처분시설내의 갱도는 적절한 방식으로 환기시킨다.

각국의 중·저준위폐기물 동굴처분현황을 살펴보면 크게 나누어 실용단계에 있는 국가 및 연구개발단계에 있는 국가로 나눌 수 있다.

실용단계에 있는 국가 중 서독과 동독은 암염폐광을 체코는 석회석 폐광을 스페인은 우라늄 폐광을 이용하여 방사성폐기물을 처분하고 있으며 스웨덴은 경암층 내에 방사성폐기물처분용 동굴을 이용하고 있다.

부지조사단계의 국가 중 핀란드는 경암층을 스위스는 점토층과 경암층을 대상으로 인위적동굴의 부지를 조사 중에 있으며 영국은 퇴적암층 내에 인위적 동굴의 부지를 조사함과 아울러 천연동굴의 이용가능성도 조사하고 있다. 이외에 캐나다는 인위적 동굴의 개념설계단계에 있고 미국은 예비조사, 유고는 인위적 동굴 및 천연동굴에 의한 방사성폐기물처분의 타당성을 조사하고 있다.

동굴처분방식은 자연적 혹은 인위적 사고로부터 폐기물의 격리 및 방어효과가 크다. 처분부지는 운영기간 종료 후 폐기물이 매몰된 깊이까지 천공 혹은 굴착하지 않는 용도에는 사용이 가능하며 흡착방벽 혹은 기타 공학적 방벽의 설치가 용이하다는 장점이 있는 반면 천층매몰에 비해 초기 소유비용이 높고 자연동굴의 이용시에는 동굴의 크기와 기하학적 모형 추정에 상당한 불확실성이 있고 폐광을 이용할 때에는 채광시 행하여진 발파, 굴착 등에 의한 균열의 존재 및 누수가능성이 있다는 점이 단점이다.

④ 해양투기(Sea Disposal)

방사성폐기물의 해양투기는 해양의 막대한 희석 및 분산능력을 이용하여 방사성폐기물을 처분한 후 방사성물질이 유출되더라도 생태계에 영향을 주지 않는다는 확신에 근거를 둔 처분개념이다. 더욱이 해양에는 천연방사능이 Ra−226 10^9 Ci를 포함하여 총 5×10^{11} Ci나 존재하므로 처분된 폐기물로부터 방사성핵종의 누출로 인한 전체 방사능증가량은 무시할 수 있다. 그러나 안전성을 고려하여 해양투기 대상폐기물을 저준위폐기물에만 국한시키고 있다.

방사성물질의 해양투기는 주로 국토가 협소하고 인구밀도가 높은 유럽국가를 중심으로 수행되어 왔다. 즉 영국, 벨기에 등의 국가는 1950년대부터 독자적으로 해양투기를 수행하여 왔으며 1965년 독일의 제안에 따라 OECD/NEA에서는 대서양에서의 해양투기 가능성을 검토하기 시작하였다. 이 검토결과에 따라 1967년 NEA는 독일, 영국, 네덜란드, 벨기에, 프랑스 등 5개국의 참가하에 해양투기를 실시한 이래 매년 해양투기를 계속하였다. 미국에서는 1946년 해양투기를 실시하였지만, 1971년부터 경제적인 이유로 중지하였다.

그러나 해양투기량이 증가함에 따라 이에 의한 해양오염문제가 제기되어 1972년 11월 영국 런던에서 해양오염방지에 관한 회의가 개최되어 "런던조약"이라고 불리어지는 "폐기물, 기타 물질에 의한 해양오염방지에 관한 조약"이 채택되기에 이르렀다. 이에 따라 IAEA에서는 전문분과위원회를 설치하여 런던조약을 검토하고 이의 수행을 필요한 관련기준의 권고안을 발표하였다. 또 OECD는 1977년 7월 이사회에서 런던조약의 목적을 이행하기 위하여 NEA에 방사성폐기물의 해양투기에 관한 다국간협의감시기구를 설치할 것을 결정하였으며, 이에 따라 현재는 정부간해사협의기구(IMO)에서 조약의 집행을 관장하고 있다. 그러나 이러한 조치에도 불구하고 해양투기의 해양오염에 관한 논란이 계속되어 1981년부터 해양투기를 잠정중지하고 이미 투기된 폐기물에 의한 환경영향평가를 진행 중에 있다. IAEA에서 권고한 해양처분규정 중 주요사항은 다음과 같다.

- 내륙에 인접하거나, 내해로 연결된 해역은 투기대상지역에서 제외할 것
- 수심이 4,000 m 이상의 해역에 투기할 것
- 위도 50°S와 50°N 사이에 투기할 것
- 단일투기해역의 면적은 10^4 km^2 이내로 할 것

(2) 고준위폐기물 처분

원자력발전시 발생된 사용후 핵연료를 재처리하지 않고 그대로 영구처분하거나 사용 후 핵연료 재처리시 발생된 고준위폐기물을 고화하여 영구처분하는 경우에는 중·저준위폐기물처분의 경우보다 훨씬 엄격한 제한을 가해져야 한다. 왜냐하면 이러한 고준위폐기물은 그 유해기간이 수십만 년에서 수백만 년에 이르고 있으므로 고준위폐기물의 처분은 그 처분 방법이 폐기물을 최소 수십만 년에서 수백만 년 동안 안전하게 인간환경 및 생태계로부터 격리시킬 수 있다는 것이 보장되어야 한다. 고준위폐기물의 상용규모영구처분은 아직 실시되고 있지 않으나 각국에서 이의타당성에 관한 연구가 활발하게 수행되고 있다.

현재까지 제안된 고준위폐기물의 처분법으로는 지층처분(geological disposal)과 심해저퇴적층처분(sea bed disposal)이 있다.

① 지층처분(Geological Disposal)

지층처분은 지하 500~1,000 m에 위치한 모암(host rock)내에 방사성폐기물처분장을 건설하고 이곳에 폐기물을 처분하는 방식이다. 지층처분부지로 고려되고 있는 지층은 암염층, 점토층 및 경암층이며, 이들의 특성은 다음과 같다.

㉮ 암염(rock salt) : 암염층은 미국, 서독에서 과거 20년 동안 방사성폐기물처분을 위해연구, 개발되고 있어 이미 상당 수준에 이르고 있다. 암염은 다공성이 낮아 물이 침투하지 못하며, 가소성이 있어 지하압력 하에서 균열이나 절리의 발생을 막고 인공적으로 균열이 형성되면 원상으로 메워진다. 또한 높은 유연성에도 불구하고 암염의 압축강도는 200~300 kgf/cm^{2}으로 콘크리트와 같으므로 공동이 오랫동안 안정하고 높은 열전도(약 12×10^{-3} cal/cm, sec℃)를 가져 폐기물의 붕괴열을 신속히 발산시키며 채굴비용이 낮다는 등 여러 가지 장점이 있어 처분장의 건설에 적합하다. 처분장의 깊이는 200~1,500 m가 보통이다.

㉯ 점토층(argillaceous sediments) : 점토층에의 처분은 벨기에, 이탈리아 등에서 연구가 활발히 진행되고 있으며 미국, 영국에서도 이용가능성을 평가하고 있다. 점토층은 흡착성이 좋아 처분된 폐기물로부터 핵종이 유출된 경우에 핵종의 이동을 지연시켜 준다. 또 유연성이 있고, 비록 다량의 물을 함유(70~80%)하는 경우에도 물의 이동성이 극히 작아 부동성으로 간주될 수 있다는 장점이 있으나 열전도도가 낮고(암염의 1/3~1/4), 붕괴열에 의해 점토의 유연성이 영향을 받으며 때로는 흡착능력까지 변할 수 있고 지나친 가소성으로 인해 채굴이 어렵다는 점이 단점이다.

㉰ 경암층(hard rock) : 경암층은 화성암, 변성암 등으로 분류될 수 있으며 미국, 영국, 스웨덴 및 캐나다 등에서 조사되고 있다. 그 중 가장 흔한 화강암은 압축강도가 1,500~2,000 kgf/cm^{2}으로 매우 높고, 유연성이 없으며 보통은 약간의 지하수를 함유하나 때로는 상당한 깊이까지 지하수가 존재하지 않는 경우도 있다. 또 균열부분에서 풍화작용에 의해 양호한 흡착능력을 가진 광물이 형성되기도 한다. 따라서 이러한 경암은 개개의 차이가 크므로 각 지역에 따라 세부조사가 필요하다.

② 심해저퇴적층처분(sea bed disposal)

심해저의 퇴적층에 방사성폐기물을 처분하는 연구는 1974년 미국에서 시작되었다. 이 방법은 폐기물을 생태계로부터 격리시키는 능력이 우수하고 폐기물과 인간의 접촉가능성을 배재시켜 준다. 또 처분된 폐기물로부터 방사성핵종이 누출되어도 해수의 희석능력이 높으므로 인체에 대한 방사선장해가 방지된다는 장점이 있어 지층처분의 대안으로 제시되고 있으며 이 처분방식을 이용한 국제처분장의 가능성이 거론되고 있다. 이 처분방법의 적용 가능성을 연구하기 위해 OECD는 1975년 Sea bed Working Group(SWG)을 설치한 바 있으며 이 group에의 가맹국은 캐나다, 독일, 프랑스, 일본, 네덜란드, 스위스 및 영국이다.

PART 3 방사선 모니터링

1. 방사선 감시의 정의 및 분류

1.1 방사선 감시활동

방사선방어(radiation protection)의 목적은 안전하고 만족스러운 작업환경을 만들고 그러한 상황을 항상 유지하는데 있다. 이와 같은 목적에 따라 방사선안전을 유지하기 위한 실행을 방사선관리라 한다.

방사선관리를 위한 직접적인 수단으로써 방사선 또는 방사능을 직접 측정하여 방사선의 강·약과 현황을 수행하는 일을 조사 또는 계측(survey)이라 하고, 조사하는 과정을 통하여 얻어진 정보를 분석 평가하여 그 대책과 경보를 발하는 것을 방사선감시(radiation monitoring)라 한다. 이와 같은 방사선감시 활동은 방사선 방어목적을 달성하기 위하여 방사선 관리조직의 운영 및 그 운영체가 수행하는 활동이며 이 감시활동의 방법과 대상을 구별하면 다음과 같다.

- 개인방사선감시
- 작업환경방사선감시
- 환경방사선감시
- 방사선사고감시

방사선감시는 정기감시와 수시감시로 구분하여 시행하고 있다. 정기감시란 법체계하에서 요구되는 경우와 안전관리규칙에서 정한 일정에 따라 수행하는 것으로써 검사기관에서 법규 등에서 정한 최소한의 감시요건을 제시하는 경우도 있으며 자체 안전관리규정에서 정한 요건을 확인하는 경우도 있다. 수시감시란 방사선을 취급관리하는 시설에서 방사능량의 사용변경, 시설의 비정상적 가동이 의심이 갈 경우 또는 방사선 환경의 확인이 필요하다고 판단될 경우 수행하는 감시이다.

방사선감시 중에서 가장 중요한 것은 방사선 측정을 위한 검출기 즉 측정기의 선택, 적절한 사용, 감시방법, 감시빈도 및 측정값에 대한 평가방법 결정이다. 또한 방사선의 종류, 피폭형태, 피폭준위와 방사선방어를 위한 물리적 혹은 절차적 관리에 대한 신뢰의 정도도 방사선감시의 중요한 요소이다.

1.2 방사선피폭(또는 오염)지역 조사방법

방사선피폭(또는 오염)지역 조사방법은 방사선원의 주변 또는 지역의 작업이 허용될 수 있는가의 근거를 제공한다. 방사선 준위가 현존 자연방사선 준위보다 높을 수 있는 방사선 시설에 대해서는 방사선 조사의 수행 필요성이 있다. 방사선 조사가 요구되는 특정상황은 시간, 방사선원의 사용, 저장상태에 따라 달라질 것이다. 일반적으로 방사선조사는 다음의 조건을 갖는 시설에 대해 권고된다.

- 방사능이 3.7 kBq(0.1 μCi) 이상이며 방사능 농도(비방사능)가 74 kBq/kg(0.002 μCi/g) 이상인 방사성물질이 존재하거나
- 하전입자들의 전위차를 10 keV 이상되게 하거나 10 keV 이상으로 가속시킬 수 있는 장치가 존재하는 시설.

방사선조사 결과 선원의 작동상태, 작업제한, 차폐의 필요성, 오염통제를 위한 필요성과 작업자의 체내·외 피폭의 측정 필요성이 결정된다.

방사선피폭지역 조사는 다음의 조건하에서 행해져야 한다.

- 방사선 설비의 초기 사용전 또는 방사선원을 도입된 직후
- 개인의 피폭을 증가시킬 가능성이 있는 작업절차, 장비, 차폐재 또는 선원에 변화가 발생하였을 경우
- 정기적으로 장비, 환경 및 작업습관의 장기적 변화효과를 알아내기 위해
- 사고가 예상되거나 사고가 발생한 후

방사선피폭지역 조사의 빈도는 선원의 형태, 작업절차의 형태, 작업량, 개인적인 작업습관에 따라 다르며, 피폭 가능성이 증가함에 따라 그 빈도를 증가시켜야 한다.

방사선의 상태가 안정되고 예측 가능한 경우 지역 조사는 1년에 한 번 정도 비정기적으로 행할 수 있으며, 방사선 상태의 변화가 아주 심하거나 예측 불가능하거나 비밀봉 방사성물질을 직접 취급하거나 방사선 사고가 발생했을 경우에는 1일 방사선피폭지역조사 또는 연속방사선피폭지역 조사가 요구된다. 이 경우 때때로 개인의 방사선 피폭률의 연속 측정이 필요해지기도 한다.

1) 조사의 단계

방사선피폭지역의 조사는 대개 다음의 여러 단계들을 포함한다.

- 실태조사 사용 중인 방사선원과 그 용도, 계획된 물리적 안정조치, 안전관리규정에 의한 절차관리에 관한 정보를 수집하고 검토한다.
- 검사 조사자(surveyor)는 개인이 직접 선원의 존재를 확인하고 선원의 상태, 용도,작동성,

물리적 안전조치의 동작상태 및 건전성 그리고 작업자의 절차숙지 및 준수 여부를 조사한다.

- 측정 시설의 성격에 따라 방사선장, 표면오염 및 공기 오염도를 측정한다.
- 평가 및 권고 측정결과는 운영계수(operational factor)에 의해 적용 가능한 최대허용선량 또는 최대허용농도와 바로 비교될 수 있는 형태로 환산된다. 이러한 비교결과는 검사 중에 얻어진 정보와 함께 시설의 방사선 안전성상태의 평가를 위한 기초자료가 되며 또한 잘못에 대한 보완조치가 취해진 다음 시정조치와 재조사에 관한 권고를 위한 기초자료가 되기도 한다.
- 기록 및 보고 조사결과는 참고를 위하여 기록하여야 하며 책임자에게 보고한다.

이와 같은 방사선피폭(또는 오염)지역의 조사 절차는 일정치 않으나 실제 작업현장에서는 거의 이와 같은 형태의 조사를 실시하고 있다. 이의 여러 가지 단계에 대한 구체적 설명을 하고자 한다.

2) 실태조사(investigation)

완전한 방사선피폭(또는 오염)지역 조사의 첫 단계는 다음의 각 사항을 현장조사하는 것이다.

- 시설에서 수행되는 작업의 목적과 성격
- 방사선원의 위치, 수량 및 형태
- 방사선원과 주변 작업지역과의 공간적 분포관계
- 물리적 안전조치의 형태, 위치, 특성 및 적용범위
- 절차관리 및 적용범위

이러한 정보는 계획서, 도면, 도표, 기록 그리고 문서로 된 작업지시서를 조사하여 얻어야 한다. 자신이 속한 조직, 기관 내에서 실태조사를 수행하는 사람은 자신이 수집한 모든 정보에 대한 직접적인 지식을 갖고 있다 해도 조사를 수행하여야 한다.

(1) 방사선원

방사선원에 대한 다음의 정보가 가능한 한 수집되어야 한다.

- 사용되는 선원의 형태 및 수(비밀봉선원, 밀봉선원, 방사선발생장치)와 방사능 및 등급
- 방출되는 방사선의 종류와 에너지 흡수재나 감속재를 쓸 경우에는 처음 에너지 스펙트럼의 변화
- 방사선장의 크기 및 기하학적 구조와 방사선조사의 방향
- 방사성물질의 화학적 구조 및 물리적 형태

- 방사성물질의 방출 및 확산 위험성(유도 방사능의 가능성 포함)

(2) **물리적 안전조치**

물리적 안전조치에 관한 다음의 정보가 가능한 한 수집되어야 한다.

- 방어장벽의 위치, 크기 및 구조와 이러한 방어장벽을 통과하거나 산란되어 나오는 방사선 준위
- 방사선원의 저장, 취급, 운반 및 폐기에 대한 시설의 성격
- 비밀봉 방사성 물질의 수용(containment)에 대한 시설의 구조 및 설계(후드 또는 글러브박스)
- 환기 및 배기계통의 위치와 설계 이와 관련한 여과 및 방사능 측정장치의 위치와 설계
- 연동장치, 경보 및 비상 작동정지계통의 위치 및 설계
- 설치된 모니터링설비의 위치 및 설계

(3) **절차관리**

절차관리에 대한 다음의 정보가 가능한 한 수집되어야 한다.

- 관리구역의 설정
- 시설운전 중 작업자의 시설 내 및 외부 점유정도 및 방사선종사자 및 비종사자의 분류
- 방사선원의 사용 부하량 및 사용인자
- 각 방사선원 근처에서 종사자가 소비하는 시간
- 운전절차
- 방사선원의 저장, 취급, 운반 및 폐기에 대한 절차
- 이전의 지역 조사기록
- 기존 방사선 방어규칙 및 비상조치계획
- 경험이 없는 종사자들을 위한 안전절차상의 교육형태
- 방사선안전관리책임자의 임명

3) 검사(inspection)

방사선피폭(또는 오염)지역의 검사단계는 다음의 사항을 위하여 수행한다.

- 방사선방어에 관련된 시설, 작업자, 설비, 주변 환경 및 시행에 관한 직접적인 지식의 습득
- 방사선 측정이 이루어져야 할 위치결정

• 방사선 방어에 사용되는 모든 물리적 안전조치의 존재와 그 효능을 결정

방사선 방어를 위해 확립된 절차관리와의 부합성 정도 결정검사자는 그 기관에 근무하거나 관련이 있어서 대상 시설을 잘 알고 있다 하더라도 자신의 검사를 체계적으로 수행해야 한다. 또한 다음에 열거한 정보가 수집되어져야 한다.

(1) **방사선원**

• 각 방사선원의 위치
• 각 방사선원을 확인하는 수단(예 등급, 종류, 일련번호, 방사능의 양, 형태 등)
• 방사선원의 물리적 건전성, 밀봉선원의 경우 누출검사의 방법, 기록 및 결과가 평가되어야 한다.
• 각 방사선원의 용도

(2) **물리적 안전조치**

• 차폐 또는 방어장벽의 존재 및 적합성
• 차폐물의 이동 또는 제거의 가능성 및 결과
• 방사선 빔의 방향 및 여과변화 또는 방사선원의 위치변화의 가능성 및 결과
• 안전장치 및 특수취급설비의 사용가능성, 조건 및 형태(예 : 이동형 차폐, 원격조정장치, 후드, 방어복 등)
• 부적합한 공기의 흐름, 방사성물질의 유출 또는 방사성물질의 시설로부터의 방출물 주입에 대한 가능성 및 결과
• 방사성폐기물의 보유 및 또는 폐기시설의 적합성
• 시설설계의 안전조치의 사용 목적과의 부합성 이 검토에는 통행의 흐름, 접근금지 또는 출입구, 환기, 시설의 표면처리, 배수구의 위치 및 종류, 에어콘, 전기, 물, 가스 및 정지 밸브 또는 스위치에의 접근용이성 등
• 연동장치, 경보장치, 대피경보, 환기장치, 고장경보, 비상위치와 같은 방어용장치의 존재, 정확한 기능 및 사용

(3) **절차관리**

다음의 특정적인 정보가 적절하다면 절차관리의 검사 중 수집되어야 한다.

• 방사선원이 있는 지역을 알리는 표지와 팻말 그리고 방사성물질 저장용기에 대한 표지의 적합성
• 방사선원의 취급, 저장, 운송 및 폐기 중 오염의 확산과 개인방사선 피폭관리용 절차의

적합성

- 정기적인 조사 및 측정기기의 재 교정에 대한 적절한 준비 및 정확한 기능과 사용의 가능성, 적합성
- 일상적인 조사 및 모니터링절차의 적절성
- 예상되는 긴급사태의 행동계획의 존재, 적합성 및 실현과 이러한 계획의 개인숙지 여부
- 개인의 교육 및 숙련도

4) 측정(measurement)

필요한 방사선 측정을 하는데 사용될 절차 및 기구의 선택은 측정할 방사성오염과 방사선의 종류와 기구의 물리적 특성에 따른다.

필요한 측정을 수행하는 개인은 그 자신의 방사선 피폭이 적절히 측정되며 허용한도 이내로 유지된다는 것을 확인하기 위해 어떠한 관리가 필요한지를 결정하여야 한다. 필요한 조사기구에 덧붙여 조사하는 자는 닥쳐올 상황에 따라 적합한 인공호흡장치, 방어복과 개인피폭 선량계를 착용하여 사용하여야 한다. 그는 또한 조사도중 자신의 통제에 의하지 않고는 방사선 발생장치, 선원 차폐기구 또는 선원취급장치가 동작될 수 없다는 것을 확인해야 한다. 조사하는 자는 조사지역을 들어서는 순간 바로 그 지역에 가장 널리 존재하는 방사선 조건이나 환경을 결정해야 하며 지역 내의 방사선 조건이 갑자기 변한다면 즉시 그 지역을 떠나거나 다른 적절한 계획된 행동을 취해야 한다.

(1) 방사선장 측정

방사선피폭(오염)지역 조사에 있어서 방사선장의 측정은 종사자가 받을 수 있는 선량을 예측하는 근거가 된다. 작동조건의 변화(방사선의 진행방향 등)는 방사선장의 세기와 분포, 변화를 유발시킬 수 있다. 또한 2차 방사선(산란선)은 아주 불균일한 방사선장의 분포를 유발시킬 수 있다. 필요한 측정회수는 시간과 공간에 따라 방사선장이 어떻게 변하는지, 얼마나 많은 사람이 방사선장에서 움직이는지에 따라 결정된다. 방사선의 강도가 최대인 지점 및 상이한 작동조건 하에서 작업자가 점유할 수 있는 위치에서 방사선장의 측정은 대개 방어의 목적으로 어느 정도 정확하게 선량을 예측하는데 충분하다.

방사선 분포 패턴이 다양한 X선발생장치들처럼 고정되어 있다면 방사선장 측정은 거의 필요하지 않다. 더욱이 잠재적인 선량이 최대허용치보다 훨씬 낮다면 최대 선량을 결정하는 것만으로도 충분하다. 그 외에 방사선 분포가 원자로에서 조사시편을 끄집어내는 경우 같이 변화가 심하다면 다수의 측정이 필요하다. 극단적인 경우로 작업이 진행 중인 동안 연속적으로

감시 측정할 필요가 있을 수 있다.

(2) 방사선측정기의 선택과 사용

방사선장(放射線장)에는 실용 방사선 선속이나 차폐 및 방어벽을 투과한 누설선과 방사선원으로부터 직접 발생된 성분들이 있으며 다른 핵종 및 기타 상호작용 현상에 의해 발생되는 부차적인 성분도 있다. 이러한 2차 방사선(산란전자, X선, 감마선, 컴프톤 산란된 저에너지 감마, 감마 붕괴로부터 나오는 중성자 등)은 입사된 방사선으로부터 방사선의 형태나 에너지에 따라 다를 수 있고 서로 다른 기기의 사용이 필요하다. 사용기기는 이러한 2차 방사선을 측정할 수 있어야 한다.

교정된 방사선측정기는 대부분의 실제 측정상황에서 방사선장의 에너지, 방향 또는 균일성 정도는 교정시에 존재하는 방사선장과 다르기 때문에 보정이 요구된다. 때때로 이러한 교정에 대한 필요성은 적당한 기기를 선택함으로써 피할 수 있다.

최대선량률을 나타내는 위치는 X선, 감마선 또는 β선원의 경우 G-M형 또는 신틸레이션형의 계수기와 같은 작지만 감도가 좋은 측정기로 중성자의 경우 감속재가 내장된 BF3비례계수기를 이용하여 지역을 자세히 조사하여 확인해야 한다. 측정기는 방사선의 존재나 방사선 장해를 경고해 주는데 이용되며 측정기에 따라 대개 선량률, 조사선량률 또는 방사능보다는 계수율로 나타난다. 이 경우 측정기기는 대개 상대적인 방사능이나 계수율을 나타내는 데에만 사용되어야 한다. 특정 측정위치에서의 선량 또는 조사선량률은 측정기로 측정하여 결정하여야 한다. 선량 집적장치(선량계)를 측정위치에 고착시킬 수 있으며 측정의 정확성을 향상시키기 위해 장시간 그곳에 놓아 둘 수도 있다.

방사선원에 관련 이송선의 방향, 선량률, 공간분포 등에 관한 정보는 직접 외부피폭과 방어수단의 적합성을 결정하는데 중요하다. 선원으로부터 특정한 거리에서 방사선량 및 조사선량률을 측정하여 예상값과 비교하여야 한다. 전리조 또는 열형광 선량계가 이런 측정의 목적에 이용된다. X(γ)선의 위치와 단면적을 결정하는 기술에는 방사선필름과 X선 스크린 등을 이용한다. 가속기에서 나오는 방사선은 박막(foil)의 유도방사능을 오토라디오그라피(autoradio-graphy) 방법으로 측정할 수 있다.

크기가 작거나 차폐체의 틈이나 작은 구멍을 통해 나오는 방사선의 측정은 특별한 주의가 요구된다. 차폐체 내 결함의 개략적 위치는 감도가 좋은 측정기를 이용하여 자세히 조사하여 결정하여야 한다.

결함의 크기 및 구조, 모양에 대한 더욱 자세한 내용은 X선, γ선 또는 β선용 필름이나 형광지스크린을 이용하여 찾을 수 있다. 측정은 다음의 세 가지 방법으로 할 수 있다.

- 감도용적(sensitive volume) 주위에 전반적으로 분포되어 있는 방사선량의 특성이 검출기로 인하여 변하지 않도록 검출기의 용적이 작은 기기를 이용
- 적절한 보정인자가 적용되면 감도용적이 큰 검출기의 사용도 가능
- 측정대상 방사선의 종류 및 에너지에 대해 적절히 교정됐다면 측정위치에서 감광필름을 이용

(3) 등가선량(율)으로의 환산

측정기는 대개 조사선량률, 입자선속밀도, 신체표면에서의 선량률의 양으로 신체가 받는 방사선을 측정한다.

조사지역에 있는 종사자에 대해 예상되는 선량을 계산하기에 앞서 조사결과는 인체의 여러 결정장기에 대한 선량률로 환산하여야 한다. 이러한 계산은 측정단위, 방사선의 종류와 에너지, 측정대상결정장기에 따라 물리학적, 생물학적 계수들을 적용하여 얻어진다. 조사하는 지역의 종사자의 예상 선량이 적용 가능한 허용한도 이하이면 다음과 같이 단순한 가정을 할 수 있다. 이러한 가정은 충분히 보수적이기 때문에 믿을만하다.

- X(γ)선에 대해 R/h로 측정된 조사선량률을 수학적으로 rad/h의 흡수선량률과 동일하다고 할 수 있으며 신체의 모든 장기에 유효한 mSv/h 단위의 등가선량(율)과 같다고 할 수 있다.
- 에너지가 3 MeV 이하인 β선의 경우, 신체표면에서의 선량률 rad/h는 피부에 대해 유효한 등가선량(율) mSv/h와 같다고 할 수 있다.
- 중성자의 경우, $4\times10^4 n/cm^2$의 선속밀도는 신체의 모든 부위에서 1 rad/h의 흡수선량률과 같다고 할 수 있으며, 모든 신체 장기(기관)에 대해 등가선량(율)이 10 mSv/h와 같다고 할 수 있다. 예측된 선량이 선량한도와 비슷하거나 초과할 경우에는 조사시 측정에서 등가선량(율)로의 환산을 조사상황에 특징적으로 적용 가능한 물리학적, 생물학적 계수들을 이용하여 더욱 정확하게 계산해야 한다.

γ선, β선, 중성자 기타 다른 모든 방사선이 광범위한 에너지 분포로 존재하는 복잡한 상황(예, 고에너지 가속기 또는 원자로 주변)에서는 계산에 사용되는 물리학적 환산 계수들은 사용되는 기기에 따라 크게 다르다. 방사선의 종류, 에너지에 대한 물리학적, 생물학적 계수들의 크기가 광범위하게 변화하기 때문에 각 방사선 종류에 대한 선량률을 따로따로 계산하여야 한다. 각기 다른 방사선 성분에서 오는 각 선량률들은 관심이 되는 각 장기에 대해 더해야 한다. 그러나 중성자선장의 경우에는 선량당량계측기로 정확하게 측정할 수 있다.

5) 방사성오염측정

10 MeV 이상으로 작동되는 전자 가속기와 모든 입자 가속기는 공기중 또는 입사 방사선에 조사된 표적물질에 유도방사능을 만들어낸다. 가속기, 원자로 및 비밀봉선원(개봉선원)을 사용하는 시설의 조사는 대개 표면오염준위 및 공기 중/수 중 방사성 오염을 자주 측정하여야 한다.

(1) 표면오염

표면오염의 가능성이 있는 지역에서는 감도가 좋은 측정기를 이용하여 정기적이고 체계적인 표면오염 검사가 수행되어야 한다. 선원차폐체 또는 오염확대 방어벽의 모든 틈과 선원원격조작장치, 조정스위치, 너브(knob) 등과 같이 자주 사용되는 취급기구들은 오염 여부를 조사하여야 한다. 벽과 작업대, 바닥, 선반 등도 같은 수평면 역시 검사하여야 한다. 조사도중 및 조사 후 현저히 오염된 표면에 근접한 위치에서도 계수율 측정을 수행하여야 한다.

측정속도는 검출기의 측정응답시간에 따라 조절하여야 하며, 통계학적 변화에 의해 주어지는 한도까지 조절하여야 한다. 응답시간이 긴 기기를 빨리 움직이면 정확한 측정값을 얻을 수 없다. 제거 가능한 표면오염만 체내로 들어갈 수 있으며 고정된 오염은 단지 외부피폭에만 영향을 준다. 따라서 제거 가능한 표면오염의 양은 스미어(smear) 조사로 결정하여야 한다. 스미어 방법의 사용은 또한 주위의 방사선 준위가 높을 경우에 권고된다. 이 방법은 원형의 조그만 filter를 이용하여 표면을 문질러서 filter에 묻어난 방사능을 측정하는 것이다. 이 방법을 이용하여 단순한 계수법으로 방사선의 종류를 조사할 수 있으며 파고분석, 흡수측정법 또는 방사화학적 방법에 의해 filter에 묻은 방사성핵종들을 결정할 수 있다. 이 방법의 감도는 상대적으로 높지만 대상표면 뒤에 있는 방사성물질의 양을 분석하는 정확도는 낮은 편이다. 스미어 방법을 특정작업 또는 지역에서 사용하기 위해서는 표준 스미어 시료채취방법 및 분석법이 결정되어야 한다.

오염측정자는 오염측정시 자신의 피폭과 오염의 확산방지에 주의해야 한다. 만일 방사선 검출기가 어느 지역에서 상당히 높은 표면오염이 존재하는 것으로 나타나면 측정자는 주변지역에서부터 스미어 조사법을 실시하여 고준위 오염이 의심되는 지역 및 지점으로 진행해 나가야 한다. 측정자는 조사 중에 적절한 방어복을 착용해야 하며 손, 발, 의복 및 방사선 검출기기의 오염을 방지하기 위해 조심해야 한다. 오염검사가 종료되면 즉시 방어복을 벗어야 하며 사용된 측정장비와 함께 오염검사를 받아야 한다. 측정데이터 및 스미어 조사의 결과는 방법과 사용기기의 설명과 함께 기록되어야 한다.

(2) 공기 중 방사능

방사선종사자의 경우 방사성물질의 가장 주된 체내섭취는 호흡을 통해서 이루어진다.

기체상 방사성물질은 빠르게 넓게 확산되므로 초기의 즉각적인 검출이 매우 중요하다.

대부분의 경우 공기오염 검사는 공기중 방사성 오염이 일어날 것인지, 어떤 방사성핵종이 존재하는지를 보여줄 것이다.

오염원은 주로 대부분 기체상이며 휘발성 반응생성물질 등이 있을 수 있다. 미세하게 나누어진 모양의 모든 물질은 기체상으로 공기 중으로 분산될 수 있으며 오염원이 된다. 비휘발성 물질이 녹아있는 용액은 가열되거나 단순히 엎질러졌을 때 공기오염을 일으킬 수 있다. 후드 내의 장기간 연속 저준위 오염은 결국 기체상 오염원이 될 수도 있다.

시설 내에 공기오염이 가끔 발생하기 쉬운 경우, 공기시료채취는 오염원 방출이 가능한때만 국한할 수도 있다. 예를 들어 선원을 용기와 용기 사이에 이동하거나 가열할 경우이다. 지속적인 공기오염이 우려되는 지역에서는 작업자가 작업도중 연속하여 시료를 채취해야 한다. 일반인에 대한 피폭가능성은 시설의 배기설비에서 시료를 채취하여 평가하여야 한다. 이러한 배기중의 방사능 측정은 배기를 정화하는 배기필터 또는 정화용도로 사용되는 장비의 배기하류(down stream) 쪽에서 실시하여야 한다. 일반적으로 개인의 실제피폭은 이러한 시료채취 결과로부터 추론할 수는 없다.

공기중 방사성핵종의 농도는 알고 있는 공기의 부피에 포함된 방사성물질의 양을 측정하여 결정할 수 있다. 시료로써 채취한 공기는 호흡하는 공기를 충분히 대표할 수 있어야 한다. 시료채취 시간은 허용 가능한 값과 유용한 비교를 위해 충분히 길어야 한다.

입자상일 경우, 시료는 주로 필터에 의한 여과로 채취한다. 입자포집의 다른 기술은 임팩션(impaction, 충돌에 의한 입자포집)과 정전기 침전법(electrostatic precipitation)이 있다. 방사성 기체의 경우 방사능은 기체상 형태로 바로 측정되나, 화학적, 물리적 추출법을 통해 측정 가능하다. 대안적인 방법으로 불활성 기체의 경우, 실내에서 외부 피폭률을 결정할 수 있다. 측정기들은 전리조 또는 특정 방사성핵종에서 나오는 방사선에 대하여 감도가 좋고 또한 아주 민감하고 이 방사선에 대해 교정된 계측기이다.

공기시료를 채취한 filter를 계측할 경우 자연발생 라돈붕괴 생성물 때문에 초기 계수율이 과도하게 높을 수 있다. 실제로 여러 가지의 라돈 분석법은 filter의 방사능 계측에 의하여 좌우된다. 따라서 라돈붕괴 생성물의 붕괴를 고려하여 방사능 계측은 시료를 채취한 후 6~8시간 경과된 후에 하는 것이 보통이다. 토론붕괴 생성물(^{212}Pb, 반감기 : 10.6 h)에 대한 보정은 시료채취 후 24시간 후에 다시 방사능을 계측하여 이루어질 수 있다. 에너지가 낮은 베타선 및 알파입자의 계수율은 filter내의 흡수현상에 의해 상당히 감소될 수 있다.

이 때의 보정계수는 물리적 혹은 화학적 추출 후에 시료의 방사능을 측정하여 결정할 수 있다. 먼지가 많은 환경에서 공기시료를 연속 채취할 경우 채취과정 동안에 filter에 먼지가 쌓여 공기의 흐름이 감소될 것이다. 이러한 공기시료의 부피를 계산할 때에는 적절한 보정이 수행되어야 한다.

시료 중에 작은 핵종들이 혼합되어 들어있고 방사능 농도가 작은 핵종에 대한 허용한도이상으로 높을 때에는 동 핵종들에 대한 확인이 필요하다. 이 경우 흔히 사용되는 방법들은 파고분석법, 혼합 핵종의 방사능 붕괴곡선 분석 및 흡수체 내에서 방출된 입자의 비정 측정법들이 있다.

공기시료 채취가 요구되는 시설에서의 조사는 사용하는 시료채취기의 적합성 평가, 시료 채취기의 위치, 시료-분석 측정기기의 정확한 교정이 포함되어야 한다. 배관 또는 배기굴뚝에서 공기시료 채취가 행해질 때는 시료채취 배관 또는 라인의 적합성을 검토하여야 하며, 특히 등역학적 시료채취(isokimetic sampling)의 필요성에 대한 사항을 검토하여야 한다. 이러한 사항은 시료채취 시스템의 목적과 유출물에 방사성 입자의 분포에 따른다.

6) 평가 및 권고(evaluation and recommandation)

(1) 평가

지역 조사에서 수행된 측정결과는 특정 작업조건 하에서 일정한 시간동안 그 지역내에서 작업하는 직원이 체내·외 피폭선량당량을 직접 예측하는데 이용된다. 선량한도와의 비교를 위해 짧은 시간의 측정결과로부터 일주 또는 한 달과 같은 장시간 동안에 받을 수 있는 선량을 종종 계산할 필요가 있으며 이러한 계산은 다음과 같은 두 가지의 시간인자를 고려하여야 한다.

- 방사선원이 피폭선량에 기여하는 시간 즉, 사용계수
- 방사선원에 의한 피폭이 이루어지는 동안 종사자가 지역 내에 있을 확률 즉, 점유계수

외부 방사선장의 경우, 이러한 인자들의 적용으로 얻어진 예측은 최대예상피폭선량(maximum expected dose equivalent, MED)이라 불린다.

예를 들어 피폭선량이 32 mrem/h 이고 주당 8시간 존재하는 방사선장을 가정할 때 사용인자는 1/4이며 방사선장이 존재하는 동안의 점유인자는 1/16이므로 1주당의 최대예상피폭선량은 다음과 같이 계산된다.

$$\begin{aligned}\text{주당 최대예상피폭선량} &= 32\, mrem/h \times 8\, h/week \times \frac{1}{4} \times \frac{1}{16} \\ &= 4\, mrem/week\end{aligned}$$

이렇게 계산된 최대예상피폭선량은 동 기간 동안의 최대피폭선량의 값과 비교되어야 한다. 최대예상피폭선량이 결정된 후 필요하다면 다음 단계에 따라 개선작업을 권고하여야 한다.

장기간 사람들이 피폭될 수 있는 평균 공기 중/수 중 방사능 오염은 조사(調査)도중 측정한 공기 중/수 중 방사능 오염에 보정인자를 적용하여 측정위치에 대하여 결정해야한다. 예를 들어 40시간 작업 주간에 10시간 동안의 공기오염 측정치가 1×10^{-9} μCi/cm^{2}이며 종사자가 이 10시간 동안 5시간을 같은 지역에서 작업하였다고 가정했을 때 이 종사자가 피폭될 수 있는 평균 방사능 농도는 다음과 같이 계산된다.

$$1\times10^{-9}\mu Ci/cm^2\times\frac{10}{40}\times\frac{1}{2}=0.125\times10^{-9}\mu Ci/cm^2$$

비직업적 피폭상황의 경우엔 적절한 시간 및 점유인자를 적용하여 비슷한 계산을 수행할 수 있다.

직업적 피폭의 경우 공기중/수중의 확인 또는 미확인 방사성핵종의 예상 평균농도는 주당 40시간 기준의 공기중/수중 최대허용농도(MPC)의 값과 비교하여야 한다. 비직업적 피폭의 경우엔 사용될 최대 허용농도의 값은 주당 최대 작업시간이 40시간일 때는 40 h/ week, 기준 최대 허용농도의 1/10의 값을 이용하고, 주당 최대 작업시간이 10시간을 넘을 때는 주당 168 시간을 기준으로 한 MPC의 1/10의 값을 이용하여야 한다.

표면 오염은 제염의 필요성을 결정하기 위하여 관계기준 또는 규정 등에 근거하여 평가되어야 한다.

(2) 권고

조사결과를 평가함으로써 방사선 방어계획의 결함이 나타날 수 있다. 개선작업은 피폭선량이 ALARA 준위를 확실하게 유지시킬 수 있도록 결함사항을 수정하도록 권고하여야한다.

이런 관점에서 다음 사항들을 바꾸는 방향으로 권고할 수 있다.

- 작업인자, 특히 작업시간, 장비, 기기의 사용시간 또는 사용형태
- 차폐, 특히 크기, 두께, 재질 또는 위치
- 원격조작장치 특히 운전속도 및 선원으로부터의 거리에 관계되는 장치
- 절차관리, 특히 불필요한 개인의 피폭 또는 오염을 제거하기 위한 절차관리
- 개인방어 또는 경보장치
- 조사 및 모니터링 절차
- 개인방사선감시장비 및 조사장비
- 사고 및 비상사태 행동계획

개선작업 후 재조사의 필요성을 결정하여야 한다. 대개 개선작업이 물리적 안전조치의 변경과 관계될 경우에는 재조사를 권고하여야 한다. 개선작업이 절차관리에만 국한될 경우엔 재조사가 필요치 않을 수 있다. 어떤 상황에선 특정작업의 수행전 또는 도중에 조사가 즉시 수행되며 조사도중 개선작업이 시기적절하고 효과적이어야 한다면 조사하는 자는 조사결과를 평가하는 절차가 요구된다.

그 다음 외부피폭에 대한 최대예상피폭선량으로부터 계산된 최단기간의 피폭선량률(예 mrem/day)과 실제 피폭선량이 비교될 수 있다.

이러한 비교는 개인의 최대허용작업시간을 결정하고 최대예상피폭선량의 상당한 부분이단시간에 일어나지 않았음을 확인하는데 이용된다.

공기 중 또는 수중 방사능 농도의 측정결과는 즉시 평가되어야 한다. 이러한 평가는 방어용 장비나 작업인자들의 바람직한 변경을 제시해 주기도 한다.

7) 조사기록 및 보고(record and report)

방사선 조사결과의 기록들은 방사선 방어계획의 결과를 평가하는데 필요하며 모니터링 결과의 해석에 보조수단으로도 요구된다. 이러한 문서화된 기록들을 조사결과를 포함하여 관련조직, 외부의 개인 또는 조직 내의 개인에 의해 조사가 되었든지간에 모든 법적 명령 규정의 조사에 대해서는 유지 보관되어야 한다. 이러한 기록들은 수년이 경과된 후에도 의미가 있을 만큼 상세한 내용을 갖고 있어야 한다. 그러나 조사에서 기록한 상세한 내용을 최소화하기 위해서는 시설, 기기, 방법 및 인원에 대한 기술이 별지기록으로 유지될 수 있다. 그렇지만 이러한 기록은 보고서에 인용되어야 한다. 가능하면 다음의 자료가 보고서에 포함되어야 한다.

- 조사대상 시설의 위치, 기능 및 확인
- 시설 내 방사선 안전관리 책임자의 성명
- 사용되는 방사성물질, 방사선발생장치 또는 원자로에 대한 설명
- 조사일자 및 시간
- 검사한 특정 물리적 안전조치 및 절차관리
- 방사선의 종류 및 에너지
- 측정도중 방사선원의 사용형태
- 측정에 사용된 방법 및 기기
  - 오염 조사의 경우 : 스미어 및 공기시료의 채취방법
  - 폐기물 조사의 경우 : 기체 또는 액체시료의 성질 및 시료채취방법
- 측정 또는 스미어를 한 위치 또는 물(水)/공기 시료가 채취된 위치를 그림이나 글로 기술

얻어진 측정결과의 단위 및 양(mR/h, n/cm^3-sec, mrad/h, mrem/h 또는 cpm) 표면오염 조사일 경우 스미어한 면적당의 cpm 또는 면적을 모를 경우나 중요하지 않을 경우 스미어한 시료의 cpm, 기체 또는 액체일 경우의 단위는 단위 부피당의 cpm, 적절히 교정된 기기들은 cpm 단위 대신에 방사능의 단위로 기록할 수도 있다.

- 교정인자와 사용한 가정을 포함한 선량 및 방사능 계산
- 필요한 경우 선량당량 또는 선량당량률 및 작업장의 방사능 농도 또는 준위
- 필요한 경우 측정결과의 정확성 및 신뢰성에 대한 언급
- 조사를 수행한 사람의 성명
- 누출검사 기록평가, 특히 조사빈도 및 선원오염준위
- 규정에서 정한 MPD 및 MPC의 비교를 포함하여 조사, 측정, 계산 및 조사의 평가와 권고되는 오염한도
- 조사 결론 및 새로 발견된 내용이 현존 방사선 안전규칙과 규정 그리고 권고된 수칙과 적합에 대한 설명
- 개선작업 및 재조사에 관한 권고

조사의 기록은 어느 일정시간 동안 그리고 적용 가능한 정부의 규정 준수를 확보하는 방법으로 보관되어야 한다. 최단 보존기간은 5년 정도이어야 한다.

어떤 경우 특히 조사결과가 개선작업의 요구를 지적하거나 정규규정을 준수하고 있음을 입증하여야 하는 경우에는 조사에서 얻어진 내용을 요약한 보고서가 시설의 운영 책임자에게 제출되어야 한다. 이러한 요약 보고서는 조사기록으로부터 얻어진 다음의 자료가 포함하고 있어야 한다.

- 조사대상 시설 및 위치명
- 피폭선량 및 조사 위치에서의 방사능 농도와 선원의 사용 형태
- 조사결과와 적용 가능한 한도의 비교를 포함한 조사의 평가
- 개선작업에 대한 권고 및 재조사의 필요성 통보

1.3 방사선 감시 측정

1) 개인방사선 감시 측정

방사선종사자의 외부피폭선량은 온몸과 피부, 손가락 등의 국부 등에 대하여 측정한다. 측

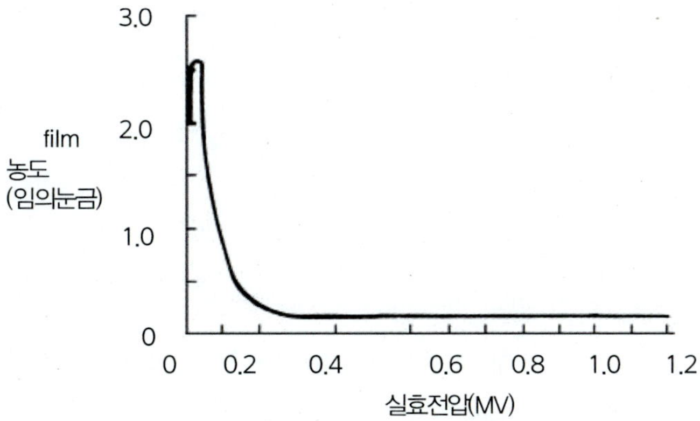

그림 3-1. Film의 선질특성

정기로서는 장시간의 피폭선량이 집적되고, 소형 경량이어야 하고, 광범위의 선량측정이 가능해야 하며, 법정선량계인 필름배지, TLD, 형광유리선량계가 이를 목적에 부합되어 사용된다. 그 외 단기간의 피폭선량 측정에는 보조선량계인 포켓선량계가 사용되고 있다.

(1) Film badge

차광 포장한 film을 가슴, 기타의 부위에 붙이고 현상 후의 흑화도로부터 그 사람이 받은 조사선량을 산출하는 것이다. 이를 위해서는 선량과 film의 흑화도가 1대 1의 대응을 나타낼 필요가 있다.

Film의 흑화도의 선질의존성은 그림 3-1과 같다.

① 300 kVp 이하의 단일하고 또한 일정한 에너지 분포를 가진 X선만을 다루고 있는 경우에는 실효전압이 일정하기 때문에 교정이 용이하다. 그러나 일반적으로는 산란선이 혼합하여 에너지 분포가 변화하므로 정확한 교정은 곤란하다.

② 실효전압 26~120 kV의 범위 내에서 여러 가지 에너지 분포를 갖는 X선을 취급하는 경우에는 film의 감도가 입사 X선의 에너지에 의해서 다르다는 특성 때문에 어려워진다. 이 경우에는 filter를 film 앞에 놓고, 입사 X선의 에너지에 의해 각종 filter를 통과한 후의 사진농도가 다르다는 사실로부터 입사 X선의 실효 에너지를 구해 선량을 결정한다. 이때 사용되는 film은 X선용 film이다.

③ 0.1~3 MeV의 X, γ선만을 취급하는 경우에는 film의 선질의 존성이 없으므로 비교적 정밀성이 좋은 선량을 구할 수 있다. 이 경우는 X선용 film보다 감도가 높은 γ선용 film이 쓰인다.

④ 중성자를 취급하는 경우에는 열중성자와 속중성자로 구별하여 측정하여야 한다. 열중

성자는 일반적으로는 cadmium 및 주석에 대한 (n, γ)반응을 이용한 β선 film을 써서 비교적 정확도가 높은 측정을 할 수 있다.

⑤ β선은 일반적으로 γ선용 film을 사용해서 측정하는데, γ선용 필름배지의 open window(개방부분)의 일부에 plastic filter를 넣고, 양자의 흑화도의 차이로부터 β 선량을 구한다.

⑥ α선은 그 비정이 극히 작기 때문에 필름배지의 이용은 거의 불가능하다고 할 수 있다. 이상은 필름배지에 의한 피폭선량측정의 원칙적인 것을 말한 것인데, 방사선관리자 및 종사자는 취급하는 방사선의 종류와 에너지에 의해 착용하는 필름배지를 적절히 선택한다. 필요하다면 필름배지의 방향의존성(그림 3-2), 잠상퇴행, 현상조건 등은 선량평가에 중요한 요소가 된다는 것을 잊어서는 안 된다. 측정이 가능한 범위는

표 3-1. 각종 개인피폭선량계의 비교

	film badge	pocket chamber	pocket dosimeter	인형광유리 선량계	열형광 선량계
측정 가능한 X, γ선량의 하한(mSv)	γ선 : 0.1 X선 : 〈0.1	0.01	0.01	〈 0.1	0.001
1개로 측정 가능한 범위(mSv)	0.1~18 (0.06×10^4)	0.01~0.6 0.02~2 0.033~3 0.25~25 0.6~60	0.01~1 0.02~2 0.05~5	〈 0.1~10^5	0.001~10^5
선질의존성	대	소	소	중	소
착용중의 자기임친	불능	불능	불능	불능	불능
습도의 영향	대	중	중	소	소
기계적 진동 등에 대한 측정치의 신뢰성	대	소	극 소	대	대
방향의존성	대	소	소	소	소
측정의 노고	대	중	소	대	중
필요한 부속설비*	현상서리, densitometer 등	충전과 읽어 내는 장치 (charger reader)	충전기	형광측정기, 유리세정설비	열혈광 측정기
X, γ선 이외의 측정	β선, 열중성자선 : 소중성자선을 따로 측정	중성자선용은 따로 측정	충전기	형광측정기, 유리세정설비	열형광 측정기

* 교정용설비는 어느 것에도 필요함.

X, γ선에 대하여 0.1~18 mSv(10~1,800 mR)라고 하는데, 감도가 다른 film을 조합함으로써 6 Sv(600R) 정도까지 된다.

최근 X선, γ선, β선이 섞여 있는 경우에도 상당한 정확도로 측정할 수 있는 광범위용 필름배지가 개발되었다.

(2) **열형광선량계(TLD)**

LiF, CaF, $CaSO_4$ 등의 물질에 전리방사선을 조사하면, 충만대에 있는 전자는 어느 것은 여기되어 전도전자가 된다. 이들 전자의 일부는 전도대보다 약간 낮은 에너지의 포획중심에 포획되어 준안정상태를 유지한다. 그러나 이와 같은 전자는 불안정하고, 열적으로 여기되면 형광중심의 정공과 재결합하고 이때 여분의 에너지를 빛으로 방출한다. 이것이 열형광(열발광)이다(그림 3-3). 이때의 발광량은 조사선량에 비례한다.

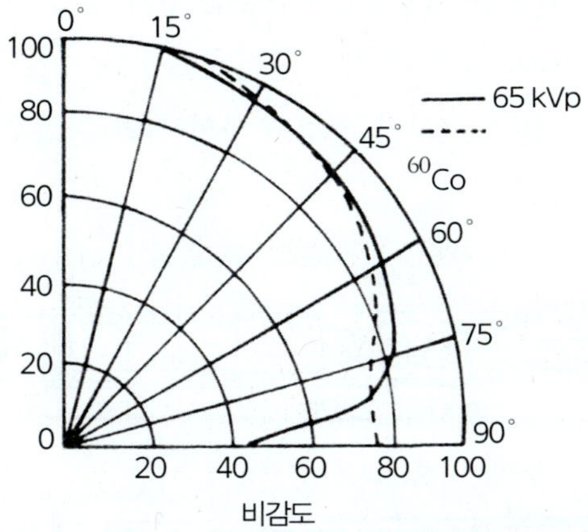

그림 3-2. X선, γ선용 film badge의 방향의존성

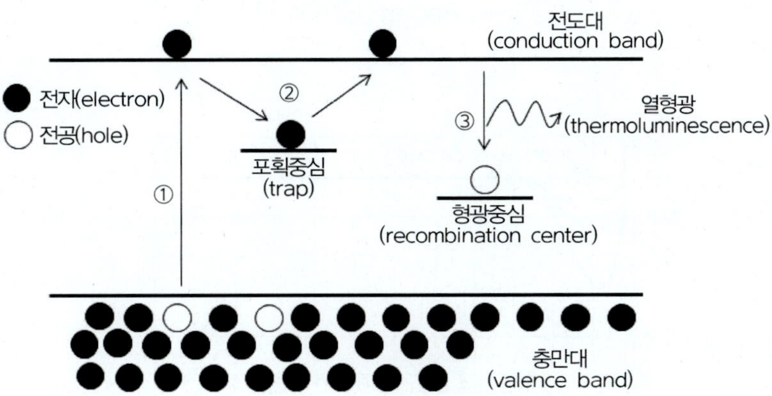

그림 3-3. 열형광 원리

(3) **형광유리선량계(RPLD)**

어떤 종류의 유리는 방사선을 받으면 그 분자구조가 변화하여 착색 중심이 생성되고, 피폭 후 여기에 적당한 파장의 자외선(보통, 수은 등의 빛을 filter를 통해 365 nm의 것을 사용)을 비추면 이곳에서 파장이 긴 형광(615 nm에 에너지 분포가 극대인 오렌지색의 빛)을 낸다. 이 형광량을 조사선량이 10 μSv~100 Sv(10 mR~10^4 R)의 넓은 범위에 걸쳐 비례한다.

Schulman에 의해 최초로 시도된 유리는 은활성 유리였는데, 현재는 성능이 좋은 여러 종류의 유리가 개발되었다. 좀더 연구를 함으로써 흡수선량의 측정도 가능하다.

(4) **Pocket선량계(pocket chamber와 pocket dosimeter)**

Pocket선량계에는 일반적으로 pocket chamber 및 pocket dosimeter라고 부르는 두 가지형태가 있다(그림 3-4). Pocket dosimeter를 사용함에 있어 미리 전압을 가하여 전극에 전하를 준다. 공기가 X, γ선에 의해 전리되어 그 결과 상실된 전극의 전하로부터 조사선량을 측정한다. Pocket dosimeter의 충전에는 charger(충전기)가 필요하나, 상실된 전하(조사선량)는 pocket dosimeter에 전하되어 있는 전위와 광전계로서 작업 중 수시로 측정된다.

한편 pocket chamber의 충전과 상실된 전하(조사선량)의 판독은 charger reader를 필요

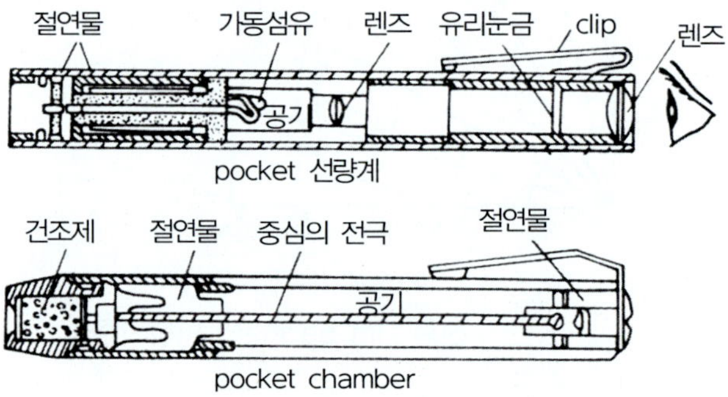

그림 3-4. Pocket선량계의 구조

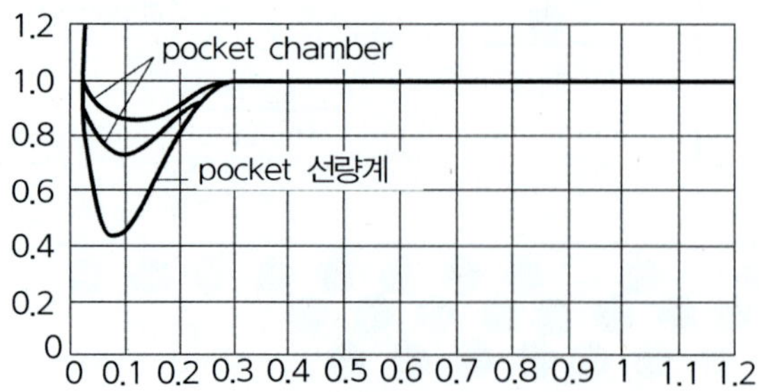

그림 3-5. Pocket선량계의 선질 특성

로 한다.

측정기(특히 전리조부의 벽과 전극)가 완전히 공기와 등가인 물질이고 또한 전자평형이 성립하는 에너지 범위라면 전하의 손실량에 비례하여 조사선량이 얻어진다. 그러나 이와 같은 이상적인 측정기는 없으므로 측정치에 보정을 가하여야 한다. 올바른 값을 얻기 위해서 측정치에 교정계수를 곱한다. 입사광자의 에너지가 아주 낮을 때 교정계수가 커지는 것은 벽재의 흡수 때문이다. 0.1 MeV 부근에서는 전극, 기타 원자번호가 높은 물질에 의한 광전효과의 영향이 강하게 나타나므로 교정계수가 작아진다(그림 3-5). Full scale로 2 mSv 정도까지의 것이 보통인데 대선량용(30 mSv, 250 mSv, 10 Sv 등)의 것도 있다. 열중성자 pocket chamber는 붕소를 전리조의 내면에 바른 것으로, ^{10}B의 (n, γ) 반응으로 만들어지는 α선의 전리작용을 이용하고 있다.

감도는 에너지의 제급근에 거의 반비례하며, 열중성자에 대해서는 0~10^8 n/cm^2(0~120 mrem)이 측정된다. 열중성자용 pocket chamber는 γ선에서도 다소 감지되나 그 감도는 위에서 말한 full scale이 100 mSv 정도이다.

필름배지와 pocket선량계의 장단점에 대해서는 양자는 극히 대조적, 상호보완적이라고 할 수 있다. 따라서 방사선작업시는 항시 필름배지와 pocket선량계를 동시에 착용하는 것이 바람직하다. 그러나 어느 한쪽만을 착용하게 되면 일반적으로는 방사선종사자의 집적선량을 보다 확실히 파악할 수 있는 필름배지에 승리의 판정을 내리게 된다.

(5) **광자극발광선량계**(optical stimulated luminescence dosimeter, OSLD)

- 하나의 포획과 하나의 재결합 모델
- 하나의 포획과 하나의 재결합 준위를 순환하는 전자의 이동방정식
- 방사선 등 외부의 에너지 공급에 의해 가전자대의 전자가 포획준위로 여기
- 외부의 자극이 없으면 상당히 오랫동안 지속되는 준안정상태

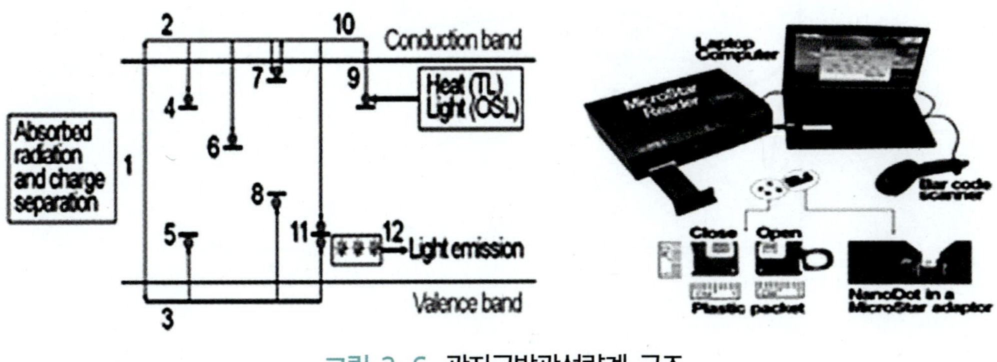

그림 3-6. **광자극발광선량계 구조**

- 외부에서 가해지는 적절한 자극에 의해 포획의 전자들을 전도대로 여기
- 금지대에 존재하는 물질의 결함에 의해 유도 된 재결합 준위와 결합하여 빛 방출
- 열자극에 의한 발광을 열형광이라 하고 광자극에 의한 발광을 광자극형광

2) 공간선량(원) 측정

X, γ선, β선, 중성자선이 대상이며, 그 목적은 ① 이상(異相) 방사선준위가 아니라는 것을 확인, 즉 이상준위의 조기발견 ② 작업장소에 대한 피폭선량의 추적이다. 이들은 선량률의 감시로서 이루어지며, 구역모니터, 임계모니터 등 고정모니터에 의한 연속감시와 survey meter를 사용한 측정이 있다.

구역모니터는 이상적으로 선량률이 상승하는 작업장소에 설치되어 일정준위에 도달하였을 때 경보를 내는 것이다. 검출기로서는 X, γ선의 경우에는 전리조나 GM계수관이 이용된다. GM계수관은 고선량률에서 질식하지 않도록 고안해야 한다. 미임계치 이상의 핵연료를 취급하는 작

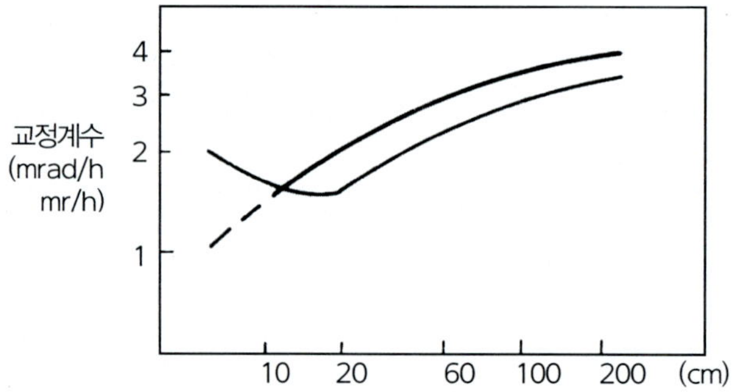

그림 3-7. 점선원으로부터 거리의 함수로서 주어진 교정계수(이온화함식 survey meter)

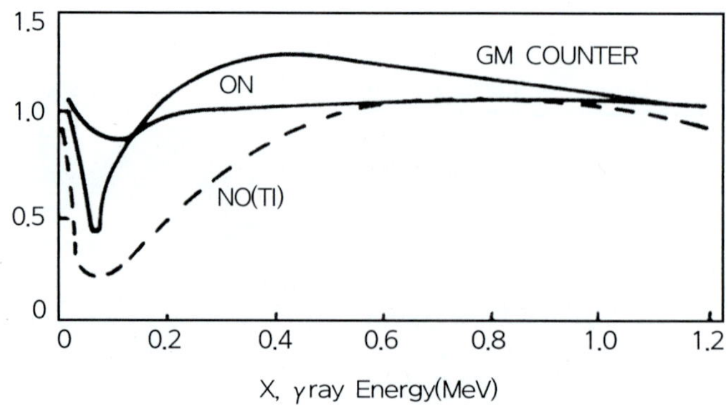

그림 3-8. 각종 survey meter의 에너지 의존성

업장에는 임계사고를 조기검출하여, 긴급 대피시킬 수 있도록 임계모니터가 설치되어야 한다. 임계모니터는 중성자선 또는 γ선에 감응하며 확실히 작동할 수 있게 다음과 같은 성능이 요구된다. ① 고선량률에 견딜 것 ② 1 ms~3 s 정도 짧은 방사선에 응답할 것, 즉 시정수가 짧을 것 ③ 다른 경보와 식별할 수 있을 것 ④ 신뢰성이 높을 것 ⑤ 비상용 전원계가 있을 것

선량률측정용 survey meter는 측정대상 방사선의 종류, 측정범위에 따라 사용법이 달라지며, 에너지의존성(그림 3-8), 방향의존성, 펄스상 방사선에 대한 응답성이 고려된다. 주요 survey meter의 종류와 특징을 표 3-2에 표시한다.

X, γ선에 대한 survey meter에는 이온화함형, GM계수관형, 신틸레이션형이 있다. 비교적 높은 선량률을 정확히 측정할 경우에는 전리조형이 좋다. GM계수관형은 비교적 낮은 선량률에 대한 방사선의 검사, 점검용으로 사용되고, 신틸레이션형은 고감도이기 때문에 백그라운드 정도의 방사선량률 측정에 사용되고 있다. Survey meter는 미리 교정용선원으로 교정되어 있고, 측정치에 교정상수를 곱해 주므로써 보정된다.

^{90}Sr−^{90}Y, ^{32}P, ^{106}Ru−Rh 등 에너지가 높은 β선을 비교적 많이 방출하는 핵종을 취급하는 경우는, 작업장의 β선량률을 측정할 필요가 있다. β선 측정 전용 survey meter도 있지만, 얇은 창을 갖는 전리조형 또는 GM계수관형의 survey meter를 사용하여, 창을 개폐함으로써 β선이 기여하는 선량률을 구하여, 교정계수를 곱해서 β선 흡수선량률을 구할 수 있다. 교정계수의 예를 그림 3-7에 표시한다.

표 3-2. 조사선량(률)측정용 survey meter의 종류와 특징

측정기명	측정범위	에너지의존성과 사용에너지 범위	방향 의존성	사용목적, 기능 및 비고
전리조형 survey meter	0.2 mR/h ~25 R/h	양호 0.03~2 MeV ±15%	양호	低준위에서 응답이 늦음. 정확한 측정이 가능. 펄스형 방사선의 적산기능이 붙은 것이 있음. 전리조의 앞부분에 있는 창을 열거나 또는 캡을 떼내어, 低에너지 X선과 β선의 측정이 가능
GM형 survey meter	0.02~ 100 mR/h	0.05~3 MeV +100~200% −50%		低준위에서는 시정수를 크게 취함. β선 및 低에너지 X선을 창을 열어서 측정. 방사선의 검색, 선량률준위점검용으로 사용. 펄스형 방사선 측정에 주의. 고전압에 주의.
신티레이션형 survey meter	0.05 ~2.5 mR/h	불량 0.05~3 MeV 〉+10배	양호	고감도, 방사선의 검색, 맥그라운드의 측정에 사용. 펄스형 방사선 측정에 주의 고압에 주의 신틸레이터의 선택에 따라 β, α선 측정가능. 에너지에 주의

중성자선량률을 측정할 수 있는 survey meter에는 BF_3 비례계수관식, 신틸레이션식, 램카운터 등이 있다.

파라핀 등 감속재를 입힌 BF3 비례계수관식 survey meter는 입자속밀도를 측정하는 방식이며, 에너지를 알고, 선량계수를 구하고, 선량당량율을 구하는 순서가 필요하다. 램카운터는 중성자선의 에너지에 관계없이 직접 선량당량률의 지시치를 얻을 수 있는 survey meter이다. 폴리에틸렌 감속재와 BF_3계수관 또는 LiI(Eu) 신틸레이션 검출기로서 구성되어 있다. 그러나 램카운터는 중량이 10~20 kg으로서 무겁고 평상시의 조사에는 취급하기 힘들므로 미리 램카운터로서 지시치가 환산되어 있는 간단한 BF_3계수관식 survey meter가 사용된다.

3) 표면오염 측정

법규 등에서 정한 기준치 이하의 오염임을 확인, 글러브박스 등 장치 및 기기의 성능에 대한 이상발견, 작업방법의 결함에 대한 발견 및 공기오염에 대한 방어, 개인모니터링의 필요성 판단에 필요한 자료를 얻는 것을 목적으로 표면오염모니터링을 한다. 표면오염에는 고착성과 유리성의 두 종류가 있으며 유리성의 오염은 공기오염, 신체오염 등을 발생시키는 원인이 된다. 고착성 오염도 시간이 경과함에 따라 유리성 오염으로 될 우려가 있다.

표면오염도의 측정에는 스미어(smear)법과 계측(survey)법이 있고, 스미어법은 유리성오염을 측정하는 방법이며, 계측(survey)법은 고착성, 유리법을 합한 오염을 검출할 수 있다.

스미어법은 여과지로 피측정 대상 장소를 문질러, 여과지에 묻은 방사능을 계측하여 표면오염도를 구한다. 문지른 면적을 S(cm^2), 여과지에 묻은 방사능이 A(μCi)라면, 표면오염도는 C_a = A/S로서 구할 수 있다. S는 통상 100 cm^2 이상이다. 여과지상의 방사능측정은 전 β, 전 α로 구분하여 측정하며, 전 β는 GM계수관, 가스유입식계수관, 전 α는 ZnS(Ag)신틸레이터, 가스유입식계수관이 사용된다. ^{3}H의 표면오염도 측정에는 여과지에 글리세린을 함침시켜 ^{3}H의 이탈을 방지하고 있다. 스미어법은 검출감도가 높고, 백그라운드가 높은 곳의 표면오염도를 계측할 수 있다.

계측법은 표 3-3의 표면오염검사계를 사용하여 피측정표면을 주사(走査)하면서 측정하는 방법이다. 오염장소, 오염의 확대를 알 수 있다.

참계수율 n(cpm), 계수효율 η(%), 검출기창면적 S_d(cm^2)일 때 표면오염도 C_a(μCi/cm^2)는 다음 식으로 주어진다.

$$C_a = \frac{n}{\eta \times 10^{-2} \times 2.22 \times 10^6 \times S_d} \quad \cdots\cdots (3\text{–}1)$$

표 3-3. **표면오염검사용 survey meter와 그 성능**

선종	검출기		창면적 (cm^3)	검출한계*1)		계수효율 ×3)(%)	비고
				(dpm)	($\mu Ci/cm^3$)*2)		
α	신틸레이션형	ZnS(Ag)	38	40	5×10^{-7}	10~15	창두께 1.1 mg/cm^2, TCS-212형
	비례계수형	窓氣	61	30	2×10^{-7}	10~20	PPS-202형
		프로판	72	10	1×10^{-7}	30~50	Eberline
β	GM형	小口徑 (LB-2501)	5	200	$2\times10^{-5\cdot4)}$	20~30	창두께 1.5~1.8 mg/ cm^2, TGS-113형
		大口徑 (GM-5004)	20	300	$1\times10^{-5\cdot5)}$	20~30	창두께 2.0~1.8 mg/ cm^2, TGS-113형
α β	신틸레이션형	ZnS(Ag)+ 플라스틱스 신틸레이터	49	α: 50 β: 1000	5×10^{-7} 1×10^{-5}	8~15 5~10	EMI

*1) 검출한계 시정수 10초 2σ로 함.
*2) 검출기의 창면적으로부터 구함.
*3) 선원에 밀착한 경우의 계수효율.
*4) 0.15 MeV 부근에서의 3×10^{-5}(380 dpm/5 cm)
*5) 0.15 MeV 부근에서의 2×10^{-5}(860 dpm/20 cm)

계측법으로는 측정장소의 백그라운드, α선 및 저에너지 β선을 측정할 때 공기층의 검출기 창에 의한 방사선의 흡수에 주의할 필요가 있다.

측정결과를 해석할 때 오염핵종을 알아야 한다. 핵종은 방출방사선의 종류, 그 에너지, 반감기에서 결정할 수 있다.

표면오염검사용은 마룻바닥, 기기표면의 오염검사뿐만 아니고, 신체오염, 관리구역으로부터 반출하는 물품의 오염하는 물품의 오염검사에도 이용한다.

관리구역으로부터의 퇴출시에는 손, 발, 옷 오염 모니터로서 퇴출자의 신체오염검사가 실시된다. $\beta\cdot\gamma$선에 대해서는 GM계수관을, γ선에 대해서는 비례계수관을 검출기로 한 모니터가 많다. 손, 발, 옷의 오염이 일정수준 이상일 때 경보를 낸다. 신체오염검사를 철저하게 하기 위하여 원자력발전소 등 큰 시설에서는 손, 발 이외에 몸통, 머리 부분까지 측정할 수 있는 전신표면모니터가 설비되어야 한다.

4) 공기오염 측정

공기오염 모니터링의 목적은 예기치 못한 공기오염을 검출하여 종사자의 방어처리를 결정하고, 종사자의 방사성물질 흡입섭취량의 상한을 추정하는 개인내부피폭 모니터링계획에 필요한 자료를 얻는데 있다. 작업장소의 공기오염 모니터링에는 실내 일반공기 모니터링, 국소공기샘플링(local sampling), 집중 모니터링, 작업 모니터링이 있다.

공기 중의 방사성물질에는 여과지로 포집되는 입자상인 것, 옥소(I)와 같은 휘발성물, 수증기 및 불활성가스 등의 가스상이 있으며, 각각의 성상을 고려하여 채취, 계측된다. 그 예를 표 3-4에 표시한다. ^{60}Co, U, 초U원소와 같은 입자상의 공기오염을 일으키는 것은 유리섬유를 주성분으로 한 여과지로 포집하고, 포집한 방사능은 GM계수관, NaI(Tl)신틸레이션검출기 또는 Ge(Li)반도체검출기로서 계측된다.

이것을 먼지샘플러라 하고, 포집하면서 여과지상의 방사능을 계측할 수 있는 것을 먼지모니터라 부르고 있다. 여과지에 묻은 방사능을 A(μCi), 공기채취유량 F(L/min), 채취시간 t(min)이면, 채취 중의 평균방사농도 C(μCi/cm^2)는 다음과 같이 주어진다.

$$C = \frac{A}{(F \times 10^3 \times t \times \eta \times 10^{-2})} \quad \cdots\cdots (3\text{-}2)$$

표 3-4. 각 시료채취방법, 방사성물질의 성상 및 정량방법

시료채취 방법	포집재, 포집기구	형태	핵종	방사성물질 정량방법[2]
여과포집 방법	여과지	입자형	^{60}Co, U, Pu	전α 전β 전γ방사능계측방법, α· β· γ선 스펙트럼분석방법, 형광광도분석 방법[3]
기체포집 방법[1]	활성탄조 침여과지	기체형	^{131}I, ^{35}S, ^{203}Hg	전β 전γ방사능계측방법, γ선스펙트럼분석방법
	활성탄카 아트리지	기체형	^{131}I, ^{203}Hg	전γ방사능계측방법, γ선스펙트럼분석 방법
	실리카겔	수증기	^{3}H	액체신틸레이션계측방법[4]
직접 포집방법	가스포집 용전류조	기체형	희가스, ^{3}H, ^{14}C	전β 전γ방사능계측방법(이온화전류)
	포집용 가스용기	기체형	희가스	전β 전γ방사능계측방법, γ선스펙트럼분석방법
냉각 응축포집	콜드트랩	수증기	^{3}H	액체신틸레이션계측방법[4]
액체 포집방법	물버플러	수증기 (안개)	^{3}H, ^{14}C	액체신틸레이션계측방법

1) 일반적으로 여과포집방법과 병용한다.
2) 여기서는 표시하지 않았지만 방사화학분석방법도 있다.
3) 천연U, ^{238}U 또는 열화U의 경우에 한한다.
4) 이 경우는 β선스펙트럼 분석방법으로 볼 수 있다.

여기서 η_e는 포집효율(%)이다. 공기 중에는 지중에서 누설한 천연의 ^{222}Rn, ^{220}Rn과 그 붕괴생성물이 부유하고있다. 먼지샘플링하였을 때 ^{218}Po(RaA), ^{214}Po(RaB), ^{214}Bi(RaC), ^{214}Po(RaC') 및 ^{212}Bi(ThC), ^{212}Po(ThC'), ^{208}Tl(ThC'') 등 Ra, Rn의 붕괴생성물이 여과지에 포집되어 이들에서 방출되는 α선 및 β선이 백그라운드로서 계측된다. 특히 초U원자 등 최대허용농도가 낮고, 저 방사성농도를 계측할 필요가 있을 때는 이들의 영향이 문제시된다. 이 영향을 제거하기 위해서는 α선 또는 X, γ선의 에너지를 분석하여 대상물인 핵종의 방사능만을 구하든지, Ra, Rn 붕괴생성물이 충분히 감약한 포집후 3일에 방사능을 계측하는 방법을 취한다.

^{131}I와 같은 할로겐화합물, ^{203}Hg와 같은 휘발성물은 여과지에 포집되지 않고 활성탄에 포집된다. 활성탄으로부터의 γ선을 계측함으로써 방사성농도를 여과지의 경우와 같은 방법으로 구할 수 있다. 가스상 방사성물질은 일반적으로 전리조형 가스모니터로써 계측되는데 불활성가스는 가스용기를 사용하여 용기 내에서 방출한 β선이나, γ선은 GM계수관, NaI(Tl)신틸레이터로서 계측함으로써 방사성농도를 측정할 수 있다. ^{3}H의 방사성농도 측정에는 이온화함형 이외에 콜드트랩, 물바플러 또는 실리카겔 등의 흡습제로서 ^{3}H를 함유한 수분을 포집하여 시료중의 3H를 액체신틸레이션계수관으로 계측하는 방법을 취한다.

5) 배기 감시 측정

관리구역으로부터의 배기는 일반적으로 고성능필터(HEPA필터)로 방사성먼지를 제거하여 배기통에서 방출된다. 옥소(I) 등 휘발성방사성물질은 활성탄필터로써 제거된다. 배기에 관한 방출기준치는 배기구에서의 1일 평균농도 또는 대기로 확산된 것이 사업소경우에서의 3개월 평균농도가 공기 중 허용농도의 1/10 이하가 되도록 정해져 있다. 후자의 경우, 배기구에 배기모니터를 설치하여 방출방사성농도를 감시한다.

배기모니터에는 먼지모니터가 사용된다. 옥소(I)의 모니터링에서는 유기 옥소(I)의 비율이 비교적 많기 때문에 TEAD 또는 KI를 5~10% 첨착시킨 활성탄이 포집재로서 쓰인다. 가스모니터는 검출기를 배기통 내에 직접 집어넣은 방법과 배기의 일부를 샘플링해서 모니터링 하는 두 가지 방법이 있다.

6) 배수 감시 측정

관리구역 내에서 발생한 폐액은 일단, 저장탱크에 모아서 방사성농도를 측정하여 법규 등에서 정한 기준치 이하면 방출된다. 법규 등에서 정한 기준치는 배기의 경우와 같이 방출구 또는 사업소 경우에서의 허용농도를 근거로 하여 결정된다. 폐액 중의 방사성농도는 배수모니터 또는 시료를 만들어 시료의 방사성농도를 계측하거나 폐액시료를 직접 Ge(Li)반도체스펙트로

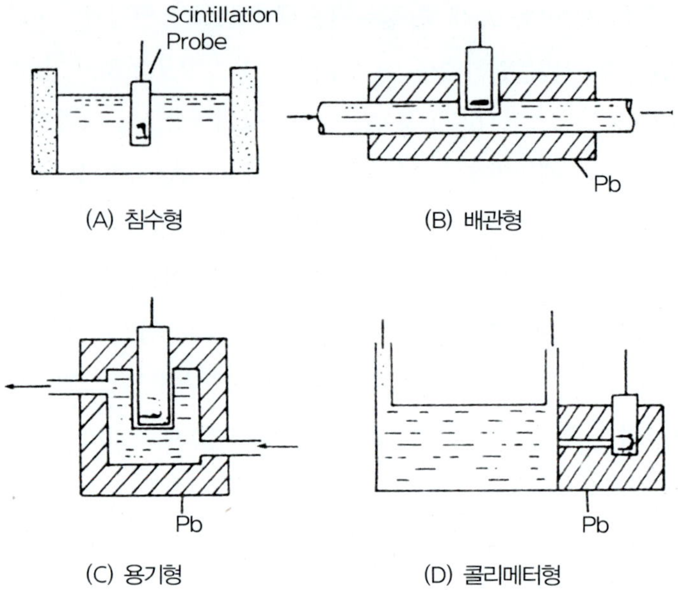

그림 3-9. 물모니터 샘플러부의 각종 방식

메타로써 측정하여 구한다. 폐액에 ^{3}H, ^{14}C 등의 연β선 방출핵종이 흡입되어 있을 경우에는 액체 신틸레이션 계수관으로 계측한다.

연속적으로 수중의 방사성농도를 감시할 수 있는 모니터로써 물모니터가 있다. 물모니터에는 검출기를 배관 또는 배수로의 도중에 꽂아 넣거나(그림 3-9), 저장탱크 내에 넣어서 측정하는 방법이 있다. 물모니터의 검출기는 NaI(Tl)신틸레이터가 주체이다. 침수형이 가장 감도가 좋다. 검출기 표면, 용기 등의 표면에 오염물이 묻어서 백그라운드를 높일 경우가 있다. 방사성농도가 높은 경우는 검출기 등에 오염의 영향이 작은 콜리메이터형의 물모니터가 이용된다.

7) 환경 감시 측정

원자력시설에서 방출되는 기체 및 액체폐기물은 시설주변에 극소이지만 방사선피폭은 항상 가져온다. 원자력시설 또는 대량의 방사성물질을 취급하는 시설의 주변 환경에는 ① 시설주변 주민의 피폭선량이 일반공중에 대한 선량한도를 넘고 있지 않음을 확인, ② 환경에 대한 방사성물질의 축적경향을 파악하기 위한 목적으로 시설바깥에 대한 방사선량이나 환경시료 중의 방사능준위가 측정된다. 환경에 방출된 방사성물질은 확산되어 여러 가지 경로를 지나서 사람에게 피폭을 가져온다. 일반적으로 배기통에서 방출된 기체상 폐기물은 바람 부는 방향으로 확산하여 그것으로부터 직접 방사선 피폭을 받게 되는 것 이외에 농작물, 우유 등의 경구섭취 및 흡입에 의한 피폭을 가져온다. 해양에 방출된 방사성물질은 어패류, 해초에 침착하여 그것

표 3-5. 환경방사선모니터링 계획표

구분	조사대상	측정빈도	측정방법*	비고
환 경 방사선	선량률 적산선량	연속 매분기 마다	NaI(Tℓ)신틸레이터, 전리조, TLD	
육상 시료	대기 중 부유먼지	필요에 따라	핵종분석	
	육수(음료수)	매분기마다	핵종분석	
	우유	필요에 따라	131I분석	
	토양	반년마다	핵종분석	표층토
	농산식품, 채소		핵종분석	
	근채	수확기		
	쌀			
	지표생물	매분기마다	핵종분석	쑥, 솔잎
	낙하물, 빗물, 티끌	매월	핵종분석	수반법
해양 시료	해수	반년마다	핵종분석	표면수
	해저토	반년마다		표층토
	해산식품	억		
	지표생물	4년마다		모자반
기상 요소	기온	원칙적으로 연속		
	풍향			
	풍수			
	강수량			

* 핵종분석에 대해서는 원칙적으로 기기분석을 한다.

을 섭취함으로써 피폭된다.

환경모니터링은 이들 환경에 방출된 방사성물질이 사람에게 피폭되는 경로에 대하여 방사선, 방사능을 측정하여 감시하는 것이다. 모니터링은 사업소는 말할 것도 없이 주민의 안전을 지키는 입장에서 지방공공단체에서도 실시할 수도 있다. 모니터링방법은 표 3-5에 나타낸 환경방사선 모니터링계획표에 따라 실시한다. 취급방사성물질의 양, 취급방법에 따라 사업마다 측정대상은 다르다. 원자력발전소 등에서는 방출된 기체폐기물에 의한 주변 환경에 대한 선량을 추정하기 위하여 풍향, 풍속 등의 기상요소도 관측한다.

1.4 측정기

방사선 및 방사성오염 상황을 측정하는데는 대상이 되는 방사선의 종류와 강도(조사선량률, 입자 플루언스율 등) 및 측정 목적에 따른 survey meter를 정확히 사용할 필요가 있다. 안전관리의 입장에서는 survey meter로 측정하는 것만으로는 의미가 없고, 그 결과에 의거하여 필요한 경고를 하는데 참된 목적이 있다. 탐측을 계통적으로 또한 정기적으로 하므로써 방사선 종사자나 일반 사람들의 안전을 확보할 수 있다.

환경관리를 위한 측정은 즉 (1) 공간선량률(X, γ선에 대한 조사선량률 외에 β선에 의한 흡수선량률, 중성자선에 의한 플루언스율도 포함함)의 측정 (2) 표면오염의 측정 (3) 공기 중 방사성물질 농도의 측정 및 (4) 수 중 방사성물질 농도의 측정이다.

1) 공간선량률 측정기

공간선량률을 측정하는데는 survey meter 및 area monitor가 있다. Survey meter를 검출부의 종류에 따라 표 3-6과 같이 분류해 보았다.

검출부에서 얻을 수 있는 신호는 전류인 것과 전기 pulse인 것으로 크게 나누어지며, 이들에 접속하는 전기회로도 전류를 측정하는 직류측정회로와 pulse를 계수하는 pulse계수회로로 한다.

Survey meter의 사용법은 간단하며, 취급 설명서에 표시된 대로 취급하면 된다. 취급 설명

표 3-6. Survey meter

종류	검출부	측정이 되는 방사선	눈 금(단위)
전리조식 survey meter	전리조	X선, γ선 (α, β선)	mR/h, mR
GM관식 survey meter	서창형 GM관 측벽형 GM관 원통형 GM관	X선, β선, γ선	cpm, mR/h
BR3계수관식 survey meter	BF_3계수관	속중성자 열중성자	cpm, n/cm^2·sec
비례계수관식 survey meter	Gas flow 비례계수관 Hurst형 비례계수관	α선, β선, γ선 속중서자, 열중성자	cpm merm/h
Scintillation 식 survey meter	Nal(Tl) scintillator Plastic scintillator Plastic, ZnS + lewisite, LiF scintillator ZnS, CsI scintillator	γ선 β선 속중성자, 열중성자 α선	cpm, mR/h cpm cpm, n/cm^2·sec cpm

표 3-7. 경과시간과 눈금의 지시

경과시간	시정수	시정수의 2배	시정수의 4배
$\frac{\text{지시눈금}}{\text{최종 지시눈금}}$ (%)	65%	86%	98%

서에는 시정수(time constant, 용량의 저항의 곱 CR로 표시되는 초단위의 시간)가 명기되어 있다. 시정수가 길면 지침은 천천히 움직여 지시하여야 할 최종 눈금에 도달하는 시간이 오래 걸린다. 이론상, t초 경과했을 때 지시하는 눈금은 최종지시 눈금의(1 – c–(t/RC))배가 된다. 표 3-7에 나타낸 바와 같이 시정수만큼 경과하면 최종지시치의 63% 밖에 나타나지 않는다. 지침이 차분하게 정확한 눈금을 가리키기 위해서는 시정수의 4배 정도 기다려야 한다. 많은 측정점을 잇따라 측정할 경우에 서둘러 측정하지 않도록 주의하여야 한다. 일반적으로 선량률이 낮은 범위(range)는 시정수가 길다.

X, γ선용 survey meter에는 다음에 말하는 특성이 있다.

(1) 에너지의존성

참 조사선량률과 survey meter가 지시하는 조사선량률과의 비(이것을 교정정수라 함)는X, γ선의 에너지에 의해서 변화한다. 이것을 에너지 의존성이라고 한다(그림 3-10). 기준이 되는 방사선으로 ^{60}Co γ선을 취한다.

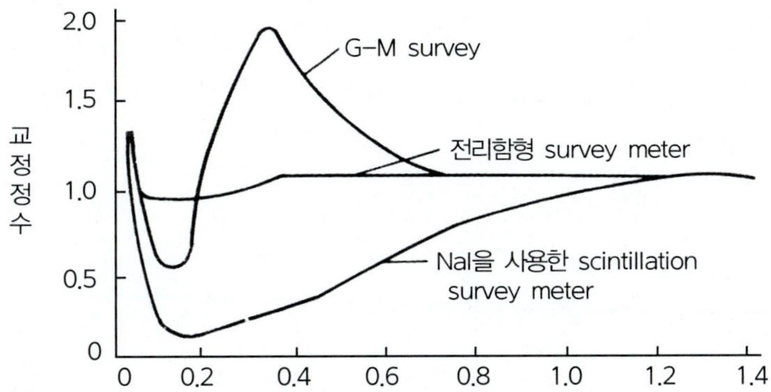

그림 3-10. γ선 survey meter의 에너지 특성

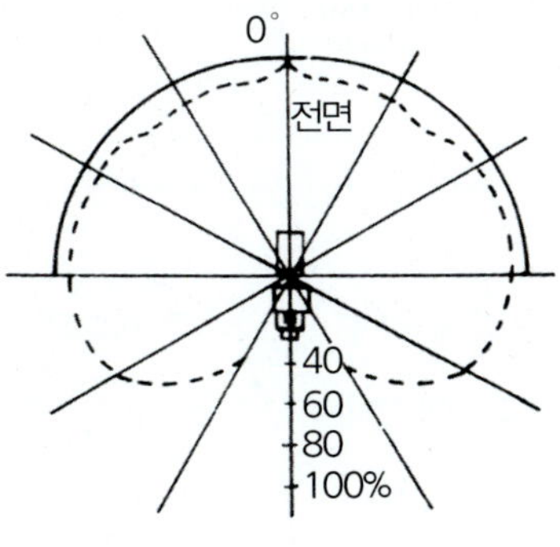

–^{65}Co 1.25 MeV···56 keV

그림 3-11. 전리조형 survey meter의 방향의존성의 한 예

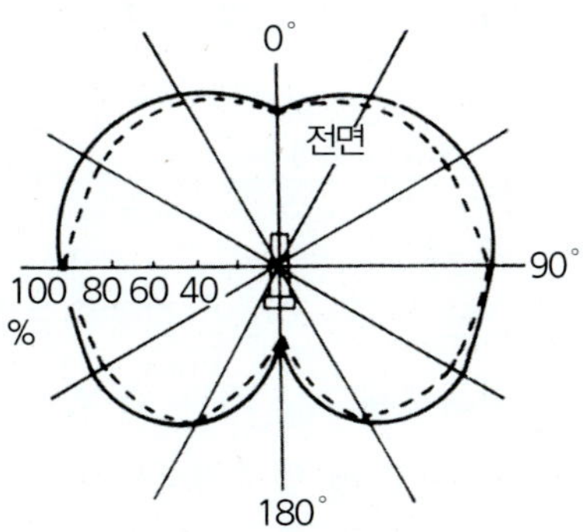

–^{131}Cs(0.66 MeV)···Ra(1.2 MeV)

그림 3-12. GM관형 survey meter의 방향의존성의 한 예

(2) 방향의존성

검출부에 방사선이 입사할 때 방사선의 입사방향에 의해 지시하는 선량률이 변화한다. 이것을 방향의존성이라고 한다. 그림 3-11에 전리조형 survey meter, 그림 3-12에 GM관형 survey meter의 방향의존성을 나타낸다.

(3) 감도

에너지의존성이 좋은 것일수록 감도는 나쁘다. 따라서 감도는 scintillation식, GM관형, 전리조식의 순으로 된다. GM관형 survey meter는 검출부의 GM관의 분해시간(τ)이 오래 걸리므로 선량률이 높을 때는 지시치가 저하한다. 참 계수율을 N_0, 측정한 계수율을 n이라 하면,

$$N_0 = \frac{n}{1 - n\tau} \quad \cdots\cdots (3\text{-}3)$$

이 된다.

다음에 α선, β선에 대해서 생각해 보자. α선은 입체표피 약 7 mg/cm^{2}에 의해서 거의 흡수되므로 체외조사에서는 문제가 되지 않는다. β선의 경우에는 7 mg/cm^2 정도의 창두께를 갖는 전리함이나 plastic scintillator를 쓰는 방식으로 그 입사창의 위치에 있는 인체조직의 흡수선량률을 구할 수 있다.

인체의 평균 표피층의 두께 7 mg/cm^{2}에 해당하는 β선의 에너지는 65 keV이다. 따라서 65 keV 이하의 β선에 대해서는 거의 문제가 되지 않는다고 할 수 있으나, 200 keV까지의 β선은 그 평균 에너지가 약 65 keV 이하이므로 그 β선 에너지의 상당한 양이 표피층에서 흡수된다.

최대 에너지 E(MeV)의 β선을 창의 두께 t(mg/cm^2), 면적 S(cm^2)의 GM관형 survey meter로 측정하여 n(cpm)을 얻었을 때, 그 survey meter가 있는 곳에서의 인체의 흡수선량률

$$D = \frac{0.32\,n\,E u\,e^{-(7-t)\mu}}{S} \quad \cdots\cdots (3\text{-}4)$$

로 주어진다. 단, μ은 β선의 질량흡수계수(cm^2/mg, 인체조직에 대한 질량흡수계수와 창재료에 대한 질량흡수계수는 거의 같아, 대략 22×10^{-3}/E4/3라 생각해도 좋음)이다. 중성자선 survey meter는 크게 열중성자선용과 속중성자선용으로 나누어진다.

열중성자는 ^{10}B(n, α)는 ^{7}Li반응의 단면적이 매우 크다. BF_3계수관은 이 반응으로 방출된 α인자를 비례계수영역에서 측정하는 것이다. 또 속중성자에 대해서는 BF_3계수관을 paraffin 등의 감속재로 둘러싸서 속중성자를 열중성자화하여 측정할 수 있다.

표 3-8. mrem에 해당하는 입자 fluence 및 0.625 mrem/h를 주는 입자 fluence율

중성자 에너지	눈의 수정체에 대한 경우		기타의 경우	
	입자 fluence (n/cm^2)	0.625 mrem/h를 주는 입자 fluence율 ($n/cm^2 \cdot s$)	입자 fluence (n/cm^2)	0.625 mrem/h를 주는 입자 fluence율 ($n/cm^2 \cdot s$)
0.025 eV	960,000	1.67×10^2	960,000	1.67×10^2
100 eV	480,000	8.3×10	480,000	8.3×10
10 eV	160,000	2.8×10	160,000	2.8×10
0.1 MeV	32,000	5.6	96,000	1.67×10
0.5 MeV	12,000	2.2	38,400	6.7
1 MeV	9,000	1.67	28,800	5.0
2 MeV	6,400	1.11	19,200	3.2
3 MeV	4,800	0.83	14,100	2.5

비고 : 해당값이 없을 때는 내삽법에 의해 계산한다.

Hurst형 중성자선용 survey meter는 비례계수관을 survey meter로 하는 것이며, 이 계수관은 methane gas를 충전하여, 벽의 일부에 polyethylene 또는 paraffin을 사용하고 있다. 반도양자의 발생원으로서 에너지의 중선자선에 대해서는 methane gas와 얇은 polyethylene 막, 고 에너지의 중성자선에 대해서는 두꺼운 polyethylene층이 도움이 된다. 그러나 감도는 BF_3계수관보다 나쁘다.

Plastic scintillator는 속중성자선에 사용하거나, γ선이 많이 섞여 있으면 γ선과의 구별이 잘 되지 않는 경우도 있다.

Hornyak button이라고 하는 것은 ZnS의 중립자선에 대한 형광효율이 좋은 점을 이용한 scintillator로서, 그림 3-13에 그 구조를 나타냈다.

중성자 플루언스율(중성자속밀도, $n/cm^2 \cdot s$)이 측정되면 시간으로 적분함으로써 중성자 플

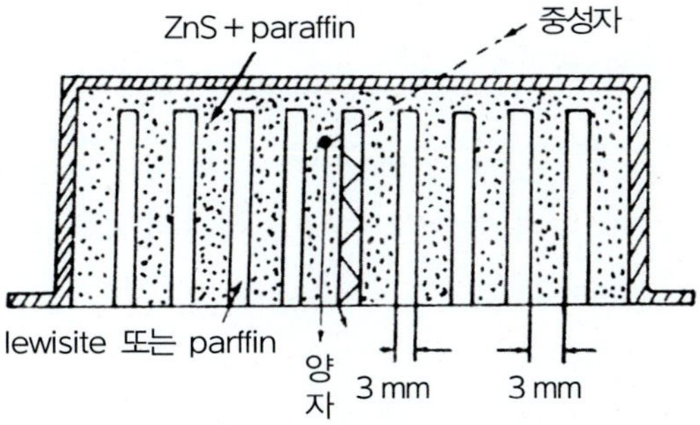

그림 3-13. 속중성자 검출용 Hornyak button

루언스(n/cm^2)을 알 수 있다.

Area monitor는 시설 및 주변 지구의 일정 장소에 고정한 것인데, 검출부와 지시부는 cable에 의해 멀리 떨어져서 접속되며, 지시부에는 빨간 lamp, 경보가 설치되어 공간선량률을 연속적으로 기록할 수 있다.

2) 표면오염 측정기

마루벽, 손발, 의복, 기기 등의 표면오염의 검사에는 앞서 말한 각종 survey meter가 그대로 사용되나 전용의 monitor도 있다.

(1) 바닥 오염

바닥오염의 검출에는 전용의 floor monitor가 제작되어 있다. 횡창형 GM관, 대면적 단창형 GM관 또는 비례계수관을 써서 α선, β선, γ선을 측정할 수 있다. 밑부분의 shutter의 개폐로써 α선, β선을 γ선으로부터 구별할 수 있다. 바퀴가 달려 있어 쉽게 움직일 수 있도록 되어 있으나, 시정수를 고려하여 천천히 움직여야 한다.

바닥 오염의 측정에 쓰이는 또 하나의 유효한 수단은 스미어법이다. 직경 5 cm 정도의 원형 여과지로 직경 2 cm 정도의 놋쇠 또는 acryl판(10원짜리 동전으로 대용할 수 있음)을 돌돌말아 오염 부분 100 cm^2를 정성껏 닦아낸다. 닦아낸 바닥은 survey meter로 오염제거의 정도를 검사해 둔다. 오염을 닦아낸 여지는 polyethylene막으로 싸서 측정기(계수효율G%)에 걸어 계수율 n(cpm)을 구한다. 표면오염도 A($\mu Ci/cm^2$)를 닦아낸 면적을 S(보통은 위에 말한 100 cm^2), 닦아낸 효율을 K라 하면,

$$A = \frac{n}{2.2 \times 10^2 GSK} \quad \cdots\cdots (3-5)$$

이 된다. 표면오염으로 용이하게 없앨 수 있는 오염(loose 오염)은 체내에 섭취될 우려가 있다. 스메아법에 의해 loose오염을 구별 측정할 수 있다.

(2) 손, 발, 의복 monitor

손발, 의복의 표면오염의 측정에는 전용의 monitor를 사용하는 것이 측정의 용이함, 측정시간의 단축 등의 이점이 많다. 손발, 의복 monitor는 양 손, 양 발에 대해서 각각의 검출부가 있고, microswitch의 조작에 의해 이들이 동시에 각각의 meter의 일부가 의복의 오염도를 나타낸다. 검출부의 종류에 따라서 α, β, γ선용이 만들어져 있으며, 필요에 따라 표시, 경보를 내도록 되어 있다.

손발, 의복 monitor에 사용되는 GM관에는 유리관형(그 두께 약 55 mg/cm^2, 그림 3-13)

과 단창형(창 두께 2~3 mg/cm^2, 그림 3-15)이 있으며, 각각의 검출효율이 그림 3-16에 표시되어 있다. 유리관식 GM관에서는 0.4 MeV 이하인 에너지의 β선을 검출할 수 없으나, 단창형 GM관이면 0.1 MeV 정도까지의 β선을 검출할 수 있다. 그러므로 손발, 의복 monitor를 사용하는 경우 거기에 장비되어 있는 GM관의 형과 성능을 확인해 둘 필요가 있다.

3) 공기 중 방사성물질농도 측정기

공기의 오염은 공기 중에 부유하는 먼지형 방사성물질과 공기에 섞여 있는 방사성기체로 나눌 수 있다. 방사성먼지는 집진법으로 모아 방사능을 측정하여 Bq/cm^3(μCi/cm^3)로 환산한다. 집진법으로는 glycerin 등을 바른 유리판에 공기를 불어대는 impactor법과 필터를 사용한 여지법, 규모가 큰 것으로는 축전기를 이용한 전기집진법 등이 있다.

먼지 monitor는 먼지 sampler와 방사능측정장치를 조합한 것으로 방사성먼지의 농도를 연

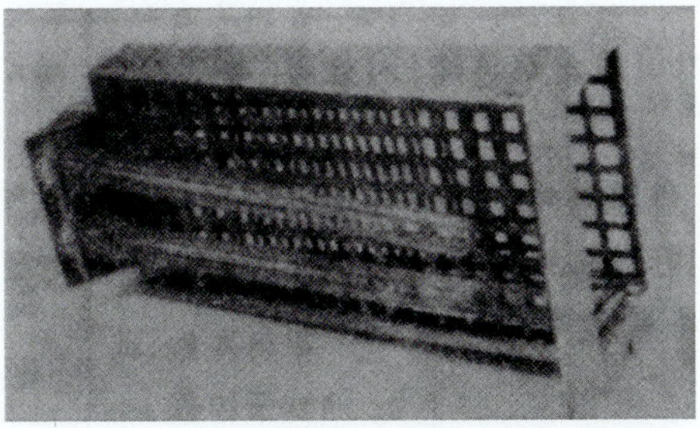

그림 3-14. 손발, 의복 monitor에 쓰이고 있는 유리관형 GM관

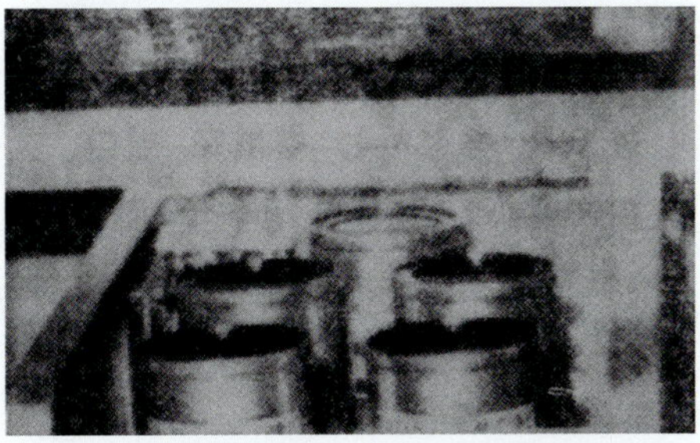

그림 3-15. 손발, 의복 monitor에 쓰이고 있는 단창형 GM관

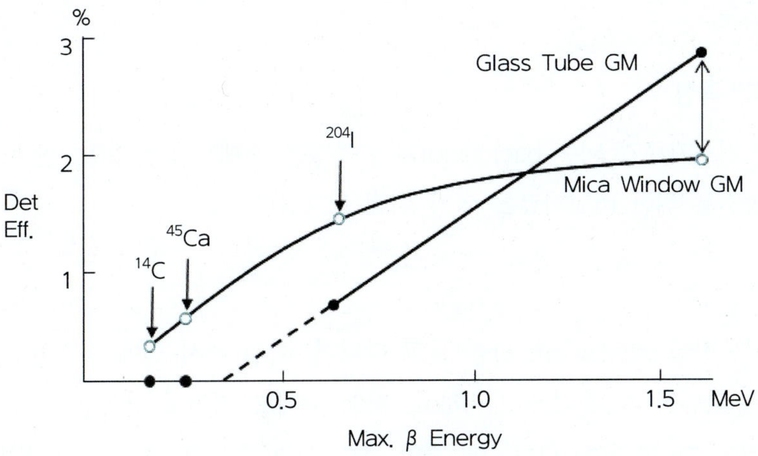

그림 3-16. GM관의 검출효율

속적으로 기록하는 동시에 농도가 일정치 이상일 때는 경보를 발하도록 한 장치이다. 필터고정식 monitor, 필터이동식 monitor 및 전기집진식 monitor가 있다. 공기와 혼합하는 gas형상 핵종은 전리조 속에 직접 이 공기를 넣어, 전리조의 전리전류를 진동용량전위계로 측정한다. 또 공기비례계수관에 시료를 봉입하여 방사성 gas의 농도를 측정하는 방법도 있다.

Gas monitor는 방사성 gas를 연속적으로 측정하여, 방사성 gas의 농도가 일정치 이상이 되었을 때 경보를 발하는 장치로 일반적으로는 먼지 monitor로 방사성먼지를 제거한 후 공기를 gas monitor에 도입하여 측정한다.

4) 수중 방사성물질농도 측정기

수중의 방사성물질 농도의 측정에는 sampling법 및 폐수 monitor에 의한 방법이 있다.

폐수 monitor는 폐수관 또는 배수 tank 속에 검출기를 설치하여 수중의 방사성물질의 농도가 일정치 이상이 되었을 때에 경보를 발하는 장치이다. 액침형 scintillation 검출기를 직접 수중에 설치하는 형식, 액침형 GM관을 사용한 형식, ion교환수지로 방사성ion을 모아 scintillation검출기로 계측하는 형식 등이 있다.

공기 중 방사성물질 및 수중 방사성물질은 내부피폭의 중요한 원인이 되는데 일반적으로는 이들의 측정은 공간선량률의 측정에 비해 훨씬 어려우며, 측정정도도 나쁘다. 공기중농도, 수중농도를 monitor에 의해 직접 측정하기는 곤란하거나 불가능한 일이 많다. 시간은 걸리지만 sampling법이 정밀도가 좋은 결과를 얻을 수 있다. Monitor가 설치되어 있어도 sampling법을 병용하는 것이 좋다. 측정이 매우 곤란한 경우에는 계산에 의한 산출도 인정되고 있으나, 안이한 추산을 해서는 안 된다.

1.5 측정실시 요령

1) Background의 측정

환경 측정시의 기초자료가 되는 background의 측정은 차폐효과의 확인, 관리구역 설정 또는 사고의 조기발견을 위한 비교자료를 얻기 위해 필요하다.

2) 작업 중의 측정

작업에 있어서는 항상 survey meter를 들고 다니며, 작업 개시 전에 작업환경을 survey해서 이상의 유무를 확인한 후 작업을 개시하고, 작업 중에도 적절히 방사선작업종사자의 위치에 측정하며 안전을 확인하여야 한다. 또 작업 중의 환경 측정은 개인피폭 관리의 보조적인 의미를 가지는 것이 되므로 되도록 정확한 피폭시간과 선량률을 기록해야 한다.

표 3-9. 방사선량률 및 입자속밀도의 측정요령

측정항목	측정장소	측정시기	측정방법
방사선량률 및 입자속밀도	① 사용시설 ② 적하대체시설 ③ 폐기물대체시설 ④ 저장시설 ⑤ 폐기물저장시설 ⑥ 폐기시설 ⑦ 관리구역의 경계 ⑧ 사업소 내의 사람이 거주하는 구역 ⑨ 사업소의 경계	① 작업개시 전 ② 작업개시 후 (a) 비밀봉 ≧ 작업 전후 (b) 밀봉발생장치 ≧ 1회/1월 밀 봉 고 정 ≧ 1회/1월 발생장치고정	① survey meter를 써서 할 것. 단, 실측이 매우 곤란한 경우는 계산에 의해 산출해도 된다. ② 사람의 가슴 및 배의 높이를 기준으로 해서 측정할 것. ③ 방사성동위원소에 의한 오염의 상황을 알기 위하여 가장 적합한 장소
방사선동위원소 및 입자속밀도	① 작업실 ② 폐기작업실 ③ 오염검사실 ④ 배기설비의 배기구 ⑤ 배수설비의 배수구 ⑥ 배기감시설비가 있는 장소 ⑦ 배수감시설비가 있는 장소 ⑧ 관리구역의 경계		

3) 정기적 측정

저장고, 사용시설, 관리구역의 경계 등의 공간선량률, 방사성핵종 보관용기의 누출선량률 또는 필요에 따라 표면오염의 유무 등을 정기적으로 측정하는 것은 사고발생의 예방상 중요한 것이다.

4) 법에 의거한 측정

법에서 규정하고 있는 측정요령은 표 3-9와 같다. 또한 측정기록의 기록부는 5년간의 보존이 규정되어 있다.

1.6 방사선안전관리계획

방사선관리를 원활하게 수행하고 방사선방어목표를 달성하기 위해서는 가장 기본이 되는 방사선안전관리계획이 체계적이고 합리적으로 작성되고 그 시행이 용이한 절차서에 의해 수행되어야 한다. 방사선안전관리계획이란 방사선방어활동을 위한 제반사항에 대한 프로그램을 말하는 것으로 다음 사항들이 포함된다.

- 방사선방어책임 및 권한
- 방사선관리조직 및 인력
- 방사선감시계획
- 방사선감시장비
- 방사선방어장비
- 방사선방어교육 및 훈련계획

효율적인 관리가 이루어지기 위해서는 방어의 책임이 명확히 규정되어야 하고 책임이 있는 만큼 그 책무를 원활히 수행할 수 있는 권한이 주어져야 한다. 또한 감시계획은 시설의 특성을 충분히 검토하여 효율적으로 수립되어야 하며 계획된 감시를 수행하는데 필요한 인력과 장비가 확보되어야 한다. 특히 인력의 확보와 자질향상을 위해서는 적절한 교육, 훈련계획도 수립되어야 한다. 방사선종사자의 방어를 위한 방어장비도 적절히 충분한 양이 공급될 수 있어야 하고 종사자의 교육훈련 및 평가계획도 면밀히 실무의 특성을 감안하여 작성 시행되어야 한다.

한편 작성된 방사선안전관리계획을 실천함에 있어서 필수적인 것이 방사선안전관리절차서이다. 이 절차서는 방사선의 측정, 감시의 수행, 계기의 보수유지, 기록의 유지, 작업의 수행에 관계되는 항목 등을 누구나 절차서에 의거 수행할 수 있도록 용이하게 작성되어야 하며 신뢰성이 있어야 한다. 이러한 절차서는 일반적으로 대단히 많은 분량이므로 처음부터 끝까지 별도로 작성하는 것은 어렵다. 그러므로 이미 수립되어 있는 다른 기관의 절차서를 도입하여 자체 상황에 맞도록 수정, 보완하는 것이 편리한 방법이겠다.

2. 개인방사선 모니터링(personal monitoring)

2.1 개요

방사선 종사자의 방사선 피폭의 측정은 두 가지의 다른 목적을 가지고 수행된다. 첫째목적은 바람직하지 못한 작업과 생각하지 못하였던 작업을 확인하고 의심이 가는 피폭선원을 확인할 수 있는 정보를 제공하므로써 이러한 피폭을 제한하기 위한 즉각적인 피폭관리가 적용될 수 있도록 하여 주는 것이다. 둘째 목적은 개인방사선 피폭에 대한 어떤 정보를 제공하여 주므로써 장기간의 피폭한도와 비교할 수 있도록 하고 또한 앞으로 필요한 장기피폭관리대책을 확립할 수 있도록 하여 주는 것이다.

앞에서 설명한 방사선 피폭은 조사지역내에 머물러 있는 종사자의 방사선 피폭을 예측하는 데 사용될 수 있다. 예측된 피폭선량이 낮고 피폭조건이 예측가능하다면 실제 받은 피폭은 이러한 예측치와 거의 같다고 생각할 수 있다. 따라서 비 관리구역(uncontrolled area)내 일반대중 구성원의 피폭은 지역조사 측정결과로부터 예측가능하다. 그러나 만일 방사선 종사자와 예측피폭선량이 선량한도에 접근했다면 피폭자 또는 그 주위의 작업자에 대한 방사선 측정이 권고된다. 이러한 측정은 특별히 어느 개인에만 관계되기 때문에 특수작업 또는 장기간 동안에 걸친 개인피폭에 대한 특수지침이 된다.

2.2 외부피폭

1) 필요조건

(1) 방사선 작업종사자(직업적 피폭자)

외부 방사선 피폭에 대한 개인 감시는 정상작업수행 도중 또는 사고시의 피폭도중 적용 가능한 선량한도의 1/4 이상 피폭 받을 수 있는 모든 작업 종사자들에 대해 수행되어야 한다. 지역 내에 γ선과 중성자선과 같은 혼합 방사선장이 존재한다면 서로 다른 결정장기를 갖거나 서로 다른 방사선가중치를 갖는 방사선을 구별하여 측정하는 것이 바람직하다. 혼합방사선장으로 인한 총피폭선량이 선량한도의 1/4 이상일 때에는 선량한도의 1/10 이상으로 기여할 수 있는 어떤 방사선을 측정하기 위하여 개인 모니터링이 수행되어야 한다.

수행되는 작업의 성격이나 방사선원이 비 관리구역에서 권고되는 한도 이하로 개인피폭이 유지되거나 이러한 한도 이상으로 피폭될 위험성이 아주 낮은 지역에서는 개인 모니터링이 불필요하다.

(2) 방문자

방사선 시설의 다양성과 관리구역으로 찾아오는 많은 방문객 때문에 방문자의 모니터링에 대해 공통적으로 작용 가능한 권고는 적절치 않다. 특정시설의 특수한 상황에 따라 적용 가능한 규칙이 개발되어야 한다.

관리구역으로 때때로 드나드는 방문객들은 비직업적 피폭자로서 고려되어야 한다. 이러한 방문객들은 1년에 그들의 짧은 관리구역의 방문동안 일반인에 대한 선량한도인 1 mSv 이상으로 피폭 받지는 않을 것이므로 그들에게 개인감시용 선량계를 지급할 필요는 없다. 그러나 장기간방문자들은 그들의 관리구역 내 체류기간동안 일반인에 대한 선량한도 이상 피폭 받을 가능성이 있을 경우 직업적 피폭자로 고려되어야 하며, 방사선작업종사자에 대하여 적용되는 기준에 따라 피폭선량이 감시되어야 한다.

(3) 정확성

개인 피폭에 국한되는 방사선 관리방법의 장기간 적합성을 모니터링하기 위한 목적으로 방사선 측정기술은 정밀성을 요구한다. 개인모니터링 절차는 종사자 및 사용기간 사이에 비교가 가능하도록 장기간 동안 서로 다른 종사자에 대해서 동일하게 적용되어야 한다.

방사선측정 목적이 결정장기에 피폭선량을 예측하는 것이라면 개인방사선감시에는 두 가지 관점의 정확도가 있다. "첫째 기기 측정결과 판독의 정확성" "둘째 측정결과를 신체결정기관의 피폭선량으로 환산하는데 사용되는 가정의 정확성"이다. 개인선량 감시에 바람직한 측정의 정확성은 측정되는 방사선준위에 의존한다.

전형적인 개인피폭선량계는 흔히 발생되는 방사선장에 의한 피부 흡수선량에 용인될 수 있는 근사측정을 보여준다. 분산폭이 넓은 균일 방사선에 대해 심층조직 부분의 선량은 방사선장의 특정한 형태에 대해 팬톰(phantom) 내의 방사선량 측정결과 보다 낮을 수 있다. 투과력이 강한 방사선에 대해 흔히 보수적으로 사용되는 가정은 모든 결정장기의 선량은 피부선량과 같다는 것이다. 그러나 이러한 가정은 어떤 다른 상황 아래에서는 심층부의 장기 피폭선량의 예측, 특히 투과력이 작은 방사선장이나 방사선장이 아주 어느 한 부분으로 선량한도 이하의 수준에서는 거의 중요하지 않다. 그러나 측정된 피폭선량이 선량한도에 접근한다면 결정장기와 방사선장의 위치를 고려하여 선량측정지점 및 피부선량과 결정장기 선량과의 관계에 대해 신중히 고려되어야 한다.

2) 방법

(1) 집적선량 및 선량률 측정계통

개인 외부피폭의 측정은 다음의 두 가지 방법 중(개인피폭선량계의 이용 또는 개인피폭선량률 모니터링) 어느 하나로 수행될 수 있다. 첫 번째 방법에서는 피폭선량이 종사자가 패용하고 있는 선량측정기에 의해 합산된다. 두 번째 방법에서는 피폭선량률 및 피폭시간의 측정이 방사선장에서 종사자의 작업도중 종사자와 가장 가까운 위치에서 이루어진다. 측정방법의 선택은 방사선의 종류, 피폭률 및 방사선의 시간변화 및 순간판독의 필요성에 의존한다.

개인선량계에 의한 측정은 피폭선량률 모니터링에 의해 얻어지는 측정에 대해 비교하면 다음의 장점을 갖고 있다.

- 선량계를 착용한 기간 동안 자동적으로 집적된 피폭량을 알 수 있다.

- 피폭선량을 측정하는데 불필요한 추가인원이 필요치 않다.
- 동일한 방법으로 많은 사람이 모니터링 될 수 있다.
- 선량계의 측정범위가 초과되지 않는다면 우발적 사고 또는 미확인 방사선원에 의한 피폭량이 측정될 수 있다.

반면 피폭률 모니터링에 비교해서 피폭선량계는 다음의 단점을 갖는다.

- 피폭되는 모든 방사선의 종류에 감응되지 않는다.
- 신체의 단일위치(착용위치)에서 피폭량을 측정하며 이 위치는 최대 피폭선량의 위치가 아닐 수도 있다.
- 선량계는 피폭 후 방사선장에 대한 정보를 제공하고 단기의 수정작업을 허용할 만큼 빨리 정보를 제공하지 못한다. 자기 신호발신용 선량계나 자기판독형 이온전리조와 같은 선량계는 방사선조건이 빨리 변하지만 않는다면 이러한 통제를 수행할 수 있을 만큼 빨리 그 측정결과를 제공해줄 수 있다.

(2) 전신선량의 예측

전신이 상당히 균일하게 피폭될 것 같으면 전신피폭에 대한 주요 결정장기인 생식기 및 조혈기관들이 몸통에 위치하고 있기 때문에 몸통에 피폭선량계가 착용되어야 한다. 피폭선량계 착용의 적절한 위치는 가슴부위 및 허리의 벨트부위이다. 피폭선량계는 의도적으로 차폐체에 의해 덮힐 경우를 제외하고는 언제나 눈에 띄도록 착용되어야 한다.

이렇게 함으로써 옷감이나 호주머니 속의 내용물에 의한 무의식적인 차폐를 방지할 수 있다.

방어용 앞치마와 같은 방어의류에 의해 몸통이 대부분 차폐될 경우에는 하나의 피폭선량계를 이러한 옷의 겉면에 착용하는 것은 전신, 생식기 및 적골수에 대한 피폭선량측정에 적절치 못하다. 연구자들의 측정 및 실험결과에 의하면 방어용 앞치마를 착용한 X선 투시검사 종사자의 얼굴 및 복부의 피폭선량은 보통의 가운을 입었을 경우보다 6~25배 정도 초과하는 것으로 나타났다. 이러한 상황 하에서는 갑상선과 눈의 수정체가 결정장기가 될 것이고 이들에 대한 피폭량이 모니터 되어야 할 것이다. 이상적으로 두 번째의 피폭선량계는 이러한 목적을 위해 목 부위의 옷깃부위에 착용되어야 한다. 그러나 오직 한 개의 피폭선량계만 착용되고 착용목적이 전신피폭선량의 계측이라면 방어용 앞치마 아래의 몸통에 선량계를 착용시키는 것이 권고된다. 이러한 경우 방사선 안전관리담당자는 팬톰이나 개인측정을 통하여 갑상선 및 수정체의 피폭선량을 나타내기 위하여 실제 측정된 선량이 증가되도록 하는 평균인자들을 결정하여야 한다. 연구자들에 의해 제안되었던 대로 한 개만의 피폭선량계가 몸통의 차폐되지 않은 부위(예, 목 부위의 옷깃)에 착용된다면 이러한 사실이 기록되어야 하며 선량측정은 갑상선이나 수정체의 피폭선량을 예측하는 데에 사용된다.

방사선장이 대부분 외부 β방사선에 의한 것이라면 피부 및 피부 심층부위의 결정장기에 대한 개별적인 피폭선량의 결정이 요구될 수 있다. 이러한 분리는 대개 피폭선량계에 적당한 흡수체를 이용함으로써 이루어진다. γ선 및 중성자의 혼합 방사선장에서는 별개의 피폭선량계를 착용하거나 서로 다른 부분으로 나누어졌으며 각 방사선에 대한 반응특성이 알려진 복합 피폭선량계를 착용해야 한다.

(3) **신체부분의 피폭**

피폭선량계를 착용할 경우 신체의 한 부분 이상에 피폭선량계를 착용하는 것이 바람직하거나 필요할 수 있다. 예를 들어 방사선장이 불균일하여 손과 몸통이 적용 가능한 선량한도 수준의 양이 피폭될 때에는 손과 몸통에 피폭선량계가 각각 따로 착용되어야 한다. 비슷한 경우로 몸통이 적절히 차폐되었을 때에는 별도의 피폭선량계가 머리와 목 부분의 피폭을 모니터링하기 위해 착용되어야 한다.

밀봉 또는 비밀봉 방사선원을 취급하는 곳에서는 손에 대한 피폭선량을 결정하는 것이 특히 중요하다. 손, 발 피폭선량계(extremity dosimeter)는 최대피폭이 가능한 지점의 근처에 착용되어야 하며 손, 발의 끝부분에 의한 방사선차폐가 이루어져서는 안된다.

팔목선량계(wrist dosimeter)는 피폭이 많이 되는 팔목의 안쪽에 착용되어야 하며 팔목선량계의 판독에 손가락 대 팔목의 피폭선량비를 적용하는 것이 바람직할 수 있다.

차폐체의 어느 한 부분을 관찰하는 작업이 수행되는 곳에서는 개별적인 눈 피폭선량이 요구되기도 한다. 눈의 수정체의 피폭선량을 측정하기 위한 선량계는 실제적으로 존재하지 않는다. 방사선장이 아주 클 경우 머리 피폭 측정용 선량계를 이용하여 필요한 수정체의 피폭선량을 예측할 수 있다. 이것이 불가능할 경우엔 개인 피폭률 모니터링에 의해 얻어지는 측정이 권고될 수 있다.

(4) **피폭선량계의 선택**

X선, γ선 및 β선에 대해서 피폭선량계로 사용되는 것은 전리조, 직독식 전자선량계, 필름배지, 광형광(photoluminescencent) 유리 및 열형광선량계 중에서 사용목적에 따라 선택된다. 전리조 선량계(예 포켓선량계) 및 직독식 전자선량계 등 자기 판독형 선량계(self-reading dosimeter)의 주요 장점은 간단하다는 것이며 선량판독속도가 빠르다는 것이다. 그러므로 이러한 종류의 선량계는 비정기적인 작업이나 과도조건 중 또는 시설내 단기 방문자들의 피폭을 모니터링 하는데 특히 유용하다. 전리조에 대한 자연 방전유무가 주기적으로 검사되어야 하며

사용되는 시간 동안 전체판독범위의 2~3% 이상 자연 방전되는 전리조형 선량계는 사용되지 않아야 한다. 나머지 다른 선량계들은 전리조 선량계에 대해 두 가지의 주요한 장점을 갖고 있다.

- 적당한 filter재료의 사용 가능성, 방사선 감약필터의 사용으로 근사적인 에너지 의존성을 구별할 수 있으며 신체의 심층부의 결정장기를 피폭시키는 고에너지의 방사선 및 피부나 눈을 조사하는 저에너지의 방사선 피폭선량을 구분하여 예측할 수 있다.
- 측정된 방사선량의 자연 방전이 없으며 장기간 동안의 직접선량을 알아낼 수 있다.

그러나 이러한 모든 선량계들에는 방사선에 의해 생성되는 퇴행(fading) 효과가 나타날 수 있으며 장기선량 집적기간 후에는 바로 판독되어야 한다.

중성자선장의 경우 사용 가능한 선량계들은 핵 비적필름, ^{6}LiF의 열형광 선량계 및 핵분열-비적계수(fission-track counting)장치 등이 있다. 핵-비적필름(nulear-track film)은 에너지가 0.5 MeV 이하의 중성자에는 반응하지 않는다. 사실상 상당한 비율의중성자가 이 에너지 이하일 수 있다. 비적계수 방법은 중성자 선량측정에 상대적으로 덜 민감하다. 저 선량에 대해 통계적으로 유효한 수의 비적을 계수하는 것은 보장받기에 너무 많은 시간을 소비한다. 반면 고 선량에서는 비적간의 명확한 구분과 계수가 어렵다. 결과적으로 잠상퇴행이 일어나며 짧은 비적들은 사라질 수 있다. 이러한 이유로 인하여 핵-비적필름은 특히 피폭선량이 선량한도보다 낮을 경우 실제 피폭선량의 측정보다 많은 중성자 피폭이 일어나지 않았음을 확인하는 데에 더 유용하다.

^{6}LiF 열형광 선량계와 핵분열-비적계수장치는 이러한 단점이 없으며 최대허용선량 또는 그 이하 수준에서 방사선량을 측정할 수 있다. 이러한 방법은 수 mSv의 선량까지 측정가능하며 열중성자에너지 영역까지 측정가능하다. 때때로 개인 피폭율 모니터링은 최대허용선량에 상응하는 선량률 이하의 중성자를 측정하는데 사용되기도 한다.

(5) 피폭선량 집적기간

개인 피폭선량계로 피폭량이 집적되어야 하는 기간은 예상되는 평균 판독치와 선량계의 특성 특히 선량계의 감도, 재현성 및 누출 또는 퇴행률에 의존한다. 직업적 전신피폭의 최저수준에 대해서는 필름배지나 활성은 인산염유리(silver-activated phosphate glasses)는 1개월, 포켓선량계는 합리적인 정확성을 얻기 위해서 1주간의 선량집적기간이 권고된다. LiF와 CaF_2 : Mn 열형광 측정장치는 1주 또는 그 이하의 기간 동안 사용될 수 있을 만큼 감도가 좋으며 반면 이들 형광체의 집적성은 1개월 또는 분기의 기간 동안 사용이 가능하다. 만일 전신피폭 선량이 선량한도의 1/2 정도의 수준으로 예상되면 좀더 정밀한 개인 피폭관리를 하고 퇴행과

피폭량 누출로 인한 오차를 감소시키는 방법을 찾아 실시하여야 한다.

(6) 분석

대개 모니터링 기기들은 바로 등가선량 단위(Sv)를 측정하지는 않는다. 측정되는 양은 조사선량, 플루언스, 커마, 광학밀도, 전류, 볼트 및 cpm 등이 있다. 측정지점에서의 흡수선량은 대개 적절한 교정인자를 적용하여 측정된 양으로부터 유도된다. 신체가 균일한 분포의 방사선에 조사되지 않으면 전신피폭선량 및 결정장기와 피폭선량은 한 점 또는 수개의 점에서의 측정으로부터 정밀하게 측정될 수 없다. 개인 피폭선량이 선량한도 보다 아주 낮다면 개인 모니터링 목적에 대해 몸통의 한 점 또는 손과 같은 신체의 일부분에서 결정되는 표면선량(피부선량)은 전신 또는 전신의 일부의 피폭선량을 의미한다고 가정될 수 있다. 선량한도를 통제하는 규정의 준수여부는 피부선량에 근거하여 입증될 수 있다. 선량한도를 초과하거나 동 선량에 접근하는 수준에서 전신과 결정장기에 대한 피폭선량은 보다 주의깊게 평가되어야 하며 피폭상황에 관계되는 보정인자들이 적용되어야 한다. 이러한 일에는 피폭의 기하학적 현상 및 방사선 에너지의 효과가 포함되어야 한다.

2.3 내부피폭 모니터링

1) 필요조건

(1) 필요성

방사성물질을 사용, 취급 또는 저장하는 지역에 종사하는 종사자의 체내피폭의 측정을 수행하는 데에는 두 가지의 목적이 있다. 첫째 목적은 방사성핵종의 체내섭취 또는 흡입이 일어났는지를 정성적으로 나타내는 것이며, 둘째 목적은 방사성핵종의 장기 또는 신체부하를 결정하여 이로 인한 체내 피폭선량을 예측하는 것이다. 내부피폭 모니터링의 절차는 외부오염 조사에 뒤따라서 수행된다. 특수한 측정기를 필요로 하는 트리튬(^{3}H)과 같은 방사성핵종에 대해서는 주된 모니터링의 방법으로서 주기적인 생물검정(bioassay)방법이 이용될 수 있다.

ICRP 간행물(Publication 35, 1982년)에 의하면 체내피폭의 주기적인 결정은 대개 비 밀봉 방사성물질이 공기 중에 확산되어 공기 중 방사능농도 준위가 연간섭취한도(ALI)의 10분의 3을 초과할 우려가 있는 작업조건의 작업자에 대해서는 일상적인 내부피폭 모니터링의 대상으로 해야 하지만, 기타 작업자에 대해서는 보통 일상적인 모니터링을 시행할 필요가 없으며 작업장소의 일상적인 모니터링으로도 충분하다.

실제적으로 체내에 축적된 방사선원에 대한 일상적 모니터링은 다음 종류의 작업에서 주로 활용된다.

- 입자상, 기체상 또는 휘발성 방사성물질들이 개봉상태로 다량 취급되는 작업
  예 : 37 MBq(1mCi) 또는 그 이상의 방사성 요오드, 트리튬 및 그 화합물
- 우라늄의 채광, 정련, 변환 또는 가공시설
  예 : 원자로 핵연료용
- 플루토늄 및 기타 초우라늄 원소의 처리시설

연간섭취한도(ALI)에 접근할 수 있을 만큼 방사성 물질의 체내섭취가 의심스러울 경우에는 적절한 종류의 생물검정(bioassay) 방법이나 전신피폭선량측정이 즉시 수행되어야 한다. 이러한 조치는 반감기가 긴 핵종(예, Pu-239)들이 관계되었을 경우 잠재적인 오염의 최저수준에서 취해져야 한다. 이러한 측정에서 유도된 체내 피폭선량의 예측은 적절한 의료적 수단을 결정하는데 도움이 될 수 있다.

(2) 측정 주기

일상적인 측정주기는 체내오염을 일으킬 가능성이 있는 작업에 지속적으로 종사하는 작업자에 대해서 정기적으로 반복해서 실시하는 체내오염검사이다. 일상적인 모니터링의 빈도나 검사방법은 작업내용 그리고 취급하고 있는 방사성핵종의 종류와 그 화학적 형태, 내부피폭 측정방법 등을 고려해서 결정한다. 통상적으로 3개월 마다 검사가 실시되고 있으며 원자력발전소의 경우 정기보수공사의 시작 전·후로도 검사가 실시되고 있다.

특수한 상황이 발생할 경우에 실시하는 특수모니터링은 체내오염이 발생하였거나 발생할 우려가 있는 경우 수시로 실시되는 모니터링을 말하며, 추적측정을 포함한 적절한 모니터링 프로그램에 의거하여 체내의 방사능을 측정함과 동시에 측정결과의 해석에 필요한 자료를 수집하기 위해 작업상황에 대한 조사도 병행하여 실시한다. 내부피폭선량의 산정은 체외계측, 생물검정(bioassay) 및 공기 중의 농도 등 이용 가능한 자료를 활용하여 이루어진다.

따라서 잠재적인 체내섭취량이 최대인 종사자에 대해 분기별의 측정이 적절하며 체내섭취량이 아주 작지만 실제적으로 피폭(섭취)될 위험성이 있는 종사자에 대해서는 연간측정이 수행되어야 한다.

(3) 방법

체내에 축적된 방사성물질에 의한 신체 또는 특정 장기의 피폭선량 결정은 바로 수행될 수 없다. 그러나 다음의 3가지 간접적인 결정방법이 있다.

첫째 방법으로 생물검정(bioassay)방법이 있다. 이 방법은 소변, 혈액, 호흡 또는 배설물을

채취하여 방사능을 측정하여 신체부하량을 예측하고, 생물학적 모델을 이용하여 배설률을 신체부하량에 연관시킴으로써 신체부하량을 예측하는 방법이다.

둘째 방법은 전신피폭선량측정법으로 감마선 방출핵종의 신체부하량을 신체에서 방출되는 감마선을 계측하고 그 스펙트럼을 분석함으로써 예측하는 것이다. 이 기술은 또한 에너지가 높은 베타방출체에서 생성되는 제동방사선의 측정에도 이용될 수 있다.

셋째 방법은 조사결과를 이용하여 특히 공기 중 방사능농도준위를 이용하여 방사성물질의 섭취량과 각 장기로 들어가는 분율을 예측하는 방법이다. 이렇게 예측된 장기부하량은 배설 또는 장기간의 전이에 대한 기본의 데이터를 적용하여 적절히 수정되어야 한다.

생물검정방법의 방사화학적 분석 및 전신피폭선량측정은 상당히 특수한 절차이며 소량의 방사성물질 취급자, 특히 알파입자 방출체의 취급자에 대해서는 적용되지 못한다.

(4) 정확성

방사선 방어의 목적을 위해서 방사능 또는 선량예측의 바람직한 정확성은 그 오차가 ±30% 이내에 있어야 하며 특히 최대허용선량과 같은 정도의 수준에 있어야 한다.

실제적으로 전신피폭선량측정에 의해 예측되는 방사능의 정확성은 종종 ±30% 이상이며 따라서 이의 사용은 방사성핵종에 따라 방법이 선택된다. 이와는 대조적으로 생물검정방법 결과의 분석과 신체 섭취량 또는 신체부하량의 예측은 생물검정방법에 이용된 생물학적 모델의 불확실성 및 개인 간의 차이에서 오는 부수적인 부정확성을 가지고 있다. 이렇듯 생물검정방법과 조사 데이터에서 예측되는 장기 또는 전신부하량은 상당히 큰 오차를 갖는다.

2) 생물검정(bioassay)방법 절차

생물검정방법은 체액, 배설물 또는 조직(머리털 등) 시료를 분석하여 시료의 방사능 농도를 결정하는 방법이다. 분석에 대해 가장 적절한 시료의 형태는 오염물질의 물리적, 화학적 형태와 체내 섭취모드(mode)에 따라 다르다. 이러한 정보는 적절한 생물학적 인자들을 적용하여 신체 또는 장기의 부하량 예측으로 해석될 수 있다. 이 방법은 호흡섭취 또는 소화섭취된 수용성 방사성물질에 주로 적용된다(왜냐하면 상대적으로 수용성 물질들만 혈액과 소변 등과 같은 체액으로 빨리 배설되기 때문이다.). 체액에 불용성인 호흡섭취 핵종들은 폐에 잔류되며 혈액이나 소변시료의 분석에 의해 검출되지 않는다.

그러나 앞에서 설명한 바와 같이 호흡된 물질들은 일부분 식도로 들어가고 특히 불용성인 경우에는 분석될 수 있는 배설물(대변 등)로 나타난다.

전신피폭선량측정에 대한 생물검정방법의 중요한 장점은 알파 및 베타방출체를 쉽게 검출하고 이들을 확인할 수 있다는 것이다. 또 다른 장점은 피폭자를 측정시설에 오지 않게 하여 시료를 채취하고 측정할 수 있다는 것이다. 단점들로서는 시료채취시 대상자의협조가 필요하다는 것이며 화학적 분석절차를 수행하기 위해 필요한 시간으로 인하여 측정결과의 활용이 지연된다는 것이다. 좋은 결과를 얻기 위해서는 채취절차시 오염되지 않은 대표적인 시료를 얻기 위하여 주의가 기울어져야 한다.

많은 방사성핵종에 대한 분석절차 특히 트리튬, 라듐, 토륨, 우라늄, 플루토늄, 폴로늄, 요오드, 세시움, 인, 스트론튬, 바륨, 루테늄 등에 대한 분석절차는 많은 문헌에 기술되어 있다.

(1) 소변시료 분석

소변시료의 분석은 방사성핵종의 신체부하량의 예측에 일방적으로 널리 사용되는 방법이다. 이 분석방법은 방사성핵종이나 원소에 대해 일반적으로 사용되고 있는 방법이다. 총 알파 또는 베타 방사능에 대한 분석은 체내축적이 일어나지 않았음을 알려주는데 사용될 수 있으며 따라서 특수분석의 필요성을 배제시킨다. 총 베타 방사능에 대한 분석이 수행되기 전에 소변시료내 천연 ^{40}K 성분이 제거되어야 하며, 그렇지 않을 경우에는 소변시료 내 극소량 원소의 측정을 ^{40}K 성분이 방해할 것이다.

신체부하량은 방사성핵종의 체내 신진대사를 기술하는 수학적 모델과 피폭종료 후 시간에 따른 배설률에 의해 예측된다. 이러한 모델들은 인간과 기타 포유류 동물에 대한 신진대사 연구에 근거한 것이다. 트리튬과 Na의 동위원소와 같은 몇몇 핵종들에 대해선 배설률이 장기간 동안 단일 지수함수로 표현될 수 있으며 신체부하량 대(對) 배설률의 비는 상수로 둘 수 있다. 일반적으로 배설의 형태는 복잡하며 수개의 콤파트먼트(compartment)를 나타내는 복합지수함수의 형으로 표현될 수 있다. ICRP 10의 부록 C에는 30여 종의 일반적인 방사성핵종의 배설형태가 수학적 함수로 표현되고 있다. 이들 중 7개 핵종은 단순 지수함수로 배설이 표현되며 12개 핵종은 복잡한 지수함수로 나타낸다. 그러나 11개의 핵종, 주로 알카리 원소 계통의 원소(Ca, Ba, Sr, Ra과 같은 향골성 원소)들은 시간에 대한 역함수의 형태를 따르는 것으로 표현되어 있다. 배설함수(excretion function)는 보유함수(retention function)의 시간 도함수이며 따라서 배설에 대한 정보를 신체부하량에 관련시킬 수 있다. 대개 피폭의 시간과 일련의 시료에 대한 분석에 대한 정보는 초기 신체부하량을 효과적으로 예측할 수 있기 전에 요구된다.

소변분석에 근거한 신체부하량 예측의 정확도는 여러 변수들에 의해 크게 영향을 받는다. 일반적으로 이러한 영향은 24시간 소변시료 대신에 1일 소변배설량의 알 수 없는 한 분율인 소량의 소변시료로 인해 발생한다. 이러한 분율의 예측은 크레아티닌(creatinine)의 양을 측정하므로써 알아낼 수 있다. 크레아티닌의 일일 배출량은 비교적 일정하다. 정상인간에 대한 신장에서의 제거율과 일일 당 배출되는 신체부하양의 분율에 영향을 주는 소변 배설률에는 상당한 차이(평균치의 ±25%의 정도)가 존재한다. 동일한 개인에 대해서도 이 분율은 날마다 다르다.

방사선방어 프로그램에서 소변분석의 주요한 효율성은 방사성물질의 섭취를 정성적으로 알려주는 데에 있으며 따라서 감시와 가능한 보정을 요구하는 작업조건을 정성적으로 알려줄 수 있다. 그러나 소변분석에 따른 제약과 부수적인 부정확성 때문에 트리튬의 경우를 제외하고는 이 기술은 단지 신체부하량에 대한 반 정량적 지표로서만 제공된다.

(2) 혈액 분석

혈액 중 방사능 성분은 전신부하량에 대한 소변분석에 의해 제공되는 것과 같은 비슷한 종류의 정보를 제공한다. 혈액시료의 채취는 소변시료의 채취보다 작은 일상적인 절차이기 때문에 특별히 수용성 방사성물질의 의심스런 급성 체내섭취 후를 제외하고는 생물검정방법 또는 분석기수로서는 드물게 사용된다. 혈액시료는 오염된 피부를 통해 채취되어서는 안된다. 혈액분석은 중성자에 의한 방사화 생성물인 Na-24의 생물학적 수단에 의해 급성 중성자 피폭을 결정하는 방법으로서는 상당히 중요하다.

(3) 타액, 콧물 및 대변의 분석

타액, 콧물, 가래 및 대변의 생물검정방법은 주로 방사성물질이 호흡 또는 섭취되었는지를 결정하는 데에 이용된다. 호흡된 공기 내 입자중의 일부, 특히 크기가 비교적 큰 입자들(평균공기역학반경 〈MAD〉이 10 μm 이상인 인자)은 비강 및 상기도에 침적될 것이고 기관지 모세융털의 배출작용에 의해 목구멍을 이동하여 결과적으로는 식도로 들어간다. 이러한 물질들(특히 불용성일 경우)은 대변 내에 나타날 것이다. 이러한 분석은 조사결과 사고도중 또는 의심스러운 만성오염을 통해 불용성 방사성 물질의 섭취가 일어난 것 같을 때 특히 가치가 있다. 이 분석방법은 정상적인 확인정보를 제공하는데 유용하다.

(4) 호흡분석

기체화합물이 존재하거나 기체상 생성물을 만들어 내는 특수한 방사성핵종에 대해서는 호흡분석으로 신체부하량에 대한 정량적 정보를 얻을 수 있다. Ra-226의 전신부하량을 결정하는 방법은 호흡 즉 배출되는 Rn-222와 Rn 붕괴생성물을 분석하는 것인데 라돈 붕괴생성물의 대략 평균 75%는 신체에서 제거된다. 호흡 즉 배출되는 공기중 트리튬의 농도는 근본적으로 소변 중의 트리튬 농도와 같은 것으로 나타났다. 응축된 수증기중 트리튬의 농도는 물 1 L당 대략 37 kBq(1 μCi)의 측정감도를 갖는 액체신틸레이션 계측기로 측정될 수 있다. 이 방법은 트리튬의 경우 대개의 소변분석법보다 더 유용할 수 있다.

3) 전신 및 기타 장기의 외부계측

전신 또는 특정장기에 대한 외부계측은 감마선방출 및 일부 베타선방출 방사성핵종의 부하량을 예측하기 위한 방법이 된다. 그러나 이 방법은 자연방사능에 의한 영향이 적고 감도가 높은 특수하고 비싼 장비가 필요하다. 감마선 방출체의 신체부하량이 대개 37 kBq(1 μCi) 정도일 때에는 차폐가 되지 않고 전신선량계측기보다 덜 민감한 기기가 체내의 방사선 측정에 이용될 수 있다.

전신피폭선량계측기는 방사선 방어 프로그램에서 두 가지의 목적으로 이용된다. 전신피폭선량계측기는 시설내의 방사선종사자 중에서 아무 때나 대표적인 작업자를 선발하여 이들에 대한 신체부하량을 측정하는데 주로 이용된다. 시설부근에서 살고 있는 일반대중들도 이와 같은 방법으로 검토될 수 있다. 또 다른 목적은 사고 시 방사성핵종의 체내축적에 의해 피폭된 사람들에 대해 계측할 수 있다는 것이다.

전신피폭선량을 계측할 때에는 과다한 측정이 이루어질 이유 뿐만 아니라 측정시설이 오염될 수도 있다는 사실 때문에 측정 대상자의 신체 또는 의복에 외부오염이 존재하지 않는다는 것을 확인하는 특별한 주의가 기울어져야 한다. 이 경우에는 샤워에 의한 세척이나 특별히 깨끗한 의복의 착용이 권고된다.

신체부하량이라는 관점에서 신체로부터 측정된 계수율의 해석에는 관련 방사성핵종에 대해 측정기가 적절히 교정되어야 하는 사항을 요구한다. 한 방법은 신체내의 축적을 모사화 하기 위해 기하학적 배열로 이루어진 유사 인체 팬톰(phantom)에 갖는 사람들에 대해 방사선 측정에 의해 적절히 교정되어야 한다. 더욱이 방사성물질의 체내분포와 신체에 의한 방사선의 흡수에 대한 가정도 필요하다. 신체에 별로 흡수되지 않는 고에너지의 γ선이 가장 정확하게 측정된다. 더욱이 광 피크의 측정을 통한 특정 방사성핵종에 대한 파고분석법의 사용은 고에너지 γ선에 대해 정확성이 아주 높다. 그러므로 이 방법은 다음과 같은 방사성핵종의 결정에 특히 적당하다(Fe-59, Co-60, Zn-65, Ru-106, I-131, Cs-113 및 Ra-22). Ra-226의 결정에 대해서는 피폭과 측정 간의 시간 간격이 1년 이하 일 경우에는 호흡측정도 또한 요구될 수 있다.

외부선량 측정은 또한 특정장기내의 방사능을 평가하기 위해 신체의 일부분에 대해서도 이루어질 수 있다. 이 방법은 갑상선의 위치와 갑상선에 대한 요오드의 높은 친화성으로 인하여 갑상선내 방사성요오드의 측정에 특히 적절하다. 한두 개의 NaI 신틸레이션 계측기를 갑상선 위의 피부표면에 직접 접촉시켜 방사선량률을 계측하고 이 결과와 동일한 기하학적 구조 하에서 기본의 표준선원에 의해 측정된 방사선량률과 비교한다. 10^{-9} Ci 정도의 방사능을 측정하기에 충분히 감도가 좋은 방법을 만들기 위해서는 단면적이 큰 결정체가 필요하며 자연방사능의 영향을 낮게 유지하기 위해 전신피폭선량 계측실과 같이 주위에 차폐된 장소 안에서 측정이 이루어져야 한다. 핵 임계사고에서 중성자에 피폭된 사람들의 체내에서 중성자에 의해 방사화된 Na-24를 측정하기 위해 G-M계측기 및 소형 신틸레이션 계측기가 사용되어 왔다. 계측기는 복부나 등, 허리 쪽에 위치되며 외부 방사선원으로부터의 방사선 또는 외부오염에 의한 측정간섭이 없음을 확인하는 주의가 기울여져야 한다.

반경이 5~12 cm인 NaI(Tl) 신틸레이션 계측기는 인체 내의 Cs-137을 측정하기 위하여 사용되어 왔다. 자연방사능과 신체의 크기는 비슷하나 Cs-137이 체내에 없는 사람을 측정하여 K-40에 대해 주의 깊은 보정이 만들어지면 이 방법으로 전선계측기와 같이 거의 정확하게 신체부하량을 측정할 수 있다. Pu-239의 붕괴시 방출되는 X선도 면적이 넓은 외부방사선 계속기를 사용함으로써 측정될 수 있다.

4) 공기 중 방사능농도에서 체내섭취 및 장기부하량의 예측

공기 중 방사능농도에서 체내섭취 및 장기부하량을 예측할 경우의 장점은 종사자로부터 수행되어야 할 특별한 절차가 요구되지 않는다는 것이다. 조사절차에서 사용되는 것 이상의 특별한 기기가 필요하지 않으며 생물학적 시료가 요구되는 것도 아니다. 또한 방사화학적 절차가 관련되지도 않는다. 이 방법은 많은 방사성물질의 소량취급자에 대해서 쉽게 적용될 수 있는 유일한 것이며, 아주 짧은 반감기를 갖는 방사성핵종의 신체부하량의 예측에 대해 유용한 단 하나의 방법이다. 그러나 신체부하량이 상당한 양으로 예측되면 생물검정방법이나 전신피폭선량계측에 의한 예측을 확인하는 노력이 만들어져야 한다.

기본 데이터는 평균 방사능 농도가 계산될 수 있는 공기 중 방사능농도를 측정하는 것으로 구성된다. 신체부하량은 평균공기 중 농도와 생물학적반감기(biological half life)에 비교하여 짧은 시간동안의 체내섭취 기간에 비례하는 것으로 가정된다.

이 방법의 단점은 부정확성과 단지 표준인에게만 적용될 수 있는 생물학적 가정들을 만들어야 하는 필요성에 있다. 체내섭취에 관한 불확실성들이 호흡지역내의 농도가 실제로 채취된 공기 부피 중의 농도와 다를 수 있고 시간에 따라 변화될 수 있으며 호흡되는 공기의 부피를 정확히 알려지지 않기 때문에 발생된다. 더구나 폐에 잔류되거나 소화기관으로 들어가는 공기 중 방사능의 농도와 혈액 속으로 들어가는 농도는 방사성물질의 물리적, 화학적 성질, 특히 방사성물질의 용해성과 입자크기에 크게 의존한다. 크기가 비교적 큰 입자들은 상기도에 침적되며 대개 식도를 통해 소화기관으로 흡수된다. 크기가 작은 입자들은 폐 내에 잔류되며 따라서 물에 잘 용해될 경우에는 혈류로 들어간다. 그러므로 공기 중 방사능 농도를 신체 또는 장기부하량으로 환산시키기 위해 널리 사용할 수 있는 생물학적 인자들이 적절하지 않다.

그러므로 공기중방사능 농도로 계산하는 방법은 경비가 가장 적게 들어가는 이유에서 많이 사용되는 방법이기는 하지만 주변 환경의 변수에 따른 여러 가지 환경요인에 의해 측정정확도는 나쁘다는 단점이 있다. 흡입섭취량의 산출식은 아래와 같다.

$$DAC = \frac{ALI(Bq)}{2000\,hr \times 1.2\,m^3/hr} = \frac{ALI}{2400}(Bq/m^3)$$

여기서 ALI는 연간섭취한도를 말하며 2000시간은 1주당 5일, 1일 8시간, 1년 50주의 작업시간을 가정하여 산출한 시간이며 1.2 m^3은 일반 작업조건에서 표준작업자가 1시간 동안 호흡하는 공기량을 의미한다. 이때 방사능 농도가 유도공기 중 농도(DAC) 이하이면 내부피폭은 연간 섭취 한도를 넘지 않는다.

2.4 개인오염 모니터링

개인오염 모니터링에 사용되는 방법 및 기기는 다른 오염 종류에 따라 사용되는 방법과 기기와 크게 다르지 않다. 개인에 대한 조사는 방사성물질의 취급작업 동안 수시로 수행되어야 한다. 종사자가 관리구역을 벗어날 때에는 손과 발, 특히 방사성물질이 바닥에 쏟아졌거나 의심스러울 경우엔 발에 대한 오염조사가 수행되어야 한다.

2.5 비정상적 피폭의 조사

1) 개요

작업환경을 규제하거나 개인피폭을 관리하기 위해 취해지는 사전주의에 관계없이 피폭 정도를 결정하기 위한 조사가 요구되는 경우가 발생될 수 있다. 이러한 상황들의 대부분은 쉽게 눈에 띌 것이다. 그러나 어떤 경우에는 비정상적인 조건 또는 상황이 존재하는지 아니면 발생했는지에 대한 조그만 조짐만 있을 수 있다.

2) 외부피폭 조사

(1) 조사가 요구되는 상황

외부피폭과 관련 여러 가지 문제점들을 해결하기 위한 조사가 요구되는 전형적인 경우들은 다음과 같다.

- 피폭 선량계의 분실, 손실 또는 피폭선량측정결과의 손실
- 비정상적인 피폭선량 결과, 고의피폭, 비작업적 피폭, 기기작동의 실패, 작업규정의 위반, 방사성 오염의 가능성에 대한 조사
- 실제 피폭의 측정치가 아닌 피폭선량계의 측정결과 예 : 신체의 주요부분과 같은 조건으로 보조선량계(포켓선량계 및 직독식 전자선량계)가 피폭되는 경우
- 불확실하거나 알려지지 않은 피폭을 유발시키는 피폭 관리의 결함이나. 외부피폭과 관련된 즉각 검사조치

개인피폭의 조사 및 평가는 다음과 같은 조치를 요구할 수 있다.

- 보조선량계(포켓선량계 및 직독식 전자선량계)의 즉각적인 판독
- 피폭 선량률이 측정 및 피폭기간의 예측. 이러한 데이터가 전에 얻어지지 않았다면 피폭 조건을 모사화
- 피폭관리 목적을 위한 보조적인 선량측정 데이터의 수집
- 방사선의 종류를 알 수 있다면 근사적인 에너지 결정
- 선원의 크기에 대한 데이터 수집. 이것은 방사선속의 크기나 피부 또는 의복의 입자상 오염의 크기일 수 있다.
- 방사성 입자의 오염에 대한 자동 방사선 감광필름에 의한 조사. 이것은 조직 $1cm^2$당의 선량률을 나타내는 것으로 해석되어야 한다.
- 종사자에 대한 외부피폭 사례의 결정–이것은 피폭관리 또는 한도가 초과했는지를 확인하여 준다.

3) 내부피폭 조사

(1) 조사가 요구되는 상황

내부피폭에 관한 문제점들을 해결하기 위해 요구될 수 있는 전형적인 상황들은 다음과 같다.

- 확립된 한도를 훨씬 초과한 공기 중 방사능농도
- 신체부하량의 유의한 농도 또는 피부에 대한 최대허용선량을 초과하는 피부나 옷의 오염
- 방사능의 누출이나 엎지름, 예를 들어서 후드나 글러브 박스에서 바닥 또는 작업지역으로 누출 등
- 잠재적인 오염부위의 상처, 이것은 자상이나 열상에 의해 찢겨진 피부를 제외한 피부속으로 방사능이 흡수되는 것도 포함된다.

• 생물검정방법이나 전신피폭선량 계측과 같은 일상적인 조사 프로그램으로부터 예상치 않았던 결과

(2) 내부피폭과 관련된 즉각적인 검사 조치

방사성핵종의 체내섭취가 의심스러울 경우에는 종사자에 대한 신체제염과 같은 즉각적인 조치가 추가적인 피폭을 방지하기 위해 필요하다. 검사조치는 다음 사항을 포함할 수 있다.

• 지역 내에서 동작 중이던 공기시료 채취기에서 시료(필터)의 회수 및 현존방사능 측정
• 호흡지역을 대표하는 위치에서 공기 중 농도의 측정
• 공기 중 농도와 콧물에 함유된 방사능과 함께 가능한 피폭기간의 예측은 체내축적을 말해주는 초기자료일 수 있다.
• 콧물, 타액시료 등의 오염도 측정, 우물형 계측기(well counter)로 측정하여 알파 방사능이 40 dpm 이상 또는 베타-감마 방사능이 100 dpm 이상으로 나타나면 체내축적의 가능성을 나타낼 수 있다.
• 소변, 대변 또는 혈액을 포함한 생물검정 시료의 채취계획
• 전신 및 갑상선 또는 상처부위와 같은 신체 일부의 방사선량 측정
• 방사성물질로 오염된 상처와 관련 상처부위에 대한 검사 및 오염물질이 제거되었음을 확인하기 위한 상처부위의 절제조직
• 내부피폭을 평가하는데 도움이 되는 방사성핵종 확인
• 내부피폭의 사후 평가에 도움이 되는 방사성핵종의 화학적 형태와 체액에서의 수용성결정
• 공기시료, 콧물시료, 피부 또는 의류에서 수집된 방사성물질의 입자 크기 측정 포함방사성물질의 특성결정, 이러한 데이터는 ICRP의 폐 모델에 의한 내부피폭의 평가에 유용하다.

4) 보완조치

검사 도중에 행해진 조치 또는 수집된 데이터에 근거하여 여러 가지 형태의 조치가 고려되어야 하며 이러한 조치들은 다음과 같다.

• 오염부위의 외과수술 적 제거, 오염제거용제의 적용 등과 같은 의료적 처리가 필요한지를 결정하기 위한 초기평가조치 및 피폭의 보다 좋은 평가를 위해 더 많은 데이터가 수집될 때까지 취해지는 일시 작업금지 및 제한조치는 일반적으로 이러한 결정은 최소한의 가능한 데이터를 이용해서 만들어져야 할 것이다. 만일 즉각적인 조치가 수 시간 내에 이루어지지 않는다면 의료적 처리에서 얻어질 많은 이득이 손해 볼 수도 있다.
• 시설 내의 다른 종사자 또는 시설외부의 종사자가 사고결과 또한 방사선에 피폭되었을

확증에 대한 조사 작업

- 관련종사자의 방사선 피폭을 요약해주고 장래 이와 유사한 사고의 발생가능성을 최소화하기 위해 권고되는 보완조치에 대한 최종평가 작업

5) 장기등가선량(臟器等價線量)

체내의 방사성물질에 대한 장기등가선량을 계산하는 것은 아주 드물다. 한 예로 호흡이나 섭취를 통해 최대허용준위 이상으로 신체부하를 유발시키는 경우가 있는데 이 경우에는 외부 방사선장 또는 체내의 방사성물질에 의한 방사선 피폭을 제한하여야 한다.

이러한 계산은 장기 내의 방사능과 선량률이 방사성물질의 섭취율, 신진대사특성 및 물리적 반감기에 의존하여 시간의 함수로서 대개 변하기 때문에 특히 어렵다. 그러므로 시료채취시간 대 사이의 체내 방사능농도와 관련된 가정들을 만들 필요가 있다. 예를 들어 장기에 부하를 주는 섭취가 이전의 시료채취시간 이후 즉시 발생됐다고 가정할 수 있다. ICRP 10은 이러한 문제들에 대해 발전된 토의와 장기선량당량의 계산에 대한 지침을 제공하고 있다.

체내 피폭선량이 높은 정도에서 외부피폭에서 오는 장기의 등가선량이 선량한도에 접근하거나 초과한다면 피하조직 깊이별 심부선량(deep dose), 차폐 및 기하학적 인자에 대한 보정을 포함한 외적 구성성분의 정확한 예측이 이루어져야 한다.

2.6 개인 방사선 피폭기록

1) 필수요소

피폭선량은 장기간의 피폭시간에 대해 측정하는 것이고 반면에 개인의 피폭 데이터는 수주 또는 수개월과 같은 비교적 짧은 기간에 대해 수집된 것이므로 각 측정이 이루어진 결과를 기록하고 보관하는 것이 필요하다. 피폭된 개인에 대한 이러한 선량측정기록의 유지는 대부분의 방사선 방어규정에서 의무적이다. 규정의 준수에 따른 법적 요구사항을 만족시키는 것에 덧붙여 이러한 기록은 방사선관리 프로그램의 평가와 이러한 프로그램의 변화를 시도하는데 기초자료를 제공해준다. 이러한 기록은 또한 의료에 관련된 법적 논쟁에서 중요한 가치가 있을 수 있다.

개인피폭 기록은 다음의 사항들을 포함해야 한다.

- 외부(방사선) 피폭 기록
- 체내(방사선) 피폭 기록
- 비정상적 피폭 기록

• 이전 작업의 피폭 기록
• 특별조사 기록

피폭의 연혁은 개인의 집적피폭을 결정하는데 필요하며 검출되었을 경우 체내피폭의 근원과 중요성을 평가하는데 유용하다.

(1) 기록의 범위

높은 선량준위에 피폭될 수 있는 개인에 대해 특히 중요한 것은 완전한 기록이다. 비정상적 피폭은 주의 깊게 기록되어야 하는데 왜냐하면 이러한 피폭은 관리수단의 잘못이나 새로운 관리수단의 도입 가능성을 나타낼 수도 있기 때문이다.

모든 개인피폭 기록은 다음의 사항들을 확인해야 한다.

• 개인 이력(이름, 생일, 고유피폭 번호, 작업위치 및 이전의 방사선 작업여부)
• 고용인
• 개인피폭 관리업무 담당자
• 방사선 방어 책임자 및 그의 직위

외부피폭의 기록에 포함되어야 할 사항

• 개인피폭 선량계가 패용되었거나 개인 모니터링이 수행된 기간
• 특정 데이터가 적용되는 결정장기(피부, 사지의 끝부분, 눈의 수정체)
• 비정상 피폭의 경우, 피폭을 유발한 방사선의 에너지 및 종류
• 특정기간 동안 계산된 피폭선량 및 가정된 방사선 가중치
• 방사선의 종류(알파, 베타)
• 방사성핵종의 실체, 물리적 화학적 형태
• 시료의 수집시간 및 수집기간
• 시료의 크기 및 종류
• 시료 중의 방사능농도
• 장기 또는 전신피폭선량측정 결과
• 비정상 피폭의 경우, 체내의 분포에 대한 어떤 정보와 예상되는 신체부하량
• 과다한 비정상 피폭 및 또한 과다한 외부피폭이 일어날 경우, 특정 시간동안 계산된 피폭 선량

신체부하량의 예측방법 또는 계산된 피폭선량에 대한 참고문헌/기준 각각 다신체의 부분들

에 대한 피폭기록도 유지되어야 한다(전신, 피부, 손, 발 및 특정장기). 외부 피폭선량 예측이 신체의 어느 특수 일부분에만 적용된다고 믿을 이유가 없으면 선량예측이 전신에 적용된다고 가정되어야 한다.

외부 및 체내피폭이 선량한도에 접근하는 경우 전신 또는 특정장기가 받는 총 피폭선량과 이의 계산에 이용되는 방사선가중치들은 기록되어야 한다.

개인피폭 선량률 모니터링에 의해 결정된 피폭선량과 개인피폭선량계 기록에 포함되지 않은 피폭선량은 관계되는 개인의 피폭기록에 포함되어야 한다. 이러한 피폭선량은 개인피폭선량계가 부적당한 장소에서 착용되었거나 관련 방사선의 종류를 측정하는데 부적절하거나 전혀 착용되지 않은 이유로 해서 개인피폭선량계의 기록에서 제외될 수 있다. 한편, 개인피폭선량계가 특수작업을 모니터링 하기 위해 착용되었으면 선량계의 판독치만 집적선량 기록으로 포함되어야 한다. 특수작업의 안전성 평가를 돕기 위해서는 별도의 작업기록이 이러한 단기간의 측정으로 유지되어야 한다.

(2) **보조기록**

개인피폭의 완전한 기록은 측정된 형태로서의 원래 데이터(예: 밀도, cpm, 관측된 면적당의 중성자 유발성 궤적 수), 자연방사선 판독치, 측정된 시료의 크기 및 교정 데이터 등을 포함하고 있어야 한다. 이러한 기록들은 시설 또는 방사선 방어업무를 수행하는 자에 의해 보존되어야 한다.

기록시스템은 측정 및 평가가 수행된 방법의 묘사와 함께 개인방사선 피폭관리에 대한 모든 정책 및 기준과 가능한 2차의 예측치를 기록하여야 한다. 이러한 기록에는 또한 계측장비, 모니터링장비 및 선량측정계의 종류와 교정인자, 이에 관한 정보가 발견될 수 있는 참고자료 또는 교정방법, 교정일자 등에 관한 데이터가 포함되어야 한다. 또한 배설률을 신체 부하에 관련시키는 데에 이용되는 생물학적 데이터 또한 기록되어야 한다.

2) 기록의 보관

방사선에 의해 유발되는 일부 질병들의 긴 잠복기로 인하여 앞에서 기술된 기록들은 시설을 폐지 후에도 영구적으로 보관되어야 한다.

방사선 방어계획의 입안 및 수행에 대한 보완정보, 비정상 피폭기록 등과 같은 모든 요약기록 등은 피폭기록 및 연혁이 더 이상 필요하지 않을 때까지 보관되어야 한다. 실제보관기관은 적용가능 한 관계법령 등의 관련 자료에 의해 결정되어야 한다.

2.7 개인 모니터링 데이터의 평가

개인피폭은 시설 내 방사선안전책임자에 의해 정기적으로 검사되어야 한다. 특정작업과 위치에 대해 정상인 것으로 과거의 경험에 의해 확립된 준위와 비교되어야 한다.

장기 및 단기 개인피폭 선량에 대한 조사는 시설 또는 절차의 수정이 피폭선량의 감소를 위해 요구되거나 가치 있는 것으로 나타날 수 있다. 수정에 대한 권고는 시설의 운영책임자에게 문서로 통보하여야 하며 영구방사선 관리기록으로 보관하여야 한다.

2.8 방사선사고 모니터링

1) 개론

방사선사고로 인하여 다음과 같은 사항이 포함되는 긴급 상황이 발생될 수 있다.

- 사고지역에서의 고(高)방사선량률 및 또는 오염 준위
- 과다오염, 피폭 및 상해자의 발생
- 정상적인 방사선 관리구역을 벗어날 정도로 진전되는 심각한 결과

이러한 사고가 발생할 수 있는 모든 시설들은 다음의 긴급조치를 행할 수 있는 장비와 절차를 갖추어야 한다.

- 방사선 피폭을 많이 받은 종사자의 확인
- 크게 오염되었거나 다친 종사자의 확인
- 치료 및 처리를 위한 조치의 시행
- 사고에 관련된 종사자가 받은 선량의 평가
- 사고직 후 필요한 업무의 수행도중 종사자의 피폭선량 측정 및 관리
- On-site는 물론 Off-site에서 방사선 긴급계획의 수행

이곳에서는 주로 위와 같은 목적의 수행을 위해 요구되는 모니터링 방법 및 기구에 대하여 기술하고 있다.

(1) 방사선사고

방사선사고는 인체의 오염이나 방사선피폭 또는 방사성물질로 인한 환경의 오염을 포함하는 예측할 수 없는 돌발사태를 말한다. 방사선사고 중에서 선량한도 이상으로 크게 방사선이 피폭되고 또는 피폭되거나 시설의 가동을 정지 또는 심각하게 제한시킬 만큼 충분한 양으로 오염의 전파를 포함하는 사고만을 이 책에서는 다루게 될 것이다.

방사선사고는 기계적 또는 전기적 장비의 고장, 방사성물질을 보관하거나 함유하는 장비의 우연한 손상 또는 사전 방사선 안전에 대한 부주의 등에 의해 발생될 수 있다. 개인의 피폭 또는 방사성물질의 확산을 포함한 실제 방사선 사고는 진행시간이 대개 짧은 시간동안에 일어난다. 따라서 사고 발생동안에 개인이 받은 피폭선량은 '사고선량'으로 칭한다.

(2) 긴급 피폭

방사선사고 결과로 사고지역에 고준위의 방사선과 오염이 존재하며 개인피폭과 오염의 확산을 방지하기 위해 즉각적인 조치가 취해져야 한다. 그러나 약간의 비정상적인 상황에선 즉각적인 조치의 수행을 위하여 선량한도 이상으로 피폭될 수 있는 선택된 종사자가 필요할 수 있다. 따라서 긴급작업에 종사하는 자나 사고의 진압등 피해의 확대를 방지하기 위하여 불가피하게 작업에 참여하는 자에 대하여는 유효선량 0.5 Sv, 등가선량 5 Sv까지 허용할 수 있다. 그러나 인명을 구조하기 위한 긴급작업일 경우는 한도적용은 배제한다.

(3) 사고 모니터링을 위한 특별 준비

다음의 목적을 위한 기구들이 준비되어야 한다.

- 사고의 탐지 및 탐측
- 가능한 한 원격관리조종 방법에 의한 사고지역 조사
- 오염 작업자 및 제염작업 도중의 모니터링
- 소개(疏開) 또는 구호활동에 관련된 작업자에 대한 모니터링
- 사고에 관련된 종사자가 받은 선량 결정

방사선사고의 탐지 및 종사자에게 사고의 발생을 알리는데 필요한 방사선 모니터링 장비는 아주 정밀한 탐지 및 경보장치로부터 보통의 방사선 모니터링 장비에 이르기까지 다양할 수 있다.

예를 들어 다량의 방사성물질이 사용되는 시설에서 화재탐지계통의 경보는 방사선사고도 발생되었을지도 모른다는 것을 알리는 것이다.

사고에 관련된 개인의 확인과 그들의 오염 및 피폭정도의 결정을 사고지역에 있는 지역모니터링, 개인피폭 선량계, 오염 모니터링, 전신피폭선량측정 및 방사화학적 시료분석 등의 복합적인 방법이 동시에 수행되어야 한다.

2) 사고조건하의 지역조사

방사선사고를 대처하기 위해 필수적인 방법은 사고발생 지역과 주변지역의 방사선사고상황의 즉각적인 결정이다.

사고지역에 존재하는 방사선준위에 대한 기본 데이터를 제공하기 위해 휴대형 기구로 사고지역의 조사가 수행되어야 한다. 이러한 작업은 긴급 조사 요원들이 피폭을 제한하기 위하여 주의 깊게 계획되어야 한다. 조사 수행방법 및 이의 준비는 앞에서 기술한 것과 근본적으로 동일하지만 다음의 비정상적인 상황들이 고려되어야 한다.

- 방사선원의 위치의 불분명
- 물리적 안전조치의 파손
- 사고를 유발시킨 물리적 과정 또는 반응의 계속 발생

조사 요원의 접근으로 핵 임계반응이 다시 일어날 가능성 또한 최악의 가능성도 고려되어야 한다. 사고지역으로 들어가기 전에 적절한 작업을 위하여 α, β, γ 방사선(가능할 경우 중성자 포함)을 검출할 수 있는 적어도 두 개 이상의 고준위 방사선 측정기기가 준비되어야 한다.

조사의 안전에 대해 신중한 주의가 있어야 한다. 사고 피해지역으로의 모든 출입시 2인1조 체계(buddy system)를 채택하여 조사를 수행하는 종사자의 안전을 확인하여야 한다. 그러나 측정기기의 수 및 필요한 측정회수 및 사고지역의 상황을 빠르게 그러나 자세히 평가할 필요성은 또한 조사작업 조당 한 사람 이상 측정기가 필요로 한다.

조사는 시설의 현상에 관한 총체적인 데이터를 얻을 수 있도록 계획되어야 한다. 정확한 데이터는 즉시 필요하지 않으며 요구되지 않을 수 있다. 조사시간을 절약하기 위해기기의 판독치를 보정하기 위해 시도해서는 안된다. 이러한 수정은 조사에서 얻어진 데이터와 기기의 측정능력에 근거하여 후에 수행될 수 있다.

어떤 사고의 경우에는 사고지역내의 국부적 고준위 방사선원의 위치 및 확인에는 카메라가 유용한 것으로 나타났다. 이 카메라는 납 차폐를 이용하는 것 외에는 핀홀(pinhole) 카메라와 기능이 거의 유사하다. 보통의 필름과 방사선 사진용 필름이 필름 카세트에 들어 있으며 방사선 감광재현이 동 필름들에 일어난 사진으로 나타난다. 방사선원의 위치를 알아내는데 도움이 되는 조사의 신체 또는 기타 물체에 의한 방사선 감용의 이용과 같은 기술들이 유용하다.

방사선준위가 결정된 후 확산된 오염의 정도 및 크기는 신속한 조사에 의해 확립되어야한다. 이러한 오염조사는 기기 및 표면에서 오염준위를 직접 측정하거나 사고지역의 외부에 대한 오염평가용 스미어 sampling이 필요할 수 있다.

3) 개인 모니터링

(1) 사고 피폭선량의 결정

외부 방사선원에 의한 피폭선량의 신속한 평가는 방사선 사고에 관련된 종사자들에 대해 필요한 의학적 치료의 결정에 중요하다. 외부 또는 체내 오염의 종류 및 준위 또한 외부 방사선장으로부터 받는 피폭선량 이상으로 사고관련 종사자들에게 큰 장해(위험)를 줄 수 있으므로 신속하게 결정되어야 한다. 예를 들어 어떠한 향골성(bone-seeking) 방사성핵종의 섭취가 일어났다면 사고발생 1시간 이내에 의학적 치료를 실시하는 것이 권고될 수 있다.

개인 피폭선량계는 사고시 또는 어떠한 구호, 복구 또는 재생작업도중 개인이 받는 방사선량의 평가를 보조하는 목적으로 필요하다. 이러한 피폭선량계는 즉각 수집되고 오염여부를 조사하고 처리되어야 한다. 피폭선량계의 처리작업 중 선량계의 모든 선량측정요소들(elements)이 개인에 대해 동일하게 유지되도록 하는 특별한 주의가 취해져야 한다.

종사자들이 피폭선량계를 착용하지 않았거나 분실했을 경우에는 지역에 고정 설치된 피폭선량계들이 관련정보를 제공하는데 사용될 수 있다. 때때로 이러한 고정설치 피폭선량계가 개인이 착용하는 피폭선량계 보다 정확한 측정을 할 수 있다. 그러나 일반적으로 개인 선량계에 의한 기록이 더 바람직하다. 고정 설치된 피폭선량계들은 방사선준위 및 긴급 처리절차가 허락되는 한 빨리 수집되어야 한다. 이러한 선량계들은 처리작업도중 특정 설치지역에 대해 확인된 채로 남아있는 것을 확인하는 특별한 주의가 취해져야한다.

핵임계사고 시 개인이 받는 피폭선량의 대부분은 중성자에 의한 것일 수 있다.

개인 오염이 일어나지 않았을 경우 중성자 피폭선량은 체액 내에서 중성자에 의해 유도된 ^{24}Na의 방사능의 측정에 근거한 긴급 해석방법에 의해 거의 맞게 결정될 수 있다. G-M형의 모니터링 기구를 피폭자의 복부에 대어서 측정하는 방법이다.

2.9 MeV 이상의 중성자 플루언스와 전체 중성자 플루언스 사이의 관계가 알려지면 신체의 일부분 또는 결정장기에 대한 중성자 선량이 체모의 유황의 (n, p)반응에 의한 방사화로 인한 ^{32}P의 방사능을 결정함으로써 예측될 수 있다. 머리, 가슴, 허리, 다리 및 등 부분에서 1 g의 체모를 채취하여 확립된 분석절차에 따라 P-32의 방사능을 각각 분석하여야 한다.

2.9 MeV 이상의 중성자 플루언스(n/cm^2)는 다음 식에 의하여 계산할 수 있다.

$$F=\frac{AW}{\sigma s N\lambda m}=1.46\times10^{8}\frac{A}{m} \quad \cdots\cdots (3\text{-}6)$$

단, F=유황(S에 의해 검출된 중성자 플루언스(n/cm)

A = ^{32}P의 방사능(t = 0에서의 dpm)

w = ^{32}S의 원자량(32)

σ = ^{32}S의 방사화 단면적($240 \times 10^{-27} cm^2$/atom)

s = 체모 1 g당의 유황성분비(0.0448)

N = 아보가드로 수(6.02×10^{23})

λ = P-32의 붕괴상수($3.38 \times 10^{-5} min^{-1}$)

m = 체모시료의 무게(g)

중성자 플루언스를 결정하기 위해 방사화된 금속재료에 대한 방사능 분석은 다른 선원이 없을 경우 가치 있는 데이터를 제공해 줄 수 있거나 다른 선원들의 방사능 측정을 확인해 줄 수 있다. 선량의 예측은 호일(foil)의 방사화에 의한 선량측정 평가와 비슷한 방법으로 만들어져야 한다.

앞에서 언급한 바와 같이 전신피폭선량의 측정수행에 의해 ^{24}Na의 양을 결정할 수 있다. 전신 방사능 측정시설이 있다면 핵분열 스펙트럼에 의한 속중성자선량을 다음의 관계식으로 신속히 결정할 수 있다.

$$D_s = 2.15 \times 10^2 \frac{Q_s}{W} \quad \cdots\cdots (3\text{-}7)$$

단, D_s = 평균 전신 속 중성자선량(rad)

Q_s = ^{24}Na의 방사능(Ci)

W = 측정대상(전신)의 무게(kg)

상처가 생겼을 때 체내에 축적된 오염의 양을 평가하기 위해 특수측정이 필요할 수 있다.

(2) 사고시 긴급 모니터링 중의 선량예측

긴급사태 중 구호 및 모니터링 대상 종사자가 받는 피폭선량의 측정이 수행되어야 한다. 그러나 이러한 작업수행 도중 피폭 가능한 선량을 예측하는 것이 필요하다. 예상되는 긴급 피폭선량을 신속히 예측하기 위해 긴급 작업조의 각 구성원에게 측정범위가 예상되거나 계획되는 긴급선량의 적어도 두배 이상인 특수 신호발신용 피폭선량계, 직접 판독형 선량계 또는 피폭선량을 집적하는 모니터링기구 등이 제공되어야 한다.

보통 사용하는 피폭선량계나 위에서 언급한 특수 선량계측기구 또는 피폭선량률 측정기로 결정되는 긴급 작업도중의 피폭선량은 기록되어야 한다.

4) 방사선사고 감시/탐지, 측정, 검출기기

방사선 모니터링에 필요한 사항을 충족시키는 여러 종류의 기기들이 고유한 특성과 함께 아래에 측정을 기술하려 한다.

(1) 방사선사고 검출용 기기

고준위 γ선 검출기와 같이 방사선사고의 조사나 방사선장 준위의 결정 또는 방사선사고 후의 오염준위의 결정에 사용되는 지역 감시장비들은 장기간 동안 포화(saturate)되지 않고 안정한 작동을 할 수 있는 종류이어야 한다. 또한 이러한 장비들은 어떠한 잘못 작동 및 고장에도 확실한 반응을 제공하도록 설계되어 있어야 한다. 이러한 장비의 피폭조사 준위는 수 R/h에서 100 R/h까지 변할 수 있으며 조정 가능한 기준까지 포함되어 있을 수 있다. 위에서 열거한 특성의 대부분을 가지고 있는 것 외에도 핵임계검출기(criticality detector)는 진행시간이 50 μsec 이하인 순간적인 방사선(pulsed radiation)을 감지할 수 있어야 한다. 위에서 열거한 종류의 방사선 감시기기들은 각각 독립된 전원공급원과 독특한 경보장치를 갖추고 있어야 한다.

방사성폐기물 유통감시 모니터링 및 공기오염 감시기들은 사고 후 가치있는 데이터를 제공하는 것 이외에도 사고가 임박했음을 조기에 경보해 주는데 필요하다.

(2) 선량률 조사 기기

아주 높은 방사선량률을 만들어낼 수 있는 방사선사고가 일어날 수 있다면 특수 고선량률 측정기가 준비되어 있어야 하고 즉각 사용할 수 있도록 유지되어야 한다. 이러한 기기의 정확한 기능이 평상시 매 분기당 한 번씩 점검되어야 한다.

(3) 오염조사 기기

수 평방미터의 표면적 위의 오염준위를 결정하는데 사용 가능한 특수 오염 조사용 기기들이 있다. 이러한 기기들은 여러 가지의 플라스틱 또는 반도체 검출기를 갖추고 있으며 오염준위를 측정할 수 있는 적절한 전자장비로 이루어져 있다.

(4) 개인피폭선량계

X선 또는 γ선의 측정을 만족스럽게 수행할 수 있는 여러 종류의 개인피폭선량계들이 있다. 널리 사용되는 것은 필름배지와 열형광선량계 및 형광유리선량계이다.

(5) 고정설치지역 피폭선량계

고정설치지역 피폭선량계들은 긴급사태시의 필요성에 따라 중성자 및 γ선량을 측정할 수 있어야 한다.

3. 환경방사선 모니터링

3.1 개요

사람이 거주하는 환경 내 전리방사선 및 방사성핵종의 측정은 자연 및 인공 방사선원에 의한 피폭의 평가, 정부규정의 준수, 환경매질 내 방사성핵종의 이동 및 잔류에 대한 연구 및 자연방사선 환경의 구성에 대한 연구가 요구된다. 환경방사선 측정은 어떤 방사성핵종의 환경 내 농도의 변화와 핵연료 사이클, 방사성물질의 사용, 계속되는 인류의 환경개척 및 개조로 인한 장기적 환경방사선의 변화추이를 결정하는데 도움을 준다.

여기에서 환경방사선 모니터링이라는 것은 방사성물질 또는 방사선원을 취급하는 시설의 경계 밖에서 방사선과 방사능을 측정하는 것을 의미한다.

환경방사선 모니터링 프로그램의 필요성 및 이론적 배경은 다음과 같다.

- 방사성물질의 방출억제와 이의 확인을 위한 환경 내 방사성농도의 장기적인 변화추이의 평가와 방사성농도의 급격한 변화를 탐측
- 환경 내에 존재하는 방사성물질 또는 방사선에 의한 일반 대중의 실제 또는 잠재적 방사피폭의 평가 또는 이러한 피폭의 최대허용 상한의 예측
- 환경으로 방출된 방사성물질의 환경내 이행 결정, 특히 사전에 고려되지 않은 이행 및 피폭기전(mechanism)의 탐지
- 방사성물질의 환경방출과 관련된 환경방사선 모니터링의 관계규정 또는 기준과의 부합성 확인 및 입증

3.2 모니터링 계획

1) 모니터링 계획의 수립

방사성물질이 인간환경으로 방출되는 대부분의 경우 환경에서의 거동 및 피폭경로는 매우 복잡하고 궁극적으로는 이러한 환경에 방출된 방사성물질에 의한 인체의 피폭이 일어난다. 따라서 핵시설 운영자는 국가관련규정 및 기준에 따라 시설주변의 환경에 대한방사선 및 방사능 준위와 이들의 변화에 관한 데이터를 수집하기 위한 환경방사선 모니터링 계획을 수립하여 시설운영이 주변 환경에 미치는 영향을 평가하고 시설운영의 환경방사선 안전성을 공증할 수 있어야 한다.

환경방사선 모니터링 계획의 수립단계에서 고려되어야 할 사항들은 다음과 같다.

- 시설의 종류와 핵시설 운영관련 잠재 위험성
- 방출되는 방사성핵종, 방사능, 이들의 물리·화학적 형태와 방출방법 및 방출경로
- 이러한 방사성핵종들의 존재 또는 예상 존재가능성
- 환경방출핵종의 거동
- 방출된 방사성핵종의 거동에 영향을 주는 환경의 영향, 기후, 지질, 수문학, 토양학 등

2) 가동전 환경방사선 모니터링

핵시설 운영자는 시설 주변의 방사능준위 및 그의 변동 등에 관한 기초자료를 수집하기 위하여 시설의 운영 전에 방사선 환경조사를 적어도 1년 이상 실시하여야 하며 가동 후 방사성물질의 방출에 의한 피폭 경로의 분석을 수행하는 데에 필요한 기초자료를 제공할 수 있어야 한다.

가동전 환경방사선 모니터링의 주요목적은 다음과 같다.

- 핵종, 핵종의 거동 및 핵종군의 정보수집으로 가동 중 환경방사선 감시계획의 수립을 원활히 할 수 있으며 인체의 실제 또는 잠재적인 방사선 피폭을 해석하는데 필요한 기초자료를 제공한다.
- 환경내 방사선 및 방사능의 가동전 준위에 관한 정보제공, 이러한 정보는 가동 중 환경방사선 및 방사능 측정결과의 해석에 기초자료가 된다.
- 가동 중 방사선 감시방법 및 절차의 점검

환경에는 언제나 미량의 방사성물질이 존재한다. 이들의 일부는 천연적인 것이며 또 일부는 인공적인 것이다. 핵시설의 가동으로 발생하는 방사능은 방사성핵종의 적절한 물리·화학적 확인에 의해 자연방사능과 구별될 수 있다. 그러나 때로는 핵폭발시의 낙진 등에 의한 자연적으로 존재하는 방사능을 구별하는데 어려움이 생긴다. 가동전 환경방사선 모니터링 프로그램의 방사능 측정은 많은 장점이 있으나 시설에서 나온 방사능과 다른 발생원에서 나온 방사능을 구별할 수 없다. 대부분의 환경시료의 방사능은 시간, 계절에 따라서 다를 수도 있다. 따라서 가능하면 특별한 해석법에 의해 시설에서 방출되는 방사능과 자연방사능을 구별하는 것이 바람직하다.

가동전 환경방사선 모니터링의 내용 및 방법은 표 3-10과 같이 나타낼 수 있다.

표 3-10의 환경방사선 모니터링 내용 외에도 방사성물질의 대기 중, 수중 확산에 의한 피폭경로의 해석과 피폭선량 평가에 기본자료로 사용될 수 있는 시설주변의 기상자료와 시설주변 주민의 인구분포 등의 자료도 가동전 및 가동중 환경방사선 모니터링 수행 중에 같이 수집 및 조사되어야 한다.

표 3-10. 환경방사선 모니터링 내용

구분	조사대상	시료채취내용	채취주기	분석
공기	미립자	·시설경계에서 방사능 농도가 가장 높은 것으로 예상되는 3개 지점 ·반경 16 km 이내의 인구조밀지역 ·χ/Q가 최대인 지역 ·비교대상지점*(2개소)	연속	·2주 1회 $-\beta-\gamma$방사능 –핵종분석
	방사성요오드	·미립자의 채취내용과 동일	연속	·주1회
육상	표토 15 cm 깊이의 토양	·공기시료 채취지점 이외의 추가 지점 (5개 이상)	연 2회	·$\beta-\gamma$방사능 ·수시핵종분석
	솔 잎	·공기시료 채취지점 이외의 추가지점 (5개 이상)	연 2회	·$\beta-\gamma$방사능 ·수시핵종분석
물	지하수	·가장 영향을 받기 쉬운 주변의 지하수원	분기 1회 이상	·^{3}H분석 · $\beta-\gamma$핵종분석
	빗물(눈물)	·부제내 2~3개소		·^{3}H분석 ·$\beta-\gamma$핵종분석
식품류	우유	·χ/Q가 최대인 지역	월 1회 이상	γ, 스트론치움동위원소
	곡류	·비교대상지역**	연 1회 이상	γ, 옥소동위원소
	채소류	·시설인접지역의 농장 및 채소밭	연 1회 (수확기)	γ, 옥소동위원소
	육류		연 2회	γ동위원소
공간방사선량		·공기시료 채취지점 ·지상 1 m 높이의 γ선량	분기 1회 이상	
공간직접선량		·공기시료 채취지점 ·지상 1 m 높이의 직접 γ선량	분기 1회 이상	

* 비교지점 반경 16~32 km 사이의 최소 풍향풍하지역.

** 핵시설이 강가, 호수가 또는 해변가에 위치할 경우 해저 침전물, 수생식물, 수생동물 등의 환경시료를 적어도 연 2회 이상 채취, γ-emitter, Sr 및 I의 방사성동위원소분석 수행.

3) 가동중 환경방사선 모니터링

핵시설 운영자는 핵시설의 운영이 주변 환경에 미치는 영향을 평가하기 위해 표 5-1에 따른 환경방사선 모니터링을 정기적으로 수행하며 필요한 자료를 수집하고 운영전 모니터링 결과와 비교하여 시설운영의 방사환경학적 안전성을 확인하고 공증할 수 있어야 한다.

가동중 환경방사선 모니터링의 원칙은 가동전 모니터링에서 사용하는 일반원칙을 준수하며 다음의 세 가지 관점에서 방사선 및 방사능 측정이 수행되어야 한다.

- 장기간에 평균하여 핵종군의 실제 또는 잠재적 피폭을 평가하는 데에 필요한 정보수집
- 핵종의 거동에 의한 피폭만이 일상적인 검사에 필요

• 피폭선량을 예측하는 외에 때로는 피폭선량의 평가 경향(trends)을 따르는 것이 필요

이러한 원칙의 적용으로 적절한 환경시료의 선택 및 방사능 측정을 단순화시킬 수 있으면 가동 중 모니터링 수행에 상당한 경비절약을 이룰 수 있다.

환경방사선 모니터링 프로그램은 때때로 수정될 수 있다. 초기 프로그램은 때로 부적절한 정보에 바탕을 둘 수 있으며 모니터링 결과는 정기적으로 검토하여 프로그램의 목적이 수행되고 있는지 항상 주시하며 계획을 수정하여야 한다. 이러한 검토를 통해 때때로 관련 정보의 손실없이 모니터링 프로그램의 규모를 상당히 축소시킬 수도 있다. 시설운영방법의 변화(예, 방출되는 방사성물질의 양이나 특성변화), 환경특성 또는 환경조건의 변화로 인해 모니터링 프로그램의 수정이 필요해질 수 있다.

4) 긴급 환경방사선 모니터링

시설외부의 주민들에게 잠재적인 위험을 줄 수 있을 만큼의 많은 양의 방사성물질을 취급하는 시설에 대해서는 그 시설 주변에서 긴급 환경방사선 모니터링이 필요할 수 있다.

(1) 목적

긴급환경방사선 모니터링의 첫째 목적은 필요한 응급절차 및 대응책의 종류와 정도를 정하여 사람에게 즉각적인 위험을 주는 위치와 위험의 크기에 대해 신속한 정보를 획득하는데에 있다. 대부분 그렇지는 않지만 가장 시급한 문제는 호흡이나 외부 방사선에서 오는 위험을 평가하는 일이다. 식수를 포함하여 오염된 음식물을 섭취가능 또는 섭취금지와 같이 신속히 결정하는 것도 목적이 된다.

두번째 목적은 실제로 일반 대중들에게 일어난 방사선량을 적용되는 대응책을 고려하여 평가하는 것이다. 이러한 평가는 선량이 긴급조치를 요구하는데 고려되는 수준 이하로 낮을 경우에도 이루어져야 하며 대개 즉각적인 긴급조치를 결정하는데에 사용되는 방법이상으로 더욱 민감하고 광범위한 측정을 필요로 할 것이다.

사고에 의한 방사성물질의 환경으로의 방출결과에 대한 이론적인 평가는 종종 부족한 정보에 기인되며 따라서 긴급환경방사선 모니터링의 세 번째 목적은 긴급사태의 결과와 방출된 방사성물질의 형태(behaviour)에 관한 과학적 정보를 획득하는데 있다.

(2) 조사의 결정에 영향을 미치는 인자

긴급환경방사선 모니터링 프로그램은 시설의 사전운영 검토 도중에 결정되어 있어야 하며 주기적으로 검토되어야 한다. 이 프로그램은 예상되지 않은 긴급상황의 특성 및 긴급사태가 전개되면서 변화되는 상황을 고려할 수 있어야 한다. 원래의 모니터링 프로그램에 영향을 주

는 인자들은 일상적인 조사에 영향을 주는 인자들과 근본적으로 비슷하겠지만 비상조건하에서 예상되는 높은 방사능준위 및 신속한 평가의 필요성에 의해 수정될 것이다. 신속성은 호흡시의 위험을 평가하는데에 특히 중요하다. 이러한 호흡시의위험을 정확히 평가하는 일은 불가능하며 사고규모의 평가와 함께 간단한 측정에 기초한 결정이 취해져야 한다.

신속성은 또한 몇몇 음식물내의 전 β선 결정 또는 환경내 γ방사선 준위의 결정과 같은 오염은 일반적인 측정에 필요한 것과 같을 수도 있다. 긴급사태 도중 일시적으로 발생하는 고방사능준위는 자연 방사능준위의 측정을 가끔 불필요하게 만드나 운영전 또는 일상 모니터링 프로그램의 일부로 제공되는 동일한 방법에 의해 자연 방사능준위가 정확히 측정된다면 일부 방사능측정에 대한 해석은 크게 도움이 될 것이다. 따라서 긴급환경방사선 모니터링의 설계는 측정하지 않은 측정이 필요 하던지 간에 확립되어야 하며 이러한 경우 어떠한 자연방사능 측정이 초기 조사에 포함되어야 할 것인지 결정되어야한다.

(3) **긴급 피폭**

선량한도가 적용될 수 있는 관리 가능한 피폭과 여러 다른 고려 사항들이 적용되는 관리 불가능한 피폭은 구별된다. 중대한 비상사태의 경우에 있어서도 약간의 관리측정은 대응조치의 확립 및 대응측정에 의해 성취될 수 있으며 적어도 어느 정도는 선량이 관리 가능한 소규모의 사고와 특수한 처리가 요구되는 긴급사태 사이에 분명한 경계를 긋는 것은 항상 쉬운 일이 아니다. 소규모의 사고에 대해서는 정상조건에 대한 권고가 가능하다면 적용되어야 한다. 그러나 대응조치를 결정하는데 있어서는 얻는 선량감소에 따른 이러한 조치의 위험과 불편성을 정당화하는 것이 필요하다. 이러한 대응조치가 요구될 수 있는 상황의 큰 변화성 때문에 대응조치가 상당히 중요한 일이 되는 작업준위(action level)에 일반적으로 적용 가능한 권고를 만들어 내는 것은 불가능하다. 그러나 이러한 작업준위에 대한 지침은 긴급조사의 범위를 예측하고 개선작업의 결과를 해석하는데 필요하다.

가동전 방사선 모니터링 연구 중에 대응조치에 대한 분명한 정책이 수립되어 필요한 대응조치의 범위 및 대응조치의 착수를 결정하는데 필요한 데이터를 제공할 수 있도록 긴급방사선 모니터링이 계획되어야 한다.

3.3 환경방사선 측정 및 감시기술

1) 공기

대기 방출 방사성핵종에 의한 인체의 피폭에 가장 주요한 피폭경로가 되는 환경 내 공기시료 채취는 방사성핵종의 호흡, 섭취 또는 외부 방사선에 의한 일반 대중의 잠재적 피폭선량을 평가하기 위해 수행되어야 한다. 일반적으로 측정 및 감시가 필요한 세 종류의 기체상(airborne) 방사성핵종들은 입자, 입체(주로 희유기체) 및 할로겐원소(주로 방사성 옥소)이며 또한 기체상 삼중수소는 방출량이 상당한 정도가 되는 곳에서는 위와 마찬가지로 측정 및 감시되어야 한다.

다음은 일반적으로 적용되는 공기시료 채취기준이다.

- 시료채취 장치는 주변의 공기를 대표하는 공기시료를 연속적으로 채취할 수 있도록 설계되어야 한다. 시료채취는 지상에서 대략 1.5 m 높이에서 이루어져야 하며 주변에 인위적으로 공기 중 농도를 높이거나 낮추게 하는 구조적 장애물(건물 등)이나 차량통행이 없어야 한다.
- 시료채취의 공기유량율(flow rate)은 분당 20~50 m의 유속으로 유지되어야 한다.
- 공기유량률은 거의 일정하여야 하며 필터의 교환 중에도 ±20%의 범위로 일정(constant)하여야 한다. 또한 총 공기흡입량 또는 총 동작시간이 표시될 수 있어야 한다.
- 채취장치(air sampler)는 적어도 분기별로 교정, 유지되어야 한다.
- 시료채취 장치는 악천후로부터 보호되어야 하며 도난, 훼손 또는 악의적인 파괴로부터 적절하게 보호되어 안정성이 유지되어야 한다.

(1) 미립자 시료

미립자 시료는 필터 또는 정전기에 의한 집진(electrostatic precipitation) 등과 같은 방법으로 채취된다. 경제적인 이점과 사용상의 편의성으로 가장 널리 이용되는 미립자시료의 채취방법은 필터에 의한 집진법이다. 적절한 필터재질의 선택으로 거의 모든 크기의 미립자를 채취할 수 있으며 직접 필터에 대해 방사능을 측정할 수 있다. 또한 취급상의 어려움도 거의 없다.

채취된 미립자 시료의 방사능 측정은 ^{222}Rn이나 ^{220}Rn 또는 이들의 방사성붕괴 생성물들에 의한 자연방사능의 영향을 제거하기 위하여 필터를 하루 이상 7일까지 설치한 후 방사능을 측정함으로써 단 반감기의 라돈(~30분) 및 토론(~10시간) 붕괴생성물의 영향을 없앨 수 있다.

(2) 방사성 옥소시료

자연 중의 기체상 방사성 옥소는 입자상, 원소상 또는 기체상 화합물의 형태로 존재하며 방사성 옥소의 채취시 서로 다른 형태의 옥소가 채취될 가능성을 고려하여야 한다. 기체상 방사성 옥소는 미립자 채취용 필터에 연속하며 붙어있는 활성탄소 카트리지(charcoal cartridge)로 대개 채취되며 카트리지에서 활성탄소를 꺼낸 후 직접 γ선 분광분석법(spectrometry)에 의해 주로 분석된다.

현재 주로 많이 사용되는 방법은 직경 1.6 cm, 깊이 1.3~2.6 cm의 원통형 활성탄소 카트리지에 의한 방사성 옥소 채취법이 있다.

(3) 방사성 희유기체 시료

환경시료의 채취에서 ^{85}Kr의 측정은 주로 ^{85}Kr의 β붕괴 생성물의 검출에 바탕을 두고 있다(γ방출률 : 1% 미만). 반면에 ^{41}Ar이나 ^{133}Xe 등은 고감도의 검출기로 직접 측정 가능하다. 희유기체는 화학적으로 불활성이기 때문에 환경 중에서 입자상 물질에 쉽게 흡착하지 않으며 입자상이나 증기의 채취보다 훨씬 어렵다.

현재까지 희유기체에 대한 환경감시는 주로 직접적인 외부방사선 측정이나 즉각적인 공기시료의 채취 후 실험실 내 분석을 통하여 수행되고 있다.

(4) 삼중수소(^{3}H) 시료

삼중수소의 검출은 삼중수소의 β방출 에너지가 매우 낮기 때문에(Emax = 18.6 keV) 어려우며 단지 몇 종의 검출기만이 ^{3}H를 측정 가능하다. ^{3}H의 측정에 방해가 되는 것은 장소, 시간, ^{3}H의 채취 및 측정방법 등에 따라 다르게 나타난다. 공기 중에서 ^{3}H는 수증기 형태(HTO) 및 수소기체(HT)의 두 형태로 존재한다.

방사선 검출의 목적에서 HT의 형태로 존재하는 농도는 선량 계산에서 제외되는데 그 이유는 주어진 농도 하에서 HT에 의한 방사선량은 HTO에 의한 방사선량률보다 300배 이하로 낮기 때문이다.

현재 ^{3}H의 채취 및 측정에 가장 널리 쓰이는 방법은 미국 공중보건협회에서 채택하고 있는 방법으로 실리카겔에 의한 공기 중 수분흡수(H_2O, HTO)에 의한 HTO의 측정방법이다. 이 방법은 ^{3}H의 측정감도가 매우 높은 장점이 있다.

2) 물 시료

물 시료의 채취는 특정 시설부지의 방사성 폐기물처리 및 지역적 용수를 고려하여 식수는 물론 지표면수 및 지하수에 대해서도 수행되어야 한다. 지표면수에 대해서는 방출된 폐수의 혼합 및 지역용수가 발생되는 지점에서 정기적으로 채취되어야 한다. 시료의 채취지점은 시설을 중심으로 일정 거리에 위치한 우물이나 시냇물의 하류에서 결정된다. 월별로 정기 채취되는 물 시료는 연간 평균 자연방사능준위를 예상하는 데에는 적합하지만 시설의 유출물에 대해 대표적인 값으로는 확신할 수 없다. 이 경우 적절한 채취지점의 선택으로 상류에서 측정한 자연방사성 농도의 준위와 비교할 수 있다.

채취된 시료의 분석은 주로 전 β선, 삼중수소, 방사성 스트론티움(^{90}Sr) 및 시설에서 방출되는 핵종에 따라 감마 분광분석(gamma spectrometry) 등을 수행한다.

3) 지상 음식물 시료

음식물, 우유 및 지상 동물시료는 이들 시료가 인간에 대한 방사선 피폭량을 평가하는데에 가장 직접적인 기초자료를 제공하기 때문에 환경감시 프로그램에서 가장 중요하다. 음식물 및 식물의 방사성핵종 오염에 대한 주요 경로는 대기확산 및 폐수가 유입되는 강, 호수 등의 관개용수로 인한 농작물 오염 등이 있다.

음식물 시료의 채취에서 일반적으로 두 개의 서로 다른 목적은 다음과 같다.

- 사람에게 방사선 피폭을 일으키는 직접 및 간접 피폭 경로
- 방사성핵종의 장기적인 환경내 축적결정

특정 핵종에 대한 우유 분석은 직접적인 선량계산은 물론 단기 또는 장기적인 선량의 평가에 이용될 수 있다. 직접적인 선량에 관련하여 ^{131}I 핵종은 원자력발전소의 유출물에서 공기-목초-젖소-우유의 경로에서 우유를 섭취하는 유아들에게 흡입될 수 있는 핵종이 될 수 있다. 동 경로는 또한 ^{90}Sr과 같이 특정 장반감기를 갖는 핵종에 대해서 중요하기도 하다.

우유는 생산직후 곧 소비되는 음식물 중의 하나이기 때문에 특히 중요하다. 적기는 하지만 집에서 재배되는 일부 농작물에 대해서도 똑같이 적용된다(상추, 시금치).

4) 수생 음식물 시료

수중 생물은 물이나 자신들이 섭취하는 음식물로부터 많은 방사성핵종을 농축할 수 있고 물고기류, 조개류, 물새, 해조류 등은 비교적 많은 양이 사람들에게 섭취되기 때문에 이러한 수중 생물들은 일상적인 환경방사선 모니터링 프로그램에 포함되어 고려되어야 한다. 수중 동·식물은 인간의 음식물 연쇄고리의 일부를 이루며 이들에게 상당한 방사능 축적이 있을 수 있다.

5) 직접 방사선

시설주변의 환경 내 일반 대중의 핵시설 운영에 따른 직접 외부방사선 피폭은 핵시설에서 방출되는 기체상 방사성 물질이나 이전에 발생했던 방사성핵종의 토양, 농작물 침적에 의해 발생된다. 대부분의 핵시설에 대해서는 전신 피폭선량의 측정으로 직접 방사선측정 방법을 이용한다.

직접 방사선 측정방법은 적산선량측정계(integrating dosimeter)나 선량률측정계(rate meter)를 이용하여 수행할 수 있다. 이러한 측정은 연속적 또는 주기적으로 수행 가능하다.

그러나 효율적인 환경방사선 모니터링 프로그램을 위해서는 연속 측정이 바람직하다.

3.4 방사선관리구역의 설정 및 관리

1) 방사선관리구역(controlled area)

방사선관리구역은 외부 방사선량 및 공기 중 또는 수중의 방사성 물질(공기 또는 수중에 자연적으로 함유되어 있는 방사성물질을 제외한다)의 농도, 방사성물질에 의하여 오염된 물건표면의 방사성물질오염도가 다음의 수치를 초과하거나 초과할 우려가 있는 장소를 말한다.

- 외부 방사선량률 400 μSv/week
- 공기 중 또는 수중의 방사성물질 농도 : 유도공기중 농도
- 물체표면의 오염도 : 허용표면 오염도
  - α선을 방출하는 방사성물질 4 kBq/m^2
  - α선을 방출하지 않는 방사성물질 40 kBq/m^2

2) 일반구역(uncontrolled area) 또는 보존구역

원자력관계 시설의 보존을 위하여 특별한 관리를 필요로 하는 장소를 말한다.

3) 감시구역(supervised area) 또는 제한구역

관리구역 및 보존구역의 주변구역으로 그 구역 안의 방사선피폭선량이 선량한도를 초과할 우려가 있는 장소를 말한다.

3.5 공간선량률 측정

작업환경에 있어서 공간선량률 감시는 γ선, β선 및 중성자선을 대상으로 하며, 시설 또는 작업방법 등의 변경으로 작업환경에 이상 방사선준위 발생여부를 확인하고, 작업환경 선량률 분포와 소요작업시간에 대한 그 위치에서의 외부피폭 선량을 추정한다.

측정방법으로는 survey meter 등에 의한 정기검사와 area monitor에 의한 연속감시가 있다. 측정장소는 다음 사항을 고려하여 선정한다.

- 유도공기 중 작업종사자가 출입하는 구역으로 선량률이 최대인 위치
- 종사자가 항시 작업하는 장소
- 관리구역의 경계

- 측정점은 작업장 밑바닥으로부터 약 1 m의 높이인 곳
- 지난 측정시 측정장소와 동일한 장소 등

작업이 복잡하고 선량률이 변동이 심한 작업장에서는 주로 연속 감시기가 사용되며 측정범위, 에너지의존성, 방향의존성 등을 고려하여 선정하여야 한다. 공간선량률이 방사선 측정기를 사용하기 곤란할 때에는 계산에 의하여 산출할 수도 있다. 선량률 측정결과 작업에 의한 예상 피폭선량이 관리기준치(1 mSv/week)를 초과하거나 초과할 우려가 있을 때에는 작업시간의 제한 또는 차폐물의 설치 등 작업방법 등이 검토되어야 한다.

3.6 표면오염 측정

표면 오염관리의 주목적은 선원의 취급 및 관리의 과오에 의한 방사성물질의 누출을 탐지하고 표면 오염으로부터 작업자가 선량한도를 초과 피폭되지 않도록 하는 정보를 제공하는데 있다. 표면 오염감시는 작업환경의 정기 오염검사, 특수작업에 대한 오염검사 및 신체, 작업복 및 반출물품의 오염검사로 나누어 실시하고 있다.

1) 작업환경의 정기 오염검사

- 작업환경 전반에 걸친 관리의 양호여부를 조사하기 위하여 정기적으로 오염검사를 실시
- 측정점은 표면오염이 가장 검출되기 쉬운 장소 또는 오염이 발생될 가능성이 있는 장소로서 실험실의 출입구, 관리구역의 출입구, 계단의 승강구, 통로, 실험실의 후드주변 등을 점검점(check point)으로 한다.
- 정기 오염검사는 오염이 발생시와 작업 전후에 실시한다.
- 기타 오염의 조기발견을 목적으로 출입구의 매트나 구역 내에서 사용한 자루걸레 및 작업화 등의 오염검사를 실시한다.

정기 오염검사에서는 스미어법에 의한 측정이 대부분이며, 시료채취 면적은 일반적으로 약 100 cm^2이며 관리구역 출입구부근 등 채취면적을 보다 넓게 하는 것이 효과적이다.

정기측정에서 비정상적인 높은 준위의 오염이나 예상치 않은 장소에서 오염이 검출된 경우에는 특히 광범위하게 오염분포의 측정 및 핵종분석 등을 실시한다. 이들 정보를 토대로 오염원인을 규명하고 오염확대 가능성의 유무, 오염준위와 면적, 오염핵종 등을 고려하여 그 처치방법을 결정한다.

2) 특수작업에 대한 오염검사

표면이 오염된 기기류의 분해, 조립작업이나 제염작업 등 오염이 수반되는 작업의 경우에는 취급물품이나 작업환경의 오염검사를 실시한다. 이 검사결과에서 작업방법의 검토, 오염물의 유리에 의한 공기오염 정도의 추정, 착용해야 할 방어마스크의 선정 등 방어수단의 결정 및 공기오염 모니터링의 필요성 유무의 판단 등을 실시한다.

오염검사는 작업 중 및 작업종료 후에도 실시하며 오염이 검출된 경우에는 작업자의 오염검사 특히 주변의 표면오염이나 공기오염 점검이 필요하다. 또 작업자의 안면, 두발 등에 오염이 검출된 경우에는 흡입에 의한 내부 피폭의 가능성에 대하여 점검할 필요가 있다.

3) 신체, 작업복 및 반출물품의 오염검사

관리구역에서 퇴실하는 자는 모두 관리구역의 출입구에 설치된 hand foot monitor로 오염검사를 실시하여야 한다. 이 검사는 손, 발 및 작업복의 오염검출 이외에 관리구역내의 표준오염검출에 대한 보조적 수단으로도 효과가 있다. 또한 오염확산 방지의 관점에서 관리구역에서 반출하는 물품에 대하여 표면 오염검사를 실시하여야 한다.

방사성물질이나 방사성폐기물을 반출하는 경우 용기표면에 대한 오염검사에서는 간접측정법(스미어법)과 직접측정법(직접 계측법)을 병행하여 수행하여야 한다.

3.7 공기오염 측정

공기오염 모니터링은 작업자의 방사성물질 흡입섭취량에 대한 상한선을 정하고 예상치 않은 공기오염을 검출하여 작업자의 방어조치를 결정하며 개인의 내부피폭 모니터링 계획에 필요한 자료를 얻는데 있다.

1) 모니터링 방법

(1) 실내 공기의 모니터링

- 실내의 공기오염 이상 검출을 주목적으로 한다.
- 작업장소 또는 실내 환기용 배기구 부근에 sampling 장소 설정
- 종사자가 호흡하는 구역의 공기 중 방사성 물질의 농도는 흡입 방사성물질의 양으로 추정

(2) 특수작업시의 모니터링

- 오염된 기기의 해체 등 공기오염이 발생될 우려가 있는 특수작업에 대한 모니터링
- 공기오염을 조기에 검출할 수 있는 위치 또는 작업자가 흡입할 위치에서 sampling

- 고농도의 공기오염 발생시에 경보를 발할 수 있는 모니터 사용.

(3) **국소 공기 모니터링**

- 플루토늄 등 허용농도가 극히 낮은 시설에서 국소적으로 발생되는 공기오염 감시 및 실내공기 중 농도분포 측정
- Sampling filter는 정기(1일~1주간)적으로 공기오염 또는 표면오염에 이상이 검출되었을 때는 임시로 농도분포 측정

(4) **집중 모니터링**

- 작업구역이 여러 개 있는 시설에서 각 구역에 이상한 공기오염이 없는가를 확인
- 각 실의 공기시료를 sampling 배관을 통해 한 장소에서 채취하고 이상 여부를 확인

2) 공기 중 방사능 농도 측정

(1) **방사성물질의 성질 및 시료채취**

공기시료의 채취방법은 방사성물질의 종류와 물리·화학적 성질 및 채취시료의 측정방법을 고려하여 선택해야 한다. 성질이 다른 방사성물질이 혼합하여 존재할 때에는 각각 적당한 시료채취 방법을 써서 선별 포집하는 것이 필요하다.

공기중 방사능농도의 측정에는 포집된 공기시료를 측정장치로 측정하여 sampling 기간 중 평균농도를 측정하는 방법과 포집부분에 검출기를 부착하여 공기 중 농도를 연속적으로 측정 감시하는 방법이 있다.

(2) **입자형 방사성물질**

- 방사성 먼지 sampler와 방사능 측정장치에 의한 방법 : Filter의 시료에 대상 핵종에 대한 먼지계수를 cpm과 filter를 통과한 공기유량으로부터 공기중 농도 C(μCi/cm^2)를 구한다.
- Filter 먼지 모니터에 의한 방법 : 일반식으로 사용되는 먼지 모니터로서 filter에 검출기를 조합시킨 것이며 출력을 계수율로 연속적으로 측정하고 그 지시값을 연속 기록시킬 수 있는 구조이다.
- 기타 측정기구에 의한 방법

(3) **방사성 요오드 등 휘발성물질**

방사성 요오드 등 가스 상태로 공기 중에 부유하는 휘발성 물질의 포집에는 활성탄 filter 또는 활성탄 cartridge를 사용한다. 방사성 요오드의 공기 중 농도는 포집재의 요오드에 대한 참계수율로부터 구한다. 포집효율과 흡수 공기량으로부터 검출한계를 고려하여 20~30

cm/sec의 표면 유속을 사용한다. 활성탄은 요오드 이외에 휘발성 물질에 대해서도 충분한 포집효율을 가지며 $^{35}SO_2$, ^{38}Cl, ^{82}Br 등의 sampling에도 사용된다.

(4) **방사성 가스**

- 가스 포집용 전리조에 의한 방법
- 방사선 검출기를 부착한 가스포집 용기에 의한 방법

포집용 가스용 기내에 시료공기를 유통시키면서 검출기를 용기 내에 삽입하여 시료공기 중의 방사능을 측정하는 방법이다. 이 방법을 사용하는 모니터는 ^{41}Ar, ^{85}Kr 등 불활성가스의 측정에 사용하며 실내보다는 배기 모니터링에 사용한다.

- 수증기 상태의 tritium : Tritium은 대부분 공기 중에서 HTO 또는 T_2O의 형태로 존재하기 때문에 공기 중의 수증기를 포집하여 이 중에 포함된 tritium을 liquid scintillation counter로 측정하여 간접적으로 tritium의 공기 중 농도를 구하는 방법이다.

3.8 배기 및 배수 감시

배기 및 배수 모니터링은 방출 방사성물질의 양을 결정하고 방출률에 대한 배출허용 기준치 이하임을 확인하며 이상 방출을 감시하여 이상시의 조치를 결정하는데 있다.

1) 배기 모니터링

방사성기체폐기물의 방출구 높이와 기상요소 등 통제지점으로부터 확산을 고려하여 주변 최대 피폭지점에서 일반인의 선량 한도치를 초과하지 않는 조건으로 방사성물질의 방출률 관리기준을 정해야 한다.

배기감시에 있어서는 적합한 측정지점의 선정 즉 배기관내 공기 유통과정에서 방사성핵종을 대표하는 시료를 얻기 위해 ventillation과 off gas계통에 대한 계통도가 분석되어야 한다.

배기되는 방사성물질의 종류 및 양이 시간에 따라 변하므로 타당성 있는 시료와 측정량이 결정되어야 하며, 배기관이나 굴뚝에서의 온도, 습도, 유속률은 물론 사고 시 방사성물질의 대기 방출률을 고려하여 여러 기상인자의 결정이 배기 감시계획에 포함되어야 한다.

공기시료의 측정방법은 실내에서의 공기 중 방사능 농도측정과 같다.

2) 배수 모니터링

방사성폐액을 저장시킨 후에 농도를 측정하여 배출허용 기준치 이하이면 일반 배수로 취급한다.

배수감시는 다음과 같은 조치에 따라 관리되어야 한다.

- 배수 전 시료채취 및 측정
- 배수탱크 내 시료채취
- 비방사성 핵종분석을 위한 혼합시료 채취
- 냉각수 출구 및 배수관에서 γ선의 연속측정

냉각수 출입구에서 연속적인 시료채취와 혼합시료에서 비방사성 핵종 분석폐액 중의 방사능 농도측정은 폐액시료를 채취하여 일정량을 알루미늄 또는 stainless steel의 시료접시에 옮겨 증발 응고한 후 측정한다. 이때 검출기의 측정한도(MDA)를 고려하여 적당한 양의 시료를 채취하여야 한다.

PART

4 방사선 관리 관련법규

1. 진단용 방사선 발생장치의 안전관리에 관한 규칙

1. 목적

복건복지부령에 따라 의료기관에서 설치·운영하는 진단용 방사선 발생장치를 안전하게 관리함으로써 환자 및 방사선 관계 종사자가 방사선으로 인하여 위해를 입는 것을 방지하고 진료의 적정을 도모하기 위하여 필요한 사항을 규정함을 목적으로 한다.

2. 정의

1) "진단용 방사선 발생장치"란 방사선을 이용하여 질병을 진단하는 데에 사용하는 기기로서 다음 각 목의 어느 하나에 해당하는 장치를 말한다.
   가. 진단용 엑스선 장치
   나. 진단용 엑스선 발생기
   다. 치과진단용 엑스선 발생장치
   라. 전산화 단층 촬영장치(치과용 전산화 단층 촬영장치, 이비인후과용 전산화 단층 촬영장치 및 양전자방출 전산화 단층 촬영장치를 포함한다)
   마. 유방촬영용 장치 등 방사선을 발생시켜 질병의 진단에 사용하는 기기
2) "방사선 방어시설"이란 방사선의 피폭(인체가 방사선에 노출되는 것)을 방지하기 위하여 진단용 방사선 발생장치를 설치한 장소에 있는 방사선 차폐시설과 방사선 장해 방어용기구를 말한다.
3) "방사선 관계 종사자"란 진단용 방사선 발생장치를 설치한 곳을 주된 근무지로 하는 자로서 진단용 방사선 발생장치의 관리·운영·조작 등 방사선 관련 업무에 종사하는 자를 말한다.
4) "안전관리"란 진단용 방사선 발생장치, 방사선 방어시설 및 암실, 현상기, 방사선필름 카세트, 산란엑스선 제거용 그리드, 엑스선사진 관찰대 등 진단 영상정보에 관한 설비의 관리와 방사선 관계 종사자에 대한 피폭관리를 말한다.
5) "방사선구역"이란 진단용 방사선 발생장치를 설치한 장소 중 외부방사선량이 주당 0.3mSv(30mrem) 이상인 곳으로서 벽, 방어칸막이 등의 구획물로 구획되어진 곳을 말한다.

3. 신고

1) 의료법에 따라 의료기관, 지역보건법에 따른 보건소·보건의료원·보건지소, 병역법에 따라 징병검사를 실시하는 지방병무청, 국군의무사령부령에 따른 군 병원과 각 군 및 직할기관의 모든 의료시설, 학교보건법에 따른 보건실, 형의 집행 및 수용자의 처우에 관한 법률에 따른 교정시설을 포함한다. 개설자 또는 관리자는 진단용 방사선 발생장치를 설치하는 경우에는 사용일 3일 전까지, 사용을 중지한 경우에는 사용 중지일부터 3일 이내에, 사용 중지 후 다시 사용하려는 경우에는 사용일 3일 전까지, 양도·폐기 또는 이전[의료기관 소재지 시·군·구(자치구를 말한다)의 관할구역 안에서 의료기관을 이전함에 따른 이전의 경우는 제외한다]한 경우에는 그 사유가 발생한 날부터 45일 이내에 각각 서식에 따른 신고서에 서류를 첨부하여 해당 의료기관의 소재지를 관할하는 시장·군수·구청장에게 제출하여야 한다.

   (1) 설치 시 첨부하여야 하는 서류

   가. 진단용 방사선 발생장치 검사성적서 사본 1부

   나. 방사선 방어시설 검사성적서 사본 1부

   다. 서식에 따른 방사선 관계 종사자 신고서 1부

   라. 양도 또는 이전한 자의 양도신고증명서 또는 이전신고증명서 원본 1부(양도받거나 이전하여 설치하는 경우에만 첨부한다)

   마. 특수의료장비 등록증명서 사본 1부(특수의료장비를 설치하는 경우에만 첨부한다)

   바. 서식에 따른 진단용 방사선 발생장치의 사용중지 신고증명서 원본(사용 중지 후 다시 사용하는 경우에만 첨부한다)

   사. 의료기기 제조허가증 또는 수입허가증 사본 1부

   아. 세금계산서, 계약서 등 구입 또는 임차 사실 증명자료 사본 1부

   (2) 양도·폐기· 이전 시 첨부하여야 하는 서류

   가. 서식에 따른 신고증명서 원본

   나. 양도·양수를 확인할 수 있는 서류 사본 1부(양도신고를 하는 경우에만 첨부한다)

   다. 폐기를 확인할 수 있는 서류 사본 1부(폐기신고를 하는 경우에만 첨부한다)

   라. 이전을 확인할 수 있는 서류 사본 1부(이전신고를 하는 경우에만 첨부한다)

2) 신고받은 시장·군수·구청장은 서식에 따른 신고증명서를 발급하여야 한다.

3) 시장·군수·구청장은 신고증명서를 발급받은 자가 신고증명서의 훼손 또는 분실 등의 사유로 재발급을 신청하면 그 증명서를 재발급하여야 한다.

4) 진단용 방사선 발생장치를 설치·운영하는 의료기관의 개설자 또는 관리자는 의료기관의 개설자 또는 의료기관의 명칭을 변경하려는 경우에는 미리, 관할구역 안에서 의료기관을 이전한 경우에는 진단용 방사선 발생장치의 사용일 3일 전까지 변경신고서에 다음 서류를 첨부하여 시장·군수·구청장에게 제출하여야 한다.
   (1) 신고증명서 원본
   (2) 삭제
   (3) 진단용 방사선 발생장치 검사 성적서 사본 1부(관할구역 안에서 의료기관을 이전한 경우만 해당한다)
   (4) 방사선 방어시설 검사 성적서 사본 1부(관할구역 안에서 의료기관을 이전한 경우만 해당한다)
   (5) 이전을 확인할 수 있는 서류 사본 1부(관할구역 안에서 의료기관을 이전한 경우만 해당한다)
5) 변경신고를 받은 시장·군수·구청장은 신고증명서의 해당 사항을 수정하거나 그 증명서를 재발급하여야 한다.
6) 의료기관의 개설자 또는 관리자는 소속 방사선 관계 종사자의 변동이 있으면 그 사유가 발생한 날부터 3개월 이내에 신고서에 건강진단 결과서 사본(원자력안전법에 따른 방사선작업종사자가 소속의 변동으로 진단용 방사선 관련 업무에 종사하게 되어 신고하는 경우에는 방사선종사자정보 중앙등록센터에서 발행하는 피폭기록확인서 사본을 포함한다)을 첨부하여 의료기관의 소재지를 관할하는 시장·군수·구청장에게 제출하여야 한다.
7) 시장·군수·구청장은 피폭기록확인서를 제출받은 경우에는 15일 이내에 질병관리청장에게 그 사실을 통지하여야 한다.
8) 시장·군수·구청장은 진단용 방사선 관리대장을 작성하여 갖추어 두고 신고 사항을 적어야 한다.

3-2. 보건의료자원 통합신고포털을 통한 신고 등

1) 시장·군수·구청장은 보건의료자원 통합신고포털를 통하여 신고에 관한 사무를 처리할 수 있다.
2) 시장·군수·구청장은 처리한 사항을 건강보험심사평가원에게 통보하여야 한다.
3) 의료기관의 개설자 또는 관리자가 보건의료자원 통합신고포털을 통하여 신고를 하는 경우에는 구분에 따라 서류를 사본으로 제출하거나 서류의 제출을 생략할 수 있다.

(1) 사본으로 제출할 수 있는 서류: 방사선 관계 종사자 신고서

(2) 제출을 생략할 수 있는 다음 각 목에 따른 서류

가. 양도신고증명서 또는 이전신고증명서 원본

나. 특수의료장비 등록증명서 사본

다. 진단용 방사선 발생장치의 사용중지 신고증명서 원본

라. 의료기기 제조허가증 또는 수입허가증 사본

마. 신고증명서 원본

바. 신고증명서 원본

4) 시장·군수·구청장 및 심사평가원은 규정에 따른 업무를 위하여 불가피한 경우 주민등록번호 또는 외국인등록번호가 포함된 자료를 처리할 수 있다.

4. 검사 및 측정

1) 의료기관의 개설자 또는 관리자는 다음 어느 하나에 해당하는 사유가 있으면 진단용 방사선 발생장치를 사용하기 전에 그 진단용 방사선 발생장치에 대하여 검사기준에 따라 검사기관의 검사를 받아야 한다. 다만, 의료기기 제조허가 또는 수입허가를 받을 때에 시험검사기관에서 검사항목이 포함된 시험검사를 받아 해당 시험성적서를 제출하는 경우에는 본문에 따른 검사를 받지 아니하고 사용할 수 있다.

(1) 진단용 방사선 발생장치를 설치하거나 이전하여 설치하는 경우

(2) 진단용 방사선 발생장치의 전원시설을 변경하는 경우

(3) 제3조제1항에 따라 사용중지신고를 한 진단용 방사선 발생장치를 다시 사용하려는 경우

(4) 진단용 방사선 발생장치의 안전에 영향을 줄 수 있는 고전압발생장치, X-선관 또는 제어장치를 수리하거나 X-선관을 교체하는 경우

2) 의료기관의 개설자 또는 관리자는 제1항에 따라 검사받은 진단용 방사선 발생장치에 대하여는 검사를 받은 날부터 3년마다 검사기관의 검사를 받아야 한다. 이 경우 검사기간은 기간 만료일 전후 각각 31일로 한다.

3) 의료기관의 개설자 또는 관리자는 방사선 방어시설에 대하여 방사선 방어시설 검사기준에 따라 해당 진단용 방사선 발생장치를 사용하기 전에 검사기관의 검사를 받아야 한다.

4) 의료기관의 개설자 또는 관리자는 검사받은 방사선 방어시설 중 방사선 차폐시설을 변경설치하거나 방사선 차폐시설을 설계할 때에 설정한 주당 최대 동작부하를 초과한 경우에

는 지체 없이 그 방사선 방어시설에 대하여 검사기관의 검사를 받아야 한다.

5) 의료기관의 개설자 또는 관리자는 법에 따라 방사선 관계 종사자에게 티·엘배지를 사용하게 하는 경우에는 3개월마다 1회 이상 방사선 피폭선량 측정을 받도록 하여야 하며, 필름배지를 사용하게 하는 경우에는 1개월마다 1회 이상 방사선 피폭선량 측정을 받도록 하여야 한다.
6) 방사선 관계 종사자의 방사선 피폭선량 측정에서 그 선량한도는 별표 3과 같다.
7) 질병관리청장은 질병관리청에 피폭선량 관리센터를 설치하여 방사선 관계 종사자개인피폭선량의 관리 업무를 하여야 하고, 그 센터의 운영에 필요한 세부 사항을 정하여 고시하여야 한다.
8) 질병관리청장이 정하여 고시하는 의료방사선시설 품질인증기관의 지정 기준 및 절차에 따라 품질인증기관으로 지정받은 의료기관은 질병관리청장이 정하여 고시하는 바에 따라 제1항부터 제4항까지의 규정에 따른 검사를 면제받을 수 있다.

5. 검사 등의 시험방법

1) 검사 또는 측정의 시험방법은 질병관리청장의 승인을 받아 검사기관 또는 측정기관의 장이 정한다. 이 경우 승인절차 등 세부 사항에 대하여는 질병관리청장이 따로 정하여 고시하는 바에 따른다.
2) 검사등의 재검사를 할 때에는 정한 시험방법 외에 다음 어느 하나에 해당하는 방법으로 시험할 수 있다.
   (1) 질병관리청장이 고시한 시험방법
   (2) 제조업소에서 정한 시험방법
   (3) 국제전기기술위원회가 권고하는 시험방법(①,②의 시험방법이 없는 경우에만 해당한다)

6. 검사·측정기관

1) 진단용 방사선 발생장치 및 방사선 방어시설을 검사하는 업무 및 방사선 관계 종사자의 피폭선량을 측정하는 업무를 하려는 자는 질병관리청장이 정하는 바에 따라 질병관리청장에게 등록하여야 한다.
2) 진단용 방사선 발생장치 및 방사선 방어시설을 검사하는 기관 또는 방사선 관계 종사자의 피폭선량을 측정하는 기관으로 등록하려는 자는 기준에 적합하여야 한다.
3) 등록의 유효기간은 등록한 날부터 4년간으로 한다.

4) 유효기간이 만료되는 검사·측정기관이 다시 등록을 하려는 경우에는 유효기간이 만료되는 날부터 6개월 전에 재등록 신청을 하여야 한다. 다만, 질병관리청장은 재등록 신청을 시작하는 날부터 2개월 전까지 검사·측정기관의 장에게 재등록절차 등을 휴대폰에 의한 문자전송, 전자메일, 팩스, 전화, 문서 등으로 미리 알려야 한다.

5) 질병관리청장은 검사·측정기관이 다음 어느 하나에 해당하는 경우에는 등록을 취소하거나 6개월 이내의 기간을 정하여 업무정지를 명하거나 시정명령 등 필요한 조치를 할 수 있다. 다만, 제①호부터 제③호까지의 어느 하나에 해당하는 경우에는 그 등록을 취소하여야 한다.

   (1) 거짓이나 그 밖의 부정한 방법으로 등록을 한 경우
   (2) 고의 또는 중대한 과실로 거짓의 진단용 방사선발생장치 등의 검사에 관한 성적서를 발급한 경우
   (3) 업무정지 처분기간 중에 검사·측정업무를 행하는 경우
   (4) 검사·측정기관의 등록기준에 미달하는 경우
   (5) 질병관리청장이 정하여 고시하는 검사·측정 업무에 관한 규정을 위반한 경우

6) 검사·측정기관의 등록절차 및 등록제도의 운영 등에 필요한 사항과 행정처분의 세부기준 등에 필요한 사항은 질병관리청장이 따로 정하여 고시한다.

7. 검사등의 신청 및 사전통보

1) 검사등을 받으려는 자는 진단용 방사선 발생장치 검사신청서, 방사선 방어시설 검사신청서 또는 방사선 관계 종사자 피폭선량 측정신청서를 검사·측정기관의 장에게 제출하여야 한다. 재검사의 경우에도 또한 같다.

2) 시장·군수·구청장은 진단용 방사선 발생장치에 대한 검사를 받아야 하는 관할 의료기관의 개설자 또는 관리자에 대하여는 검사일 2개월 전까지 검사를 받도록 알려야 한다.

8. 검사 결과의 통지 등

1) 검사·측정기관의 장이 의료기관의 개설자 또는 관리자로부터 검사등의 신청을 받으면 검사등을 한 후 진단용 방사선 발생장치 검사성적서, 방사선 방어시설 검사성적서 또는 방사선 관계 종사자 피폭선량 측정성적서를 신청인에게 발급하여야 하며, 검사 또는 측정한 날부터 1개월 이내에 검사 결과 측정 결과를 질병관리청장에게 제출하여야 한다.

2) 검사·측정기관의 장은 검사등의 결과가 기준에 적합한 것으로 판정되면 검사 또는 측정

한 날부터 1개월 이내에 해당 의료기관의 소재지를 관할하는 시장·군수·구청장에게 통지하고, 부적합 한 것으로 판정되거나 재검사 후 적합한 것으로 판정되면 검사성적서 사본을 해당 의료기관의 소재지를 관할하는 시장·군수·구청장, 질병관리청장, 건강보험심사평가원장 및 국민건강보험공단이사장에게 지체 없이 통지하며, 선량한도가 초과한 것으로 판정되면 측정성적서 사본을 지체 없이 질병관리청장과 해당 의료기관의 소재지를 관할하는 시장·군수·구청장에게 통지하여야 한다.

3) 시장·군수·구청장은 부적합하거나 선량한도가 초과한 것으로 판정된 검사등의 결과를 통지받으면 통지를 받은 날부터 3일 이내에 의료기관의 개설자 또는 관리자에게 다음 어느 하나의 명령을 하고, 그 사실을 질병관리청장에게 통지하여야 한다.
   (1) 부적합 진단용 방사선 발생장치 또는 방사선 방어시설에 대한 사용 금지 및 수리·교정 후 재검사
   (2) 선량한도 초과자에 대한 건강진단 및 필요 시 안전조치(근무지의 변경 또는 근무시간의 단축 등을 말한다. 이하 같다)
4) 의료기관의 개설자 또는 관리자는 명령을 받으면 진단용 방사선 발생장치 또는 방사선 방어시설을 수리·교정하고 재검사를 신청하여야 하며, 선량한도 초과자에 대하여는 즉시 건강진단을 실시하고, 그 결과 이상징후가 있는 경우에는 안전조치를 취하여야 한다. 이 경우 안전조치를 실시한 후 6개월이 지나 실시하는 건강진단의 결과 이상징후가 나타나지 아니하면 해당 선량한도 초과자의 동의를 받아 관할 시장·군수·구청장에게 안전조치의 해제를 요구할 수 있다.
5) 시장·군수·구청장은 재검사 후 적합 판정 결과를 통보받거나 의료기관의 개설자 또는 관리자로부터 선량한도 초과자에 대하여 안전조치의 해제를 요구받으면 사용 금지 명령 또는 안전조치 명령을 해제하고 그 사실을 질병관리청장에게 통지하여야 한다.
6) 검사등의 성적서를 재발급받으려는 자는 검사등성적서 재발급신청서를 검사·측정기관의 장에게 제출하여야 한다.

9. 방사선구역

1) 의료기관의 개설자 또는 관리자는 진단용 방사선 발생장치를 설치하면 진단용 방사선의 안전관리를 위하여 방사선구역을 설정하고 일반인의 출입을 제한하는 등의 조치를 취하여야 한다.
2) 방사선구역에는 방사선구역표시를 하여야 한다.

10. 진단용 방사선의 안전관리책임자

1) 의료기관의 개설자 또는 관리자는 진단용 방사선 발생장치의 안전관리와 적정한 사용을 위하여 진단용 방사선 안전관리책임자 자격기준에 따라 해당 의료기관 소속 방사선 관계 종사자 중에서 진단용 방사선 안전관리책임자를 임명하여 진단용 방사선 안전관리업무를 수행하도록 하여야 한다. 이 경우 같은 시·군·구에 있는 분원 또는 분소에 설치하는 진단용 방사선 발생장치의 안전관리업무는 해당 의료기관의 안전관리책임자에게 겸임하도록 할 수 있다.
2) 의료기관의 개설자 또는 관리자는 안전관리책임자를 선임·해임하거나 겸임시키는 경우에는 1개월 이내에 신고서에 안전관리책임자에 대한 서류를 첨부하여 해당 의료기관의 소재지를 관할하는 시장·군수·구청장에게 제출하여야 한다.
   (1) 최종 학교 졸업증명서(이공계 석사학위소지자만 제출한다) 또는 경력증명서 1부
   (2) 건강진단 결과서 사본 1부
3) 신고서를 제출받은 시장·군수·구청장은 신고 대상 안전관리책임자가 의료인인 경우 전자정부법에 따른 행정정보의 공동이용을 통하여 안전관리책임자의 의료면허증을 확인하여야 한다. 다만, 의료인인 종사자가 이에 동의하지 아니하는 경우에는 그 사본을 첨부하도록 하여야 한다.

11. 안전관리책임자의 직무

1) 안전관리업무의 계획·점검 및 평가
2) 소속 방사선 관계 종사자에 대한 자체교육훈련의 실시
3) 환자 및 방사선 관계 종사자에 대한 방사선피해로부터의 방어조치
4) 진단 영상정보 관련 설비의 안전관리
5) 피폭선량 측정에 영향을 미치는 방사선 관계 종사자의 소속 변동사실의 측정기관에의 통보
6) 방사선 관계 종사자의 피폭선량 측정에 영향을 미치는 피폭선량계의 파손 및 분실사실의 측정기관에의 통보
7) 신고와 검사 또는 측정에 관한 사항
8) 진단용 방사선 발생장치, 방사선 관계 종사자 및 방사선 방어시설에 관한 서류의 작성·비치 및 보존에 관한 사항

12. 의료기관의 개설자 또는 관리자의 준수 사항

의료기관의 개설자 또는 관리자는 다음 각 호의 사항을 지켜야 한다.

1) 안전관리책임자가 그 직무수행에 필요한 사항을 요청하면 지체 없이 조치하고, 정당한 사유 없이 거부하지 아니할 것
2) 안전관리책임자가 안전관리업무를 성실히 수행하지 아니하면 지체 없이 그 직으로부터 해임하고 다른 직원을 안전관리책임자로 선임할 것
3) 진단용 방사선 발생장치에 대하여는 검사유효기간이 끝나기 전에 검사를 완료하고, 검사기관이 검사를 할 때에는 안전관리책임자를 참여시킬 것
4) 방사선 관계 종사자가 진단용 방사선 발생장치의 운영·조작·관리·점검 및 검사 등 방사선피폭 우려가 있는 업무를 할 때에는 필름배지 또는 티·엘배지 등 피폭선량계를 착용하게 하고, 방사선 관계 종사자의 피폭선량 측정을 신청할 때에는 측정 대상에 해당하는 자를 누락하지 아니할 것
5) 시장·군수·구청장으로부터 진단용 방사선 발생장치 또는 방사선 방어시설의 사용 금지와 수리·교정 및 재검사명령을 받으면 지체 없이 이행할 것
6) 방사선 관계 종사자에 대한 피폭선량을 측정한 결과 별표 3의 방사선 관계 종사자의 선량한도를 초과한 자에 대하여는 지체 없이 건강진단 등 필요한 조치를 할 것
7) 방사선 관계 종사자 외에 방사선구역에 출입하는 자에 대한 방사선 피폭을 방지하기 위한 조치를 할 것
8) 적정한 진단 영상정보를 얻을 수 있도록 그 설비의 안전관리에 필요한 조치를 할 것

13. 방사선 관계 종사자에 대한 건강진단

1) 의료기관의 개설자 또는 관리자는 방사선 관계 종사자에 대하여 2년마다 건강진단을 실시하여야 한다. 다만, 방사선 관련업무에 처음 종사하는 방사선 관계 종사자에 대하여는 업무종사 전에 건강진단을 실시하여야 한다.
2) 건강진단의 문진 사항 및 검사 항목은 다음 각 호와 같다.
   (1) 문진 사항
      ① 방사선 피폭 증상의 유무
      ② 방사선 피폭 증상이 있는 자는 그의 작업 장소, 작업 내용, 작업 기간, 피폭선량 및 방사선 장해 유무
      ③ 그 밖에 방사선에 의한 피폭 증상

(2) 검사 항목

① 말초혈액 중의 혈색소 양, 적혈구 수 및 백혈구 수

② 그 밖에 의사가 필요하다고 인정하는 검사

3) 산업안전보건법에 따라 방사선에 노출되는 업무에 종사하는 방사선 관계 종사자에 대한 특수건강진단 또는 배치전건강진단을 실시한 경우 그 사람에 대해서는 건강진단을 실시한 것으로 본다.

14. 서류의 작성·비치 및 보존

의료기관의 개설자 또는 관리자, 검사·측정기관의 장 및 시장·군수·구청장은 진단용 방사선 발생장치 등에 관한 서류를 작성·비치 및 보존해야 한다.

15. 지도·감독

1) 시장·군수·구청장은 의료기관의 진단용 방사선 안전관리상태를 지도·점검하고 필요하면 의료기관의 개설자 또는 관리자에게 그 시정을 명할 수 있다.

2) 질병관리청장은 검사등의 공정성과 효율성을 확보하기 위하여 검사·측정기관에 대하여 필요한 지도와 감독을 할 수 있다.

3) 질병관리청장 또는 시장·군수·구청장은 안전관리를 위하여 필요하면 의료기관의 개설자 또는 관리자나 검사·측정기관의 장에게 필요한 사항을 보고하게 하거나 자료를 제출하게 할 수 있다.

4) 시장·군수·구청장은 매년 3월 31일 현재의 진단용 방사선 발생장치 안전관리 현황 및 방사선 관계 종사자 관리 현황을 별지 제17호서식 및 별지 제18호서식에 따라 5월 31일까지 특별시장·광역시장·도지사 또는 특별자치도지사를 거쳐 질병관리청장에게 제출하여야 한다.

16. 수수료

1) 진단용 방사선 발생장치의 검사를 받으려는 자는 검사기관의 장이 정한 수수료를 검사기관에 내야 한다. 이 경우 검사기관의 장은 수수료의 금액 및 납부방법 등을 해당 기관의 인터넷 홈페이지 등에 게시해야 한다.

2) 진단용 방사선 발생장치의 안전관리책임자 교육을 받으려는 사람은 안전관리책임자 교육기관의 장이 정한 수수료를 안전관리책임자교육기관에 내야 한다. 이 경우 안전관리책임

자교육기관의 장은 수수료의 금액 및 납부방법 등을 해당 기관의 인터넷 홈페이지 등에 게시해야 한다.

17. 적용의 배제

진단용 방사선 발생장치 중 진단용 엑스선 발생기 또는 치과진단용 엑스선 발생장치(파노라마 및 세파로 촬장치는 제외한다)만을 사용하면서 주당 최대 동작부하의 총량이 10 mA·min 이하인 의료기관에 대하여는 방사선구역·안전관리책임자·방사선관계종사자 건강검진·피폭선량은 적용하지 아니한다.

2. 특수의료장비의 설치 및 운영에 관한 규칙

1. 목적

이 규칙은 특수의료장비의 적절한 설치 및 활용을 위하여 의료법에서 위임된 사항과 그 시행에 필요한 사항을 규정함을 목적으로 한다.

2. 등록

1) 특수의료장비를 설치·운영하려는 의료기관의 개설자나 관리자는 해당 의료기관의 소재지를 관할하는 시장·군수·구청장에게 등록하여야 한다.
2) 특수의료장비를 등록하려는 경우에는 특수의료장비 등록신청서(전자문서로 된 신청서를 포함한다)에 다음 각 호의 구분에 따른 서류(전자문서를 포함한다)를 첨부하여 시장·군수·구청장에게 제출하여야 한다.
   (1) 운용인력기준에 해당하는 특수의료장비를 운용할 인력의 영상의학과 전문의 자격증 및 방사선사 면허증 사본 각 1부
   (2) 특수의료장비 등록신청을 한 의료기관의 개설허가증명서 또는 개설신고증명서 사본 1부
   (3) 특수의료장비 공동활용 동의서 1부(유방 촬영용 장치 외의 특수의료장비로서 다른 의료기관과 공동활용하려는 경우에만 제출한다)
   (4) 의료기기 제조허가증 또는 수입허가증 사본 1부
   (5) 세금계산서, 계약서 등 구입 또는 임차 사실 증명자료 사본 1부
3) 등록신청을 받은 시장·군수·구청장은 특수의료장비가 특수의료장비 설치인정기준에 맞다고 인정되면 특수의료장비 등록증명서를 신청인에게 내주고, 그 사실을 특수의료장비 등록대장(전자문서로 된 대장을 포함한다)에 적어야 하며, 설치인정기준에 맞지 아니한 경우에는 그 사유를 구체적으로 밝혀 문서(전자문서를 포함한다)로 통보하여야 한다.

3. 설치인정기준 등

1) 등록하려는 특수의료장비는 설치인정기준에 맞게 설치·운영하여야 한다.
2) 특수의료장비를 운용할 영상의학과 전문의와 방사선사는 다음 각 호의 업무를 수행한다.

① 영상의학과 전문의 : 특수의료장비의 의료영상 품질관리 업무의 총괄 및 감독, 영상화질 평가, 임상영상 판독

② 방사선사 : 특수의료장비의 취급, 정도관리항목 실행, 그 밖의 품질관리에 관한 업무

4. 등록사항의 변경 통보 등

1) 특수의료장비를 설치·운영하고 있는 의료기관의 개설자등은 다음 각 호의 어느 하나에 해당하는 사유가 발생하면 그 사유가 발생한 날부터 30일 이내에 다음 각 호의 구분에 따른 서류(전자문서를 포함한다)를 시장·군수·구청장에게 제출하여야 한다.

(1) 인력등록사항에 변동이 있는 경우 : 특수의료장 비 인력등록사항 변경통보서에 다음 서류를 첨부할 것

가. 특수의료장비 등록증명서 원본 1부

나. 특수의료장비 관련 변경인력의 영상의학과 전문의 자격증 및 방사선사 면허증 사본 각 1부

(2) 시설등록사항에 변동이 있는 경우 : 특수의료장비 시설등록사항 변경통보서에 다음 서류를 첨부할 것

가. 특수의료장비 등록증명서 원본 1부

나. 의료기관 개설허가증명서 또는 개설신고증명서 사본 1부(설치의료기관의 종류 또는 병상수를 변경한 경우에만 첨부한다)

다. 변경된 공동활용 의료기관의 특수의료장비 공동활용 동의서 사본 및 병상수 확인서 사본 각 1부(유방 촬영용 장치 외의 특수의료장비의 공동활용에 동의한 의료기관을 변경한 경우에만 첨부한다)

(3) 특수의료장비를 설치·운용하고 있는 의료기관의 개설자 또는 명칭이 변경되거나 특수의료장비의 용도 또는 설치장소가 변경된 경우 : 변경통보서에 다음 서류를 첨부할 것

가. 특수의료장비 등록증명서 원본 1부

나. 변경사항이 적혀 있는 의료기관 개설허가증명서 또는 개설신고증명서 사본 1부(의료기관의 개설자 또는 명칭이 변경되거나 의료기관이 개설장소를 이전하여 특수의료장비 설치장소가 변경된 경우에만 첨부한다)

2) 변경통보를 받은 시장·군수·구청장은 변경사항이 특수의료장비 설치인정기준에 맞다고 인정하면 특수의료장비 등록증명서를 고쳐 적거나 재발급하고, 변경사항을 특수의료장비

등록대장(전자문서로 된 대장을 포함한다)에 적어야 한다.

3) 특수의료장비를 설치·운영하는 의료기관의 개설자등은 특수의료장비를 양도 또는 폐기하거나 사용중지한 경우 그 사유가 발생한 날부터 30일 이내에 통보서(전자문서로 된 통보서를 포함한다)에 다음 서류를 첨부하여 시장·군수·구청장에게 제출하여야 한다.

(1) 특수의료장비 등록증명서 원본

(2) 양도 및 폐기를 확인할 수 있는 서류 사본 1부

4) 시장·군수·구청장은 통보를 받으면 그 사실을 특수의료장비 등록대장(전자문서로 된 대장을 포함한다)에 적어야 한다.

5) 다른 의료기관이 설치한 특수의료장비를 공동으로 활용하기 위하여 특수의료장비 공동활용 동의서를 제출하였던 의료기관의 개설자등이 별도로 특수의료장비를 설치·운영하려는 경우에는 공동활용하였던 특수의료장비를 설치한 의료기관의 개설자등이 먼저 시설등록사항의 변경통보를 한 후 등록을 하여야 한다.

4의2. 보건의료자원 통합신고포털을 통한 신청 등

1) 시장·군수·구청장은 국민건강보험법 시행규칙에 따른 보건의료자원 통합신고포털를 통하여 등록 신청, 등록사항의 변경 통보에 관한 사무를 처리할 수 있다.

2) 시장·군수·구청장은 처리한 사항(서면으로 등록 신청을 받거나 변경 등록을 통보받아 처리한 사항을 포함한다)을 국민건강보험법에 따른 건강보험심사평가원에 통보하여야 한다.

3) 특수의료장비를 설치·운영하려는 의료기관의 개설자등은 보건의료자원 통합신고포털을 통하여 등록 신청하는 경우에는 다음 각 호의 구분에 따라 서류의 사본을 제출하거나 서류의 제출을 생략할 수 있다.

1. 사본으로 제출할 수 있는 서류: 특수의료장비 공동활용 동의서

2. 제출을 생략할 수 있는 다음 각 목에 따른 서류

   가. 영상의학과 전문의 자격증 및 방사선사 면허증 사본

   나. 의료기관 개설허가증명서 또는 개설신고증명서 사본

   다. 의료기기 제조허가증 또는 수입허가증 사본

4) 특수의료장비를 설치·운영하고 있는 의료기관의 개설자등은 보건의료자원 통합신고포털을 통하여 등록사항의 변경 통보를 하는 경우에는 구분에 따라 서류의 제출을 생략할 수 있다.

(1) 인력등록사항의 변경 통보의 경우에 따른 서류

가. 특수의료장비 등록증명서 원본

나. 특수의료장비 관련 변경인력의 영상의학과 전문의 자격증 및 방사선사 면허증 사본

(2) 시설등록사항의 변경 통보의 경우에 따른 서류

가. 특수의료장비 등록증명서 원본

나. 의료기관 개설허가증명서 또는 개설신고증명서 사본

(3) 특수의료장비를 설치·운용하고 있는 의료기관의 개설자 또는 명칭의 변경 통보나 특수의료장비의 용도 또는 설치장소 변경 통보의 경우 다음 각 목에 따른 서류

가. 특수의료장비 등록증명서 원본

나. 변경사항이 적혀 있는 의료기관 개설허가증명서 또는 개설신고증명서 사본

(4) 특수의료장비의 양도, 폐기 또는 사용중지 통보의 경우: 특수의료장비 등록증명서 원본

5) 시장·군수·구청장 및 심사평가원은 규정에 따른 업무를 위하여 불가피한 경우 개인정보 보호법 시행령에 따른 주민등록번호 또는 외국인등록번호가 포함된 자료를 처리할 수 있다.

5. 품질관리검사

1) 특수의료장비를 설치·운영하는 의료기관의 개설자 등이 받아야 하는 정기적인 품질관리 검사는 서류검사와 정밀검사로 하되, 그 내용은 별표 2와 같다.

2) 품질관리검사의 기준은 별표 3과 같다.

3) 의료기관의 개설자등은 다음에 해당하는 경우에는 정밀검사를 받아야 한다.

(1) 특수의료장비를 설치하는 경우

(2) 특수의료장비의 설치장소를 변경한 경우. 이 경우 설치장소를 변경한 날로부터 30일 이내에 검사를 받아야 한다.

(3) 사용을 중지한 특수의료장비를 다시 사용하려는 경우

(4) 품질관리검사 결과 부적합한 것으로 판정된 특수의료장비를 다시 사용하려는 경우

4) 특수의료장비를 설치·운영하고 있는 의료기관의 개설자등은 정밀검사를 받은 날부터 검사주기에 따라 서류검사와 정밀검사를 받아야 한다.

5) 품질관리검사를 받으려는 의료기관의 개설자등은 특수의료장비 품질관리검사 신청서(전

자문서로 된 신청서를 포함한다)에 특수의료장비 등록증명서 사본 1부와 검사항목별 제출서류(전자문서를 포함한다) 또는 제출영상을 첨부하여 품질관리검사기관의 장에게 제출하여야 한다.

6. 품질관리검사업무의

1) 보건복지부장관은 품질관리검사기관에 검사업무를 위탁한다.
2) 검사를 위탁받은 품질관리검사기관은 품질관리검사를 신청한 의료기관의 개설자 등으로부터 품질관리검사기관이 보건복지부장관의 승인을 받아 정한 검사 수수료를 받을 수 있다.
3) 보건복지부장관은 특수의료장비 품질관리검사의 공정성과 효율성을 확보하기 위하여 품질관리검사기관에 대하여 필요한 지도와 감독을 할 수 있다.
4) 위탁 절차, 그 밖에 품질관리검사기관 위탁에 필요한 사항은 보건복지부장관이 정한다.

6의2. 품질관리검사기관

1) 품질관리검사업무를 위탁받아 수행하려는 자는 보건복지부장관이 정하는 바에 따라 품질관리검사기관으로 등록하여야 한다.
2) 품질관리검사기관은 별표 4의 기준에 적합하여야 한다.
3) 등록의 유효기간은 등록한 날부터 4년간으로 한다.
4) 유효기간이 만료되는 품질관리검사기관이 재등록을 하려는 경우에는 유효기간이 만료되는 날부터 6개월 전에 재등록을 신청하여야 한다.
5) 보건복지부장관은 품질관리검사기관이 다음 하나에 해당하는 경우에는 등록을 취소하거나 6개월 이내의 기간을 정하여 업무정지를 명하거나 시정명령 등 필요한 조치를 할 수 있다. 다만, 다음 어느 하나에 해당하는 경우에는 그 등록을 취소하여야 한다.
   (1) 거짓이나 그 밖의 부정한 방법으로 등록한 경우
   (2) 고의 또는 중대한 과실로 거짓의 품질관리검사 성적서를 발급한 경우
   (3) 업무정지 처분기간 중에 검사업무를 행한 경우
   (4) 검사기관 등록기준에 미달하는 경우
   (5) 보건복지부장관이 정하여 고시하는 검사 업무에 관한 규정을 위반한 경우
6) 품질관리검사기관 등록 절차, 재등록 절차, 행정처분의 세부기준, 그 밖에 품질관리검사기관 등록에 필요한 사항은 보건복지부장관이 정한다.

7. 검사 결과의 통보 등

1) 품질관리검사기관의 장은 특수의료장비에 대한 품질관리검사를 한 경우에는 특수의료장비 품질관리검사 성적서(전자문서로 된 성적서를 포함한다)를 신청인에게 내주고, 보건복지부장관, 시장·군수·구청장, 국민건강보험공단이사장 및 건강보험심사평가원장에게 검사 결과를 통보하여야 한다.
2) 시장·군수·구청장은 품질관리검사기관의 장으로부터 검사 결과를 통보받았을 때에는 이를 특수의료장비 등록대장(전자문서로 된 대장을 포함한다)에 적어야 한다.
3) 특수의료장비를 설치·운영하는 의료기관의 개설자등은 제1항에 따른 품질관리검사 결과를 그 특수의료장비에 부착하여 표시할 수 있다.

8. 특수의료장비의 관리자 선임 및 정도·안전 관리

1) 특수의료장비를 설치·운영하는 의료기관의 개설자등은 그 의료기관에 전속된 의사 중 설치된 장비에 관하여 전문 지식이 있는 자 또는 방사선사 1명을 특수의료장비의 관리자로 선임하여야 한다. 이 경우 의료기관의 개설자등이 의사이면 특수의료장비의 관리자를 겸임할 수 있다.
2) 선임되거나 겸임하는 특수의료장비의 관리자는 다음 업무를 수행한다.
   (1) 특수의료장비에 대한 인력·시설 관리
   (2) 정도관리항목에 따른 관리
   (3) 특수의료장비 수리·교정·변경 이력대장(전자문서로 된 대장을 포함한다)의 기록 관리
   (4) 팬텀영상관리
   (5) 임상영상관리
3) 특수의료장비 중 자기공명영상 촬영장치를 설치·운영하는 의료기관의 개설자등은 자장의 영향을 받으면 건강에 해를 끼칠 수 있는 인공심장박동기 등 인공물을 체내에 설치한 자가 자기공명영상 촬영장치가 설치된 구역에 접근하지 못하도록 차단조치와 주의표시를 하여야 한다.

9. 서류의 작성·비치·보존 및 제출

특수의료장비를 설치·운영하는 의료기관의 개설자등 및 품질관리검사기관의 장은 특수의료

장비에 관한 서류(전자문서를 포함한다)를 작성·비치 및 보존하여야 하고, 보건복지부장관이나 시장·군수·구청장이 요구하면 관계 서류(전자문서를 포함한다)를 제출하여야 한다.

10. 규제의 재검토

보건복지부장관은 다음 사항에 대하여 다음 기준일을 기준으로 2년마다(매 2년이 되는 해의 기준일과 같은 날 전까지를 말한다) 그 타당성을 검토하여 개선 등의 조치를 하여야 한다.

1. 특수의료장비의 설치인정기준: 2015년 1월 1일
2. 품질관리검사기관의 등록기준: 2015년 1월 1일

3. 원자력 안전법

1.1 원자력용어

1) 방사성물질

핵연료물질, 사용후핵연료, 방사성동위원소 및 원자핵분열생성물

2) 방사성동위원소

방사선을 방출하는 동위원소와 그 화합물중 대통령령이 정하는 것

대통령령

동위원소의 수량 및 농도가 위원회가 정하는 수량 및 농도를 초과하는 물질로서 다음 각 항의 물질을 제외한 것

(1) 핵연료 물질

(2) 핵원료 물질

(3) 방사성물질 또는 이를 내장한 장치중 방사선장해의 우려가 없는 것으로서 과학기술부장관이 정하여 고시하는 것

위원회 고시

제외되는 물질 : 방사성물질 또는 이를 내장한 장치 중 방사선장해의 우려가 없는 것

(1) 설계승인 및 검사를 받은 방사선기기에 내장된 것으로서 다음 각 목에 해당하는 것

① 연기감지기에 내장된 것

가. 연기감지기의 뒷면 및 이를 열었을 때 눈에 띄기 쉬운 곳에 방사성물질임을 나타내는 표지와 취급시의 주의사항(폐기방법 포함)을 부착하고 있을 것

나. 건물주와 공급자 사이에 연기감지기의 보수유지에 관한 유효한 서면 계약이 있을 것

② 일정 시설에 고정되어 있거나 물품 내부에 견고하게 부착되어 있는 다음과 같은 것

가. ^{3}H을 사용한 안전지시 등으로서 단위 제품 당 925 GBq(= 25 Ci)을 초과하지 아니하고 다음 조건을 만족하는 것

가) 방사성동위원소와의 접촉을 방지하는 구조일 것

나) 접근 가능한 표면에서의 표면방사선량률이 1 μSv/h 이하일 것

다) 취급으로 인한 개인피폭방사선량이 년간 10 μSv 미만일 것

나. ^{147}Pm을 사용한 항공기용 발광물질로서 3 GBq을 초과하지 않는 것

(2) 방사선기기에 내장된 것으로서 다음 각 항에 해당하는 것

① 게이지 또는 지시계(시계를 포함한다)에 견고하게 내장된 발광물질로서 다음 기준을 만족하는 것

가. 위원회고시 "방사선방호 등에 관한 기준"(이하 "방호기준"이라 한다.) 별표1의 제3란에 명시된 최소 수량이 100 kBq 미만인 제2란의 당해 방사성핵종을 함유하지 아니 할 것

나. 방사성 발광도료에 사람의 접촉이 어려운 상태의 것

다. 단위 제품당 방사능이 방호기준 별표1의 제2란의 당해 방사성핵종에 대한 제3란의 수량의 50배 이하이고, 표면방사선량률이 1 μSv/h 이하인 것

② 전기 및 가스 기기에 내장된 것으로서 다음 조건을 만족하는 것

가. 방호기준 별표1의 제3란에 명시된 최소수량이 10 kBq 미만인 제2란의 당해 방사성핵종을 함유하지 아니 할 것

나. 단위 부품당 방사능이 방호기준 별표1의 제2란의 당해 방사성핵종에 대한 제3란의 수량의 100배 미만일 것

다. 단위 부품 또는 여러 개의 단위 부품을 내장하는 기기의 표면방사선량률이 1 μSv/h 이하일 것

③ 군사용 기기에 내장된 다음과 같은 것

가. 9.25 MBq 이하의 241-Am

나. 37 GBq 이하의 3-H

다. 3 GBq 이하의 147-Pm

(3) ISO 2919-1999(E) 또는 ANSI N542-1977에 명시된 방사선계측기의 검·교정용 선원의 내구성 기준을 만족하는 밀봉된 방사성동위원소로서 그 수량이 3.7 MBq (= 100 μCi) 이하 또는 방호기준 별표1의 제2란의 당해 방사성핵종에 대한 제3란의 수량의 10배 이하인 것

(4) 방사성의약품으로 인증된 37 kBq 이하의 14-C를 과립형태로 내장한 캡슐을 인체에 대

한 진단용으로 사용하는 경우

3) 방사선

전자파 또는 입자선 중 직접 또는 간접으로 공기를 전리하는 능력을 가진 것으로서 대통령령이 정하는 것

대통령령

(1) 알파선·중양자선·양자선·베타선 기타 중하전입자선
(2) 중성자선
(3) 감마선 및 엑스선
(4) 5만전자볼트이상의 에너지를 가진 전자선

4) 방사선발생장치

하전입자를 가속시켜 방사선을 발생시키는 장치로서 대통령령이 정하는 것

대통령령

(1) 엑스선발생장치
(2) 사이크로트론
(3) 신크로트론
(4) 신크로사이크로트론
(5) 선형가속장치
(6) 베타트론
(7) 반·데 그라프형 가속장치
(8) 콕크로프트·왈톤형 가속장치
(9) 변압기형 가속장치
(10) 마이크로트론
(11) 방사광가속기
(12) 가속이온주입기
(13) 기타 위원회가 정하여 고시하는 것

• **제외되는 용도 및 용량**

(1) 하전입자를 가속시켜 방사선을 발생하는 장치로서 가속된 하전입자 및 이로 인해 부수적으로 발생하는 모든 방사선의 최대에너지가 5 keV 이하인 것

(2) 의료 진단용으로 사용하는 엑스선발생장치

(3) 자체 차폐된 장치로서 용량에 제한없이 접근가능한 기기 표면에서의 표면 방사선량률이 1 μSv/h(2.58×10−8 C/kg) 이하인 것

위원회가 정하는 고시

(1) 수소를 이용한 핵융합 실험장치

(2) 중수소를 이용한 핵융합 실험장치

5) 관계시설

원자로의 안전에 관계되는 시설로서 대통령령이 정하는 것

대통령령

(1) 원자로냉각계통시설

(2) 계측제어계통시설

(3) 핵연료물질의 취급시설 및 저장시설

(4) 원자력발전소안에 위치한 방사성폐기물의 처리·배출 및 저장시설

(5) 방사선관리시설

(6) 원자로격납시설

(7) 원자로안전계통시설

(8) 기타 원자로의 안전에 관계되는 시설로서 위원회가 정하는 것

6) 방사선관리구역

외부의 방사선량률, 공기중의 방사성물질의 농도 또는 방사성물질에 의하여 오염된 물질의 표면오염도가 총리령이 정하는 값을 초과할 우려가 있는 곳으로서 방사선의 안전관리를 위하여 사람의 출입을 관리하고 출입자에 대하여 방사선의 장해를 방지하기 위한 조치가 필요한 구역을 말한다.

총리령

(1) 외부방사선량률 : 1주당 400 마이크로시버트(400 μSv/wk)

(2) 공기중의 방사성물질의 농도 : 유도공기중농도

(3) 물체표면의 오염도 : 허용표면오염도

7) 방사선폐기물

방사성물질 또는 그에 따라 오염된 물질로서 폐기의 대상이 되는 물질(사용후핵연료를 포함)을 말한다.

"고준위방사성폐기물"이라 함은 방사성폐기물중 그 방사능농도 및 열발생률이 위원회가 정하는 값 이상인 방사성폐기물을 말한다 고준위방사성폐기물외의 방사성폐기물을 말한다.

〈위원회가 정하는 고준위 방사성폐기물〉

방사능농도	열발생률
반감기 20년 이상의 알파선을 방출하는 핵종으로4,000 Bq/g	2 kW/m^3

"중·저준위방사성폐기물"이라 함은 중· 저준위방사성폐기물 중에서 방사능농도가 자체처분 고시 별표2의 핵종별 농도 이상인 것을 말한다.

"저준위방사성폐기물"이라 함은 중· 저준위방사성폐기물 중에서 방사능농도가 자체처분 허용농도의 100배 이상이고 자체처분 고시 별표2의 핵종별 농도 미만인 것을 말한다.

"극저준위방사성폐기물"이라 함은 중· 저준위방사성폐기물 중에서 방사능농도가 자체처분 허용농도 이상이고, 자체처분 허용농도의 100배 미만인 방사성폐기물을 말한다.

8) 피폭방사선량

사람의 신체의 외부 또는 내부에 피폭하는 방사선량을 말한다. 다만, 진료를 위하여 피폭하는 방사선량과 인위적으로 증가시키지 아니하는 자연방사선량을 제외한다. 이 경우 방사선량의 종류 및 적용기준은 위원회가 정하여 고시한다.

9) 밀봉된 방사성 동위원소

기계적인 강도가 충분하여 파손될 우려가 없고, 부식되기 어려운 재료로 된 용기에 넣은 방사성동위원소로서 사용할 때에 방사선은 용기외부로 방출하지만 방사성동위원소는 누출하지 못하도록 되어 있는 것을 말한다.

10) 선량한도

외부에 피폭하는 방사선량과 내부에 피폭하는 방사선량을 합한 피폭 방사선량의 상한 값

구 분		방사선작업종사자	수시출입자 및 운반종사자	일 반 인
1. 유효선량한도		연간 50 mSv를 넘지 아니하는 범위에서 5년간 100 mSv	연간 12 mSv	연간1 mSv
2. 등가선량한도	수정체	연간 150 mSv	연간 15 mSv	연간15 mSv
	손·발 및 피부	연간 500 mSv	연간 50 mSv	연간50 mSv

1. 위 표에서 "5년간"이라 함은 임의의 특정연도부터 계산하여 매 5년씩의 기간 (예 : 1998~2002)을 말한다. 다만, 1998년도 이전의 기간에는 이를 적용하지 아니한다.
2. 일반인의 경우 5년간 평균하여 연 1 mSv를 넘지 아니하는 범위에서 단일한 1년에 대하여 1 mSv를 넘는 값이 인정될 수 있다.
3. 방사선작업종사자중 임신이 확인된 자와 일반인중 RI등을 제한적 또는 일시적으로 사용하는 자에 대하여는 위원회가 따로 정하여 고시하는 바에 의한다.
   (1) 임신한 사실을 사업자에게 보고하여 임신이 확인된 방사선작업종사자에 대하여는 임신이 확인된 시점부터 출산 시까지 하복부 표면에서의 등가선량한도를 2 mSv로 하고 같은 기간 동안 섭취하는 방사성핵종의 한도는 제7조에서 정하는 연간섭취한도(ALI)의 1/20로 한다. 이때 외부피폭과 내부피폭이 병존한다면 2 mSv 및 ALI/20에 대한 각각의 분율의 합이 1을 초과하지 아니 하여야 한다.
   (2) 방사성동위원소 등을 제한적 또는 일시적으로 사용하는 경우 일반인에 대한 선량은 연간 선량한도를 초과하지 아니하는 범위 내에서 주당 0.1 mSv 및 시간당 20 μSv까지 허용할 수 있다.

11) 허용표면오염도

물체 또는 인체 표면의 방사성오염도로서 과학기술부장관이 정하는 허용오염도

위원회 고시

(1) α선을 방출하는 방사성물질에 대하여는 4 kBq/m2

(2) α선을 방출하지 아니하는 방사성물질에 대하여는 40 kBq/m2

12) 표면방사선량률

방사성물질, 방사성물질을 내장한 용기 또는 장치, 방사선발생장치 및 방사선 차폐체 등 방

사선이 나오는 물체의 표면으로부터 10센티미터의 거리에서 측정한 방사선량률을 말한다.

13) 특수형방사성물질

견고한 고체형 방사성물질 또는 캡슐에 봉입된 방사성물질로서 위원회가 정하는 운반기준에 적합한 것을 말한다.

위원회 고시

(1) 견고한 고체형 방사성물질 또는 캡슐에 봉입된 방사성물질로서 한 변의 길이가 최소한 0.5센티미터 이상인 것

(2) 위원회가 정하여 고시하는 시험기준에 적합한 방사성물질

(3) 캡슐에 봉입된 방사성물질인 경우에는 캡슐이 파괴되어야만 개봉될 수 있도록 제작 된 것

14) 배출

방사성물질 또는 그에 의하여 오염된 물질(이하 "방사성물질등"이라 한다)로서 원자로이용시설에서 정상운전중에 발생한 액체상 또는 기체상의 방사성물질등을 과학기술부장관이 정하는 제한값 이내에서 배수시설 또는 배기시설을 통하여 계획적이고 통제된 상태하에서 외부로 내보내는 것을 말한다.

위원회 고시

배출관리기준을 적용함에 있어 배기중 또는 배수중 방사성핵종의 허용농도는 1주간의 평균치로 한다. 다만, 부득이한 경우에는 3개월간의 평균치로 갈음할 수 있다.

15) 연간섭취한도

방사선작업종사자가 1년동안 섭취할 경우 피폭방사선량이 선량한도에 이를 것으로 보이는 방사능의 양으로서 과학기술부장관이 정하는 값을 말한다.

16) 유도공기중농도

방사선작업종사자가 1년동안 흡입할 경우 방사능 섭취량이 연간섭취한도에 이를 것으로 보

이는 공기중의 농도로서 과학기술부장관이 정하는 값을 말한다.

17) 조사선량

엑스선 또는 감마 방사선에 의하여 공기 단위 질량당 생성된 전하량을 말한다. 조사선량의 단위로 쿨롱/킬로그램(C/kg) 또는 렌트겐(R)이 사용되며, 1R은 2.58×10−4 C/kg과 같다.

18) 흡수선량

물질의 단위 질량당 흡수된 방사선의 에너지를 말한다. 흡수선량의 단위로 그레이(Gy)가 사용되며, 1 Gy는 1 주울/킬로그램(J/kg)이다.

19) 등가선량

인체의 피폭선량을 나타낼 때 흡수선량에 당해 방사선의 방사선가중치를 곱한양을 말한다. 등가선량의 단위로 시버트(Sv)가 사용되며, 이때 사용할 방사선가중치는 아래와 같다.

종류 및 에너지 범위	방사선가중치(WR)1)
−광자(전에너지)	1
−전자 및 뮤온(전에너지)2	1
−중성자, 에너지 〈 10 keV	5
10 keV~100 keV	10
100 keV~2 MeV	20
2 MeV~20 MeV	10
〉 20 MeV	5
−반조양자이외의 양자 (에너지〉 2 MeV)	5
−알파입자, 핵분열 파편, 무거운 원자핵	20

1. 모든 값은 신체에 입사하는 방사선에 대한 것이며, 신체내 선원의 경우는 선원으로 부터 방출되는 방사선에 대한 것이다.
2. DNA에 결합된 원자핵들로부터 방출되는 오제전자는 제외된다.

20) 유효선량

인체내 조직간 선량분포에 따른 위험 정도를 하나의 양으로 나타내기 위하여 각 조직의 등가선량에 해당 조직의 조직가중치를 곱하여 이를 모든 조직에 대해 합산한 양을 말한다. 유효선량의 단위로 시버트가 사용되며, 이때 사용할 조직 가중치는 아래와 같다.

조직 또는 장기	조직가중치(WT)
생식선	0.20
골수(적색)	0.12
결 장	0.12
폐	0.12
위	0.12
방 광	0.05
유 방	0.05
간	0.05
식 도	0.05
갑상선	0.05
피 부	0.01
뼈표면	0.01
기타 조직	0.052.3

1. 이 수치들은 남녀 동수, 광범위한 연령층의 기준 인구집단으로부터 도출된 것이다. 이 값들은 유효선량을 정의할 때 작업자 또는 전 인구, 남녀 어느 쪽에 대해서도 적용된다.
2. 계산목적을 위하여 기타 조직은 다음의 추가 조직 및 장기로 구성된다. 즉, 부신, 뇌, 대장상부, 소장, 콩팥, 근육, 췌장, 비장, 흉선 및 자궁이 된다. 이 목록에는 선택적으로 방사선피폭이 있을 법한 장기가 포함되어 있다. 목록중의 어떤 장기는 암유발에 높은 감수성을 가진 것으로 알려져 있다. 만약, 다른 조직이나 장기가 암유발의 현저한 리스크를 갖는 것이 후에 확인된다면, 그들은 구체적인 WT 값과 함께 목록에 포함되거나 혹은 기타 조직을 구성하는 추가 목록에 포함될 것이다. 기타 조직에는 선택적으로 방사선에 피폭하는 다른 조직 또는 장기도 포함될 수 있다.
3. 기타 조직중의 하나가 위 표의 12개 기관중의 최고선량을 초과한 등가선량을 받는 예외적인 경우에는, 그 조직 또는 장기에 가중치 0.025를 적용하고, 그 이외의 나머지 조직 또는 장기의 평균선량에 0.025의 가중치를 적용한다.

21) 집단선량

다수의 사람이 피폭되는 경우에 그 집단의 개인피폭방사선량의 총합을 말한다. 집단선량의 단위로 맨 시버트(man−Sv)가 사용된다.

22) 예탁선량

체내에 존재하는 방사성핵종으로 인하여 그 사람이 일정기간 받게되는 내부 피폭 방사선량을 말한다. 예탁선량은 예탁등가선량이나 예탁유효선량으로 나타낼 수 있으며, 피폭을 고려하는 기간이 사전 지정되어 있지 아니 할 경우에 일정기간은 성인에 대해서는 50년, 아동에 대해서는 70년으로 한다.

23) 외부피폭

사람의 신체 외부에 있는 방사선원으로부터 방출된 방사선에 의한 피폭

24) 내부피폭

사람의 신체 내부에 유입되어 체내에 존재하는 방사성핵종으로부터 방출되는 방사선에 의한 피폭

25) 방사선투과검사

엑스선발생장치 또는 감마선조사장치에서 발생하는 X-선, 감마선 등을 방사선원으로 이용하는 비파괴 검사를 말한다.

26) 인과확률

방사선작업종사자 등에게 발생한 암이 방사선에 기인되었을 확률로서 다음식으로 산출되는 값이다.

인과확률 $= \frac{A}{A+B} \times 100$

A : 방사선 피폭에 의한 해당암의 초과위험　B : 해당암의 기저위험

27) 비방사능

방사성 핵종의 단위질량 당 방사능을 말한다.

28) 방사선원

밀봉된 방사성동위원소로서 이 기준에 따라 누설점검을 하여야 하는 선원을 말한다. 다만, 다음 각 항에서 정하는 방사선원은 제외한다.

(1) 베타 및 감마선을 방출하는 밀봉선원으로서 방사능량이 3.7 MBq 이하의 것
(2) 알파선을 방출하는 밀봉선원으로서 방사능량이 0.37 MBq 이하의 것
(3) 물리적 반감기가 30일 이하의 것

29) 작업실

밀봉되지 아니한 방사성동위원소 또는 방사성동위원소에 오염된 물건으로서 밀봉되지 아니한 것을 사용 또는 포장하는 곳

30) 판독특이자

가. 선량한도를 초과하여 방사선에 피폭된 자

나. 선량계의 훼손·분실 등으로 인하여 선량판독이 불가능하게 된 자

다. 위원회가 정하는 선량계 교체주기를 2개월 이상 지난 후 선량계를 제출한 자

31) 근접치료

밀봉선원을 이용하여 인체의 표면, 강내 도는 조직내의 근접거리에서 방사선을 조사하는 방사선치료를 말한다.

32) 처방선량

방사선진료전문의가 방사선치료를 위하여 처방한 선량을 말한다.

33) 자체처분

방사성폐기물 중에서 핵종별 농도가 자체처분 허용농도 미만임이 확인된 것을 「원자력안전법」의 적용대상에서 제외하여 방사성폐기물이 아닌 폐기물로 소각, 매립 또는 재활용등의 방법으로 관리하는 것을 말한다.

34) 자체처분 허용농도

방사성폐기물의 자체처분을 허용할 수 있는방사성핵종별 방사능 농도로서 별표1의 허용농도 또는 자체처분 허용선량을 만족함이 입증되는 농도를 말한다

35) 자체처분 허용선량

방사성폐기물의 자체처분에 따른 개인에 대한 연간 예상 피폭방사선량이 10 μSv 미만이고 집단에 대한 연간 예상 총피폭방사선량이 1 man·Sv 미만이 되는 값을 말한다.

1.2 방사성동위원소등의 허가

1) 허가절차

(1) 위원회의 위탁기관인 한국원자력안전기술원에 허가신청을 하고 적합성 심사를 받은 후 허가증을 발급받는다.

(2) 허가기준등

- 생산시설·사용시설 등의 위치·구조 및 설비가 위원회규칙으로 정하는 기술기준에 적합할 것
- 방사성동위원소 또는 그에 따라 오염된 물질 또는 방사선발생장치에 따라 발생한 피폭방사선량이 대통령령으로 정하는 선량한도를 초과하지 아니할 것
- 생산하려는 방사성동위원소 등의 성능 및 품질보증계획서의 내용이 위원회가 정하여 고시하는 기준에 적합할 것
- 대통령령으로 정하는 장비 및 인력을 확보할 것

– 인력기준

구 분	기 준
1. 방사성동위원소등을 인체에 사용하는 경우	방사성동위원소취급자특수면허 소지자 1명 및 방사선취급감독자면허, 방사성동위원소취급자일반면허 소지자 1명 이상
2. 방사성동위원소등을 인체 외에 사용하는 경우	
가. 밀봉된 방사성동위원소	
(1) 기기에 장비되지 않은 것으로서 연간 사용량이 1.85테라베크렐 이상	방사선취급감독자면허 또는 방사선관리기술사 1명 이상
(2) 기기에 장비되지 않은 것으로서 연간 사용량이 1.85테라베크렐 미만	방사성동위원소취급자일반면허 소지자 1명 이상
(3) 기기에 장비된 것으로서 연간 사용량이 3.7테라베크렐 이상	방사선취급감독자면허 소지자 또는 방사선관리기술사 1명 이상
(4) 기기에 장비된 것으로서 연간 사용량이 3.7테라베크렐 미만	방사성동위원소취급자일반면허 소지자 1명 이상
나. 밀봉되지 아니한 방사성동위원소	
(1) 연간 사용량이 1.85기가베크렐 이상	방사선취급감독자면허나 방사성동위원소취급자특수면허 소지자 또는 방사선관리기술사 1명 이상
(2) 연간 사용량이 1.85기가베크렐 미만	방사성동위원소취급자일반면허 또는 방사성동위원소취급자특수면허 소지자 1명 이상
다. 방사선발생장치	
(1) 1메가전자볼트 이상	방사선취급감독자면허 소지자 또는 방사선관리기술사 1명 이상
(2) 최대 사용전압 350킬로볼트 이상으로서 용량이 350킬로볼트 5밀리암페어 1대 이상	방사선취급감독자면허 소지자 또는 방사선관리기술사 1명 이상
(3) 최대 사용전압 350킬로볼트 미만으로서 용량이 250킬로볼트 5밀리암페어 2대 이상	방사선취급감독자면허 소지자 또는 방사선관리기술사

(4) (2) 및(3)에서 정한 각각의 전압·용량 및 수량이 동시에 해당되지 아니하는 경우	1명 이상 방사성동위원소취급자일반면허 소지자 1명 이상
3. 방사성동위원소등을 이동 사용하는 경우 가. 방사선투과검사의 목적으로 이동사용하는 경우 나. 가목 외의 경우	 방사선취급감독자면허 소지자 또는 방사선관리기술사 2명 이상 방사성동위원소취급자일반면허 소지자 1명 이상
4. 방사성동위원소 등의 판매업자 가. 방사성동위원소를 판매하는 경우 나. 방사선발생장치를 판매하는 경우	 방사선취급감독자면허 소지자 또는 방사선관리기술사 1명 이상 방사성동위원소취급자일반면허 소지자 1명 이상
5. 방사성동위원소 등의 생산업자	방사선취급감독자면허 소지자 또는 방사선관리기술사 1명 이상

– 장비기준

가. 밀봉된 방사성동위원소 또는 방사선발생장치를 사용하는 경우에는 방사선측정기 1대 이상

나. 밀봉되지 아니한 방사성동위원소를 사용하는 경우에는 사용시설마다 방사선측정기 및 방사능 측정기 각 1대 이상

다. 방사성동위원소등을 이동 사용하는 경우에는 방사선측정기 1대 이상. 다만 방사선투과검사 목적으로 이동 사용하는 경우에는 아래와 같다.

〈방사선투과검사 목적으로 이동사용 시 허가기준〉

구 분	기 준
장 비	방사선 투과 검사장비: 5대 이상 방사선 측정장비 – 방사선측정기: 방사선투과검사장비 1대당 1대 이상 – 방사선경보기: 방사선작업종사자 1명당 1개 이상 – 직독식개인선량계: 방사선작업종사자 1명당 1개 이상(방사선경보기로 알람도시메터를 갖추지 아니한 경우만 해당한다.) 방사선 방호장비 – 콜리메터(10밀리미터 이상): 방사선발생장치를 제외한 방사선투과검사 장비 1대당 1개 이상 – 경고등: 방사선투과검사 장비 1대당 4개 이상 방사선원 운반 전용차량: 2대 이상(승용차는 제외한다)
인 력	면허 소지자 – 방사선취급감독자면허 소지자 또는 방사선관리기술사: 2명 이상

라. 밀봉된 방사성동위원소를 판매하는 경우에는 방사선측정기 2대 이상과 방사선원 운반차량 1대 이상

마. 밀봉되지 아니한 방사성동위원소를 판매하는 경우에는 방사선측정기 및 방사능측정기 각 2대 이상과 방사선원 운반차량 1대 이상

바. 방사선발생장치를 판매하는 경우에는 방사선측정기 2대 이상

사. 방사성동위원소를 생산하는 경우에는 방사선측정기 및 방사능측정기 각 2대 이상과 방사선원 운반차량 1대 이상

아. 방사선발생장치를 생산하는 경우에는 방사선측정기 2대 이상

2) 방사선안전관리자

(1) 허가사용자 및 신고사용자는 방사선 안전관리에 관한 다음 업무를 수행하기 위하여 대통령령으로 정하는 바에 따라 방사선안전관리자를 선임하여 방사성동위원소등의 사용개시 전에 이를 위원회에 신고하여야 한다. 신고한 사항을 변경하려는 때에도 또한 같다.

① 안전관리규정 및 기술기준의 준수여부 점검

② 방사선작업종사자 또는 방사선관리구역에 출입하는 자에 대한 방사선장해방지조치

③ 허가사용자 및 신고사용자에 대한 방사선 안전관리에 관한 조치 권고

④ 그 밖에 방사선 안전관리를 위하여 필요한 조치

(2) 위원회는 방사선안전관리자가 업무를 게을리한 때에는 허가사용자 및 신고사용자에게 그 방사선안전관리자의 해임을 요구할 수 있다.

(3) 허가사용자 및 신고사용자는 해임요구를 받은 때에는 정당한 사유가 없으면 해당 방사선안전관리자를 지체 없이 해임하고 새로운 방사선안전관리자를 선임하되, 해임한 날부터 30일 이내에 위원회에 선임신고 및 해임신고를 하여야 한다.

(4) 허가사용자 및 신고사용자는 해임된 후 1년이 지나지 아니한 사람을 방사선안전관리자로 선임하여서는 아니 된다.

(5) 허가사용자, 신고사용자, 방사선작업종사자 및 방사선관리구역출입자는 방사선 안전관리에 관한 방사선안전관리자의 조치와 권고에 따라야 한다.

(6) 방사선안전관리자를 선임한 허가사용자 또는 신고사용자는 다음 하나에 해당하는 경우에는 대통령령으로 정하는 바에 따라 대리자를 지정하여 일시적으로 방사선안전관리자의 직무를 대행하게 하여야 한다.

① 방사선안전관리자가 여행·질병이나 그 밖의 사유로 일시적으로 그 직무를 수행할 수 없는 경우

② 방사선안전관리자의 해임 또는 퇴직과 동시에 다른 방사선안전관리자가 선임되지 아니한 경우

(7) 방사선안전관리자 및 대리자의 자격 요건, 대리자의 직무대행기간 등에 필요한 사항은 대통령령으로 정한다

대통령령

(방사선안전관리자의 선임 등)

① 허가사용자 및 신고사용자는 사업소마다 방사선안전관리자를 선임하여야 하며, 선임한 방사선안전관리자를 변경하거나 해임한 때에는 지체 없이 새로운 방사선안전관리자를 선임하여야 한다.

② 방사성동위원소등을 사업소 외에서 방사선투과검사를 목적으로 이동사용하기 위한 작업장 개설 또는 변경 신고를 한 자는 작업장마다 각각 방사선안전관리자를 선임하여야 한다. 다만, 작업장이 다음 어느 하나에 해당하는 경우에는 작업장마다 방사선안전관리자

를 선임하지 아니하고 해당 각 호의 구분에 따라 방사선안전관리자를 선임할 수 있다.

1. 작업장이 같은 시·군·구에 위치하거나 그 시·군·구 경계에서 15킬로미터 이내에 위치하는 경우: 2개 이하(전용 방사선 사용시설에서만 방사선원을 사용하는 경우에는 3개 이하)의 작업장마다 1명의 방사선안전관리자
2. 작업장이 방사선원을 1개만 사용하고, 방사선 작업기간이 1개월 미만이며, 방사선안전관리자가 방사선 작업에 항상 참여하는 경우: 5개 이하의 작업장마다 1명의 방사선안전관리자

③ 방사선안전관리자를 선임하거나, 선임한 방사선안전관리자를 변경 또는 해임 후 선임하는 때에는 다음 각 호의 기한까지 총리령으로 정하는 바에 따라 위원회에 신고하여야 한다.

1. 방사선안전관리자를 선임하는 경우: 방사성동위원소등의 사용개시 전
2. 방사선안전관리자를 변경하려는 경우: 변경 전
3. 방사선안전관리자를 해임 후 선임하는 경우: 해임한 날부터 30일 이내

(방사선안전관리자의 자격요건)

① 방사선안전관리자의 자격요건은 다음 각 호와 같다.

1. 허가사용자가 선임하는 경우에는 해당 사업소 종업원 중에서 해당하는 면허를 소지한 사람 또는 방사선관리기술사 자격을 소지한 사람
2. 신고사용자가 선임하는 경우에는 해당 사업소 종업원 중에서 방사성동위원소등의 취급업무에 종사한 경력이 있는 사람

② 방사선안전관리를 업무대행자에게 대행시키는 자는 별표 4 제3호에 따른 인력을 방사선안전관리자로 선임할 수 있다.

③ 방사선안전관리자의 자격요건에 관한 세부적인 사항은 총리령으로 정한다.

(방사선안전관리자의 대리자 지정 및 자격요건 등)

① 방사선안전관리자를 선임한 허가사용자 또는 신고사용자는 다음 어느 하나에 해당하는 사유 발생 즉시 방사선안전관리자의 대리자를 지정하고 총리령으로 정하는 바에 따라 지정서를 작성해 둬야 한다.

② 대리자의 직무대행기간은 다음 구분에 따른다.

1. 법제53조의2제6항제1호의 경우: 연간 30일 이내. 다만, 출산휴가로 인한 경우 연간 90일 이내로 한다.

2. 법제53조의2제6항제2호의 경우: 해임 또는 퇴직한 날부터 30일 이내

③ 법제53조의2제7항에 따른 대리자의 자격요건은 다음 구분에 따른다.

1. 허가사용자가 선임하는 경우: 다음 각 목의 어느 하나에 해당하는 해당 사업소 종업원
   가. 법제84조제2항제5호부터 제7호까지의 규정 중 어느 하나에 해당하는 면허를 소지한 사람
   나. 방사선관리기술사 자격을 소지한 사람
   다. 방사성동위원소등의 취급업무에 종사한 경력이 있는 사람

2. 신고사용자가 선임하는 경우: 해당 사업소 종업원 중에서 방사성동위원소등의 취급업무에 종사한 경력이 있는 사람

④ 제3항에 따른 대리자의 자격요건에 관한 세부사항은 총리령으로 정한다.

(방사선안전관리자의 자격요건)

① 방사선안전관리자의 자격요건은 다음 각 호와 같다.

1. 허가사용자가 선임하는 경우에는 해당 사업소 종업원 중에서 해당하는 면허를 소지한 사람 또는 방사선관리기술사 자격을 소지한 사람
2. 신고사용자가 선임하는 경우에는 해당 사업소 종업원 중에서 방사성동위원소등의 취급업무에 종사한 경력이 있는 사람

② 방사선안전관리를 업무대행자에게 대행시키는 자는 별표 4 제3호에 따른 인력을 방사선안전관리자로 선임할 수 있다.

③ 방사선안전관리자의 자격요건에 관한 세부적인 사항은 총리령으로 정한다

총리령(시행규칙)

(방사선안전관리자의 선임신고 등)

① 방사선안전관리자의 선임·변경 및 해임신고는 서식에 따른다.

② 신고서에는 다음의 서류를 첨부하여야 한다.

1. 방사선안전관리자의 재직을 증명하는 서류(업무대행 인력으로 방사선안전관리자를 갈음하려는 경우에는 업무대행 계약서류 사본) 1부
2. 허가사용자의 경우 면허증 사본(보수교육 이수 증명서류를 포함한다) 또는 「국가기술자격법」에 따른 방사선관리기술사 자격증 사본 1부

3. 신고를 한 자의 경우 방사성동위원소등의 취급업무에 종사한 경력확인서류 및 방사선안전관리자 교육 이수 증명서류 각 1부
4. 방사선안전관리자의 업무분장 내용 1부(2명 이상인 경우로 한정한다)
5. 신고한 사항을 변경하는 경우 그 사실을 증명하는 서류 1부

(방사선안전관리자의 자격요건 등)

① 방사선안전관리자의 세부 자격요건은 다음과 같다.
  1. 허가사용자가 선임하는 경우에는 다음 구분에 따른 요건을 갖춘 사람
    가. 면허를 소지한 경우: 선임일부터 최근 3년 이내에 면허를 취득하였거나 보수교육을 받은 사람
    나. 방사선관리기술사 자격을 소지한 경우: 방사선관리기술사자격을 취득하고 기술사로 등록하거나 등록을 갱신한 사람
  2. 신고사용자가 선임하는 경우에는 방사성동위원소등의 취급업무에 종사한 경력이 있는 사람으로서 선임일부터 최근 3년 이내에 방사선안전관리자 교육을 받은 사람

② 방사선안전관리자가 2명 이상인 경우 각각의 방사선안전관리 업무를 명확하게 구분하여야 한다.

(방사선안전관리자의 대리자 지정 및 자격요건)

① 방사선안전관리자의 대리자 지정서는 별지 서식에 따른다.

② 대리자의 세부 자격요건은 별표 1의3과 같다.

[별표 1] 대리자 인력기준

구분	기준
1. 허가사용자 가. 생산 또는 판매	(1) SRI면허 또는 방사선관리기술사 자격을 소지한 사람 (2) RI취급자일반면허를 소지한 사람 (3) RI등 취급업무에 종사한 경력이 3년 이상인 사람으로서 지정일부터 역산하여 2년 이내에 방사선안전관리자 교육을 받은 사람
나. 사용 1) 인체에 사용하는 경우	
가) 방사성동위원소취급자특수면허를 소지한 방사선안전관리자의 대리자	(1) RI취급자특수면허를 소지한 사람 (2) RI등 취급업무에 종사한 경력이 3년 이상인 사람으로서 「의료법」 제5조에 따른 의사면허를 소지한 사람
나) 가) 외의 면허 또는 자격을 소지한 방사선안전관리자의 대리자	(1) SRI면허 또는 방사선관리기술사 자격을 소지한 사람 (2) RI취급자일반면허를 소지한 사람 (3) RI등 취급업무에 종사한 경력이 3년 이상인 사람으로서 지정일부터 역산하여 2년 이내에 방사선안전관리자 교육을 받은 사람
2) 인체 외에 사용하는 경우	(1) SRI면허 또는 방사선관리기술사 자격을 소지한 사람 (2) RI취급자일반면허를 소지한 사람 (3) RI등 취급업무에 종사한 경력이 3년 이상인 사람으로서 지정일부터 역산하여 2년 이내에 방사선안전관리자 교육을 받은 사람
다. 이동사용	
1) 방사선투과검사의 목적으로 이동사용하는 작업장의 경우	(1) SRI면허 또는 방사선관리기술사 자격을 소지한 사람 (2) RI취급자일반면허를 소지한 사람 (3) RI등 취급업무에 종사한 경력이 5년 이상인 사람으로서 지정일부터 역산하여 2년 이내에 방사선안전관리자 교육을 받은 사람 (4) 「국가기술자격법」에 따른 방사선비파괴검사 산업기사 이상 자격을 소지한 사람으로서 RI등 취급업무에 종사한 경력이 2년 이상이고 지정일부터 역산하여 2년 이내에 방사선안전관리자 교육을 받은 사람

2) 1) 외의 경우	(1) SRI면허 또는 방사선관리기술사 자격을 소지한 사람 (2) RI취급자일반면허를 소지한 사람 (3) RI등 취급업무에 종사한 경력이 3년 이상인 사람으로서 지정일부터 역산하여 2년 이내에 방사선안전관리자 교육을 받은 사람
2. 신고사용자: 사용 및 이동사용	(1) RI등 취급업무에 종사한 경력이 있는 자로서 지정일부터 역산하여 3년 이내에 방사선안전관리자 교육을 받은 사람 (2) RI등 취급업무에 종사한 경력이 1년 이상인 사람 (3) RI등 취급업무에 종사한 경력이 있는 자로서 해당 사업소의 직제에서 방사선안전관리자를 지휘·감독하는 직위에 있는 사람

1.3 검사

1) 시설검사

(1) 허가사용자는 방사성동위원소 등의 생산시설·사용시설·분배시설·저장시설·보관시설·처리시설·및 배출시설을 설치 또는 변경한 때에는 해당시설에 대하여 위원회의 검사를 받아야 한다.

(2) 허가사용자가 다음 어느 하나에 해당하는 사용시설등에 대하여 총리령으로 정하는 바에 따라 자체점검을 실시하고, 그 자체점검 결과에 대하여 위원회의 서면심사를 받아 합격한 경우에는 해당 자체점검으로 시설검사를 갈음한다. 다만, 해당 사용시설등을 최초로 검사하는 경우에는 그러하지 아니하다.

① 승인을 받은 방사선기기(별도의 방사선차폐체를 설치하지 아니하고 취급할 수 있는 것만 해당한다)를 설치한 사용시설등

② 승인을 받은 방사선발생장치로서 총리령으로 정하는 장치를 설치한 사용시설등

③ 370기가베크렐 미만의 밀봉된 방사성동위원소의 사용시설등

(3) 업무대행자가 사용시설 등에 대하여 총리령으로 정하는 바에 따라 감리를 실시하고, 그 감리 결과에 대하여 위원회의 서면심사를 받아 합격한 경우에는 그 감리로 시설검사를 갈음한다. 다만, 해당 사용시설 등을 최초로 검사하는 경우에는 그러하지 아니하다.

(4) 검사, 자체점검 또는 감리 결과에 대한 서면심사 결과 그 사용시설 등의 설치 또는 변경이 법 규정에 따른 허가내용과 일치하는 경우에는 합격으로 한다.

(5) 위원회는 제출된 자체점검 결과 또는 감리 결과에 대한 서면심사 결과 불합격한 사용시설 등에 대해서는 제(1)항에 따른 검사를 하여야 한다.

2) 시설검사 면제대상

(1) 밀봉되지 아니한 방사성동위원소의 저장시설을 변경하는 경우
(2) 방사성폐기물(폐기선원을 제외한다)의 저장시설을 변경하는 경우
(3) 일시적인 사용 장소에 사용시설 등을 설치하는 경우
(4) 규정에 따라 신고대상인 방사성동위원소 등을 사용하기 위하여 사용시설 등을 추가로 설치하거나 변경하는 경우
(5) 규정에 따른 제작검사에 합격한 방사선기기를 기존시설의 변경 없이 설치하는 경우
(6) 방사광가속기에 방사광빔라인을 추가로 설치하거나 구조를 변경하는 경우로서 위원회가 시설검사가 필요 없다고 인정하는 경우
(7) 방사선발생장치의 보관시설을 설치하거나 변경하는 경우

3) 정기검사

(1) 허가사용자는 규정에 따라 사용시설 등의 시설 및 그 운영에 관하여 총리령으로 정하는 바에 따라 정기적으로 위원회의 검사를 받아야 한다.
(2) 업무대행자는 규정에 따라 대행업무의 운영 및 내용에 관하여 총리령으로 정하는 바에 따라 정기적으로 위원회의 검사를 받아야 한다.
(3) 다음 요건을 모두 갖춘 허가사용자가 사용시설 등의 시설 및 그 운영에 관하여 총리령으로 정하는 바에 따라 자체 점검을 하고, 그 자체점검 결과에 대하여 위원회의 서면심사를 받아 합격한 경우에는 해당 자체 점검으로 정기검사를 갈음한다. 다만, 최초의 정기검사에 대해서는 그러하지 아니하다.
   ① 총리령으로 정하는 정기검사 주기가 3년 또는 5년인 사용시설등을 설치·운영하는 자일 것
   ② 직전 정기검사에서 시정 또는 보완명령을 받지 아니하였을 것
   ③ 정기검사 해당 연도의 1월 1일부터 기산하여 최근 3년간 규정에 따른 보고(해당 사용시설 등의 시설 및 그 운영에 관한 보고에 한정한다)가 누락되지 아니하였을 것
   ④ 정기검사 해당 연도의 1월 1일부터 기산하여 최근 3년간 판독특이자가 발생하지 아니하였을 것

⑤ 정기검사 해당 연도의 1월 1일부터 기산하여 최근 5년간 규정에 따른 방사선발생장치 또는 방사성물질등에 관한 도난·분실·화재, 그 밖의 사고가 발생하지 아니하였을 것

(4) 검사결과 또는 자체점검 결과에 대한 서면심사 결과 규정에 따른 기준에 맞게 유지된 경우에는 합격으로 한다.

(5) 위원회는 제출된 자체점검 결과에 대한 서면심사 결과 불합격한 사용시설 등의 시설 및 그 운영에 대해서는 검사를 하여야 한다.

4) 정기검사의 면제

(1) 규정에 따른 검사결과나 허가사용자 및 업무대행자의 자체 안전관리 수준이 우수하다고 위원회가 인정하는 허가사용자 및 업무대행자에 대해서는 정기검사를 면제한다.

(2) 검사면제의 기준 등 검사면제에 필요한 사항은 위원회가 정하여 고시한다.

위원회 고시

- 목 적: 방사성동위원소 등의 허가사용자 및 업무대행자에 대한 정기검사의 면제를 위한 기준 등에 관하여 필요한 사항을 규정함을 목적으로 한다.
- 적용범위: 정기검사 주기가 매 1년인 방사성동위원소 등의 허가사용자 및 업무대행자 중에서 전년도에 정기검사 또는 수시검사를 받은 자에 대하여 적용한다.
- 면제기준: 안전관리실적평가표 따른 평점이 70점 이상인 허가사용자 및 업무대행자에 대하여는 해당년도 정기검사를 면제해주며 한국원자력안전기술원장은 정기검사가 면제되는 허가사용자 및 업무대행자에 대하여 해당년도 정기검사계획에 따라 이를 통보하여야 한다.
- 면제대상자 선정: 한국원자력안전기술원장은 매년 2월말까지 규정에 따른 면제기준에 해당하는 허가사용자 및 업무대행자를 해당년도 정기검사계획에 반영하여 위원회의 승인을 받아야 한다.
- 예외규정: 위원회는 정기검사가 면제된 허가사용자 및 업무대행자에 대하여 방사선안전관리상 문제가 있거나 문제가 있을 것으로 예상되는 경우에는 수시 검사를 통하여 방사선안전관리상태를 점검할 수 있다.

5) 정기검사의 신청

검사를 받아야 하는 자는 검사신청서를 위원회에 제출하여야 한다. 다만, 위원회가 해당년도 정기검사 대상기관에 대하여 그 검사계획을 수립하여 허가사용자 및 업무대행자에게 통보한 경우에는 그러하지 아니하다.

6) 사용자에 대한 정기검사의 시기

구분	검사시기
1. 방사성동위원소등을 인체에 사용하는 공장 또는 사업소	
가. 인체의 치료 및 체내외 검진을 목적으로 사용하는 경우	매 1년
나. 가목 외의 경우	
(1) 연간 사용량이 3.7기가베크렐(100밀리큐리) 이상	매 3년
(2) 연간 사용량이 3.7기가베크렐(100밀리큐리) 미만	매 5년
2. 방사성동위원소등을 인체에 사용하지 않는 공장 또는 사업소	
가. 밀봉된 방사성동위원소	
(1) 연간 사용량이 111테라베크렐(3,000큐리) 이상	매 3년
(2) 연간 사용량이 111테라베크렐(3,000큐리) 미만	매 5년
나. 밀봉되지 않은 방사성동위원소	
(1) 연간 사용량이 3.7기가베크렐(100밀리큐리) 이상	매 3년
(2) 연간 사용량이 3.7기가베크렐(100밀리큐리) 미만	매 5년
다. 방사선발생장치	
(1) 1기가전자볼트 이상	매 1년
(2) 1기가전자볼트 미만, 1메가전자볼트 이상	매 3년
(3) 최대사용전압 350킬로볼트 이상으로서 용량이 350킬로볼트, 5밀리암페어 1대 이상	매 3년
(4) 최대사용전압 350킬로볼트 미만으로서 용량이 250킬로볼트, 5밀리암페어 2대 이상	매 3년
(5) (3) 또는 (4)에서 정한 각각의 전압·용량 및 수량에 해당되지 않는 경우	매 5년
3. 방사성동위원소 등의 이동사용을 전문으로 하는 사업소	매 1년
4. 판매허가를 받은 자	
가. 밀봉된 방사성동위원소	
(1) 연간 판매량이 370테라베크렐(10,000큐리) 이상	매 1년
(2) 연간 판매량이 370테라베크렐(10,000큐리) 미만	매 3년
나. 밀봉되지 아니한 방사성동위원소	
(1) 연간 판매량이 37테라베크렐(1,000큐리) 이상	매 1년
(2) 연간 판매량이 37테라베크렐(1,000큐리) 미만	매 3년
다. 방사선발생장치	매 3년
5. 방사성동위원소 등의 생산허가를 받은 자	매 1년
6. 업무대행자	매 1년

1.4 취급기준

1.4.1 개봉선원

(1) **생산에 관한 기술기준**

① 다음 각 목에 해당하는 조치를 함으로써 방사선작업종사자 또는 수시출입자의 피폭방사선량이 선량한도를 초과하지 아니하도록 할 것

가. 차폐벽이나 차폐물에 의하여 방사선을 차폐할 것

나. 원격조작장치·집게 등을 사용하여 개봉선원과 인체 사이에 적당한 거리를 확보하고 차폐물을 이용하도록 할 것

다. 면밀한 작업계획 및 숙달·훈련 등을 통하여 인체에 방사선이 피폭되는 시간을 단축할 것

② 생산시설 안의 사람이 상시 출입하는 장소에서 사람이 호흡하는 공기중 방사성동위원소의 농도는 방사성동위원소에 의하여 오염된 공기를 정화하거나 배기함으로써 유도 공기중농도를 초과하지 아니하도록 할 것

③ 생산시설 안의 사람이 접촉하는 물건표면의 방사성동위원소의 오염도가 허용표면오염도를 초과하지 아니하도록 할 것

④ 생산시설 안에서는 작업복·신발·보호구 등을 착용하되, 이를 착용한 채 작업실을 나가지 아니하도록 할 것

⑤ 생산시설을 나갈 때에는 인체에 착용하고 있는 물건표면에 대하여 방사성동위원소에 의한 오염상태를 검사하고 그 오염을 제거할 것

⑥ 생산시설에는 눈에 띄기 쉬운 장소에 방사선장해방지에 필요한 주의사항을 게시할 것

(2) **사용 또는 분배에 관한 기술기준**

① 사용시설 또는 작업실에서 사용·분배할 것

② 다음 각 목에 해당하는 조치를 함으로써 방사선작업종사자 또는 수시출입자의 피폭방사선량이 선량한도를 초과하지 아니하도록 할 것

가. 차폐벽이나 차폐물에 의하여 방사선을 차폐할 것

나. 원격조작장치·집게 등을 사용하여 개봉선원과 인체 사이에 적당한 거리를 확보하고 차폐물을 이용하도록 할 것

다. 면밀한 작업계획 및 숙달·훈련 등을 통하여 인체에 방사선이 피폭되는 시간을 단축할 것

③ 작업실안의 사람이 상시 출입하는 장소에서 사람이 호흡하는 공기중 방사성동위원소의 농도는 방사성동위원소에 의하여 오염된 공기를 정화하거나 배기함으로써 유도공기중농도를 초과하지 아니하도록 할 것
④ 작업실 또는 오염검사실안의 사람이 접촉하는 물건표면의 방사성동위원소의 오염도가 허용표면 오염도를 초과하지 아니하도록 할 것
⑤ 작업실안에서는 작업복·신발·보호구 등을 착용하되, 이를 착용한 채 작업실을 나가지 아니하도록 할 것
⑥ 작업실을 나갈 때에는 인체 및 작업복·신발·보호구 등 인체에 착용하고 있는 물건표면에 대하여 방사성동위원소에 의한 오염상태를 검사하고 그 오염을 제거할 것
⑦ 사용 또는 분배시설에는 눈에 띄기 쉬운 장소에 방사선장해방지에 필요한 주의사항을 게시할 것

(3) 저장에 관한 기술기준

① 용기에 넣어 저장시설에 저장할 것
② 저장시설의 저장능력을 초과하여 저장하지 아니할 것
③ 방사선작업종사자 또는 수시출입자의 피폭방사선량이 선량한도를 초과하지 아니하도록 할 것
④ 저장함은 개봉선원의 보관중에는 그 운반을 제한하도록 할 것
⑤ 저장시설안의 사람이 호흡하는 공기중 방사성동위원소의 농도가 유도공기중농도를 초과하지 아니하도록 할 것
⑥ 저장시설안의 사람이 접촉하는 물건표면의 방사성동위원소의 오염도가 허용표면오염도를 초과하지 아니하도록 다음 각 목의 조치를 할 것
  가. 액체상의 방사성동위원소는 액체가 흘러 넘치지 아니하는 구조 및 액체가 침투할 수 없는 재료로 된 용기에 넣을 것
  나. 액체상의 방사성동위원소를 넣은 용기가 균열 또는 파손될 우려가 있는 경우에는 밑받이·흡수재 기타 시설 또는 기구를 사용하여 방사성동위원소에 의한 오염의 확산을 방지할 것
⑦ 방사선관리구역에는 사람의 출입을 제한하는 조치를 할 것

(4) 개봉선원 및 그에 의하여 오염된 물질을 사업소 안에서 운반하는 경우 기술기준

① 용기에 봉입하여 운반할 것. 다만, 다음의 조치를 하는 경우에는 그러하지 아니하다.

가. 방사성동위원소에 의하여 오염된 것(당해 물질에 함유된 방사성동위원소의 농도가 허용표면오염도를 초과하지 아니하는 것)으로서 방사성동위원소의 확산 또는 누설의 방지조치를 하거나 기타 위원회가 정하여 고시하는 방사선장해방지를 위한 조치를 하여 운반하는 경우

나. 방사성동위원소에 의하여 오염된 것으로서 대형기계 등 용기에 넣어 운반하기 어려운 것을 위원회의 승인을 얻어 운반하는 경우

② 방사성동위원소 및 그에 의하여 오염된 물질을 넣은 용기및 이를 적재하는 차량이나 방사성동위원소 및 그에 의하여 오염된 물질을 운반하는 기계·기구의 표면으로부터 10센티미터 및 차량의 외부표면으로부터 2미터 떨어진 위치의 방사선량률이 각각 위원회가 정하여 고시하는 방사선량률을 초과하지 아니하도록 하고 운반물표면의 방사성동위원소의 오염도가 허용표면오염도를 초과하지 아니하도록 할 것

③ 운반물을 차량등에 실을 때에는 운반 중에 이동·전도 또는 전락 등에 의하여 운반물의 안전성이 손상되지 아니하도록 할 것

④ 동일한 차량등에 규정(위험물질 혼재의 제한 등)에 의한 위험물과 운반물을 혼재하지 아니하도록 할 것

위험물의 종류

1. 화약류
2. 고압가스
3. 휘발유·알코올·이황화탄소 기타 인화성 물질로서 인화점이 섭씨 50도 이하인 것
4. 염산·황산·질산 기타 강산류로서 산의 함유량이 체적의 10퍼센트를 초과하는 것
5. 1 내지 4에 의한 것 외에 운반물의 안전한 운반에 지장을 초래할 우려가 있는 물건 또는 물질

⑤ 운반물의 운반경로에는 표지를 설치하거나 감시인을 배치하는 등의 방법으로 운반에 종사하지 아니하는 자와 운반에 사용되지 아니하는 차량등의 출입을 제한할 것

⑥ 운반물을 운반하는 차량등은 서행하도록 할 것

⑦ 방사성동위원소의 취급에 관하여 지식과 경험을 갖춘 자를 동행하게 하거나 방사선장해방지를 위하여 필요한 감독을 하도록 할 것

⑧ 운반물 및 차량등에는 눈에 띄기 쉬운 곳에 표지를 부착할 것

⑨ 방사선작업종사자외의 사람이 운반물의 운반에 종사하는 경우에는 그의 피폭방사선량이

선량한도를 초과하지 아니하도록 할 것

⑩ 용기 밖의 운반물 등을 오염시킬 우려가 있는 방사성동위원소 및 그에 의하여 오염된 물질은 기밀구조의 용기에 넣어 운반할 것

⑪ 액체상태의 방사성동위원소 및 그에 의하여 오염된 물질은 그 액체의 침투나 부식이 잘 되지 아니하는 재료로 만들어지고 전복되기 어려운 구조로 된 용기에 넣어 운반할 것

- 위항 제③호의 조치의 전부 또는 일부를 하기가 곤란한 경우에는 위원회의 승인을 얻은 조치로 이를 갈음할 수 있다. 이 경우 당해 운반물의 표면으로부터 10 cm 및 2 m 떨어진 위치의 방사선량률은 각각 위원회가 정하여 고시하는 방사선량률을 초과하여서는 아니 된다.
- 위항 제①호·제②호·제⑤호 내지 제⑧호의 규정은 방사선관리구역안에서의 운반에 관하여는 이를 적용하지 아니한다.
- 위 항의 규정은 방사성동위원소 및 그에 의하여 오염된 물질을 사용시설등의 안에서 운반하는 경우와 운반 시간이 짧고 방사선장해의 우려가 없는 경우에는 이를 적용하지 아니한다.

(5) 사업소 안에서 방사성동위원소 또는 그에 의하여 오염된 물질을 보관·처리 및 배출하는 경우 기술기준

① 기체상의 방사성동위원소 또는 그에 의하여 오염된 물질은 이를 배기설비로 정화하거나 배출할 것

② 제①호의 방법으로 배출하는 경우에는 배기설비의 배기구에서의 배기중 방사성동위원소의 농도를 배출관리기준의 제한값 이하로 할 것. 다만, 배기구에서의 배기중 방사성동위원소의 농도를 배출관리기준의 제한값 이하로 하기가 곤란한 경우로서 배기중 방사성동위원소의 농도를 감시하기 위한 배기감시설비를 하고 사업소 등의 경계외부에서의 공기중 방사성동위원소 농도를 배출관리기준의 제한값 이하로 하는 경우에는 그러하지 아니하다.

③ 배기설비에 부착한 방사성동위원소를 제거하는 때에는 깔개·밑받이 또는 흡수재 기타 방사성동위원소에 의한 오염의 확산을 방지하기 위한 시설·기구 및 보호구를 사용할 것

④ 액체상의 방사성동위원소 또는 그에 의하여 오염된 물질은 다음의 방법으로 보관·처리 또는 배출할 것

가. 배수설비로 정화하거나 배출할 것

나. 용기에 넣거나 고형화처리설비안에서 콘크리트 기타 고형화재료로 고형화하여 보관

할 것

다. 방사선장해방지를 위하여 위원회가 정하여 고시하는 기준에 따라 소각할 것

⑤ 제④호 가목의 방법으로 배출하는 경우에는 배수설비의 배수구에 있어서의 배출액중 방사성동위원소의 농도를 배출관리기준의 제한값 이하로 할 것. 다만, 배수구에서의 배수중 방사성동위원소의 농도를 배출관리기준의 제한값 이하로 하기가 곤란한 경우로서 배수중 방사성동위원소의 농도를 감시하기 위한 배수감시설비를 하고 사업소의 경계외부에서의 수중 방사성동위원소 농도를 배출관리기준의 제한값 이하로 하는 경우에는 그러하지 아니하다.

⑥ 배출액을 처리하는 때 또는 배수설비의 부착물 또는 침전물 등의 방사성동위원소를 제거하는 때에는 깔개·밑받이 또는 흡수재 기타 방사성동위원소에 의한 오염의 확산을 방지하기 위한 시설·기구 또는 보호구를 사용할 것

⑦ 액체상의 방사성동위원소 및 그에 의하여 오염된 물질을 넣는 용기는 액체가 흘러 넘치지 아니하는 구조 및 액체가 침투할 수 없는 재료로 된 용기에 넣을 것

⑧ 액체상의 방사성동위원소 또는 그에 의하여 오염된 물질을 용기에 넣어 보관하는 경우 당해 용기가 균열 또는 파손될 우려가 있는 때에는 밑받이·흡수재 기타 방사성동위원소에 의한 오염의 확산을 방지하기 위한 시설 또는 기구를 사용하여 방사성동위원소의 오염의 확산을 방지할 것

⑨ 액체상의 방사성동위원소 또는 그에 의하여 오염된 물질을 고형화하는 경우에는 액체상의 방사성동위원소 또는 그에 의하여 오염된 물질의 확산 또는 누설을 방지할 수 있을 것

(6) 개봉선원의 보안관리등

위원회가 정하는 수량 이상의 개봉선원을 생산·사용·분배·보관·저장 또는 운반하는 경우에는 위원회가 정하여 고시하는 바에 따라 보안관리 및 그에 관련된 계획 등을 수립하여 이행하여야 한다.

(7) 오염방지상의 주의

방사화학실험실 등에서 방사성핵종을 취급하는 경우에는 오염발생 가능성이 상시 존재한다. 이곳에서는 이러한 오염을 방지하기 위한 다음과 같은 세 가지 방법에 대해서 기술하고자 한다.

- 체내섭취의 방지

- 인체표면오염의 방지
- 시설의 오염방지
- 체내섭취의 방지

① 오염된 물질의 섭취방지

- 방사성물질이 섭취될 수 있는 모든 가능성을 배제하여야 한다. 예를 들어 pipette 등을 절대 입으로 조작하지 않도록 한다.
- 오염구역 내에서 음식을 먹는 행위, 흡연, 화장 등을 해서는 안된다.
- 오염가능구역에서 입으로 유리세공을 하지 않아야 한다.
- 유리세공용 기구는 오염가능성이 없는 장소에 보관한다.
- 가스 및 증기흡입(inhalation of gas or vapor)방지-가스 및 증기가 발생할 가능성이 있는 방사성핵종은 완전히 밀폐된 용기(유리 등으로 된 용기)에 보관하고, 용기 내의 압력은 대기압보다 약간 낮게 하는 것이 좋다.
- 파손의 우려가 있는 용기는 후드 등에 보관하는 것이 좋다.
- 저농도의 방사성액체를 증발농축하는 경우에도 후두 내에서 행한다.
- 먼지 및 분말의 흡입(inhalation of dust or powder)방지-분말의 방사성핵종을 취급할 경우에는 반드시 글로브박스(glove box) 내에서 행하고 글로브박스(glove box) 내의 압력은 약간 음압이 되게 한다.
- α 핵종을 취급할 때에는 특별히 신중한 주의가 필요하다. 글로브박스(glove box) 내에서 방사성물질을 밖으로 꺼낼 때에는 용기에 넣어서 꺼내도록 한다. α선용 survey meter를 구비하여 오염상태를 점검한다.
- 경우에 따라서 먼지 및 분진 방지용 마스크를 사용한다.

② 인체표면오염의 방지

- 손 등에 방사성물질이 오염되면 제거하기가 어려우므로 오염 가능성이 있는 작업 전에 적당한 barrier cream을 바르면 효과적이다.
- 손을 씻을 기회가 일반실험실보다 많은 방사화학실험에는 양질의 비누나 크림 등을 구비하여 손이 거칠어지지 않도록 하여야 한다. 거칠어진 손에 오염이 되면 제염이 어렵다.
- 손톱은 짧게 깎는 것이 좋다.
- 손등의 피부에 외상이 있을 때는 방사성핵종을 취급하지 않아야 한다.
- 방사성핵종을 맨손으로 취급해서는 안되며, 고무장갑이나 적당한 도구를 사용하여 취급해야 한다.

- 종이수건과 같은 1회용 수건을 사용하는 것이 좋다.
- 오염된 손이나 장갑을 낀 채로 가스 및 수도꼭지, 전기스위치 등을 조작하지 않아야 하고, 부득이한 경우에는 종이수건 등을 사용하여 직접 접촉하지 않도록 한다.
- 경우에 따라 특별한 방어복이나 방어안경을 착용하는 것이 좋다.
- 관리구역을 떠날 때에는 반드시 손을 씻어야 하고, 필요시 샤워를 한다.

③ 시설의 오염방지

- 방사화학실험실 등의 바닥, 벽, 실험대, 후드, 글로브박스(glove box) 등은 오염이 잘되지 않고 제염이 용이한 재료로 되어 있으나 방사성핵종을 취급할 때에는 취급장소에 폴리에치렌필름 등을 깔고, 그 위에서 stainless steel이나 프라스틱 등으로 된 적당한 크기의 접시를 준비하여 취급한다.
- 작업실에는 전용의 신발이나 작업복을 비치하여 사용하고, 이들을 착용하고 비관리구역으로 나가지 않아야 한다. 이때 오염정도에 따라 색으로 구분하여 두면 효과적이다.
- 오염된 기기나 공구 등을 허가없이 작업실 밖으로 반출하지 않아야 한다.
- 작업에 사용된 기기 및 공구 등은 작업완료 후 제염하거나 폐기 등의 조치를 취한다. 유리나 폴리에칠렌필름 등의 표면에 오염된 것은 건조하여 흡착되기 전에 제염하는 것이 좋다.
- 오염된 물건과 비오염된 물건을 보관하는 장소는 명확하게 구분하여 표시하여 놓는다.
- 방사성핵종의 증발, 농축작업은 후드 내에서 행하고, 비등현상이 있을 때 주위가 오염되지 않도록 응축기가 있는 폐쇄회로장치를 사용하며 개방된 상태로 농축할 경우에는 water bath를 사용하여 가능한 저온에서 증발, 농축시켜야 한다. 최선의 방사성핵종 농축방법은 동결건조방법이다.
- 작업실내를 청소하는 방법은 진공청소기를 사용하는 건식법, 수분이 있는 휴지 등으로 닦아내는 습식법, 물로서 씻어내는 방법 등이 있다. 물로서 씻어내는 방법은 오염을 확대할 가능성이 있으므로 이를 방지하기 위한 대책(적당한 기울기를 가진 바닥, 배수공을 설치 등)이 필요하다.

(8) α선방출 방사성핵종의 취급상의 주의

α선방출 방사성핵종을 취급할 때에는 일반적인 주의사항 외에 다음과 같은 특별한 주의가 필요하다.

- 체내섭취를 방지하기 위하여 인체, 의복, 기구, 작업대, 바닥 등의 표면에 오염이 되지 않도록 한다.

- α선방출 방사성핵종의 취급은 반드시 후드나 글로브박스(glove box) 내에서 취급하고, 이들 외부로 α선방출핵종을 끄집어 낼 때는 오염이 확산되지 않도록 용기를 사용한다.
- α선용 survey meter로서 오염상태를 수시로 점검한다.
- 철저한 배기 및 배수감시를 한다.
- α선용액(일반적으로 1mCi/1ml 이상)을 얇은 유리병에 넣어두면 α선 조사로 유리의 재질이 약해져서 파손될 우려가 있으므로 주의하여야 한다.
- α선은 다른 원소와 반응하여 다음 예와 같이 중성자를 방출할 수 있으므로 α선을 취급하는 재질의 선택에 주의가 필요하다. 이와같은 우려가 있을 경우에는 α선용 survey meter 외에 중성자용 survey meter도 필요하다.

(9) ^{3}H 취급상의 주의

^{3}H을 취급할 때 주의하여야 할 몇 가지 사항은 다음과 같다.

- ^{3}H에서 방출되는 β선의 최대에너지는 18 keV로 아주 낮아(비정 0.6 mg/cm2) 일반적인 survey meter로는 표면오염의 탐지가 어려우므로 조기에 오염발견이 어렵다. 그러므로 모르는 사이에 오염이 확대될 우려가 있다. 효과적인 오염탐지를 위해서는 수시 및 주기적으로 스미어(smear) 방법을 이용할 수 있고 저에너지의 β선 검출에 민감한 survey meter를 이용할 수도 있다.
- ^{3}H표지실험 등에서는 필요량보다 많은 ^{3}H를 사용하는 경우가 많다. 최소의 양을 선택하여 실험하도록 하여야 한다.
- ^{3}H은 가스나 먼지상태로 흡입 섭취된다. 가스상태의 ^{3}H는 피부를 통하여 체내에 침투될 수 있으므로 작업시 경우에 따라 산소 호흡기를 착용하고 적절한 방어복을 선택하여 피부가 노출되지 않도록 한다.
- ^{3}H, ^{3}H2O, ^{3}H2SO4와 같은 화학형태를 가지고 있을 때는 치환하여 다른 화학적형태로 변하기 쉽고 대기 중의 H_2O와 동위체교환이 일어난다. ^{3}H에 의한 표면 오염이나 사용한 찌꺼기를 방치해 두면 공기 중 오염이 발생되므로 신속히 제염하여야 한다.
- 오염물질이 C−H결합형태일 경우에는 일반적인 유기화합물에 의한 오염으로 간주할 수 있고 이 특성에 적합한 제염법을 선택하여야 한다.

(10) 동물실험과 의료에서의 주의

동물실험 및 의료용으로 방사성핵종을 사용할 경우에는 다음과 같은 특별한 주의가 필요하다.

- 동물사육구역은 관리구역으로 하고 배설물의 처리에 신중을 기해야 한다.

- 동물에 기생하는 기생충도 폐기물로 간주하여 처리하여야 한다.
- 동물에 물리거나 할퀴지 않도록 적절한 방어복 및 장갑을 사용한다.
- 동물의 사체도 폐기물로 간주하여 처리한다.

의료용 방사성핵종(방사성의약품 등)을 사용할 경우 다음 사항에 특별한 주의가 필요하다.

- 환자가 사용한 의복, 시트 등은 오염물로 간주하여 처리한다.
- 환자의 배설물은 폐기물로 처리한다.
- 방사성핵종이 투여된 환자는 방사선원으로 간주하여 이동 등에 유의하여야 한다.

(11) 고에너지의 가속기 취급시의 유의사항

고에너지의 가속기(고에너지 방사선발생장치) 시설에서 방사선 감시상 고려하여야 할 사항은 다음과 같다.

- 표적(target), 가속관 등에서 발생되는 방사선
- 시설 내에서 발생되는 공기오염
- 잔류 방사선

조사시료 예를 들어 양자가속기에서 양자빔(beam)에 의해 발생되는 2차 방사선이 문제가 된다. 양자의 에너지가 낮을 때에는 빔(beam)에서 이탈된 양자가 가속관의 관벽이나 전극에 충돌하여 방출된 전자가 가속되어 멈출 때 발생되는 X선(제동방사선)이 문제가 된다. 양자의 에너지가 크면 핵반응을 일으켜 중성자 및 γ선이 방출된다. 양자의 에너지가 더 커지면 빔(beam)을 벗어난 양자는 spallation, fission 등의 핵반응을 일으켜 유도방사능이 발생된다.

양자의 에너지가 더욱더 커지면 중간자(μ)가 발생되고 이 중간자는 투과력이 크다.

고에너지의 가속기는 두꺼운 차폐체로 차폐되어 있으나 차폐체 밖으로 누설된 γ-선 및 중성자는 skyshine에 의해 멀리까지 영향을 미치므로 문제가 된다.

가속기실의 공기를 오염시키는 오염핵종은 ^{16}N(반감기 7.13 sec), ^{10}C(193 sec), ^{14}O(1.2min), ^{15}O(2.0 min), ^{13}N(10.0 min), ^{11}C(20.3 min), ^{38}Cl(37.1 min), ^{39}Co(55.5 min), ^{41}Ar(1.83 h), ^{7}Be(533 d), ^{3}H(12.3 y) 등이다. 가속관, 표적(target) 용기 등에서 생기는 유사방사능은 가속기가 정지한 후 가속시실에 들어가는 사람에 대하여 체외피폭 및 체내피폭의 원인이 된다.

가속장치(전자선)에서 문제가 되는 핵종은 ^{53}Fe(8.9 min), ^{49}Cr(41.8 min), ^{11}C(20.3 min), ^{193}Pt(3.5 d), ^{62}Cu(9.8 min), ^{64}Cu(12.8 h), ^{63}Zn(38.3 min), ^{69}Zn(52.0 min), ^{67}Cu(61.0 h),

^{15}O(2.0 min), ^{38}K(7.7 min), ^{28}Al(2.27 min) 등이고, 사이크론 장치에서 더욱 문제가 되는 핵종은 ^{56}Mn(2.58 h), ^{51}Cr(27.8 d), ^{60}Co(5.2 y), ^{54}Mn(303 d), ^{24}Na(15.0 h) 등이다. 가속기 정지 후 약간의 시간이 경과한 후 시설 내의 선량이 어느 정도 저감되었을 때 출입을 하여야 하고, 이 때는 엄밀한 계획에 따라 행동하여야 한다. 표적(target)의 교환작업에서는 전신피폭 외에 β선에 의한 손등의 국부적인 피폭에 대해서도 주의하여야 한다.

1.4.2 밀봉선원

(1) 생산에 관한 기술기준

① 다음 해당하는 조치를 함으로써 방사선작업종사자 또는 수시출입자의 피폭방사선량이 선량한도를 초과하지 아니하도록 할 것

가. 차폐벽이나 차폐물에 의하여 방사선을 차폐 할 것

나. 원격조작장치·집게 등을 사용하여 밀봉선원과 인체 사이에 적당한 거리를 확보하고 차폐물을 이용하도록 할 것

다. 면밀한 작업계획 및 숙달·훈련 등을 통하여 인체에 방사선이 피폭되는 시간을 단축할 것

② 생산시설에는 눈에 띄기 쉬운 장소에 방사선장해방지에 필요한 주의사항을 게시할 것

(2) 사용에 관한 기술기준

① 사용시설 안에서만 사용할 것

② 정상적인 사용 상태에서는 밀봉선원이 개봉 또는 파괴될 우려가 없도록 할 것

③ 다음 해당하는 조치를 함으로써 방사선작업종사자 또는 수시출입자의 피폭방사선량이 선량한도를 초과하지 아니하도록 할 것

가. 차폐벽이나 차폐물에 의하여 방사선을 차폐할 것

나. 원격조작장치 또는 집게 등을 사용하여 밀봉선원과 인체 사이에 적당한 거리를 확보하도록 할 것

다. 면밀한 작업계획 및 취급의 숙달·훈련 등을 통하여 인체에 방사선이 피폭되는 시간을 단축할 것

④ 사용시설 또는 방사선관리구역의 눈에 띄기 쉬운 장소에 방사선장해방지에 필요한 주의사항을 게시할 것

⑤ 밀봉선원을 이동사용하는 경우에는 사용직후 그 밀봉선원의 분실 또는 누설 등 이상유무

를 점검하고, 이상이 판명된 때에는 탐사 기타 방사선장해방지를 위하여 필요한 조치를 할 것

⑥ 밀봉선원의 건전성을 확인하기 위하여 위원회가 정하여 고시하는 바에 따라 누설점검을 실시할 것

⑦ 밀봉선원이 내장된 방사선기기의 건전성을 확인하기 위하여 위원회가 정하여 고시하는 바에 따라 정기점검을 실시할 것

밀봉선원 누설점검 종류 및 방법

1. 문지름 시험

① 시험조건

시험실시전에 방사선원은 청결한 상태이어야 하며 방사선원의 표면은 방사능오염이 없는 상태를 유지하여야 한다.

② 시험절차

가. 습기보유능력 및 흡수능력이 양호한 종이필터 또는 이와 유사한 문지름 재료를 준비한다.

나. 종이필터 등에 방사선원의 표면물질에 손상을 주지 아니하는 용매를 적시어 방사선원의 외부표면을 충분히 문지른다. 다만, 종이필터 등을 방사선기기에 내장된 방사선원에 직접 접촉시키는 것이 실질적으로 불가능한 경우에는 방사선원이 누설되어 방사선원 내부의 방사성물질이 묻어 있을 것으로 추정되는 부위를 문지르는 것으로 대신할 수 있다.

다. 방사선원의 외부표면 또는 방사선기기를 문지른 종이필터 등의 방사능을 계측한다.

③ 합격기준

계측결과, 해당 방사선원을 구성하고 있는 핵종의 총 방사능량이 200Bq을 초과하지 아니하는 경우에는 방사선원의 누설이 없는 것으로 간주한다.

2. 건조 문지름 시험

① 시험조건

시험실시전에 방사선원은 청결한 상태이어야 하며 방사선원의 표면은 방사능오염이 없는 상태를 유지하여야 한다.

② 시험절차

가. 건조한 종이필터 또는 이와 유사한 물질을 준비한다.

나. 건조한 종이필터 등으로 방사선원의 외부표면을 충분히 문지른다. 다만, 종이필터 등을 방사선기기에 내장된 방사선원에 직접 접촉시키는 것이 실질적으로 불가능한 경우에는 방사선원이 누설되어 방사선원 내부의 방사성물질이 묻어 있을 것으로 추정되는 부위를 문지르는 것으로 대신할 수 있다.

다. 방사선원의 외부표면 또는 방사선기기를 문지른 종이필터 등의 방사능을 계측한다.

③ 합격기준

계측결과, 해당 방사선원을 구성하고 있는 핵종의 총 방사능량이 200Bq을 초과하지 아니하는 경우에는 방사선원의 누설이 없는 것으로 간주한다.

3. 가열 및 침수 시험

① 시험조건

시험실시전에 방사선원은 청결한 상태이어야 하며 방사선원의 표면은 방사능오염이 없는 상태를 유지하여야 한다.

② 시험절차

가. 방사선원의 외부표면물질에 손상을 주지 않는 청결한 용매를 준비한다.

나. 용매에 방사선원을 침수시키고 10분간 가열한 후 선원을 꺼낸다.

다. 선원을 냉각시킨 후 깨끗한 용매로 방사선원의 외부를 닦아낸다.

라. 나목 및 다목의 시험을 3회 반복하여 실시한다. 이때, 용매는 처음의 것을 계속 사용하여야 한다.

마. 최초의 용매에 대한 총 방사능량을 계측한다.

③ 합격기준

계측결과, 해당 방사선원을 구성하고 있는 핵종의 총 방사능량이 200Bq을 초과하지 아니하는 경우에는 선원의 누설이 없는 것으로 간주한다.

(3) 분배에 관한 기술기준

① 밀봉선원의 분배는 분배시설에서 할 것

② 방사성동위원소를 밀봉된 상태로 분배하는 경우에는 그 방사성동위원소를 정상적인 사용상태에서는 밀봉선원이 개봉 또는 파괴 될 우려가 없는 적합한 상태에서 분배할 것

③ 분배시설안의 눈에 띄기 쉬운 곳에는 방사선장해방지에 필요한 주의사항을 게시할 것

(4) 보관 또는 저장하는 경우의 기술기준

① 사용하지 아니하는 밀봉선원은 저장시설에 저장할 것

② 저장시설의 저장능력을 초과하여 방사성동위원소를 저장하지 아니할 것

③ 차폐·거리유지·시간단축 조치를 함으로써 방사선작업종사자 및 수시출입자의 피폭방사선량이 선량한도를 초과하지 아니하도록 할 것

④ 저장함(방사성동위원소를 내화구조의 용기에 넣어 보관하는 경우에는 그 용기)에 방사성동위원소를 보관·저장중인 때에는 그 운반을 제한하도록 할 것

⑤ 보관·저장시설에는 눈에 띄기 쉬운 곳에 방사선장해방지에 필요한 주의사항을 게시할 것

(5) 밀봉선원을 사업소안에서 운반하는 경우 기술기준

개봉선원 및 그에 의하여 오염된 물질을 사업소 안에서 운반하는 경우의 기술기준과 동일함

(6) 밀봉선원의 보안관리등

위원회가 정하는 수량 이상의 밀봉선원을 생산·사용·분배·보관·저장 또는 운반하는 경우에는 위원회가 정하여 고시하는 바에 따라 보안관리 및 그에 관련된 계획 등을 수립하여 이행하여야 한다.

1.4.3 방사선발생장치

(1) 생산에 관한 기술기준

① 다음 각 목에 해당하는 조치를 함으로써 방사선작업종사자 또는 수시출입자의 피폭방사선량이 선량한도를 초과하지 아니하도록 할 것

가. 차폐벽이나 차폐물에 의하여 방사선을 차폐할 것

나. 원격조작장치·집게 등을 사용하여 방사선발생장치와 인체 사이에 적당한 거리를 확보하고 차폐물을 이용하도록 할 것

다. 면밀한 작업계획 및 숙달·훈련 등을 통하여 인체에 방사선이 피폭되는 시간을 단축할 것

② 생산시설에는 눈에 띄기 쉬운 장소에 방사선장해방지에 필요한 주의사항을 게시할 것

(2) 사용에 관한 기술기준

① 사용시설 안에서만 사용할 것

② 정상적인 사용 상태에서는 방사선발생장치가 파괴될 우려가 없도록 할 것

③ 다음 각 목의 조치를 할 것

가. 차폐벽이나 차폐물에 의하여 방사선을 차폐할 것

나. 원격조작장치를 사용하여 방사선발생장치와 인체 사이에 적당한 거리를 두게 할 것

다. 면밀한 작업계획 및 취급의 숙달·훈련 등을 통하여 인체에 방사선이 피폭되는 시간을 단축할 것

④ 사용시설 또는 방사선관리구역의 눈에 띄기 쉬운 장소에 방사선장해방지에 필요한 주의

사항을 게시할 것

⑤ 방사선발생장치의 건전성을 확인하기 위하여 위원회가 정하여 고시하는 바에 따라 정기 점검을 실시할 것

1.5 방사선 장해방지조치

- 원자력관계사업자는 방사선장해를 방지하기 위하여 대통령령으로 정하는 바에 따라 다음 각 호의 조치를 하여야 한다.

> 1. 방사선량 및 방사성오염의 측정
> 2. 건강진단
> 3. 피폭 관리
> 4. 방사성물질의 방출량 및 피폭방사선량을 가능한 한 합리적으로 낮게 유지하기 위하여 필요한 조치

- 원자력관계사업자는 방사선작업종사자 및 대통령령으로 정하는 수시출입자의 피폭방사선량이 대통령령으로 정하는 선량 한도를 초과하지 아니하도록 필요한 조치를 하여야 한다.
- 원자력관계사업자는 방사선장해를 받은 사람 또는 방사선장해를 받은 것으로 보이는 사람에게 대하여 원자력이용시설에의 출입제한과 그 밖의 보건 상 필요한 조치를 하여야 한다.

1) 방사선량 및 방사성오염의 측정

- 원자력관계사업자(신고사용자를 제외한다.)는 총리령으로 정하는 방사선장해의 우려가 있는 장소에 대한 방사선량 및 방사성물질등에 의한 오염상황을 측정하여야 한다.
- 원자력관계사업자는 총리령으로 정하는 바에 따라 원자력이용시설에 출입하는 사람의 피폭방사선량 및 방사성물질에 의한 오염상황을 측정하여야 한다.
- 원자력관계사업자는 측정결과에 관하여 기록의 작성, 보존 그 밖의 총리령으로 정하는 조치를 하여야 한다.

1-1) 방사선량 및 방사성물질등에 의한 오염상황의 측정장소

(1) 방사선량의 경우

① 사용·분배·저장 및 폐기시설

② 고정된 방사선차폐시설 안에 있는 밀봉된 방사성동위원소 또는 방사선발생장치

③ 방사성폐기물의 저장·처리 및 처분시설
④ 방사선관리구역
⑤ 비정상적으로 방사성물질이 누출된 장소

(2) 방사성물질등에 따른 오염상황의 경우

① 방사선관리구역에 있어서 공기중의 방사성물질농도와 오염되거나 오염의 우려가 있는 물체의 표면
② 방사선관리구역으로부터 반출하는 물품의 표면
③ 배기구 또는 배수구
④ 비정상적으로 방사성물질이 누출된 장소

1-2) 피폭방사선량 및 방사성물질등에 의한 오염상황의 측정대상

(1) 피폭방사선량의 경우

① 방사선작업종사자
② 수시출입자
③ 방사선관리시설에 일시적으로 출입하는 자로서 선량한도를 초과하여 피폭될 우려가 있는 자

(2) 방사성물질에 따른 오염상황의 경우

① 방사선작업종사자의 손·발·작업복·보호구 그밖에 오염의 우려가 있는 부위의 표면
② 수시출입자의 손·발·작업복·보호구 그 밖의 오염의 우려가 있는 부위의 표면

1-3) 측정장소 및 측정대상에 대한 측정방법

(1) 방사선량 및 오염상황은 방사선측정에 가장 적합한 장소에서 측정할 것
(2) 방사선에 따른 인체내부의 피폭은 공기중 또는 음료수중의 방사성물질의 농도 및 양을 측정하거나 필요한 정밀검사를 통하여 산출할 것

2) 건강진단

원자력관계사업자는 총리령으로 정하는 바에 따라 원자력이용시설의 방사선작업종사자에 대하여 건강진단을 실시하여야 하며 건강진단의 결과에 관하여 기록의 작성·보존 그 밖에 조치를 하여야 한다.

2-1) 건강진단 시 검사내용

(1) 직업력 및 노출력
(2) 방사선 취급과 관련된 병력
(3) 임상검사 및 진찰
가. 임상검사: 말초혈액중의 백혈구, 혈소판의 수 및 혈색소의 양
나. 진찰: 눈, 피부, 신경계 및 조혈기계 등의 증상
(4) 말초혈액도말검사와 세극등현미경검사((1)부터 (3)까지의 규정에 따른 검사결과 건강수준의 평가가 곤란하거나 질병이 의심되는 경우에만 해당한다)

2-2) 건강진단 실시시기

(1) 방사선작업종사자 및 수시출입자가 최초로 해당 업무에 종사하기 전
(2) 해당 업무에 종사 중인 방사선작업종사자 및 수시출입자에 대하여는 매년. 다만, 전년도 건강진단 이후 12개월간의 피폭방사선량이 일반인에 대한 선량한도를 초과하지 아니한 경우에는 그해의 직업력 및 노출력과 방사선취급과 관련된 병력에 대한 검사는 생략할 수 있다.
(3) 방사선작업종사자 및 수시출입자의 피폭방사선량이 선량한도를 초과한 때

선량한도

구 분	유효선량한도	등가선량한도	
		수정체	손발 및 피부
1. 방사선작업종사자	연간 50 mSv를 넘지 아니하는 범위에서 5년간 100 mSv	연간 150 mSv	연간 500 mSv
2. 수지출입자, 운반종사자 및 법 제96조 단서에 따라 교육훈련 등의 목적으로 위원회가 인정한 18세 미만인 사람	연간 6 mSv	연간 15 mSv	연간 50 mSv
3. 제1호 및 제2호 외의 사람	연간 1 mSv	연간 15 mSv	연간 50 mSv

1. "선량한도"란 매년 1월 1일부터 12월 31일까지 1년간 피폭하는 방사선량을 말한다.
2. 제1호 또는 제2호에 해당하는 사람 중 임신이 확인된 사람과 제3호에 해당하는 사람 중 제79조제1항에 따른 방사성동위원소등을 제한적 또는 일시적으로 사용하는 사람에 대한 선량한도는 위의 표에도 불구하고 위원회가 정하여 고시한다.
3. 제2호에서 "운반종사자"란 방사선관리구역 밖에서 제2조제12호에 따른 방사성물질등을 운반하는 사람으로서 방사선작업종사자에 해당하지 않는 사람을 말한다.
4. 제3호에 해당하는 사람에 대하여 연간 1밀리시버트를 넘는 경우가 발생한 경우로서 위원회가 인정하는 경우에는 위 표 제3호의 유효선량한도값에도 불구하고 피폭방사선량의 합을 5년간 평균하여 연가 1밀리시버트를 넘지 않는 범위에서 해당 1밀리시버트를 넘는 값을 유효선량한도로 한다.
5. 제1호의 유효선량한도란 및 비고 제4호에서 "5년간"이란 1998년 1월 1일부터 기산되는 5년마다의 기간을 말한다.

3) 피폭관리

원자력관계사업자는 방사선작업종사자 및 수시출입자의 개인피폭선량이 선량한도를 초과하지 아니하도록 총리령으로 정하는 바에 따라 피폭선량평가 및 피폭관리를 하여야 한다.

3-1) 피폭방사선량 평가 및 관리

원자력관계사업자는 방사선작업종사자 및 수시출입자에 대하여 다음 각 호에 따라 피폭방사선량을 평가하고 관리하여야 한다.

(1) 방사선작업종사자가 방사선관리구역에 출입하는 때에는 방사선작업종사자의 피폭방사선량을 평가하기 위하여 위원회가 정하는 개인선량계를 착용하도록 할 것

(2) 수시출입자가 방사선관리구역에 출입하는 때에는 수시출입자의 피폭방사선량을 평가하기 위하여 위원회가 정하는 개인선량계를 착용하도록 할 것

(3) 제(1)호 및 제(2)호에 따른 개인선량계 중 판독이 필요한 개인선량계는 위원회가 정하는 기간마다 교체하여 판독하도록 할 것

* 방사선작업종사자가 기간 내에 진단용 방사선발생장치의 안전관리 또는 동물 진단용 방사선 발생장치의 안전관리에 관한 규칙에 따른 방사선 피폭선량 측정을 받은 경우에는 그 측정 내용을 포함하여 판독을 하도록 할 것

(4) 개인선량계의 판독은 판독업무자가 수행하도록 할 것

(5) 방사선작업종사자 또는 수시출입자 중 판독특이자가 발생한 때에는 위원회가 정하여 고시하는 바에 따라 필요한 조치를 할 것

3-2) 방사선작업종사자가 착용하는 선량계와 교체시기

원자력관계사업자는 방사선작업종사자가 착용한 선량계를 다음 각 호의 기간에 선량판독하여야 한다.

(1) 감광 또는 흑화작용 등 화학작용을 이용한 선량계: 1개월을 초과하지 않는 기간

(2) 형광 또는 섬광 등 여기작용을 이용한 선량계: 3개월을 초과하지 않는 기간

(3) 분자구조결함 등 결함유발을 이용한 선량계: 3개월을 초과하지 않는 기간

• 위의3-2)항에도 불구하고 방사선투과검사 방사선작업종사자는 방사선경보기 및 직독식개인선량계(방사선경보기로 알람도시메터를 갖추지 아니한 경우만 해당)를 3-2)항의 선량계와 함께 착용하여야 한다.

3-3) 수시출입자가 착용하는 선량계와 교체시기

방사선작업종사자가 착용하는 선량계 또는 다음과 같다.

(1) 기체, 액체 및 고체전리 등 전리 작용을 이용한 선량계

(2) 섬광 원리를 이용한 선량계

(3) 기타 개인이 휴대할 수 있는 누적선량계

• 수시출입자가 착용한 선량계의 선량판독은 방사선작업종사자가 착용한 선량계의 선량판독의 기간을 초과하지 않는 기간 내에서 출입 종료시에 수행한다.

3-4) 선량계의 착용

선량계는 작업자 등의 가슴 부위에 착용하는 것을 원칙으로 한다. 이 경우 종사자등의 신체조건 및 작업 조건을 고려하여 종사자등의 피폭방사선량을 대표할 수 있어야 한다.

3-5) 판독특이자

(1) 선량한도를 초과하여 방사선에 피폭된 사람 (2) 선량계의 훼손·분실 등으로 인하여 선량판독이 불가능하게 된 사람 (3) 위원회가 정하는 선량계 교체주기를 2개월 이상 지난 후 선량계를 제출한 사람

① 판독업무자는 판독특이자가 발생한 경우, 판독특이자의 인적사항 및 선량판독 결과 등을 즉시 한국원자력안전기술원장에게 보고하여야 하며, 선량판독을 위탁받은 판독업무자의 경우 동시에 해당 사업자에게 그 사실을 통보하여야 한다.

② 판독특이자가 발생한 해당 사업자는 발생 사실을 인지한 날로부터 20일 이내에 별지 개인선량계 판독특이자 발생보고서 및 판독특이자 피폭방사선량 추정 및 확인서에 따라 보고서를 작성하여 한국원자력안전기술원장에게 보고하여야 한다.

3-6) 피폭방사선량의 확정·관리

(1) 원자력안전기술원장은 사업자 추정선량 평가 결과를 심의·확정하기 위하여 피폭방사선량평가위원회를 구성하여 운영하여야 한다.

(2) 원자력안전기술원장은 피폭방사선량평가위원회에서 심의·확정한 종사자등의 피폭방사선량을 피폭방사선량평가위원회에서 확정한 날로부터 10일 이내에 위원회에 보고하고 해당 사업자 및 한국원자력안전재단 이사장에게 통보하여야 한다.

3-7) 피폭저감화 조치

원자력이용시설의 정상운전 및 비정상상태(사고의 경우는 제외한다)에서 원자력이용시설에 종사하는 방사선작업종사자 및 수시출입자와 시설주변 주민의 방사선피폭을 최소화하기 위하여 위원회가 정하는 바에 따라 다음 각 호의 조치를 하여야 한다.

(1) 방사선 작업특성에 부합하는 방호조치
(2) 방사선차폐 및 시설의 적절한 배치
(3) 선량저감에 효과적인 재료 및 기기의 사용
(4) 적절한 작업공간의 확보

1.6 교육 및 훈련

- 원자력관계사업자는 방사선작업종사자와 방사선관리구역에 출입하는 사람에게 대통령령으로 정하는 바에 따라 원자력 이용에 따르는 안전성 확보 및 방사선장해방지에 필요한 교육 및 훈련을 실시하여야 한다.
- 면허를 받은 사람은 대통령령으로 정하는 바에 따라 위원회가 실시하는 보수교육을 받아야 한다.
- 원자력관계사업자 및 원자력 관련 연구를 수행하는 사람 중 대통령령으로 정하는 사람은 총리령으로 정하는 바에 따라 원자력통제에 관한 교육을 받아야 한다.

1) 방사선작업종사자 및 수시출입자 교육

(1) 원자력관계사업자는 법 제106조 제1항에 따라 방사선작업종사자에 대해서는 신규교육과 정기교육을 실시하여야 한다. 이 경우 신규교육은 작업 종사 전에 실시하여야 한다.

법 제106조 제1항

- 법 제106조제1항

원자력관계사업자는 방사선작업종사자와 방사선관리구역에 출입하는 사람에게 대통령령으로 정하는 바에 따라 원자력이용에 따르는 안전성 확보 및 방사선장해방지에 필요한 교육 및 훈련을 실시하여야 한다.

(2) 교육은 기본교육과 직장교육으로 구분하여 실시한다. 이 경우 직장교육은 방사선안전관리자외의 방사선작업종사자를 대상으로 한다.

기본교육과 직장교육

- **기본교육**

가. 원자력시설 이용에 따른 안전관리

나. 방사성물질등의 취급

다. 방사선장해방어

라. 방사선안전 관계법령

마. 그 밖에 이용업체의 특성에 따른 교육

- **직장교육**

가. 이용업체의 방사선안전관리규정

나. 이용업체의 방사선원 및 방사선장비의 특성

다. 그 밖에 이용업체의 특성에 따른 교육

(3) 원자력관계사업자는 수시출입자에 대하여 기본교육 또는 직장교육을 실시할 수 있다.

(4) 기본교육은 안전재단에서 받도록 하여야 하며, 직장교육은 해당 원자력관계사업자가 자체적으로 실시하되 위원회가 지정하여 고시하는 기관에 위탁하여 실시할 수 있다.

자체교육 및 위탁교육

직장교육계획에는 다음 각 호의 사항이 포함되어야 한다.

1. 자체교육의 경우
   가. 교육일정
   나. 교육대상별 교재
   다. 강사에 관한 사항
   라. 교육시설에 관한 사항
   마. 평가에 관한 사항
2. 위탁교육의 경우: 위탁의 내용 및 수탁기관

(5) 제(1)항 및 제(2)항에 따른 교육의 과정 및 시간 등은 총리령으로 정한다.

교육의 과정 및 시간

교육과정	신규교육 시간		정기교육 시간			
			기본교육			
	기본교육	직장교육	방사선안전 관리자	방사선안전 관리자 이외의 종사자	수시출입자	직장교육
일반분야	8시간 이상	4시간 이상	매년 3시간 이상	매년 3시간 이상	매년 3시간 이상	매년 3시간 이상
방사선 투과검사분야	12시간 이상	6시간 이상	매년 5시간 이상	매년 5시간 이상	매년 5시간 이상	매년 5시간 이상

1. 산업안전보건법에 따른 교육(해당하는 작업에 종사하는 근로자를 대상으로 하는 교육으로 한정한다)을 받은 사람에 대해서는 해당 교육 시간만큼 해당연도 정기교육 중 직장교육을 받은 것으로 본다.
2. 산업안전보건법」 따른 특별교육(해당하는작업에 종사하는 근로자를 대상으로 하는 교육으로 한정한다)을 작업 종사 전에 받는 사람에 대해서는 해당 교육 시간만큼 신규교육 중 직장교육을 받은 것으로 본다.

(6) 보수교육을 받은 자는 해당 연도의 정기교육을 받은 것으로 본다.

2) 교육계획 제출

(1) 안전재단은 매년 11월 30일까지 다음 각 호의 사항이 포함된 다음 해의 기본교육계획을 위원회에 제출하고, 위원회의 승인을 받아야 한다.

1. 연간 교육일정, 교육과정, 교육대상, 과정별 이수과목과 시간 등에 관한 사항
2. 예산 및 결산에 관한 사항(교육훈련분야만 해당한다)
3. 강사, 교육시설·장비 현황 및 확충계획
4. 교육비 및 교재비에 관한 사항
5. 교육의 평가방법 및 결과에 따른 조치사항

(2) 위원회는 안전재단이 승인받은 교육계획을 제대로 이행하지 아니하는 경우에는 개선 또는 보완을 요구할 수 있다.

(3) 안전재단은 교육 실시결과를 다음 해 1월 31일까지 위원회에 보고하여야 한다.

3) 방사선관리구역 출입자 교육

원자력관계사업자는 방사선관리구역에 출입하는 사람에 대해서는 출입할 때마다 방사선장해 방지 등에 대하여 안전수칙을 알려주는 등 필요한 교육을 실시하여야 한다. 다만, 교육을 받은 방사선작업종사자 또는 수시출입자는 제외할 수 있다.

시행령 148조

- 시행령 제148조

① 원자력사업자는 규정에 따라 방사선작업종사자에 대해서는 신규교육과 정기교육을 실시하여야 한다.

② 교육은 기본교육과 직장교육으로 구분하여 실시한다. 이 경우 직장교육은 방사선안전관리자 외의 방사선작업종사자 및 수시출입자를 대상으로 한다.

③ 기본교육은 총리령으로 정하는 기관 중에서 위원회가 지정하여 고시하는 기관에서 받도록 하여야 하며, 직장교육은 해당 원자력관계사업자가 자체적으로 실시하되 위원회가 지정하여 고시하는 기관에 위탁하여 실시할 수 있다.

④ 교육의 과정 및 시간 등은 총리령으로 정한다.

⑤ 보수교육을 받은 자는 해당 연도의 정기교육을 받은 것으로 본다.

4) 보수교육

(1) 보수교육을 받으려는 자는 교육실시 1개월 전까지'보수교육신청서'서식에 따른 신청서를 해당 교육훈련 기관의 장에게 제출하여야 한다.

(2) 보수교육은 다음 구분에 따라 실시하여야 한다.

1. 면허 중 발전용원자로 또는 열출력 10메가와트 이상의 연구용원자로의 운전에 관련된 면허를 받은 사람: 5일 이상
2. 면허를 받은 사람으로서 핵연료물질 또는 방사성동위원소 등의 취급업무에 종사하는 사람: 2일 이상

(3) 원자로조종감독자면허 및 원자로조종사면허 중 발전용원자로 또는 열출력 10메가와트 이상의 연구용원자로의 운전에 관련된 면허를 받은 사람과 핵연료물질 또는 방사성동위원소 등의 취급업무에 종사하는 사람은 총리령으로 정하는 바에 따라 3년(면허취득일 또는 직전의 보수교육을 받은 날부터 기산하여 3년이 되는 날이 속하는 해의 1월 1일부터 12월 31일까지를 말한다)마다 규정에 따른 보수교육을 받아야 한다.

(4) 원자력관계사업자는 종업원 중 면허를 받은 사람에 대하여 보수교육을 받는 데에 필요한 편의를 제공하여야 하며, 이를 이유로 임금을 줄이거나 기타 불이익처분을 하여서는 아니 된다.

(5) 위원회는 보수교육과정수료자에 대하여 그 면허수첩에 교육이수 사실을 확인해 주어야 한다.

(6) 보수교육을 받아야 하는 사람이 다음의 해당하는 경우에는 다음의 구분에 따른 보수교

육을 받은 것으로 본다.

1. 노형, 용량급 및 핵증기공급계통의 공급사가 동일한 원자로에 대하여 법 제84조제2항 제1호의 면허에 관한 보수교육을 받은 경우 : 법제84조제2항제2호의 면허에 관한 보수교육
2. 법제84조제2항제2호제3호 및 제4호의 면허를 모두 받은 사람이 법제84조제2항제2호제3호의 면허에 관한 보수교육을 받은 경우 : 법제84조제2항제4호의 면허에 관한 보수교육
3. 법제84조제2항제5호부터 제7호까지의 면허 중 서로 다른 2개 이상의 면허를 받은 사람이 법제84조제2항제2호제6호 또는 제7호의 면허에 관한 보수교육을 받은 경우 : 나머지 면허에 관한 보수교육

법 제84조 제2항

- 법 제84조제2항
  1. 원자로조종감독자면허
  2. 원자로조종사면허
  3. 핵연료물질취급감독자면허
  4. 핵연료물질취급자면허
  5. 방사성동위원소취급자일반면허
  6. 방사성동위원소취급자특수면허
  7. 방사선취급감독자면허

1.7 의료분야의 안전관리

1) 의료방사선 방호 및 관리

(1) 방사성동위원소등을 인체에 사용함에 따른 방사선피폭의 관리 대상 및 범위는 다음과 같다.

① 진료 목적으로 받는 개인의 피폭

② 진료를 받은 임산부의 태내 배태아 또는 모유 수유하는 환자의 유아가 받는 피폭

③ 진료 환자를 간병하는 가족이나 친지가 받는 피폭

④ 방사선을 이용한 의생명 연구 대상으로 참여하는 연구 지원자가 받는 피폭

(2) 방사성동위원소등을 인체에 사용하는 자는 방사선피폭으로 인한 해로움보다 이로움이

크도록 하여야 한다.

(3) 방사성동위원소등을 인체에 사용하는 사용자는 방사선 피폭이 경제적, 사회적 인자를 고려해 합리적으로 달성할 수 있는 범위에서 낮게 유지되도록 하여야 한다.

2) 사용자의 책임

(1) 방사성동위원소등을 인체에 사용하는 자는 의료방사선 방호에 충분한 전문성을 가진 의사가 의료방사선을 사용하도록 하여야 한다.

(2) 방사성동위원소등을 인체에 사용하는 자는 의사의 의뢰와 함께 방사선방호 대책 수립을 확인하고 원자력안전위원회가 정하여 고시하는 바에 따라 의료피폭을 받는 사람 또는 법적 보호자가 적절하게 이해하고 동의한 경우가 아니면 의료피폭을 받지 않도록 하여야 한다.

(3) 제(1)항에 따른 사용자는 의도되지 아니한 또는 사고에 의한 의료피폭 가능성을 최소화하기 위한 모든 가용한 수단을 강구해야 하며, 이러한 의료피폭이 있는 경우 즉시 조사를 수행하고 시정조치를 하여야 한다.

(4) 제(1)항에 따른 사용자는 방사선 사용시설에서 이행하는 의료피폭의 정당화와 최적화에 대하여 원자력안전위원회가 정하여 고시하는 바에 따라 주기적으로 검토하여야 하며 의료피폭 기록을 유지하여야 한다.

3) 적용범위

(1) 방사선발생장치

(2) 밀봉된 방사성동위원소

(3) 밀봉선원이 내장된 기기

(4) 밀봉되지 아니한 방사성동위원소

4) 정의

(1) 방사선 진료장비

방사선을 이용하여 질병을 치료하는데에 사용하는 방사선기기로서 다음의 장치를 말한다

① 의료용 가속장치

② 의료용 방사성동위원소 치료장치

(2) 의료용 가속장치

가속된 전자선 또는 이 전자가 금속표적과 충돌할 때 방출하는 고에너지 X선이나 가속된 입자빔을 치료목적으로 사용하는 기기로서 다음의 장치를 말한다.

① 선형가속기
② 사이버나이프
③ 토모테라피
④ 양성자 치료장치
⑤ 중입자 치료장치

(3) 의료용 방사성동위원소 치료장치

방사성동위원소에서 발생되는 방사선을 이용하여 종양을 치료하는 장치로서 다음의 장치를 말한다

① Co-60 치료장치
② Ir-192 치료장치
③ 감마나이프

5) 의료방사선 품질관리

(1) 진료의 목적으로 방사성동위원소등을 인체에 사용하는 자는 환자의 피폭방사선량 또는 투여 방사능량을 의사의 처방대로 유지하여야 한다.
(2) 사용자는 원자력안전위원회가 고시하는 바에 따라 방사선 진료장비를 유지·관리하여야 하며, 방사선안전관리자와 별도로 의료방사선 품질관리를 위한 전문인력을 두어야 한다.

6) 방사성동위원소 투여환자 안전관리

(1) 진료의 목적으로 방사성동위원소를 인체에 사용하는 자는 체내에 잔류하는 방사능 또는 인체표면 1m 거리에서의 방사선량률이 원자력안전위원회가 정하여 고시하는 수량을 초과하는 환자를 일반환자와 격리하여 입원시켜야 한다.
(2) 사용자는 환자의 입원실에 전용 화장실을 설치하여야 한다.
(3) 사용자가 진료환자의 배설물을 배출하는 경우에는 원자력안전위원회가 정하여 고시하는 방법에 따라야 한다.

7) 임신 또는 모유 수유중인 여성

진료의 목적으로 방사성동위원소등을 인체에 사용하는 자는 방사선 진료를 받는 여성 환자가 임신했거나 임신 했을 가능성이 있는 경우, 또는 모유 수유중인 경우에는 원자력안전위원회가 정하여 고시하는 바에 따라 적합한 방사선방호 절차를 수립하여 이행하여야 한다.

8) 진료환자의 격리 및 퇴원 기준

(1) 원자력안전위원회가 정하여 고시하는 수량이란 다음 각 호의 하나와 같다.

가. 환자 체내에 잔류하는 방사성동위원소의 방사능은 별표 2(진료환자 격리 및 퇴원 기준)의 1란(방사능)

나. 환자 신체 표면으로부터 1m 거리에서 최대방사선량률은 별표 2의 2란(1m 거리 선량률)

다. 환자 퇴원 후 요양 계획 및 주변 환경을 면밀히 고려하여 환자의 가족이나 친지 등이 받는 개인의 유효선량이 5mSv를 초과하지 않도록 한다.

[별표 2] 진료환자 격리 및 퇴원 기준(제12조제1항 관련)

	방사능 제1란		1m 거리 선량률 제2란
주요 핵종	GBq	mCi	mSv/h
Au-198	3.5	93	0.21
Ga-67	8.7	240	0.18
I-123	6	160	0.26
I-125	0.25	7	0.01
I-125 (이식)	0.33	9	0.01
I-131	1.2	33	0.07
In-111	2.4	64	0.2
Ir-192 (이식)	0.074	2	0.008
P-32	*	*	*

Re-186	28	770	0.15
Sr-89	*	*	*
Tc-99m	28	760	0.58
Tl-201	16	430	0.19
Y-90	*	*	*
Yb-169	0.37	10	0.02
Ra-223	*	*	*

1. 방사성동위원소를 투입 또는 투여 받은 환자의 퇴원으로 인한 다른 개인의 피폭방사선량이 5mSv를 초과할 가능성이 있는 방사능 및 환자로부터 1 m 거리에서의 선량률을 각각 제시하였다.
2. 1 m 거리에서의 선량률은 환자 신체 표면에서부터 1 m 거리에서 바닥으로부터 1 m 높이의 공간 선량률(주위선량당량률 또는 유효선량당량률)을 측정한다.

* 알파 방출체(Ra-223) 또는 베타 방출체(P-32, Sr-89, Y-90)는 다른 개인에게 미치는 영향이 매우 미미하므로 기준값을 따로 제시하지 않는다.

방사선규칙 제53조 제1항

- 제53조(방사성동위원소 투여환자 안전관리)

1. 진료의 목적으로 방사성동위원소를 인체에 사용하는 자는 체내에 잔류하는 방사능 또는 인체 표면 1m 거리에서의 방사선량률이 원자력안전위원회가 정하여 고시하는 수량을 초과하는 환자를 일반환자와 격리하여 입원시켜야 한다.

(2) 치료의 목적으로 방사성동위원소를 인체에 사용하는 자는 환자의 퇴원으로 인하여 방사선에 의해 영향을 받을 수 있는 다른 개인의 유효선량을 합리적으로 가능한 낮게 유지하도록 하기 위하여 퇴원 후 주의사항이 기재된 지침서를 제공하여야 한다.

(3) 지침서는 다음의 사항을 포함하여야 하며, 특히 가정 내에 수유중인 유아 또는 어린이가 있거나 치료를 받고 퇴원하는 환자가 가정 이외의 장소에 머무르는 경우, 퇴원한 환자 이외의 다른 개인의 유효선량이 일반인 선량한도를 초과할 가능성이 있을 때, 환자가 지켜야 할 사항을 강조한 특정 내용을 추가하여야 한다.

가. 방사성동위원소 투여량에 따른 환자와의 접촉 제한과 접촉시간 최소화

나. 방사성동위원소 투여 환자 특정 장소로의 군집 제한

다. 환자의 배설물 등으로 인한 오염의 최소화

라. 모유 수유 또는 임신 계획에 대한 주의사항 및 방사선에 의한 영향

마. 항공 이용 시 X-선 검색 주의사항

바. 전리방사선 영향에 대한 정보

사. 추가 질문이 있는 경우 연락 가능한 담당자의 성명 및 연락처

9) 진료환자의 배설물

진료환자의 배설물을 배출하는 경우에는 배출액 중의 방사성동위원소의 농도가 위원회 고시 배출관리기준을 초과하여서는 아니 된다.

방사선규칙 제53조

- 제53조(방사성동위원소 투여환자 안전관리)

1. 진료의 목적으로 방사성동위원소를 인체에 사용하는 자는 체내에 잔류하는 방사능 또는 인체 표면 1m 거리에서의 방사선량률이 원자력안전위원회가 정하여 고시하는 수량을 초과하는 환자를 일반환자와 격리하여 입원시켜야 한다.
2. 제1항에 따른 사용자는 환자의 입원실에 전용 화장실을 설치하여야 한다.
3. 제1항에 따른 사용자가 진료환자의 배설물을 배출하는 경우에는 원자력안전위원회가 정하여 고시하는 방법에 따라야 한다.

배출관리기준

배출관리기준을 적용함에 있어 배기 중 또는 배수 중 방사성핵종의 허용농도는 1주간의 평균치로 한다. 다만, 부득이한 경우에는 3개월간의 평균치로 갈음할 수 있다.

10) 방사선기기 안전요건

치료용 방사선기기 중 밀봉선원이 내장된 장비의 안전요건은 다음과 같다.

(1) 전원의 공급이 중단되는 경우, 자동으로 방사선원이 차폐되고 제어판으로부터 빔 제어 기능이 재 작동될 때까지 차폐된 상태로 유지되어야 한다.

(2) 비정상 상황 시 방사선조사를 중단시키는 독립된 장치를 둘 이상 갖추어야 한다.

(3) 밀봉선원이 장착된 치료실에는 연속적으로 방사선량을 감시하는 장치를 설치하여 종사자가 선원의 상태를 알 수 있도록 하여야 한다.

(4) 방사선 치료를 위해 치료실 내부에 치료받는 자 외의 사람이 잔류하고 있는지를 외부에서 확인할 수 있도록 하여야 한다.

11) 방사선량 교정

의료기관은 치료용 방사선기기에 대한 방사선량 교정 및 평가를 다음 각 호에 따라 수행하여야 한다.

(1) 해당 방사선기기의 방사선량 교정에 적합한 측정장비 및 방사성동위원소를 준비하여야 한다.

(2) 국제원자력기구 기술보고서 또는 이와 동등한 기술기준 및 해당 방사선기기의 제작사가 권고한 조건에 따라 방사선량을 교정하여야 한다.

(3) 치료용 방사선기기에 대한 선량 교정 및 평가주기는 다음 각 목의 어느 하나와 같다.

가. 장비를 설치하고 처음으로 사용할 때

나. 처음으로 사용한 이후 매 1년마다

다. 방사선원을 교체하거나 새로운 시설로 이전한 경우

라. 선량평가에 영향을 미칠 수 있는 보수를 한 경우

마. 1년 이상 사용을 중지 한 후 다시 사용하려는 경우

4. 동물 진단용 방사선발생장치의 안전관리에 관한 규칙

1. 목적

동물병원에서 설치·운영하는 동물 진단용 방사선발생장치를 안전하게 관리함으로써 방사선 관계 종사자가 방사선으로 인하여 위해를 입는 것을 방지하고 동물 진료의 적정을 도모하기 위하여 필요한 사항을 규정함을 목적으로 한다.

2. 정의

1) "동물 진단용 방사선발생장치"란 방사선을 이용하여 동물 질병을 진단하는 데에 사용하는 기기로서 다음 각 목의 어느 하나에 해당하는 장치를 말한다.
   (1) 동물 진단용 엑스선 장치
   (2) 전산화 단층 촬영장치
   (3) 그 밖에 방사선을 발생시켜 동물 질병의 진단에 사용하는 기기
2) "방사선 방어시설"이란 방사선의 피폭(인체가 방사선에 노출되는 것)을 방지하기 위하여 동물 진단용 방사선발생장치를 설치한 장소에 있는 방사선 차폐시설과 방사선 장해 방어용 기구를 말한다.
3) "방사선 관계 종사자"란 동물 진단용 방사선발생장치를 설치한 곳을 주된 근무지로 하는 사람으로서 동물 진단용 방사선발생장치의 관리·운영·조작 등 방사선 관련 업무에 종사하는 사람을 말한다.
4) "안전관리"란 동물 진단용 방사선발생장치, 방사선 방어시설 및 암실, 현상기, 방사선 필름 카세트, 산란 엑스선 제거용 그리드, 엑스선 사진 관찰대 등 동물 진단 영상정보에 관한 설비의 관리와 방사선 관계 종사자에 대한 피폭관리를 말한다.
5) "방사선 구역"이란 동물 진단용 방사선발생장치를 설치한 장소 중 외부방사선량이 주당 0.4mSv(40mrem) 이상인 곳으로서 벽, 방어칸막이 등의 구획물로 구획되어진 곳을 말한다.

3. 신고

1) 수의사법 따라 동물병원 개설자는 동물 진단용 방사선발생장치를 설치하려는 경우 또는

사용 중지 후 다시 사용하려는 경우에는 사용일 3일 전까지 서식에 따른 신고서에 다음 각 호의 서류를 첨부하여 해당 동물병원의 소재지를 관할하는 특별자치도지사·특별자치시장·시장·군수·구청장에게 제출하여야 한다.

(1) 동물 진단용 방사선발생장치 검사성적서 사본 1부

(2) 방사선 방어시설 검사성적서 사본 1부

(3) 방사선 관계 종사자 신고서 1부

(4) 양도 또는 이전한 자의 양도신고 증명서 또는 이전신고 증명서 원본(양도받거나 이전하여 설치하는 경우만 해당한다)

(5) 동물 진단용 방사선발생장치의 사용 중지 신고증명서 원본(사용 중지 후 다시 사용하는 경우만 해당한다)

2) 동물병원 개설자는 동물 진단용 방사선발생장치의 사용을 중지한 경우에는 사용 중지일부터 3일 이내에, 양도·폐기 또는 이전한 경우에는 그 사유가 발생한 날부터 45일 이내에 신고서에 다음 각 호의 서류를 첨부하여 해당 동물병원의 소재지를 관할하는 시장·군수·구청장에게 제출하여야 한다.

(1) 신고증명서 원본

(2) 양도·양수를 확인할 수 있는 서류(양도신고를 하는 경우만 해당한다)

(3) 폐기를 확인할 수 있는 서류(폐기신고를 하는 경우만 해당한다)

(4) 이전을 확인할 수 있는 서류(이전하는 경우만 해당한다)

3) 신고를 받은 시장·군수·구청장은 서식에 따른 신고증명서를 발급하여야 한다.

4) 시장·군수·구청장은 신고증명서를 발급받은 자가 신고증명서의 훼손 또는 분실 등의 사유로 재발급을 신청하면 그 증명서를 재발급하여야 한다.

5) 동물병원 개설자는 소속 방사선 관계 종사자의 변동이 있으면 그 사유가 발생한 날부터 3개월 이내에 신고서에 건강진단 결과서 사본을 첨부하여 동물병원의 소재지를 관할하는 시장·군수·구청장에게 제출하여야 한다.

6) 시장·군수·구청장은 동물 진단용 방사선 관리대장을 작성·비치하여야 하며, 매년 3월 31일 기준의 동물 진단용 방사선발생장치 안전관리 현황 및 방사선 관계 종사자 관리현황을 5월 31일까지 특별시장·광역시장·도지사를 거쳐 농림축산검역본부장에게 제출하여야 한다. 이 경우 특별자치도지사는 검역본부장에게 직접 제출하여야 한다.

4. 검사 및 측정

1) 동물병원 개설자는 다음에 해당하는 사유가 있으면 해당 동물 진단용 방사선발생장치를 사용하기 전에 그 동물 진단용 방사선발생장치에 대하여 검사기준에 따라 검사기관의 검사를 받아야 한다.

   (1) 동물 진단용 방사선발생장치를 설치하거나 이전하여 설치하는 경우

   (2) 동물 진단용 방사선발생장치의 전원시설을 변경하는 경우

   (3) 사용 중지 신고를 한 동물 진단용 방사선발생장치를 다시 사용하려는 경우

   (4) 동물 진단용 방사선발생장치의 안전에 영향을 줄 수 있는 고전압 발생장치, X-선관 또는 제어장치를 수리하거나 X-선관을 교체하는 경우

2) 다음 각 호의 어느 하나에 해당하는 경우에는 검사를 받지 아니하고 사용할 수 있다.

   (1) 의료기기 제조허가 또는 수입허가를 받거나, 중고의료기기를 수입하려는 때에 의료기기법 따른 시험검사기관에서 검사항목이 포함된 시험검사를 받아 해당 검사성적서를 제출하는 경우

   (2) 동물용 의약품등 취급규칙에 따라 제조품목허가·수입품목허가를 받거나 제품품목신고·수입품목신고를 할 때에 농림축산식품부장관이 지정하는 검사기관에서 검사항목이 포함된 시험검사를 받아 해당 검사성적서를 제출하는 경우

   (3) 동물병원 개설자는 검사받은 동물 진단용 방사선발생장치에 대해서는 검사를 받은 날부터 3년마다 검사기관의 정기검사를 받아야 하며, 정기검사기간은 이전 검사를 받은 날부터 3년이 되는 날 전후 각각 31일 이내로 한다.

   (4) 동물병원 개설자는 방사선 방어시설에 대하여 검사기준에 따라 해당 동물 진단용 방사선발생장치를 사용하기 전에 검사기관의 검사를 받아야 한다.

   (5) 동물병원 개설자는 검사받은 방사선 방어시설 중 방사선 차폐시설을 변경설치하거나 방사선 차폐시설을 설계할 때에 설정한 주당 최대 동작부하를 초과한 경우에는 지체 없이 그 방사선 방어시설에 대하여 검사기관의 검사를 받아야 한다.

   (6) 동물병원 개설자는 방사선 관계 종사자에게 티·앨배지를 사용하게 하는 경우에는 3개월마다 1회 이상 방사선 피폭선량 측정을 받도록 하여야 하며, 필름배지를 사용하게 하는 경우에는 1개월마다 1회 이상 방사선 피폭선량 측정을 받도록 하여야 한다.

   (7) 방사선 관계 종사자의 방사선 피폭선량 측정에서 그 선량한도는 별표 3과 같다.

   (8) 검역본부장은 피폭선량 관리센터를 설치하거나 지정하여 방사선 관계 종사자에 대한 피폭선량의 관리 업무를 하거나 하게 하여야 하며, 피폭선량 관리센터의 운영에 필

요한 세부 사항을 정하여 고시하여야 한다.

5. 검사등의 시험방법

1) 검사 또는 측정의 시험방법은 검사기관 또는 측정기관의 장이 검역본부장의 승인을 받아 정한다. 이 경우 승인절차 등 세부 사항에 대해서는 검역본부장이 정하여 고시하는 바에 따른다.
2) 검사등의 재검사를 할 때에는 정한 시험방법 외에 다음 각 호의 어느 하나에 해당하는 방법으로 시험할 수 있다.
   (1) 검역본부장이 고시한 시험방법
   (2) 제조업소가 검역본부장의 승인을 받아 정한 시험방법
   (3) 국제전기기술위원회가 권고하는 시험방법(제(1)호나 제(2)호의 시험방법이 없는 경우에만 해당한다)

6. 검사기관 및 측정기관의 지정

1) 검사기관 및 측정기관의 지정기준은 별표 4와 같다.
2) 삭제
3) 동물 진단용 방사선 발생장치의 검사기관 또는 측정기관으로 지정받으려는 자는 검역본부장이 정하여 고시하는 지정신청서에 지정기준에 적합함을 증명하는 서류를 첨부하여 검역본부장에게 제출하여야 한다.
4) 검역본부장은 지정신청을 한 자가 지정기준에 적합한 경우에는 검사기관 또는 측정기관으로 지정하고, 검역본부장이 정하여 고시하는 지정서를 발급하여야 한다.
5) 지정을 받은 검사기관 또는 측정기관의 장이 검사·측정업무를 휴업하거나 폐업하려는 경우에는 휴업·폐업 신고서에 지정서 원본을 첨부하여 검역본부장에게 제출해야 한다.
6) 규정한 사항 외에 검사·측정기관의 지정절차 및 지정 제도의 운영 등에 필요한 사항과 지정취소 및 업무정지 처분의 세부기준 등에 관하여 필요한 사항은 검역본부장이 정하여 고시한다.

7. 검사등의 신청 및 사전통보

1) 검사등을 받으려는 자는 따른 동물 진단용 방사선발생장치 검사신청서, 방사선 방어시설 검사신청서 또는 방사선 관계 종사자 피폭선량 측정신청서를 검사·측정기관의 장

에게 제출하여야 한다. 재검사의 경우에도 또한 같다.

2) 시장·군수·구청장은 동물 진단용 방사선발생장치에 대한 검사를 받아야 하는 관할 동물병원 개설자에 대해서는 검사일 2개월 전까지 검사를 받도록 알려야 한다.

8. 검사 결과의 통지

1) 검사·측정기관의 장이 동물병원 개설자로부터 검사등의 신청을 받으면 검사등을 한 후 동물 진단용 방사선발생장치 검사성적서, 방사선 방어시설 검사성적서 또는 방사선 관계 종사자 피폭선량 측정성적서를 신청인에게 발급하여야 한다.

2) 검사·측정기관의 장은 검사등의 결과가 기준에 적합한 것으로 판정되면 검사 또는 측정한 날부터 1개월 이내에 검사 결과 또는 측정 결과를 검역본부장과 해당 동물병원의 소재지를 관할하는 시장·군수·구청장에게 통지하고, 부적합한 것으로 판정되면 검사성적서 사본 또는 측정성적서 사본을 지체 없이 검역본부장과 해당 동물병원의 소재지를 관할하는 시장·군수·구청장에게 통지하여야 한다.

3) 시장·군수·구청장은 부적합한 것으로 판정된 검사등의 결과를 통지받으면 통지를 받은 날부터 3일 이내에 동물병원 개설자에게 다음 각 호의 어느 하나에 해당하는 명령을 하고, 그 사실을 검역본부장에게 통지하여야 한다.

   (1) 부적합 동물 진단용 방사선발생장치 또는 방사선 방어시설에 대한 사용 금지 및 수리·교정 후 재검사

   (2) 선량한도 초과자에 대한 건강진단 및 건강진단 결과 이상 징후가 있는 경우 안전조치(근무지의 변경 또는 근무시간의 단축 등을 말한다. 이하 같다)

4) 동물병원의 개설자는 명령을 받으면 동물 진단용 방사선발생장치 또는 방사선 방어시설을 수리·교정하고 검사·측정기관의 장에게 재검사를 신청하여야 하며, 선량한도 초과자에 대해서는 즉시 건강진단을 실시하고, 그 결과 이상 징후가 있는 경우에는 안전조치를 취하여야 한다.

5) 재검사 신청을 받은 검사·측정기관의 장은 재검사 결과 적합한 것으로 판정되면 검사성적서 사본을 검역본부장과 해당 동물병원의 소재지를 관할하는 시장·군수·구청장에게 지체 없이 통지하여야 하며, 선량한도 초과자에 대하여 안전조치를 취한 동물병원 개설자는 해당 안전조치를 취한 후 6개월이 지나 실시하는 건강진단의 결과 이상 징후가 나타나지 아니하면 해당 선량한도 초과자의 동의를 받아 관할 시장·군수·구청장에게 안전조치의 해제를 요구할 수 있다.

6) 시장·군수·구청장은 재검사 결과 적합하다는 검사성적서 사본을 통보받거나 동물병원 개설자로부터 선량한도 초과자에 대하여 안전조치의 해제를 요구받으면 사용 금지 명령 또는 안전조치 명령을 해제하고 그 사실을 검역본부장에게 통지하여야 한다.
7) 검사등의 성적서를 재발급받으려는 자는 재발급 신청서를 검사·측정기관의 장에게 제출하여야 한다.

9. 방사선 구역

1) 동물병원의 개설자는 동물 진단용 방사선발생장치를 설치하면 동물 진단용 방사선의 안전관리를 위하여 방사선 구역을 설정하고 일반인의 출입을 제한하는 등의 조치를 취하여야 한다.
2) 방사선 구역에는 방사선 구역표시를 하여야 한다.
3) 동물병원 개설자는 각 방사선 구역의 눈에 잘 띄는 장소에 방사선 장해 방지를 위한 주의사항을 게시해야 한다.

10. 안전관리 책임자

1) 동물병원 개설자는 동물 진단용 방사선발생장치의 안전관리와 적정한 사용을 위하여 동물병원 소속 방사선 관계 종사자 중에서 수의사, 방사선사, 방사성동위원소취급자일반면허 또는 같은 방사선취급감독자면허를 받은 사람을 동물 진단용 방사선 안전관리 책임자로 선임하여 동물 진단용 방사선 안전관리업무를 수행하도록 하여야 한다. 이 경우 동물병원 개설자가 수의사인 경우에는 자신이 안전관리 책임자가 될 수 있다.
2) 동물병원 개설자는 안전관리 책임자를 선임·해임하는 경우에는 1개월 이내에 신고서에 안전관리 책임자에 대한 다음 각 호의 서류를 첨부하여 해당 동물병원의 소재지를 관할하는 시장·군수·구청장에게 제출하여야 한다. 이 경우 시장·군수·구청장은 안전관리 책임자가 방사선사인 경우 행정정보의 공동이용을 통하여 방사선사의 의료기사면허증을 확인하여야 하며, 당사자가 이에 동의하지 아니하는 경우에는 그 사본을 첨부하도록 하여야 한다.
   (1) 자격을 증명하는 서류 사본 1부
   (2) 건강진단 결과서 사본 1부

11. 안전관리 책임자의 직무

1) 안전관리업무의 계획·점검 및 평가
2) 소속 방사선 관계 종사자에 대한 자체 교육훈련의 실시
3) 방사선 관계 종사자 및 동물의 소유자 또는 관리인 등에 대한 방사선 피해로부터의 방어조치
4) 동물 진단 영상정보 관련 설비의 안전관리
5) 방사선관계 종사자의 피폭선량 측정에 영향을 미치는 피폭선량계의 파손 및 분실 사실의 측정기관에의 통보
6) 신고와 검사 또는 측정에 관한 사항 보조
7) 서류의 작성·비치 및 보존에 관한 사항 보조

12. 동물병원 개설자의 준수 사항

농림축산식품부령으로 정하는 사항 이란 다음 각 호의 사항을 말한다.

1) 삭제
2) 삭제
3) 동물 진단용 방사선발생장치에 대해서는 검사를 받고, 검사기관이 검사를 할 때에는 안전관리 책임자를 참여시킬 것
4) 방사선 관계 종사자가 동물 진단용 방사선발생장치의 운영·조작·관리·점검 및 검사 등 방사선 피폭 우려가 있는 업무를 할 때에는 필름배지 또는 티·앨배지 등 피폭선량계를 착용하게 하고, 방사선 관계 종사자의 피폭선량 측정을 신청할 때에는 측정 대상에 해당하는 사람을 누락하지 아니할 것
5) 시장·군수·구청장으로부터 동물 진단용 방사선발생장치 또는 방사선 방어시설의 사용금지와 수리·교정 및 재검사 명령을 받으면 지체 없이 이행할 것
6) 방사선 관계 종사자에 대한 피폭선량을 측정한 결과 별표 3에 따른 방사선 관계 종사자의 선량한도를 초과한 사람에 대해서는 지체 없이 건강진단 등 필요한 조치를 할 것
7) 방사선 관계 종사자 외에 방사선 구역에 출입하는 사람에 대한 방사선 피폭을 방지하기 위한 조치를 할 것
8) 적정한 동물 진단 영상정보를 얻을 수 있도록 그 설비의 안전관리에 필요한 조치를 할 것
9) 동물 진단용 방사선발생장치 안전관리에 필요한 사항에 대하여 시장·군수·구청장의 보

고 또는 자료제출 요구에 따를 것

13. 방사선 관계 종사자에 대한 건강진단

1) 동물병원 개설자는 방사선 관계 종사자에 대하여 2년마다 건강진단표에 따라 건강진단을 받도록 하여야 한다. 다만, 방사선 관련 업무에 처음 종사하는 방사선 관계 종사자에 대해서는 업무에 종사하기 전에 본문에 따른 건강진단을 받도록 하여야 한다.
2) 건강진단의 문진 사항 및 검사 항목은 다음 각 호와 같다.
   (1) 문진 사항
      ① 방사선 피폭 증상의 유무
      ② 방사선 피폭 증상이 있는 사람은 그의 작업 장소, 작업 내용, 작업 기간, 피폭선량 및 방사선 장해 유무
      ③ 그 밖에 방사선에 의한 피폭 증상
   (2) 검사 항목
      ① 말초혈액 중의 혈색소 양, 적혈구 수 및 백혈구 수
      ② 그 밖에 의사가 필요하다고 인정하는 검사

14. 서류의 작성·비치 및 보존

동물병원 개설자, 검사·측정기관의 장 및 시장·군수·구청장은 관련 서류를 작성·비치 및 보존하여야 한다.

15. 안전관리 책임자에 대한 교육

1) 안전관리 책임자로 선임된 사람은 선임된 날부터 1년 이내에 검역본부장이 지정하는 방사선 분야 관련 단체가 실시하는 안전관리 책임자 교육을 이수하여야 한다. 다만, 검역본부장이 지정하는 방사선 분야 관련 단체로부터 안전관리 책임자 교육을 받은 후 1년 이내에 안전관리 책임자로 선임된 사람의 경우에는 그러하지 아니하다.
2) 안전관리 책임자의 교육에 필요한 사항은 검역본부장이 정하여 고시한다.

16. 적용의 배제

수의사가 개설한 동물병원 중 동물 진단용 엑스선 장치만을 사용하면서 주당 최대 동작부하의 총량이 8mA·min 이하인 동물병원에 대해서는 방사선관계종사자 피폭선량·건강검진·방사선구역·안전관리책임자는 적용하지 아니한다.

5. 승무원에 대한 우주방사선 안전관리 규정

1. 목적

생활주변방사선 안전관리법에 따라 우주방사선으로부터 운항승무원 및 객실승무원의 건강 보호와 안전조치를 이행하기 위하여 필요한 절차, 방법 등 세부 사항을 정함을 목적으로 한다.

2. 정의

1) "우주방사선"이란 태양 또는 우주로부터 지구 대기권으로 입사되는 방사선을 말한다.
2) "피폭방사선량"이란 사람의 신체의 외부 또는 내부에 피폭하는 우주방사선량을 말한다.
3) "선량한도"란 사람의 신체의 외부에 피폭하는 우주방사선량과 내부에 피폭하는 우주방사선량을 합한 피폭방사선량의 상한값을 말한다.

3. 적용범위

항공운송사업자, 우주방사선에 피폭할 우려가 있는 운항승무원 및 객실승무원

4. 승무원의 피폭방사선량 관리

1) 승무원의 피폭방사선량은 연간 누적하여 6 mSv를 초과하지 않은 범위에서 관리되어야 한다. 다만, 임신한 여성 승무원의 경우에는 그 임신 사실이 확인된 날부터 출산 시까지 피폭방사선량을 1 mSv 이하로 관리되어야 한다.
2) 국제항공운송사업자는 승무원의 피폭방사선량이 기준을 초과하지 않도록 다음 각 호의 조치를 하여야 한다.
   (1) 다음 각 목에 대한 조사·분석 및 기록
      ① 국제항공노선별 연간 승무원의 피폭방사선량
      ② 승무원 개인별 연간 피폭방사선량
   (2) 승무원의 피폭방사선량이기준을 초과할 것으로 예상되는 경우 다음 각 목의 조치 중 어느 하나에 해당하는 조치
      ① 해당 승무원의 국제항공노선 탑승횟수 제한

② 해당 승무원의 탑승 국제항공노선 변경

③ 그 밖에 해당 승무원에 대하여 국내항공노선으로 전환 또는 국제·국내항공노선을 탑승하지 않는 근무로 변경 등 피폭방사선량을 낮추기 위한 조치

(3) 승무원에게 우주방사선에 따른 피폭방사선량에 관한 정보 제공

3) 국토교통부장관은 승무원의 건강 보호와 안전을 위하여 국제항공운송사업자의 조치에 대한 이행실태를 점검할 수 있다.

5. 피폭방사선량의 조사·분석 및 기록

1) 국제항공운송사업자는 조사·분석을 할 때에는 우주방사선 측정장비를 사용하여 직접 측정하거나 또는 전산프로그램을 사용하여 평가할 수 있다.
2) 국제항공운송사업자는 조사·분석결과를 기록하여 다음 연도 2월 28일까지 국토교통부장관에게 보고하여야 하며, 그 기록을 승무원이 75세 도달된 때 또는 마지막 운항으로부터 30년이 도달된 때 중 더 늦은 시점까지 보관하여야 한다.

6. 승무원에 대한 교육프로그램 제공

국제항공운송사업자는 승무원의 건강 보호와 안전을 위하여 원자력안전위원회가 개발·운용하는 교육프로그램을 승무원에게 제공할 수 있다.

7. 보고 등에 대한 협조

국제항공운송사업자는 국토교통부장관 또는 원자력안전위원회의 장이 보고를 명하거나 자료의 제출 요구 또는 검사 등을 하는 경우 협조하여야 한다.

8. 재검토기한

국토교통부장관은 규정에 따라 이 고시에 대하여 2021년 1월 1일 기준으로 매3년이 되는 시점(매 3년째의 12월 31일까지를 말한다)마다 그 타당성을 검토하여 개선 등의 조치를 하여야 한다.

6. 생활주변방사선 안전관리

1. 목적

생활주변에서 접할 수 있는 방사선의 안전관리에 관한 사항을 규정함으로써 국민의 건강과 환경을 보호하여 삶의 질을 향상시키고 공공의 안전에 이바지함을 목적으로 한다.

2. 정의

1) "생활주변방사선"이란 다음 각 목의 방사선을 말한다.
   (1) 원료물질, 공정부산물 및 가공제품에 포함된 천연방사성핵종에서 방출되는 방사선. 다만, 핵물질에서 방출되는 방사선은 제외한다.
   (2) 태양 또는 우주로부터 지구 대기권으로 입사되는 방사선(우주방사선)
   (3) 지구표면의 암석 또는 토양에서 방출되는 방사선(지각방사선)
   (4) 국내 또는 외국에서 수집되어 판매되거나 재활용되는 고철에 포함된 방사성물질에서 방출되는 방사선
2) "원료물질"이란 우라늄 235, 우라늄 238, 토륨 232와 라돈 220 및 라돈 222 등 각각의 붕괴계열 내의 핵종 또는 포타슘 40 등 천연방사성핵종이 포함된 물질로서 원자력안전위원회가 정하여 고시하는 방사능 농도와 수량을 초과하는 것을 말한다.
   〈고시〉
   ① 포타슘 40의 농도는 1 Bq/g 그 밖에 모든 천연방사성핵종은 0.1 Bq/g
   ② 연간 취급하는 원료물질에 포함된 천연방사성핵종의 방사능량은 100,000 Bq
3) "공정부산물"이란 원료물질 또는 그 밖의 물질을 취급하는 시설에서 부수적으로 발생하는 물질로서 원자력안전위원회가 정하여 고시하는 방사능 농도를 초과하는 천연방사성핵종이 포함된 물질을 말한다.
   〈고시〉
   포타슘 40의 농도는 5 Bq/g 그 밖에 모든 천연방사성핵종은 0.5 Bq/g
4) "가공제품"이란 원료물질 또는 공정부산물을 가공하거나 이를 원료로 하여 제조된 제품을 말한다.

3. 국가의 책무

국가는 생활주변방사선으로부터 국민의 건강과 환경을 보호하기 위하여 생활주변방사선의 안전관리에 필요한 시책을 마련하여야 한다.

4. 다른 법률과의 관계

생활주변방사선의 안전관리에 대하여 다른 법률에 특별한 규정이 있는 경우를 제외하고는 이 법에서 정하는 바에 따른다.

5. 생활주변방사선방호 종합계획의 수립

1) 원자력안전위원회는 생활주변방사선으로부터 국민의 건강과 환경을 보호하기 위하여 관계 중앙행정기관의장과 협의하여 5년마다 생활주변방사선방호 종합계획을 수립하여야 한다.

2) 종합계획에는 다음 각 호의 사항이 포함되어야 한다.

(1) 생활주변방사선방호 정책의 목표와 기본방향에 관한 사항

(2) 생활주변방사선으로부터의 환경 보호에 관한 사항

(3) 생활주변방사선의 안전관리에 관한 현황과 전망에 관한 사항

(4) 생활주변방사선에 대한 연구개발에 관한 사항

(5) 원료물질, 공정부산물 및 가공제품에 대한 조사·분석에 관한 사항

(6) 공정부산물의 처리·처분 또는 재활용에 관한 사항

(6)의2. 안전기준에 부적합한 가공제품에 대한 조치에 관한 사항

(7) 우주방사선, 지각방사선 등의 안전관리 체계 구축을 위하여 필요한 사항

(8) 그 밖에 생활주변방사선의 안전관리를 위하여 필요한 사항 중 대통령령으로 정하는 사항

대통령령

1. 방사선·방사능 감시기의 설치·운영 등 생활주변방사선의 감시에 관한 사항
2. 생활주변방사선 전문기관의 지정·운영에 관한 사항
3. 생활주변방사선이 인체에 미치는 영향에 관한 분석 및 평가에 관한 사항

6. 연도별 시행계획의 수립

1) 원자력안전위원회는 대통령령으로 정하는 바에 따라 관계 중앙행정기관의 장과 협의하여 매년 종합계획의 연도별 시행계획을 세우고, 이를 관계 중앙행정기관의 장에게 통보하여야 한다.
2) 관계 중앙행정기관의 장은 통보된 연도별 시행계획 중 소관 업무에 관련된 사항을 추진하여야 한다.

대통령령

1. 생활주변방사선방호 종합계획의 연도별 시행계획을 수립하기 위하여 매년 11월 30일까지 다음 해의 시행계획 수립지침을 정하여 관계 중앙행정기관의 장에게 통보하여야 한다.
2. 시행계획 수립지침을 통보받은 관계 중앙행정기관의 장은 소관 업무에 관한 전년도의 추진실적과 해당 연도의 추진계획을 작성하여 매년 1월 31일까지 원자력안전위원회에 제출하여야 한다.
3. 원자력안전위원회는 관계 중앙행정기관의 장이 제출한 추진실적 및 추진계획을 종합하여 시행계획을 수립하고, 매년 3월 31일까지 관계 중앙행정기관의 장에게 통보하여야 한다.
4. 시행계획에는 다음 각 호의 사항이 포함되어야 한다.
   ① 종합계획의 이행을 위한 전년도 추진실적 및 해당 연도의 분야별 세부 추진계획에 관한 사항
   ② 종합계획의 이행에 필요한 연구개발 계획의 수립 및 추진에 관한 사항
   ③ 그 밖에 생활주변방사선의 안전관리를 위하여 필요한 사항
5. 원자력안전위원회는 시행계획을 수립하기 위하여 필요한 경우에는 관계 중앙행정기관의 장에게 필요한 자료의 제출을 요청할 수 있다. 이 경우 관계 중앙행정기관의 장은 특별한 사유가 없으면 그 요청에 따라야 한다.

7. 생활주변방사선에 대한 연구개발사업의 추진

1) 원자력안전위원회는 종합계획을 효율적으로 추진하기 위하여 특정연구개발사업을 각 기관이나 단체와 협약을 맺어 생활주변방사선에 대한 연구개발사업을 실시하게 할 수 있다.
2) 정부는 연구개발사업의 실시에 소요되는 비용의 전부 또는 일부를 출연할 수 있다.

8. 안전지침의 작성·배포

1) 원자력안전위원회는 생활주변방사선의 안전관리를 위하여 필요한 안전지침을 작성하여 원료물질·공정부산물·가공제품의 취급자·등록제조업자 및 항공운송사업자 등에게 배포하여야 한다.
2) 안전지침에는 다음 각 호의 사항이 포함되어야 한다.
   (1) 공정부산물 처리·처분 또는 재활용의 방법·절차에 관한 사항
   (2) 원료물질 또는 공정부산물의 취급·관리 시 준수사항
   (3) 가공제품의 안전기준에 관한 사항
   (4) 우주방사선 및 지각방사선에 피폭할 우려가 있는 사람의 안전조치에 관한 사항
3) 원자력안전위원회는 작성한 안전지침을 관계 중앙행정기관의 장에게 통보하는 등 생활주변방사선의 안전관리를 위하여 이를 효율적으로 활용할 수 있는 방안을 마련하여야 한다.

9. 원료물질·공정부산물 취급자 및 가공제품 제조업자의 등록

1) 다음 어느 하나에 해당하는 자는 원료물질 또는 공정부산물의 종류와 수량, 가공제품의 종류 및 해당 제품에 사용된 원료물질 또는 공정부산물의 사용량 등을 원자력안전위원회에 등록하여야 한다. 이 경우 등록에 대한 기준은 시설 및 장비 등을 고려하여 대통령령으로 정한다.
   (1) 원료물질을 채광·수출입 또는 판매하려는 자
   (2) 공정부산물을 수출입 또는 판매하려는 자
   (3) 공정부산물이 발생한 시설을 운영하고 있는 자
   (4) 공정부산물을 처리·처분 또는 재활용하려는 자
   (5) 가공제품을 제조하거나 수출입하려는 자

대통령령

1. 등록기준
   1) 원료물질 또는 공정부산물을 취급·관리하는 시설이 화재·침수로 인해 원료물질 또는 공정부산물이 누출될 우려가 없을 것
   2) 원료물질 또는 공정부산물을 취급·관리하는 장소의 방사능 농도 또는 방사선량을 측정

할 수 있는 장비를 1대 이상 확보할 것

3) 등록하려는 가공제품이법 안전기준에 적합하고 천연핵종이 신체에 전이되지 않을 것(가공제품을 제조하거나 수출입하려는 자만 해당한다)

2. 그 외의 부분에서 "대통령령으로 정하는 수량"이란 사업소별 연간 취급·사용하려는 원료물질 또는 공정부산물의 총량으로부터 산출된 수량으로서 다음 각 호의 구분에 따른 양을 말한다.

   1) 포타슘 40의 경우: 10,000 KBq

   2) 그 밖의 천연방사성핵종: 1,000 KBq

2) 등록의 대상은 원료물질 또는 공정부산물에 포함된 천연방사성핵종의 방사능 농도가 다음 각 호에 해당하는 경우로서 대통령령으로 정하는 수량 이상을 취급·사용하려는 자로 한다.

   ① K- 40의 경우: 10 Bq/g 초과

   ② 그 밖의 천연방사성핵종: 1 Bq/g 초과

3) 제(1)항제①호부터 제④호까지의 어느 하나에 해당하여 같은 항에 따라 등록을 한 자 및 제⑤호에 해당하여 등록을 한 자가 등록사항을 변경하려는 경우에는 원자력안전위원회에 신고하여야 한다.

4) 등록하려는 자는 등록신청서에 총리령으로 정하는 서류를 첨부하여 원자력안전위원회에 제출하여야 한다.

5) 원자력안전위원회는 신고를 받은 경우 그 내용을 검토하여 이 법에 적합하면 신고를 수리하여야 한다.

6) 제(1)항과 제(3)항에 따른 등록 및 등록변경의 절차·방법에 관한 구체적인 사항은 총리령으로 정한다.

10. 취급자 및 등록제조업자의 지위 승계

1) 취급자 및 등록제조업자가 그 영업을 양도하거나 사망한 때 또는 법인의 합병이 있는 때에는 그 양수인, 상속인 또는 합병 후 존속하는 법인이나 합병에 의하여 설립되는 법인은 그 취급자 및 등록제조업자의 지위를 승계한다.

2) 「민사집행법」에 따른 경매, 「채무자 회생 및 파산에 관한 법률」에 따른 환가나 「국세징수법」·「관세법」 또는 「지방세징수법」에 따른 압류재산의 매각, 그 밖에 이에 준하는 절차에 따라 원료물질 또는 공정부산물 관련 시설 및 설비의 전부를 인수한 자는 이 법에

따른 취급자 및 등록제조업자의 지위를 승계한다.

3) 취급자 및 등록제조업자의 지위를 승계한 자는 1개월 이내에 총리령으로 정하는 바에 따라 원자력안전위원회에 신고하여야 한다.

11. 원료물질·공정부산물 및 가공제품의 수출입 관리

1) 취급자 및 등록제조업자가 원료물질, 공정부산물 또는 가공제품을 수출입하는 경우에는 수출입을 할 때마다 원자력안전위원회에 신고하여야 한다.
2) 원자력안전위원회는 신고를 받은 경우 그 내용을 검토하여 이 법에 적합하면 신고를 수리하여야 한다.
3) 수출입 신고의 절차는 원자력안전위원회가 관계 중앙행정기관의 장과 협의하여 정한다.

12. 기록·보관 및 보고

1) 취급자 및 등록제조업자는 원료물질, 공정부산물 및 가공제품의 취득·발생·보관·판매·처분 현황 및 건강진단 결과 등을 기록·보관하고 원자력안전위원회에 보고하여야 한다.
2) 취급자 및 등록제조업자가 기록하여야 할 내용, 기록의 보관기간, 보고 시기·방법 등 유통현황의 기록·보관 및 보고 등에 필요한 사항은 총리령으로 정한다.
3) 원자력안전위원회는 유통현황을 관리하기 위하여 관계 중앙행정기관의 장에게 자료의 제출 등 필요한 협조를 요청할 수 있다. 이 경우 관계 중앙행정기관의 장은 특별한 사유가 없으면 그 요구에 따라야 한다.

13. 공정부산물의 처리·처분 또는 재활용

1) 취급자는 공정부산물을 처리·처분 또는 재활용하려면 총리령으로 정하는 바에 따라 원자력안전위원회에 신고하여야 한다.
2) 원자력안전위원회는 신고를 받은 경우 그 내용을 검토하여 이 법에 적합하면 신고를 수리하여야 한다.
3) 공정부산물의 처리·처분 또는 재활용에 필요한 사항은 대통령령으로 정한다.

14. 원료물질 또는 공정부산물의 취급·관리 시 준수사항

1) 취급자 및 등록제조업자는 원료물질 또는 공정부산물을 취급·관리할 때에 관련 종사자

의 건강 및 환경 보호를 위하여 다음 각 호의 사항을 준수하여야 한다.

(1) 화재예방 및 침수 발생을 방지하기 위한 시설을 설치하거나 필요한 조치를 할 것

(2) 원료물질 또는 공정부산물이 공기 중에 흩날리는 것을 방지하기 위한 시설을 설치하거나 필요한 조치를 할 것

(3) 원료물질 또는 공정부산물을 취급하는 장소의 방사능 농도 또는 방사선량을 측정하고 관리할 것

(4) 원료물질 또는 공정부산물을 취급·관리하는 종사자가 연간 생활주변방사선에 피폭되는 양을 조사·분석할 것

(5) 원료물질 또는 공정부산물을 취급·관리하는 종사자에 대하여 대통령령으로 정하는 바에 따라 건강진단을 실시할 것

2) 취급자 및 등록제조업자는 조사·분석 결과 및 건강진단 결과에 따라 종사자의 건강을 보호하고 작업환경을 개선하기 위하여 대통령령으로 정하는 안전조치를 하여야 한다.

15. 가공제품의 안전기준

1) 가공제품을 제조 또는 수출입하는 자는 다음 각 호의 기준에 적합한 제품을 제조 또는 수출입하여야 한다.

(1) 가공제품에 포함된 천연방사성핵종을 함유한 물질이 공기 중에 흩날리거나 누출되지 아니할 것

(2) 가공제품이 신체에 닿았을 때 가공제품에 포함된 천연방사성핵종이 신체에 전이 되지 아니할 것

(3) 가공제품으로 인해 사람의 신체 외부 및 내부에 피폭하는 방사선량을 모두 합한 양이 원자력안전위원회가 정하여 고시하는 기준을 초과하지 아니할 것

(4) 가공제품에 포함된 방사능 농도와 수량이 원자력안전위원회가 정하여 고시하는 기준을 초과하지 아니할 것

2) 제조업자는 다음 각 호의 제품을 제조 또는 수출입해서는 아니 된다.

(1) 전리, 여기 등 방사선에 의한 효과를 내기 위하여 원료물질 또는 공정부산물을 첨가한 제품

(2) 신체에 착용하거나 장시간 신체에 밀착되어 사용되는 제품 등 원자력안전위원회가 정하여 고시하는 제품

15.의2 과장 표시·광고 금지

제조업자는 가공제품에서 방출되는 방사선에 의한 전리, 여기 등의 작용이 사람의 건강 또는 환경에 유익한 것처럼 표시 및 광고를 해서는 아니 된다.

16. 결함 가공제품에 대한 조치

1) 제조업자는 다음 각 호의 어느 하나에 해당하는 때에는 그 사실을 공개하고 대통령령으로 정하는 바에 따라 보완·교환·수거 및 폐기 등의 조치에 관한 계획을 수립하여 원자력안전위원회에 보고한 후 이행하여야 한다. 이 경우 원자력안전위원회는 보고된 계획이 충분하지 아니하다고 인정하는 경우에는 그 시정 또는 보완을 명할 수 있다.
   (1) 가공제품이 안전기준에 적합하지 아니한 사실을 알게 된 때
   (2) 가공제품이 제15)제2)항 (1),(2)의 어느 하나에 해당하는 사실을 알게 된 때
   (3) 원자력안전위원회로부터 조치 명령을 받았을 때
2) 제조업자는 대통령령으로 정하는 바에 따라 해당 업무 종사자의 건강 및 환경을 보호하기 위하여 필요한 조치를 취하여야 한다.
3) 제조업자가 조치를 한 경우에는 총리령으로 정하는 바에 따라 그 결과를 원자력안전위원회에 보고하여야 한다. 이 경우 원자력안전위원회는 보고된 조치결과가 충분하지 아니하다고 인정하는 경우에는 그 시정 또는 보완을 명할 수 있다.
4) 원자력안전위원회는 제조업자가 조치계획을 원활히 이행하기 어렵다고 인정하는 경우에는 다음 각 호의 기관의 장에게 해당 조치에 필요한 협조·지원을 요청할 수 있다. 이 경우 요청을 받은 기관의 장은 특별한 사유가 없으면 이에 따라야 한다.
   (1) 해당 가공제품과 같거나 유사한 종류의 제품의 제조·수입·판매 등에 관하여 허가·인증·등록·신고처리 등의 업무를 담당하는 중앙행정기관 및 지방자치단체
   (2) 동일·유사제품의 수거·폐기·보완 명령 등과 관련된 업무를 수행하는 중앙행정기관 및 지방자치단체
   (3) 해당 가공제품의 최종 구매자의 주소지를 관할하는 지방자치단체

17. 결함 가공제품의 처리 명령

1) 원자력안전위원회는 가공제품이 안전기준에 적합하지 아니하거나 대통령령으로 정하는 절차에 따라 해당 제조업자에게 사실 공개 및 관련 조치를 명할 수 있다. 다만, 원자력안

전위원회는 해당 가공제품의 수거·폐기 등의 책임자가 없는 경우에는 해당 제품의 정보를 공개하고, 사용중지를 권고할 수 있다.

2) 원자력안전위원회는 명령을 받은 자가 그 명령을 이행하지 아니하는 때에는 해당 가공제품과 관련된 내용을 대통령령으로 정하는 바에 따라 공표하고 「행정대집행법」에 따라 대집행을 할 수 있다.

18. 우주방사선의 안전관리

1) 대통령령으로 정하는 항공운송사업자는 우주방사선에 피폭할 우려가 있는 운항승무원 및 객실승무원의 건강 보호와 안전을 위하여 노력하여야 한다.
2) 운항승무원 및 객실승무원의 범위는 비행노선, 비행고도 및 운항횟수 등을 고려하여 대통령령으로 정한다.
3) 항공운송사업자는 다음 각 호의 사항을 조사·분석하여야 한다.
   (1) 항공노선별로 승무원이 우주방사선에 피폭하는 양
   (2) 승무원이 연간 우주방사선에 피폭하는 양
4) 항공운송사업자는 대통령령으로 정하는 바에 따라 제(3)항 각 ① ②호의 사항에 대한 조사·분석 결과를 반영하여 승무원의 건강 보호 및 안전을 위한 조치를 하여야 한다.
5) 항공운송사업자는 대통령령으로 정하는 바에 따라 승무원에 대하여 건강진단을 실시하여야 한다.
6) 항공운송사업자는 대통령령으로 정하는 바에 따라 승무원에게 우주방사선 피폭 등에 관한 사항에 대하여 원자력안전위원회가 실시하는 교육을 받게 하여야 한다.
7) 원자력안전위원회는 조사·분석 및 안전조치를 이행하기 위한 절차, 방법 등 우주방사선의 안전관리를 위하여 필요한 세부사항을 정하여 고시한다.

18.의2 항공운송사업자의 기록·보관 및 보고 의무

1) 항공운송사업자는 다음 각 호의 사항을 기록·보관하고 원자력안전위원회에 보고하여야 한다.
   (1) 항공노선별로 승무원이 연간 우주방사선에 피폭하는 양을 조사·분석한 결과
   (2) 건강 보호 및 안전을 위한 조치 결과
   (3) 건강진단 결과
   (4) 교육실시 결과

2) 항공운송사업자는 항공운송사업을 폐업하는 경우 보관한 기록을 원자력안전위원회에 제출하여야 한다.
3) 그 밖에 기록의 보관 및 보고, 기록의 제출 등에 관하여 필요한 사항은 총리령으로 정한다.

18.의3 승무원의 건강영향조사

1) 원자력안전위원회는 우주방사선이 건강에 미치는 영향을 파악하기 위하여 승무원에 대한 생활주변방사선 건강영향조사를 실시할 수 있다.
2) 원자력안전위원회는 건강영향조사를 위하여 관계 중앙행정기관의 장 또는 지방자치단체의 장, 생활주변 방사선 관련 기관 또는 단체의 장에게 다음 각 호의 자료의 제출을 요청할 수 있다. 이 경우 자료의 제출을 요청받은 자는 특별한 사유가 없으면 이에 따라야 한다.
   (1) 국민건강보험공단에서 관리하는 자격, 진료, 건강검진 등에 관한 자료
   (2) 암등록통계사업 및 암정보사업에 관한 자료
   (3) 통계자료 중 직업, 질병 및 사인 등에 관한 자료
   (4) 업무상의 재해 인정 관련 자료
   (5) 주민등록표의 주민등록정보
   (6) 일반건강진단 및 특수건강진단에 관한 자료
   (7) 출입국자료 중 항공기 이용 관련 자료
   (8) 그 밖에 위원회가 건강영향조사를 위하여 필요하다고 인정하는 정보·자료
3) 건강영향조사와 관련된 업무에 종사하는 자 또는 종사하였던 자는 직무상 알게 된 개인정보 또는 비밀을 누설하거나 직무상 목적 외의 목적으로 사용하여서는 아니 된다.

19. 공항·항만에의 감시기 설치

1) 원자력안전위원회는 생활주변방사선의 안전관리를 위하여 관계 중앙행정기관의 장과 협의하여 공항·항만에 방사선·방사능 감시기를 설치·운영하여야 한다. 이 경우 원자력안전위원회는 감시기에서 원자력안전위원회가 정하여 고시하는 방사능 농도를 초과하거나 초과할 것으로 의심되는 물질의 검출을 위한 검색에 필요한 부지를 확보할 수 있다.
2) 항공교통사업자및 항만시설을 운영하는 자는 원자력안전위원회의 감시기 설치 및 검색부지 확보에 협조하여야 한다.

3) 원자력안전위원회는 설치한 감시기의 운영을 항공교통사업자 및 항만시설운영자에게 위탁할 수 있다.
4) 감시기 설치의 대상이 되는 공항·항만의 범위와 감시기의 설치·운영에 필요한 사항 및 위탁할 수 있는 대상과 범위 등 위탁에 필요한 사항은 대통령령으로 정한다.

20. 재활용고철취급자의 감시기 설치

1) 재활용고철을 판매하거나 재활용하는 자는 생활주변방사선의 안전관리를 위하여 감시기를 설치·운영하여야 한다.
2) 감시기를 설치·운영하여야 하는 재활용고철취급자의 범위 및 감시기 설치·운영에 필요한 사항은 대통령령으로 정한다.

20.의2 감시기의 운영·관리

1) 감시기의 운영을 위탁받은 항공교통사업자, 항만시설운영자 및 감시기를 설치한 재활용고철취급자는 감시기로 검출한 결과의 신뢰도와 정확도를 지속적으로 유지할 수 있도록 총리령으로 정하는 감시기의 운영·관리기준을 지켜야 한다.
2) 원자력안전위원회는 감시기의 운영·관리기준을 지키지 아니하는 사업자에게 총리령으로 정하는 바에 따라 기간을 정하여 감시기가 기준에 맞게 운영·관리되도록 필요한 조치를 취할 것을 명할 수 있다.

21. 유의물질의 검출 및 분석

1) 감시기 운영자는 감시기에서 유의물질이 검출된 때에는 다음 각 호의 사항을 원자력안전위원회에 보고하여야 한다. 다만, 신고된 원료물질, 공정부산물 또는 가공제품에서 유의물질이 검출되거나, 수출입 절차를 거친 핵물질·방사성동위원소에서 유의물질이 검출된 경우에는 그러하지 아니하다.
   (1) 유의물질의 검출 일시 및 장소
   (2) 유의물질의 소유자
   (3) 유의물질의 방사선 준위(準位) 및 방사성 핵종
   (4) 유의물질의 격리보관 장소
   (5) 유의물질을 수출한 국가 및 수출입업체 등 수출입에 관한 사항 또는 국내 유통업체에 관한 사항(재활용고철취급자에 한정한다)

(6) 그 밖에 총리령으로 정하는 사항

2) 원자력안전위원회는 보고를 받은 경우에는 총리령으로 정하는 바에 따라 다음 각 호에 해당하는 사항에 대하여 조사·분석하여야 한다.

(1) 유의물질에 포함된 방사능 농도 및 종류

(2) 유의물질의 사용 목적 및 용도

(3) 유의물질의 보완·반송 또는 수거 조치에 필요한 사항

3) 원자력안전위원회는 감시기 운영자로부터 공항·항만에 설치된 감시기에서 유의물질이 검출되었다는 보고를 받은 때에는, 사항을 확인하기 위하여 관계 중앙행정기관의 장에게 필요한 자료의 제공을 요구할 수 있으며, 요구를 받은 관계 중앙행정기관의 장은 정당한 사유가 없으면 그 요구에 따라야 한다.

22. 유의물질에 대한 조치

1) 원자력안전위원회는 다음 각 호의 어느 하나에 해당하는 사실이 확인된 경우에는 즉시 해당 사실과 관련된 취급자, 제조업자 또는 재활용고철취급자에게 보완·반송 또는 수거 등의 조치를 명하거나, 직접 관련 조치를 취하여야 한다.

(1) 수출입 신고를 하지 아니한 원료물질, 공정부산물 또는 가공제품이 감시기에서 검출되는 경우

(2) 조사·분석 결과 유의물질이 포함된 가공제품이 안전기준에 부적합한 경우

(3) 재활용고철에 포함된 유의물질이 감시기에서 검출되는 경우

2) 원자력안전위원회는 명령을 받은 자가 그 명령을 이행하지 아니하는 경우에는 해당 유의물질과 관련된 내용을 대통령령으로 정하는 바에 따라 공표하고 「행정대집행법」에 따라 필요한 조치를 할 수 있다.

23. 생활주변방사선 안전관리 실태 조사 및 분석

1) 원자력안전위원회는 생활주변방사선의 안전관리 실태를 점검하기 위하여 대통령령으로 정하는 바에 따라 매년 다음 각 호에 해당하는 사항에 대한 조사계획을 수립·시행하여야 한다.

(1) 원료물질과 공정부산물의 유통현황 및 가공제품의 제조 또는 수출입 현황

(2) 취급자 또는 제조업자가 운영하는 시설 주변의 방사능 농도 및 환경의 오염 정도

(3) 감시기 운영자가 설치·운영하는 감시기의 운영·관리 현황

(4) 승무원에 대한 우주방사선의 안전관리 현황

(5) 그 밖에 생활주변방사선 안전관리에 필요한 사항

2) 원자력안전위원회는 조사를 할 경우 조사의 일시·이유 및 내용 등을 포함한 조사계획을 조사 7일 전까지 취급자, 제조업자, 항공운송사업자, 감시기 운영자 등 조사 대상으로 선정된 자에게 알려야 한다.

3) 조사를 하는 공무원 또는 업무를 위탁받은 자는 그 권한을 표시하는 증표와 조사일시, 조사자 성명, 출입 기간, 출입목적 등이 표시된 문서를 관계인에게 내보여야 한다.

4) 원자력안전위원회는 종합계획 및 연도별 시행계획을 수립할 때에는 생활주변방사선 안전관리 실태 조사 및 분석 결과를 반영하여야 한다.

24. 보고 및 검사

1) 원자력안전위원회는 이 법의 시행을 위하여 필요하다고 인정하면 취급자, 제조업자, 항공운송사업자, 감시기 운영자에게 필요한 보고를 명하거나 자료를 제출하게 할 수 있다.

2) 취급자, 등록제조업자, 항공운송사업자, 재활용고철취급자는 원료물질, 공정부산물, 가공제품의 취급·관리, 승무원에 대한 우주방사선 안전관리 또는 방사성물질이 포함된 재활용고철의 취급·관리 등에 관하여 대통령령으로 정하는 바에 따라 정기적으로 원자력안전위원회의 검사를 받아야 한다. 이 경우 검사 대상별 검사 주기는 1년 이상 3년 이하의 범위에서 원료물질 또는 공정부산물의 종류 및 수량, 운항노선 및 운항횟수, 감시기 운영 대수 등을 고려하여 대통령령으로 정한다.

3) 원자력안전위원회는 이 법의 시행을 위하여 필요하다고 인정하면 소속 공무원에게 사업소·공장 등에 출입하여 장부·서류·시설과 그 밖에 필요한 물건을 검사하게 하거나 관계자에게 질문하게 할 수 있으며, 시험을 위하여 필요한 최소량의 시료(試料)를 수거하게 할 수 있다.

4) 검사를 하는 경우에는 검사 7일 전까지 검사일시, 검사 목적 및 검사 내용 등에 관한 검사계획을 검사받을 자에게 알려야 한다. 다만, 긴급한 상황이거나 검사계획이 알려질 경우 검사 목적을 달성할 수 없다고 인정할 때 에는 그러하지 아니하다.

5) 검사를 하는 공무원은 그 권한을 표시하는 증표를 지니고 이를 관계인에게 내보여야 한다.

6) 원자력안전위원회는 검사를 실시한 결과 이 법에 따른 기준에 미달하거나 이 법을 위반한 사항이 있으면 그 시정 또는 보완을 명할 수 있다.

25. 생활주변방사선 정보의 관리

1) 원자력안전위원회는 원료물질 또는 공정부산물의 유통현황, 가공제품의 제조 또는 수출입 현황 및 우주 방사선 안전관리 현황 등 생활주변방사선의 안전관리에 관한 정보를 체계적으로 관리하기 위하여 생활주변 방사선 종합정보시스템을 구축·운영하여야 한다.
2) 원자력안전위원회는 생활주변방사선 종합정보시스템을 효율적으로 관리·운영하기 위하여 관계 중앙행정기관의 장에게 필요한 자료의 제공을 요구할 수 있으며, 관계 중앙행정기관의 장은 특별한 사유가 없으면 그 요구에 따라야 한다.

26. 교육프로그램의 개발

원자력안전위원회는 생활주변방사선에 대한 이해 및 생활주변방사선 안전관리의 효과를 높이기 위하여 생활주변방사선에 피폭할 우려가 있는 사람을 위한 교육프로그램을 개발·운용할 수 있다.

26.의2 감시기 운영을 담당하는 자에 대한 교육

1) 감시기 운영자는 감시기 운영을 담당하는 자에게 감시기 운영 및 유의물질 조치 등에 관한 사항에 대하여 원자력안전위원회가 실시하는 교육을 받게 하여야 한다.
2) 교육내용 및 방법 등에 필요한 사항은 대통령령으로 정한다.

27. 생활주변방사선 전문기관의 지정·운영

1) 원자력안전위원회는 천연방사성핵종의 방사능 농도 조사·분석 및 우주방사선 안전관리 등 생활주변방사선의 안전관리와 관련하여 전문적으로 연구·조사 등을 수행할 수 있는 기관을 생활주변방사선 전문기관으로 지정할 수 있다.
2) 전문기관으로 지정을 받으려는 자는 대통령령으로 정하는 기준에 적합한 시설, 장비 및 인력을 갖추어야 한다.
3) 전문기관으로 지정을 받으려는 자는 총리령으로 정하는 신청서와 그 부속서류를 작성하여 원자력안전위원회에 제출하여야 한다.
4) 전문기관은 취급자 등이 등록대상의 적합성 및 측정결과의 신뢰성 확보를 위하여 방사능 농도 측정 등을 요청하는 경우 이를 지원할 수 있다.
5) 원자력안전위원회는 지정된 전문기관의 업무수행을 위하여 필요한 경비의 전부 또는 일

부를 출연 또는 보조할 수 있다.

28. 업무의 위탁

1) 원자력안전위원회는 이 법에 따른 원자력안전위원회의 업무 중 일부를 대통령령으로 정하는 바에 따라 전문기관에 위탁할 수 있다.
2) 원자력안전위원회로부터 위탁받은 업무에 종사하는 전문기관의 임직원은 공무상비밀누설, 수리, 뇌물제공, 부정처사, 알선을 적용할 때에는 공무원으로 본다.
3) 업무를 위탁받은 전문기관은 원자력안전위원회의 승인을 받아 원료물질 또는 공정부산물에 포함된 천연방사성핵종의 방사능 농도 조사·분석 비용 등 그 위탁받은 업무의 수행에 필요한 비용을 취급자에게 부담하게 할 수 있다.
4) 취급자가 부담하는 비용의 산정기준은 투입인력, 장비 등을 고려하여 대통령령으로 정한다.
5) 원자력안전위원회는 업무를 위탁받은 전문기관이 해당 업무를 원활하게 수행할 수 있도록 필요한 지원을 할 수 있다.

29. 양벌규정

법인의 대표자나 법인 또는 개인의 대리인, 사용인, 그 밖의 종업원이 그 법인 또는 개인의 업무를 수행하면서 위반행위를 하면 그 행위자를 벌하는 외에 그 법인 또는 개인에게도 해당 조문의 벌금형을 과(科)한다. 다만, 법인 또는 개인이 그 위반행위를 방지하기 위하여 해당 업무에 상당한 주의와 감독을 게을리하지 아니한 경우에는 그러하지 아니하다.

30. 과태료

1) 다음 각 호의 어느 하나에 해당하는 자에게는 2천500만원 이하의 과태료를 부과한다.
   (1) 결함가공제품의 안전기준을 위반하여 조치계획을 수립하지 아니하거나 조치계획을 이행하지 아니한 자
   (2) 결함가공제품의 시정 또는 보완 명령을 따르지 아니한 자
   (3) 조치결과를 보고하지 아니하거나 거짓으로 보고한 자
   (4) 결함가공제품의 처리명령 원자력안전위원회의 사실 공개 및 조치 명령을 따르지 아니한 자
   (5) 기준에 미달이거나 시정 또는 보완 명령을 따르지 아니한 자

2) 다음 각 호의 어느 하나에 해당하는 자에게는 2천만원 이하의 과태료를 부과한다.

(1) 공정부산물의 처리·처분 또는 재활용의 방법과 절차를 따르지 아니한 자

(2) 원료물질 또는 공정부산물을 취급 위반하여 안전조치를 하지 아니한 자

(3) 가공제품의 안전기준에 적합하지 아니한 가공제품을 제조하거나 수출입한 자

(3)의2. 삭제

(3)의3. 가공제품 종사자의 건강 및 환경을 보호하기 위한 조치를 취하지 아니한 자

(3)의4. 승무원의 건강 보호 및 안전을 위한 조치를 취하지 아니한 자

(4) 정당한 사유 없이 감시기 보고 및 자료 제출을 하지 아니하거나 거짓으로 보고 및 자료 제출을 한 자

(5) 정당한 사유 없이 정기검사 또는 시료 수거를 거부·방해하거나 기피한 자

3) 다음 각 호의 어느 하나에 해당하는 자에게는 1천만원 이하의 과태료를 부과한다.

(1) 원료물질·공정부산물 취급자 및 가공제품 제조업자가 신고를 하지 아니하고 등록사항을 변경한 자

(2) 원료물질·공정부산물 및 가공제품의 수출입 신고를 하지 아니하거나 거짓으로 신고한 자

(3) 정당한 사유 없이 원료물질·공정부산물 및 가공제품의 기록·보관 또는 보고를 하지 아니하거나 거짓으로 기록·보관 또는 보고를 한 자

(4) 공정부산물의 처리·처분 또는 재활용의 신고를 하지 아니하거나 거짓으로 신고한 자

(5) 원료물질 또는 공정부산물의 취급·관리 시 같은 항 각 호의 사항을 준수하지 아니한 자

(5)의2. 가공제품를 위반하여 표시·광고한 자

(6) 삭제

(7) 승무원에 대한 건강진단을 실시하지 아니한 자

(7)의2. 정당한 사유 없이 승무원의 따른 기록·보관 또는 보고를 하지 아니하거나 거짓으로 기록·보관 또는 보고를 한 자

(7)의3. 정당한 사유 없이 승무원의 따른 기록을 제출하지 아니하거나 거짓으로 기록을 제출한 자

(7)의4. 재활용고철 취급자에 감시기 설치 명령을 이행하지 아니한 자

(8) 정당한 사유 없이 유의물질의 검출 및 분석 보고를 하지 아니하거나 거짓으로 보고한 자

(8)의2. 정당한 사유 없이 유의물질의 검출 및 분석 조사·분석을 거부·방해하거나 기피

한 자

(9) 유의물질을 원자력안전위원회의 명령에 따른 보완·반송 또는 수거 등의 조치를 하지 아니한 자

(10) 정당한 사유 없이 생활주변방사선 안전관리 실태 조사를 거부·방해하거나 기피한 자

4) 다음 각 호의 어느 하나에 해당하는 자에게는 300만원 이하의 과태료를 부과한다.

(1) 제10조제3항을 위반하여 지위 승계의 신고를 하지 아니한 자

(2) 운항노선별,승무원의 연간 우주방사선에 피폭된 양에 대한 조사·분석을 하지 아니한 항공운송사업자

(2)의2. 승무원에게 교육을 받게 하지 아니한 자

(3) 감시기의 운영을 담당하는 자에게 교육을 받게 하지 아니한 자

5) 원료물질·공정부산물 취급자의 규정에 따른 과태료는 대통령령으로 정하는 바에 따라 원자력안전위원회가 부과·징수한다.

부록

1 진단용방사선 발생장치의 안전관리에 관한 규칙의 별표

[별표 1]

진단용 방사선 발생장치의 검사기준(제4조제1항 관련)

장치의 종류	시험항목	기준
1. 진단용 방사선 발생장치(진단용 엑스선 장치, 진단용 엑스선 발생기, 유방촬영용 장치)	가. 접지설비확인 시험	접지설비의 접지단자는 지식경제부장관이 따로 정하는 전기설비의 기술기준에 따라 제3종접지공사에 의한 접지선에 접지되어 있는가를 확인하여야 한다.
	나. 외장누설전류시험	진단용 방사선 발생장치 또는 진단용 방사선 발생장치를 구성하는 각 단위기기 및 부품 중 사람이 접촉할 우려가 있는 도전성 부분으로부터 인체를 통하여 지면 또는 다른 접촉가능 도전성 부분에 흐르는 외장누설전류는 확실하게 접지한 상태에서 0.1mA 이하이어야 한다. 다만, 거치형장치 외의 장치는 접지선을 뺀 상태에서 외장누설전류가 0.5mA 이하이어야 한다.
	다. 조사선량의 재현성시험(자동노출제어기 포함)	진단용 방사선 발생장치의 성능 및 신뢰성을 평가하는 것으로서 조사선량에 대한 변동계수는 0.05 이하이어야 한다. 변동계수란 측정한 조사선량의 평균치에 대한 표준편차를 말하며, 다음의 식으로 산정한다. $CV = \frac{S}{\overline{X}} = \frac{1}{\overline{X}}[\sum_{i=1}^{n}\frac{(X_i - \overline{X})^2}{n-1}]^{\frac{1}{2}}$ **비고** CV=변동계수 S=조사선량 측정치 모집단에 대한 표준편차 $\overline{X}$ =측정치의 평균치 X_i =i번째의 조사선량 측정치 n=측정횟수(측정횟수는 5회 이상이어야 한다)
	라. 관전압시험	관전압의 백분율평균오차(PAE)는 설정치(지시치)에 대하여 ±10% 이내이어야 한다. 이는 다음의 식으로 산정한다. $PAE = \frac{(Xp - \overline{X})}{Xp} \times 100\%$ **비고** PAE=백분율평균오차 Xp=설정치(지시치) $\overline{X}$ =조사선량 측정치의 평균치
	마. 관전류시험	단시간 정격에서는 백분율평균오차가 지시치에 대하여 ±15% 이내이어야 한다.
	바. 엑스선조사야시험	

장치의 종류	시험항목	기준
	1) 조도시험	조사야조절기구로부터 투광되는 광조사야의 조도는 엑스선관의 초점에서 수상면까지의 거리(이하 "SID"라 한다) 100㎝에서 평균조도가 100Lux 이상이어야 한다.
	2) 엑스선조사야와 광조사야의 차이시험	엑스선조사야의 중심과 광조사야 중심의 차이 및 각 주변의 차이는 이용선의 중심이 수직으로 입사하였을 때 SID의 ±2% 이내이어야 한다. 다만, 엑스선 조사방향이 일정할 때에는 SID의 ±1% 이내이어야 한다.
	사. 그 밖에 필요한 시험 1) 단층깊이표시 시험 (단층촬영용만 해당한다)	표시된 눈금에 대한 허용치는 ±1㎜ 이내이어야 한다.
	2) mAs시험	(1) 변압기식인 경우: 통전시간이 0.1초 이상일 때에는 지시치에 대한 백분율평균오차는 ±20%, 0.1초 미만일 때에는 지시치에 대한 백분율평균오차는 ±20% 이내로 한다. (2) 콘덴서식 엑스선 장치인 경우: 10mAs 미만의 경우에는 지시치에 대한 오차는 ±2mAs, 10mAs 이상인 경우에는 지시치에 대한 백분율평균오차가 ±20% 이내이어야 한다.
	3) 조사야일치시험 (투시장치만 해당한다)	(1) SID를 최대로 할 때 최소 조사야는 5㎝×5㎝ 이하로 조절될 수 있어야 한다. (2) 엑스선조사야는 투시 중 수상면의 유효면적을 넘어서는 아니 된다. (3) 수상면의 중심과 엑스선조사야의 중심의 오차는 SID의 ±2% 이내이어야 한다.
	4) 흉벽측에서의 엑스선조사야 시험 (유방촬영용 장치만 해당한다)	엑스선조사야는 수상면의 전체를 포함하여야 하되, SID의 2%를 초과하여 흉벽쪽으로 엑스선조사야가 연장되어서는 아니 된다.
	5) 압박대크기시험 (유방촬영용 장치만 해당한다)	압박대의 흉벽방향의 길이는 유방지지대의 4.2cm 높이에서 수상면의 흉벽방향의 길이보다 SID의 1%를 초과하여서는 아니 된다.
	6) 입사조사선량률 시험(투시장치만 해당한다)	피검자에 입사하는 이용선의 중심점에서 입사조사선량률은 자동노출제어기가 있는 경우 10R/min(2.58×10−3C/kg · min), 자동노출제어기가 없는 경우 5R/min(1.29×10−3C/kg · min) 이상으로 가져올 수 있는 관전압과 관전류의 어떠한 조합에서도 작동되지 아니하여야 한다.

<table>
<tr><th>장치의 종류</th><th>시험항목</th><th>기준</th></tr>
<tr><td></td><td>7) 암류엑스선시험
(콘덴서식
엑스선 장치만
해당한다)</td><td>사람이 접촉할 수 있는 표면으로부터 5cm거리에서 선량(률)계로 측정하여 2mR/hr(5.16×10−7C/kg·hr)를 초과하여서는 아니 된다.</td></tr>
<tr><td></td><td>8) 타이머시험
(촬영용 장치만
해당한다)</td><td>타이머조정에 의한 조사시간의 지시치에 대한 허용치는 다음 표에 나타난 값 이하이어야 한다.
<table>
<tr><th>정류방식</th><th>표시치</th><th>허용치</th></tr>
<tr><td>단상장치</td><td>T 〈 10펄스
10펄스 ≤ T</td><td>±0펄스(2)
±10%</td></tr>
<tr><td>다상정류
장치
(1), (3)</td><td>T 〈 0.01초
0.01초 ≤ T〈0.04초
0.04초 ≤ T</td><td>−1.5msec~+6msec
±20%
±10%</td></tr>
<tr><td>인버터식
장치</td><td>T 〈 0.01초
0.01초 ≤ T</td><td>±1msec
±10%</td></tr>
</table>
(1) 각 장치의 투입방법에 따라 투입시기에서 정규운전에 이르기까지의 초기투입부분이 있는 장치의 경우에는 그 초기부분을 촬영시간에 포함하지 아니한다.
(2) 1펄스는 전원주파수의 1사이클의 1/2에 해당하는 시간을 말한다. 단상장치에 있어서는 유효펄스 전기각에서 45°~135°의 기간을 말한다. 최초의 1펄스 또는 최후의 1펄스에서 그 전기각 이상의 범위를 가진 것도 정규펄스로 본다.
투입시기에 있어서 -45°~0° 이내의 초기투입부분 및 종료 시 0°~45° 이내의 후속부분은 촬영시간에 포함하지 아니한다.
(3) 다상정류장치에서는 고압파형의 상승부 및 소정관전압치에 대한 각각의 87%시기를 투사시점 및 차단점으로 하여 그 사이의 시간을 가지고 촬영시간으로 한다.</td></tr>
<tr><td></td><td>9) 평균유선선량
시험
(유방촬영용
장치만
해당한다)</td><td>압박된 4.2cm 두께의 표준유방팬톰(표준유방 인체모형)을 촬영할 때의 조사조건에서 상하측 촬영법으로 표준유방팬톰을 촬영한 때의 평균유선선량은 3mGy(0.3rad) 이하이어야 한다.</td></tr>
<tr><td></td><td>10) 팬톰영상평가
시험
(유방촬영용
장치만
해당한다)</td><td>표준유방팬톰 영상에서 모조병소(模造病巢) 16개 중 섬유소 4개 이상, 반점 3개 이상, 종괴(腫塊) 3개 이상이 관찰되어야 한다.</td></tr>
</table>

<table>
<tr><th>장치의 종류</th><th>시험항목</th><th>기준</th></tr>
<tr><td></td><td>11) 반가층시험</td><td>
<table>
<tr><th>구분</th><th>측정관전압(kV)</th><th>최소 반가층 (mm Al)</th></tr>
<tr><td>진단용 엑스선 장치</td><td>60
(최고 관전압이 70 kV 이하인 장치)</td><td>1.3</td></tr>
<tr><td>진단용 엑스선 발생기</td><td>80
(최고 관전압이 70 kV를 초과하는 장치)</td><td>2.3</td></tr>
<tr><td rowspan="3">유방촬영용 장치</td><td>20</td><td>0.20</td></tr>
<tr><td>25</td><td>0.25</td></tr>
<tr><td>30</td><td>0.30</td></tr>
<tr><td colspan="3">측정관전압은 관전압시험 후 오차를 보정하여 시험한다.</td></tr>
</table>
</td></tr>
<tr><td rowspan="7">2. 치과진단용 엑스선 발생장치 (파노라마와 세파로를 포함한다)</td><td>가. 외장누설전류시험</td><td>진단용 방사선 발생장치의 시험 항목 "나"(외장누설전류시험)와 같다.</td></tr>
<tr><td>나. 조사선량의 재현성시험</td><td>진단용 방사선 발생장치의 시험 항목 "다"(조사선량의 재현성시험)와 같다.</td></tr>
<tr><td>다. 관전압시험</td><td>진단용 방사선 발생장치의 시험 항목 "라"(관전압시험)와 같다.</td></tr>
<tr><td>라. 관전류시험</td><td>진단용 방사선 발생장치의 시험 항목 "마"(관전류시험)와 같다.</td></tr>
<tr><td>마. 조사야시험</td><td>1) 치과진단용 엑스선 발생장치는 조사통선단에서 조사야의 지름이 7cm 이하이어야 한다.
2) 파노라마촬영용인 치과진단용 엑스선 발생장치는 이용선의 중심이 필름쪽 슬릿 중심에 일치되도록 하여야 하며, 엑스선조사야에 대하여 슬릿 폭의 차이가 ±2% 이내가 되어야 한다.</td></tr>
<tr><td>바. 타이머시험</td><td>타이머의 지시치에 대한 허용치는 백분율평균오차가 ±10% 이내이어야 한다. 다만, 반파정류장치에서의 조사시간이 0.5초 미만, 단상전파정류장치에서의 0.2초 미만은 ±2펄스 이내이어야 한다.</td></tr>
<tr><td>사. 반가층시험</td><td>
<table>
<tr><th>측정관전압 (kV)</th><th>최소 반가층 (mm Al)</th></tr>
<tr><td>60
(최고 관전압이 70 kV 이하인 장치)</td><td>1.5</td></tr>
<tr><td>80
(최고 관전압이 70 kV를 초과하는 장치)</td><td>2.3</td></tr>
<tr><td colspan="2">측정관전압은 관전압시험 후 오차를 보정하여 시험한다.</td></tr>
</table>
</td></tr>
<tr><td>3. 전산화 단층 촬영장치</td><td>가. Artifacts시험</td><td>Artifacts화상이 눈에 띄게 나타나서는 아니 되며, 중심선 정렬이 잘 되어 있는가를 육안으로 확인한다.</td></tr>
</table>

장치의 종류	시험항목	기준
	나. 슬라이스두께시험	슬라이스두께 설정치와 측정치 간의 허용오차는 ±1mm 이내이어야 한다.
	다. 관전압시험	관전압의 백분율평균오차는 지시치의 ±7% 이내이어야 한다.
	라. 환자피폭선량 측정시험	제조업소 자가기준에 따른다.
	마. mAs시험	1) 변압기식 및 인버터식 엑스선 장치: 지시치에 대한 오차는 ±(10% + 0.2mAs) 이내이어야 한다. 2) 콘덴서식 엑스선 장치 가) 10mAs 미만: 지시치에 대한 오차는 ±2mAs 이내이어야 한다. 나) 10mAs 이상: 지시치에 대한 백분율평균오차는 ±20% 이내이어야 한다.
	바. CT Number의 직선성시험	제조업소 자가기준에 따른다.
	사. 잡음시험	제조업소 자가기준에 따른다.
	아. 고대조도 공간분해능시험	제조업소 자가기준에 따른다.
	자. 분해능시험(PET에 한함)	제조업소 자가기준의 +20% 이하이어야 한다.
	차. 감도시험(PET에 한함)	제조업소 자가기준의 −20% 이상이어야 한다.
4. 그 밖의 기기	식품의약품안전평가원장이 정하는 시험	식품의약품안전평가원장이 정하는 기준, 제조업소에서 정한 기준 또는 국제적으로 권고하는 기준을 적용한다.

비고

1. 「의료법」 제3조에 따른 의료기관(치과병원·치과의원은 제외한다), 「지역보건법」 제7조·제8조 및 제10조에 따른 보건소·보건의료원·보건지소에 설치된 전산화 단층 촬영장치 및 유방촬영용 장치에 대하여는 제1호사목10), 제3호가목·나목·사목·아목을 적용하지 아니한다. 다만, 양전자 방출 전산화 단층촬영장치에 대하여는 제3호가목부터 차목까지의 규정을 적용한다.
2. 다른 법령에서 제3호 자목 및 차목에 대한 검사기준을 규정하고 있는 경우에는 그 항목에 대하여는 이 표에 따른 기준을 적용하지 아니할 수 있다.

[별표 2]

방사선 방어시설 검사기준(제4조제3항 관련)

1. 방사선 방어시설

가. 촬영실의 방사선 방어시설

1) 진단용 방사선 발생장치를 설치하여 진단을 목적으로 촬영을 하는 곳(이하 "촬영실"이라 한다)의 천장·바닥 및 벽에는 도구를 사용하지 아니하고서는 이동 또는 제거할 수 없는 방사선 차폐시설(이하 "방어벽"이라 한다)을 설치하여야 하고, 방어벽의 바깥쪽에서 측정한 방사선 누설선량 및 산란선량의 합계는 주당 2.58×10^{-5}C/kg(주당 100mR) 이하이어야 한다. 다만, 사람이 통행 또는 거주하지 아니하는 방향에는 방어벽을 설치하지 아니하여도 되고, 방사선 관계자 외의 자가 거주하는 방향에 설치된 방어벽의 바깥쪽에서 측정한 방사선 누설선량 및 산란선량의 합계는 주당 2.58×10^{-6}C/kg(주당 10mR) 이하이어야 한다.

2) 1)에도 불구하고 치과진단용 엑스선 발생장치(파노라마 및 세파로는 제외한다) 또는 진단용 엑스선 발생기만을 설치한 촬영실은 다음의 요건을 갖춘 경우에는 진료용 엑스선 방어칸막이로 방어벽의 설치를 갈음할 수 있다.

가) 치과진단용 엑스선 발생장치(파노라마 및 세파로는 제외한다) 또는 진단용 엑스선 발생기는 주당 최대 동작부하가 10mA·min 이하이어야 한다.

나) 진료용 엑스선 방어칸막이 바깥쪽에서의 누설선량은 2.58×10^{-5}C/kg(주당 100mR) 이하이어야 한다.

다) 진료용 엑스선 방어칸막이의 크기는 가로 0.8m×세로 1.8m 이상이어야 한다.

3) 촬영실의 1차선 방어벽이 아닌 모든 벽과 천장 및 바닥에는 2차선 방어벽을 설치하여야 한다. 이 경우 방어벽의 높이는 2m 이상이어야 한다.

4) 방어벽의 차폐물질이 연판으로 된 경우에는 다음의 요건을 갖추어야 한다.

가) 연판 자체의 하중으로 주름이 잡히거나 휘어지지 아니하도록 하여야 하고, 물리적 충격을 직접 받지 아니하도록 하여야 한다.

나) 연판과 연판이 이어지는 부분은 폭 1.5cm 이상의 연판으로 중첩되도록 하여야 하고, 연판 외의 차폐물질과 이어지는 부분은 폭 2.5cm 이상의 연판으로 중첩되게 하여야 한다.

5) 필름출입구의 문은 1mm연당량 이상이어야 한다.

나. 제어실의 방사선 방어시설

제어실은 촬영실과 구획되어 진단용 방사선을 제어하는 제어장치가 설치된 장소로서 환자의 움직임을 볼 수 있는 환자보기창 등이 설치되어야 한다.

다. 제어소의 방사선 방어시설

1) 제어소는 촬영실과 일부 개방된 방어벽으로 구분된 상태에서 진단용 방사선을 제어하는 제어장치가 설치된 곳이어야 한다.

2) 제어장치가 엑스선 고전압 발생장치에 부착되어 있지 아니한 제어소의 바닥면적은 1.5㎡ 이상이어야 하고, 방어벽과 검사테이블 간의 거리는 2m이상이어야 하며, 진단용 방사선 발생장치의 최고 관전압에 따른 방어벽 및 환자보기창의 구조는 다음과 같다.

가) 최고 관전압이 100KV를 초과하는 경우

- 어벽은 1.5mm연당량 이상이어야 하고, 그 배치구조는 별표 9와 같다.

• 환자보기창은 1.5mm연당량 이상이어야 하고, 환자보기창에는 100KV에서의 연당량이 지워지지 아니하도록 표시하여야 한다.

나) 최고 관전압이 100KV 이하인 경우

• 방어벽은 1mm연당량 이상이어야 하고, 그 크기는 가로 1m×세로 2m 이상이어야 한다.

• 환자보기창은 1mm연당량 이상이어야 한다.

3) 제어장치가 엑스선 고전압 발생장치에 부착되어 있는 제어소의 경우에는 2)의 기준 중 환자보기창에 관한 기준만을 적용하고, 조사용 스위치를 촬영실 외부에 설치하여 조작할 수 있도록 하여야 한다.

라. 진단용 방사선 발생장치를 의료기관 외부로 이동하여 사용하는 경우의 방사선 방어시설

1) 이동검진차량의 통행이 가능한 지역에서 사용하는 경우
진단용 방사선 발생장치는 이동검진차량에 장착하여야 하고, 방사선 관계 종사자가 그 장치를 조작하는 장소에는 방어벽을 설치하되, 방어벽 바깥쪽과 차량의 바깥쪽에서의 방사선 누설선량은 주당 2.58×10^{-5}C/kg(주당 100mR) 이하이어야 한다.

2) 도서 벽지 등 이동검진차량의 통행이 불가능한 지역에서 사용하는 경우 진단용 방사선 발생장치는 이동검진차량에 장착할 필요가 없으며, 방사선 관계 종사자가 그 장치를 조작하는 장소에는 진단용 엑스선 방어칸막이를 설치하되, 진단용 엑스선 방어칸막이 바깥쪽에서의 방사선 누설선량은 주당 2.58×10^{-5} C/kg(주당 100mR) 이하이어야 한다.

마. 이동형 진단용 방사선 발생장치(Mobile Unit, C-Arm, Portable Unit, 치과용 이동형 장치 및 이동형으로 제작된 엑스선 골밀도 측정기와 전산화 단층 촬영장치)의 방사선 방어시설

1) 방사선 방어시설은 필요하지 않지만, 제3호나목의 진료용 엑스선 방어앞치마(치과병원·치과의원의 경우는 치과진료용 엑스선 방어앞치마를 말한다)를 갖추어야 한다.

2) 수술실·응급실 또는 중환자실 이외의 장소에서 촬영할 때에는 이동형 진료용 엑스선 방어칸막이를 갖추어야 한다.

3) 이동형으로 제작된 전산화 단층 촬영장치의 경우는 수술실에 한정하여 사용할 수 있다.

4) 1)에도 불구하고 이동형 진단용 방사선 발생장치를 단일(單一) 촬영실에서 사용하는 경우에는 가목부터 다목까지의 기준에 따른 방사선 방어시설을 갖추어야 한다.

바. 유방촬영용 장치의 방사선 방어시설. 다만, 유방촬영용 장치에 부착되어 있는 방어칸막이는 바닥으로부터 15cm 이상 떨어지지 않아야 하며, 크기는 가로 0.6m 이상, 세로 1.8m 이상이어야 한다.
유방촬영용 장치는 1.가.1)에 따른 차폐된 촬영실에 설치하여야 하고, 방사선 제어장치를 촬영실 내부에 설치하는 경우에는 1.가.2)나) 및 다)에 따른 진료용 엑스선 방어칸막이로 방어벽의 설치를 갈음할 수 있다.

2. 진단용 방사선 발생장치의 촬영실 설치 기준

가. 촬영실 1실에 1대를 설치하는 것을 원칙으로 한다.

나. 부득이하게 촬영실 1실에 2대 이상을 설치하여야 하는 경우에는 변환 스위치 등을 활용하여 동시에 2대가 가동되지 아니하도록 하여야 한다.

다. 진단용 방사선 발생장치 중 전산화 단층 촬영장치(치과용 전산화 단층 촬영장치 및 이비인후과용 전산화 단층 촬영장치는 제외한다)는 전용 촬영실에 설치하여야 한다. 다만, 이동형으로 제작되어 수술실에서 사용하는 전산화 단층 촬영장치는 제외한다.

3. 방사선 장해방어용 기구

진단용 방사선 발생장치를 사용할 때 방사선으로부터 환자 및 방사선 관계 종사자를 방어하기 위한 방사선 장해방어용 기구는 질병관리본부장의 고시 또는 「산업표준화법」에 따른 한국산업표준(KS)에 맞아야 하며, 그 종류는 다음 각 목과 같다. 이 경우 의료기관당 나목의 진료용 엑스선 방어앞치마(치과병원·치과의원의 경우는 치과진료용 엑스선 방어앞치마) 1개는 필수로 갖추되, 이를 합하여 모두 2개 이상의 방사선 장해방어용 기구를 갖추어야 한다.

가. 진료용 엑스선 방어칸막이

나. 진료용 엑스선 방어앞치마

다. 치과진료용 엑스선 방어앞치마

라. 환자생식기 방어용 기구

마. 그 밖의 방사선 장해방어용 기구

[별표 3]

방사선 관계 종사자의 선량한도(제4조제6항 관련)

피폭구분	선량한도
유효선량	연간 50mSv(5rem) 이하이어야 하며, 5년간 누적선량은 100mSv(10rem) 이하이어야 한다.
등가선량(수정체)	연간 150mSv(15rem) 이하이어야 한다.
등가선량(피부·손 및 발)	연간 500mSv(50rem) 이하이어야 한다.

1. 유효선량이란 인체 내 조직 간 선량분포에 따른 위험정도를 하나의 양으로 나타내기 위하여 방사능에 노출된 인체의 모든 조직에 대하여 각 조직의 등가선량에 해당 조직의 조직가중치를 곱한 결과를 합산한 양을 말한다. 이 경우 전신피폭된 조직가중치의 합은 1로 한다.
2. 등가선량이란 인체의 피폭선량을 나타내기 위하여 흡수선량에 해당 방사선의 방사선가중치를 곱한 양을 말한다. 이 경우 진단용 엑스선의 방사선가중치는 1로 한다.
3. 방사선 관계 종사자의 선량한도 측정방법 등 측정에 필요한 세부 사항은 식품의약품안전평가원장의 승인을 받아 측정기관의 장이 정한다.
4. 연간 선량한도는 연도 중 처음 피폭선량을 측정한 시기와 관계없이 매 연도 12월 말일을 기준으로 하되, 티·엘배지를 사용하는 방사선 관계 종사자의 선량한도는 매 분기 말일마다 측정한 양을 합산한 것으로 한다.
5. 5년간 누적 선량한도는 처음 피폭선량을 측정한 시기와 관계없이 2008년 1월 1일을 기준으로 매 5년간의 누적선량으로 한다.

[별표 4]

검사기관 및 측정기관의 등록기준(제6조제1항 관련)

1. 검사기관(진단용 방사선 발생장치 및 방사선 방어시설을 검사하는 기관)은 진단용 방사선 발생장치의 품질관리와 관련이 있는 법인, 기관 또는 단체, 자체 기관의 검사를 위하여 일정한 검사능력을 갖춘 기관(이하 "자체검사기관"이라 한다)으로서 다음 각 목의 기준에 맞아야 한다. 다만, 자체검사기관의 경우에는 질병관리본부장이 정하는 바에 따라 다음 각 목의 기준 중 일부기준을 면제할 수 있다.
   가. 검사기관은 진단용 방사선 발생장치의 제조, 수입 또는 수리 업소와 이해관계가 없는 독립된 기관일 것
   나. 국제적 기준에 맞는 품질보증시스템을 구축·유지할 것
   다. 검사업무에 필요한 시설, 검사장비 보관시설 및 비교측정 시설을 갖출 것
   라. 별표 1의 진단용 방사선 발생장치의 검사기준의 시험항목 및 별표 2의 방사선 방어시설 검사기준의 방사선 차폐시설과 방사선 장해방어용 기구를 측정·검사할 수 있는 장비를 갖출 것
   마. 검사장비는 표준물질 또는 교정을 통하여 정확·정밀도가 국가측정표준 또는 국제측정표준과 일치되도록 연관성이 유지될 것
   바. 다음의 어느 하나에 해당하는 자격을 가진 기술책임자를 둘 것
      1) 방사선과전문의 또는 4년제 대학의 물리학·전기·전자·기계공학·방사선학·의공학과·원자력공학과 또는 관련 이공계학과를 졸업한 자로서 4년 이상 진단용 방사선 발생장치 검사와 유관한 기술업무에 종사한 자
      2) 전문대학의 1)에 규정된 학과를 졸업한 자로서 6년 이상 진단용 방사선 발생장치 검사와 유관한 기술업무에 종사한 자
      3) 방사선사로서 진단용 방사선 발생장치 검사와 유관한 기술업무에 4년 이상 종사한 자
   사. 1년 이상 실무분야에 종사한 경험이 있는 2명 이상의 검사요원으로 구성된 검사팀을 둘 것
   아. 기술책임자와 팀장급 검사요원은 다음 분야의 기술능력과 관계 법령에 대한 지식을 갖출 것
      1) 방사선 물리
      2) 방사선 안전
      3) 진단용 방사선 발생장치의 검사
   자. 그 밖에 질병관리본부장이 정하여 고시하는 기준에 맞을 것
2. 측정기관(방사선 관계 종사자의 피폭선량을 측정하는 기관)은 「국가표준기본법」 제14조에 따라 국가교정기관(방사선 분야)으로 지정된 기관 또는 「원자력안전법」 제78조에 따라 판독업무의 등록을 한 기관, 자체 기관의 측정을 위하여 일정한 측정능력을 갖춘 기관(이하 "자체측정기관"이라 한다)으로서 다음 각 목의 기준에 맞아야 한다. 다만, 자체측정기관의 경우에는 질병관리본부장이 정하는 바에 따라 다음 각 목의 기준 중 일부기준을 면제할 수 있다.
   가. 국제적 기준에 맞는 품질보증시스템을 구축·유지할 것
   나. 측정업무에 필요한 시설을 갖출 것
   다. 개인의 피폭선량 측정기 및 판독장치를 구비하여 측정 결과를 종합·분석 및 처리할 수 있는 기기를 구비하되, 고장 등으로 측정업무가 중지되지 않도록 대체 기기를 보유할 것
   라. 검사장비는 표준물질 또는 교정을 통하여 정확·정밀도가 국가측정표준 또는 국제측정표준과 일치되도록 연관성이 유지될 것
   마. 다음의 어느 하나에 해당하는 자격을 가진 기술책임자를 둘 것

1) 방사선과전문의 또는 4년제 대학의 물리학·전기·전자·기계공학·방사선학·의공학과·원자력공학과 또는 관련 이공계학과를 졸업한 자로서 4년 이상 진단용 방사선 발생장치 검사와 유관한 기술업무에 종사한 자
2) 전문대학의 1)에 규정된 학과를 졸업한 자로서 6년 이상 진단용 방사선 발생장치 검사와 유관한 기술업무에 종사한 자
3) 방사선사로서 진단용 방사선 발생장치 검사와 유관한 기술업무에 4년 이상 종사한 자

바. 2명 이상의 측정인력을 상용종사자로 확보할 것

사. 그 밖에 질병관리본부장이 정하여 고시하는 기준에 맞을 것

[별표 5]

방사선구역표시(제9조제2항 관련)

방사선구역

(진단용 방사선 발생장치 사용실)

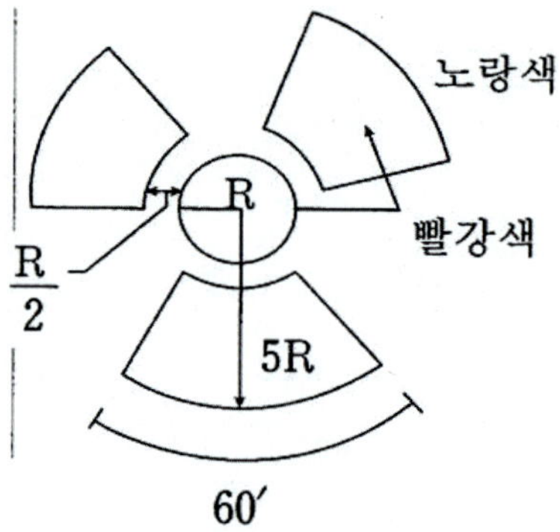

허가되지 아니한 출입은 금합니다.

R=2.5cm 이상

[별표 6]

진단용 방사선 안전관리책임자의 자격기준(제10조 관련)

의료기관의 종류	선임기준
종합병원 병원 치과병원 한방병원 (법 제43조제2항에 따라 관련 의과과목을 추가로 설치한 경우만 해당한다) 영상의학과 전문의원	• 영상의학과 전문의, 의사 또는 치과의사(치과병원만 해당한다) • 이공계(물리, 의공, 전기, 전자, 방사선) 석사학위 소지자로서 진단용 방사선 분야의 실무경력이 1년 이상인 자 • 방사선사로서 진단용 방사선 분야의 실무경력이 3년 이상인 자
치과의원	• 치과의사 • 방사선사 • 치과위생사로서 진단용 방사선 분야의 실무경력이 3년 이상인 자 (파노라마 및 세파로를 설치한 치과의원은 제외한다)
의원 보건소 보건지소 그 밖의 기관	의사, 치과의사 또는 방사선사

[별표 7]

진단용 방사선 발생장치등에 관한 서류(제14조 관련)

작성기관	기록사항	보존기간
1. 시장·군수·구청장	진단용 방사선 관리대장(별지 제7호서식)	해당 장치 폐기 후 1년
2. 검사·측정기관의 장	가. 제8조제1항에 따른 각종 성적서 1) 방사선 관계 종사자의 피폭선량 측정서 2) 방사선 방어시설의 검사에 관한 서류 3) 진단용 방사선 발생장치의 검사에 관한 서류	 30년 10년 5년
	나. 검사 및 측정에 필요한 기기의 품질관리에 관한 서류	해당 장치 폐기 후 1년
3. 의료기관의 개설자 또는 관리자	가. 진단용 방사선 발생장치 사용기록(환자의 성명, 성별, 연령, 촬영부위 또는 촬영명칭)	5년
	나. 제4조 및 제8조에 따른 방사선 관계 종사자의 피폭선량 측정과 제13조에 따른 방사선 관계 종사자에 대한 건강진단에 관한 사항	해당 종사자 퇴직 때까지(퇴직 시 당사자에게 발급한다)
	다. 진단용 방사선 발생장치 검사성적서 및 장치 점검기록(수리명세서 및 관련 자료를 포함한다)	해당 장치의 철거 후 1년
	라. 방사선 방어시설 검사성적서(차폐벽 두께 및 재료명을 표시한 설계도를 포함한다)	해당 시설의 철거 후 1년
	마. 방사선 관계 종사자 현황(성명, 성별, 연령 및 의료인 등 종별)	5년
	바. 진단용 방사선 발생장치의 설치 및 사용신고증명서	해당 장치 및 시설 철거 후 1년

[별표 9]

제어소 방어벽의 배치구조(별표 2의 제1호다목2)가) 관련)

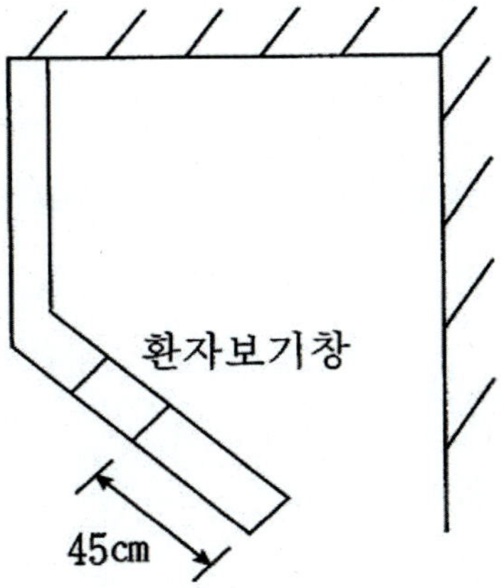

(환자보기창이 꺾여진 면에 있는 경우)

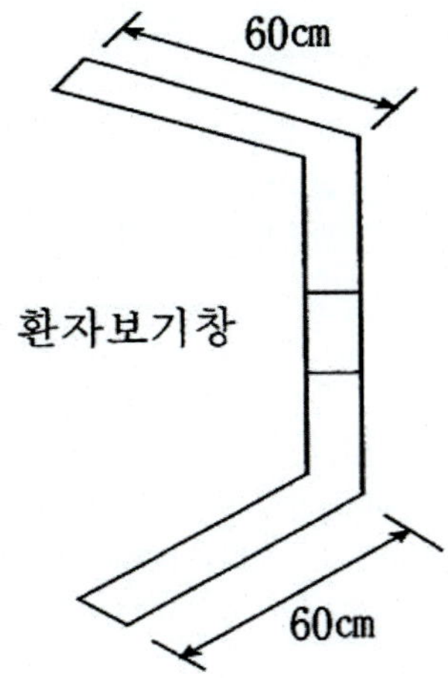

(환자보기창이 정면에 있는 경우)

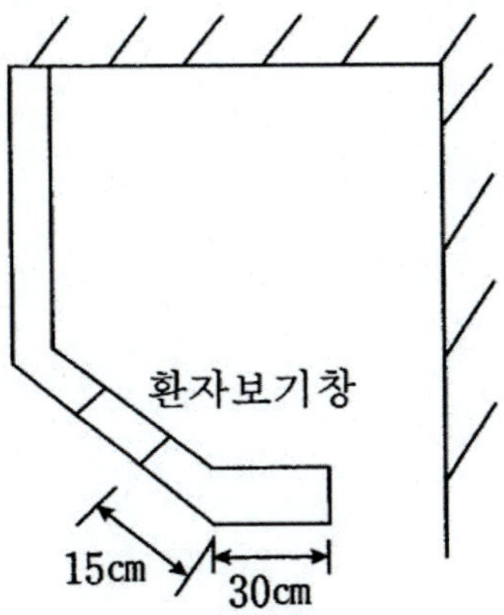

(환자보기창이 꺾여진 면에 있는 경우)

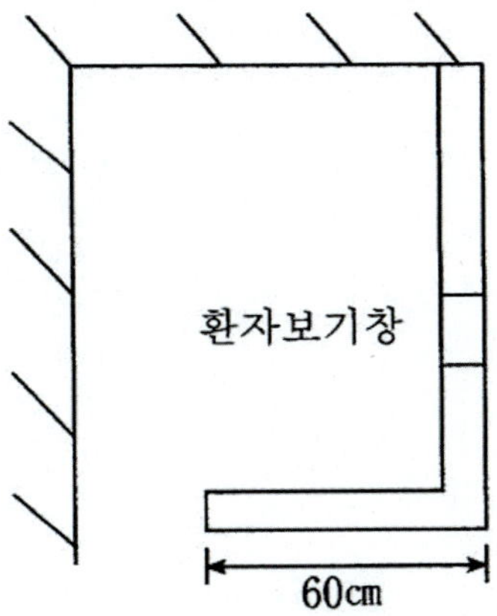

(환자보기창이 정면에 있는 경우)

2 특수의료장비의 설치 및 운영에 관한 규칙의 별표

[별표 1]

특수의료장비 설치인정기준(제3조 관련)

1. 운용인력기준

항목 \ 특수의료장비의 종류		자기공명영상 촬영장치	전산화단층 촬영장치	유방 촬영용 장치
용도 구분		전신용 두부 전용 척추 전용 관절 전용 척추 및 관절 전용 두부 및 척추 전용 두부 및 관절 전용	전신용 두부 전용 척추 전용 두부 및 척추 전용	유방용
운용 인력 기준	영상의학과 전문의	전속 1명 이상	비전속 1명 이상	비전속 1명 이상
	방사선사	전속 1명 이상	전속 1명 이상	비전속 1명 이상

2. 시설기준

가. 자기공명영상 촬영장치 및 전산화단층 촬영장치

<table>
<tr><th colspan="2">특수의료장비
항목</th><th>자기공명영상 촬영장치</th><th>전산화단층 촬영장치</th></tr>
<tr><td rowspan="2">시설기준</td><td>시 지역
(광역시의 군 포함)</td><td rowspan="2">1) 200병상 이상인 의료기관만 설치할 수 있다.
2) 200병상 미만인 의료기관이 특수의료장비를 설치하려면 다른 의료기관과 공동활용하여야 하고, 이 경우 공동활용을 위하여 별지 제2호서식의 특수의료장비 공동활용 동의서를 제출한 의료기관과의 병상 합계가 200병상 이상이어야 한다.</td><td>1) 200병상 이상인 의료기관만 설치할 수 있다.
2) 200병상 미만인 의료기관이 특수의료장비를 설치하려면 다른 의료기관과 공동활용하여야 하고, 이 경우 공동활용을 위하여 별지 제2호서식의 특수의료장비 공동활용 동의서를 제출한 의료기관과의 병상합계가 200병상 이상이어야 한다.</td></tr>
<tr><td>군 지역
(인구가 10만 명 이하인 시 지역 포함)</td><td>1) 100병상 이상인 의료기관만 설치할 수 있다.
2) 100병상 미만인 의료기관이 특수의료장비를 설치하려면 다른 의료기관과 공동활용하여야 하고, 이 경우 공동활용을 위하여 별지 제2호서식의 특수의료장비 공동활용 동의서를 제출한 의료기관과의 병상합계가 100병상 이상이어야 한다.</td></tr>
<tr><td colspan="2">비고</td><td colspan="2">1. 종합병원은 전산화단층 촬영장치의 시설기준을 적용받지 아니한다.
2. 시설기준 중 자기공명영상 촬영장치 및 전산화단층 촬영장치의 공동활용에 관한 동의는 각각의 장비에 대하여 둘 이상의 의료기관에 중복하여 할 수 없다.
3. 특수의료장비를 공동활용할 수 있는 의료기관은 특수의료장비를 설치한 의료기관이 소재한 시·군·구(자치구를 말한다. 이하 같다)와 동일한 시·군·구에 소재하거나 지리적으로 경계가 인접한 시·군·구에 소재한 의료기관으로 한정한다.
4. 다음 각 목의 병원 등의 병상은 공동활용병상으로 인정되지 아니한다.
가. 「의료법」 제3조에 따른 의료기관 중 치과병원, 한방병원, 요양병원, 치과의원, 한의원 및 조산원. 다만, 「의료법」 제43조제2항에 따라 관련 의과 진료과목을 추가로 설치한 한방병원은 제외한다.
나. 「정신보건법」 제3조제3호에 따른 정신의료기관 중 같은 법 제12조제1항 및 「정신보건법 시행규칙」 제7조의 시설기준 등에 따른 정신병원·정신과의원
다. 「결핵예방법」 제25조에 따른 결핵병원
5. 공동활용병상으로 인정되지 아니하는 의료기관은 자체병상을 확보하여도 특수의료장비를 설치할 수 없다.
6. 도서지역 등 설치인정기준을 충족하기 어렵다고 보건복지부장관이 인정하는 경우에는 예외적으로 설치인정기준을 적용받지 아니할 수 있다.</td></tr>
</table>

나. 유방 촬영용 장치

해당 없음

[별표 2]

특수의료장비 품질관리검사의 종류(제5조제1항 관련)

	서류검사	정밀검사
검사주기	1년	3년
검사방법	서류	현지 출장검사
검사항목	1. 인력검사 2. 시설검사 3. 정도관리기록 검사 4. 팬텀영상 검사	1. 인력검사 2. 시설검사 3. 정도관리기록 검사 4. 팬텀영상 검사 5. 임상영상 검사

비고

1. 제5조제3항제1호의 검사에서는 정도관리기록 검사 및 임상영상 검사를 제외한다.
2. 정밀검사를 받은 경우에는 해당 연도에만 서류검사를 면제한다.
3. 검사기간은 검사주기 만료일 전후 각각 31일로 한다.

[별표 3]

특수의료장비 품질관리검사의 기준(제5조제2항 관련)

1. 인력검사

가. 별표 1의 운용인력기준을 갖추고 있는지에 대한 검사

나. 제출서류: 별지 제11호서식의 특수의료장비 인력 현황표 1부

2. 시설검사

가. 별표 1의 시설기준을 갖추고 있는지에 대한 검사

나. 제출서류: 별지 제12호서식의 특수의료장비 공동활용 동의 의료기관 시설 현황표 1부

3. 정도관리기록 검사

검사항목	기준	제출서류
정도관리	별표 5의 정도관리항목에 따른 정도관리 및 정도관리대장에 의한 정도관리기록	정도관리대장 사본 1부
기기변경	별지 제10호서식의 특수의료장비 수리·교정·변경 이력대장에 따른 특수의료장비 수리·교정·변경 이력의 기록	특수의료장비 수리·교정·변경 이력대장 사본 1부

비고

정도관리항목 중 「진단용 방사선 발생장치의 안전관리에 관한 규칙」에 따라 검사를 실시한 항목은 해당 검사항목의 검사 유효기간 이내에만 정도관리기록 검사를 면제할 수 있다. 다만, 시험성적을 정도관리대장에 기록하고 그 시험검사성적서(또는 사본)를 보관하여야 한다.

4. 팬텀영상 검사

가. 자기공명영상 촬영장치

표준팬텀	ACR-PH1 MRI Phantom 및 보건복지부장관이 정하는 바에 따라 이와 동등함이 검증된 팬텀
팬텀 촬영 조건	표준 스핀 에코 T1 및 T2 강조영상, 25cm scan FOV(대조도 분해능의 경우 자체 두부 T1-, T2- 강조영상으로 대체가 가능하다), 11 number of slices, 5mm slice thickness and 5mm slice gap, 1 NEX, 256×256 matrix
제출영상	팬텀 촬영 영상 1부(영상에는 장비고유번호와 촬영날짜를 표시하여야 한다)

항목	합격기준
기하학적 정확도(T1)	시상 위치확인영상(sagittal localization view) 상하 길이가 146 ~ 150mm이어야 한다.
	T1 #5 절편 상하, 좌우, 대각선 길이가 188 ~ 192mm이어야 한다.
공간분해능(T1,T2)	1.0mm 이하까지 식별할 수 있어야 한다.
절편 두께 정확도(T1,T2)	4.3~5.7mm 이내이어야 한다.
절편 위치 정확도(T1,T2)	5mm 이하이어야 한다.
영상강도 균일성(T1,T2)	• 3.0T 미만의 장비: 87.5% 이상이어야 한다. • 3.0T 이상의 장비: 82% 이상이어야 한다.
고스트 신호 백분율(T1)	2.5% 이하이어야 한다.
대조도 분해능(T1,T2)	• 3.0T 미만의 장비: 4개 절편(#8-11)에서 총합 9개 이상 식별할 수 있어야 한다. • 3.0T 이상의 장비: 4개 절편(#8-11)에서 총합 37 개 이상 식별할 수 있어야 한다.

나. 전산화단층 촬영장치

표준팬텀	AAPM CT Performance Phantom 76-410 및 보건복지부장관이 정하는 바에 따라 이와 동등함이 검증된 팬텀
팬텀 촬영 조건	120kVp, 250mAs, 10mm collimation, 25cm 이상 FOV, 25cm Display FOV, Standard Reconstruction Algorithm
제출영상	팬텀 촬영 영상 1부(영상에는 장비고유번호와 촬영날짜를 표시하여야 한다)

항목	합격기준
물의 CT감약계수	0 ± 7HU이어야 한다.
노이즈	6HU 이하이어야 한다.
균일도	중심부와 주변부 간 5HU 이하이어야 한다.
공간 분해능(㎜로 기록)	1.0㎜ 이하까지 식별할 수 있어야 한다.
대조도 분해능(㎜로 기록)	6.4㎜ 이하까지 식별할 수 있어야 한다.
절편 두께 (5㎜ 및 10㎜에서 측정 시 오차 범위 기록)	1㎜ 이하, −1㎜ 이상이어야 한다.
인공물 유무(유무로 표시)	없어야 한다.

다. 유방 촬영용 장치

표준팬텀	Nuclear Associates 18-220 유방 팬텀, RMI 156 유방 팬텀, CIRS사 model 15 유방 팬텀 및 보건복지부장관이 정하는 바에 따라 이와 동등함이 검증된 팬텀
팬텀 촬영 조건	1. 50% 유방실질, 50% 지방으로 구성되고 4.2㎝로 압박된 유방을 촬영하는 조건 2. 평균유선선량이 3.0 mGy 이하이어야 한다. 3. 필름의 배경광학농도(Optical density): 1.4 이상
제출영상	팬텀 촬영 영상 1부(영상에는 장비고유번호와 촬영날짜를 표시하여야 한다)

항목	합격기준	
	필름 유방 촬영용 장치	CR·DR 유방 촬영용 장치
섬유소	4개 이상 관찰할 수 있어야 한다.	4개 이상 관찰할 수 있어야 한다.
작은 석회화 그룹	3개 이상 관찰할 수 있어야 한다.	3개 이상 관찰할 수 있어야 한다.
종괴	3개 이상 관찰할 수 있어야 한다.	3개 이상 관찰할 수 있어야 한다.
모조병소	10개 이상 관찰할 수 있어야 한다.	10개 이상 관찰할 수 있어야 한다.

5. 임상영상 검사

가. 자기공명영상 촬영장치

1) 검사방법

제출영상	1. 제2조제3항에 따른 특수의료장비 등록증명서에 등록된 용도가 전신용인 경우: 두부 영상 1개, 척추 영상 1개(경추, 요추 중 하나를 선택할 수 있다), 관절 영상 1개(슬관절, 견관절, 족관절 중 하나를 선택할 수 있다) 2. 제2조제3항에 따른 특수의료장비 등록증명서에 등록된 용도가 전용인 경우: 해당 부위 영상. 다만, 관절 전용인 경우는 슬관절, 견관절, 족관절 중 2개를 선택하여 제출한다.
점수계산	일반 정보 항목 점수(20점) + 영상 정보 항목 점수(80점) = 100점
합격기준	일반 정보 항목과 영상 정보 항목 점수가 각각 60/100 이상이면 합격으로 인정한다. 전신용 및 관절 전용인 경우 제출된 영상 모두의 일반 정보 항목 점수와 영상 정보 항목 점수가 각각 60/100 이상이어야 합격으로 인정한다.

2) 두부

제출영상의 선행조건	1. 펄스 대열(Pulse sequences): 시상 T1강조영상, 축상 T2강조영상 2. 정상 또는 정상에 가까운 영상을 제출한다. 3. 조영 증강을 하지 않은 영상을 제출한다. 4. 뇌 질환을 평가하기 위하여 실시한 일상적인 두부 영상을 제출한다.

일반 정보 항목		
항목	**평가 내용**	**점수표시**
일반검사 표지	1. 환자성명 2. 환자번호 3. 성별 4. 나이 5. 촬영날짜 6. 촬영기관	각 1점
MR검사 표지	1. 기기명칭 2. 자장세기 3. 영상두께 4. TR/TE/NEX 5. 조사야(FOV) 6. 격자수(matrix number)	각 1점
일반정보	1. scaler가 있다. 2. 방향표시가 있다. 3. 영상의 배열이 적절하다. 4. 위치확인영상 혹은 PACS에서 scout localization이 가능하다.	각 2점(다만, scaler 항목은 1점)
현상조건의 적정성	제출된 사진에 노화(황화) 현상이 없다(PACS의 경우에는 점수를 받는다).	1점

영상 정보 항목		
항목	평가 내용	점수표시
인공물	1. 환자의 움직임에 의한 인공물이 없다. 2. Aliasing 인공물이 없다. 3. Radiofrequency interference 인공물이 없다. 4. 그 외 기기 자체에서 발생하였거나 검사자 조작으로 발생한 인공물이 없다.	각 4점
포함범위	1. 축상 T2강조영상에서 (1) 두정부에서 두개골 기저부까지 포함된다. (2) 두개골의 전후, 좌우 전체가 포함된다.	6점
	2. 시상 T1강조영상에서 (1) 두정부에서 두개골 기저부까지 포함된다. (2) 정중앙 영상이 포함된다.	5점
	3. 축상 T2강조영상에서 양측 대뇌반구의 좌우대칭이 이루어진다.	5점
영상 대조도	1. 축상 T2강조영상에서 뇌회백질 구분이 가능하다. 2. 축상 T2강조영상에서 기저핵의 세부구조가 구분된다. 3. 축상 T2강조영상에서 근위부 중대뇌동맥(M1)을 전장에 걸쳐 추적할 수 있다. 4. 축상 T2강조영상에서 internal cerebral vein을 전장에 추적할 수 있다. 5. 축상 T2강조영상에서 중뇌의 red nucleus와 substantial nigra가 구분된다. 6. 축상 T2강조영상에서 다섯 번째 뇌신경의 cisternal segment가 확인된다. 7. 축상 T2강조영상에서 연수의 olive의 돌출이 확인된다. 8. 시상 T1강조영상 안구의 중앙 준위에서 양측 소뇌의 뇌회백질을 구분할 수 있다.	각 5점
절편두께와 격자크기의 적정성	1. 절편두께는 5㎜ 이하이고 절편간격은 2.5㎜ 이하이다. 2. 격자수(matrix number)는 256×256 이상이다.	각 4점

3) 요추

제출영상의 선 행 조 건	1. 펄스 대열(pulse sequences): - 시상 T1강조영상 - 시상 T2강조영상 또는 T2*강조영상 - 축상 T1강조영상, T2강조영상 중 1가지 이상 2. 정상 또는 정상에 가까운 영상을 제출한다. 3. 조영 증강을 하지 않은 영상을 제출한다. 4. 디스크 질환을 평가하기 위하여 실시한 일상적인 요추 영상을 제출한다.

일반 정보 항목		
항목	평가 내용	점수표시
일반검사 표지	1. 환자성명 2. 환자번호 3. 성별 4. 나이 5. 촬영날짜 6. 촬영기관	각 1점
MR검사 표지	1. 기기명칭 2. 자장세기 3. 영상두께 4. TR/TE/NEX/flip angle 5. 조사야(FOV) 6. 격자수(matrix number)	각 1점
일반 정보	1. Scaler가 있다. 2. 좌우 구분 및 방향표시가 있다. 3. 영상의 배열이 적절하다. 4. 위치확인영상 혹은 PACS에서 scout localization이 가능하다.	각 2점(다만, scaler 항목은 1점)
현상조건의 적정성	제출된 사진에 노화(황화) 현상이 없다(PACS의 경우에는 점수를 받는다).	1점

영상 정보 항목		
항목	평가 내용	점수표시
인공물	1. 환자의 움직임에 의한 인공물이 없다. 2. Aliasing 인공물이 없다. 3. Radiofrequency interference 인공물이 없다. 4. 그 외 기기 자체에서 발생하였거나 검사자 조작으로 발생한 인공물이 없다.	각 4점
포함범위	1. 시상 T1 및 T2강조영상에서 양측 신경공이 포함된다. 2. 시상 T1 및 T2강조영상에서 최소 흉추 및 천추 1개 이상을 포함한다. 3. 요추 최하위 3개 추간판에 대한 축상 영상이 있다. 4. 축상 영상에서 상하 종판이 포함된 추간판 준위가 3개 이상이다.	각 4점
영상대조도	1. 시상 T2강조영상에서 섬유류과 수핵이 구분된다. 2. 시상 T1강조영상에서 신경공 내의 신경근이 보인다. 3. 축상 영상에서 추간판과 척추체 종판의 후면경계가 전장에 걸쳐 보인다. 4. 시상 T2강조영상에서 척수액과 척수 및 척수 신경총이 구분된다. 5. 축상 영상에서 척수액과 척수 또는 척수 신경총이 구분된다.	각 8점

영상 정보 항목		
항목	**평가 내용**	**점수표시**
절편두께의 적정성	1. 시상 영상의 절편두께가 5㎜ 이하이다. 2. 축상 영상의 절편두께가 4㎜ 이하이다. 3. 시상 영상의 절편간격이 1.5㎜ 이하이다. 4. 축상 영상의 절편간격이 1㎜ 이하이다.	각 2점

4) 슬관절

제출영상의 선 행 조 건	1. 펄스 대열(pulse sequences) – 시상 프로톤강조영상, T2강조영상 중 1가지 이상 – 관상 프로톤강조영상, T2강조영상 중 1가지 이상 2. 정상 또는 정상에 가까운 영상을 제출한다. 3. 조영 증강을 하지 않은 영상을 제출한다. 4. 슬내장증(internal derangement of knee)을 평가하기 위하여 시행한 일상적인 슬관절 영상을 제출한다.

일반 정보 항목		
항목	**평가 내용**	**점수표시**
일반검사 표지	1. 환자성명 2. 환자번호 3. 성별 4. 나이 5. 촬영날짜 6. 촬영기관	각 1점
MR검사 표지	1. 기기명칭 2. 자장세기 3. 영상두께 4. TR/TE/NEX/flip angle 5. 조사야(FOV) 6. 격자수(matrix number)	각 1점
일반정보	1. scaler가 있다. 2. 좌우 구분 및 방향표시가 있다. 3. 영상의 배열이 적절하다. 4. 위치확인영상 혹은 PACS에서 scout localization이 가능하다.	각 2점(다만, scaler 항목은 1점)
현상조건의 적정성	제출된 사진에 노화(황화) 현상이 없다(PACS의 경우에는 점수를 받는다).	1점

영상 정보 항목		
항목	평가 내용	점수표시
인공물	1. 환자의 움직임에 의한 인공물이 없다. 2. Aliasing 인공물이 없다. 3. Radiofrequency interference 인공물이 없다. 4. 그 외 기기 자체에서 발생하였거나 검사자 조작으로 발생한 인공물이 없다.	각 4점
포함범위	1. 시상 영상에서 대퇴사두근건의 원위부와 경골결절을 포함된다. 2. 관상 영상에서 비골두와 내측측부인대를 포함된다. 3. 시상과 관상 영상에서 반월판연골의 전장이 포함된다.	각 4점
영상대조도	1. 시상과 관상 영상에서 후방십자인대가 전장에 걸쳐 경계가 분명하다. 2. 시상과 관상 영상에서 반월판연골의 전장에 걸쳐 경계가 분명하다. 3. 시상과 관상 영상에서 전방십자인대가 전장에 걸쳐 경계가 분명하다. 4. 관상 영상에서 내측측부인대가 전장에 걸쳐 경계가 분명하다. 5. 관상 영상에서 외측측부인대가 전장에 걸쳐 경계가 분명하다	각 8점
절편두께 및 조사야의 적정성	1. FOV는 16cm 이하이다. 2. 시상 영상의 절편두께가 4mm 이하, 절편간격이 1mm 이하이다. 3. 관상 영상의 절편두께가 4mm 이하, 절편간격이 1mm 이하이다.	각 4점

5) 견관절

제출영상의 선행조건	1. 펄스 대열 (pulse sequences): - 축상 프로톤강조영상 또는 T2강조영상 - 관상 프로톤강조영상 또는 T2강조영상 - 시상 T1강조영상 또는 T2강조영상 2. 관상 영상은 supraspinatus axis에 대하여 평행하거나 glenoid fossa에 직각이어야 한다. 3. 시상 영상은 supraspinatus tendon 원위부에 대하여 직각이어야 한다. 4. 관절 내 조영 영상(MR arthrography)도 제출할 수 있다. 5. Glenohumeral instability나 rotator cuff tear를 평가하기 위하여 시행한 일상적인 견관절 영상을 제출한다.

일반 정보 항목		
항목	평가 내용	점수표시
일반검사 표지	1. 환자성명 2. 환자번호 3. 성별	각 1점

일반 정보 항목		
항목	평가 내용	점수표시
	4. 나이 5. 촬영날짜 6. 촬영기관	
MR검사 표지	1. 기기명칭 2. 자장세기 3. 영상두께 4. TR/TE/NEX/flip angle 5. 조사야(FOV) 6. 격자수(matrix number)	각 1점
일반정보	1. scaler가 있다. 2. 좌우 구분 및 방향표시가 있다. 3. 영상의 배열이 적절하다. 4. 위치확인영상 혹은 PACS에서 scout localization이 가능하다.	각 2점(다만, scaler 항목은 1점)
현상조건의 적정성	제출된 사진에 노화(황화) 현상이 없다(PACS의 경우에는 점수를 받는다).	1점

영상 정보 항목		
항목	평가 내용	점수표시
인공물	1. 환자의 움직임에 의한 인공물이 없다. 2. Aliasing 인공물이 없다. 3. Radiofrequency interference 인공물이 없다. 4. 그 외 기기 자체에서 발생하였거나 검사자 조작으로 발생한 인공물이 없다.	각 4점
포함범위	1. 축상 영상에서 상하로 acromioclavicular joint와 axillary recess를 모두 포함한다. 2. 관상 영상에서 전후로 coracoid process와 scapular spine을 포함한다. 3. 시상 영상에서 내외로 상완골 대결절과 spinoglenoid notch를 모두 포함한다.	각 4점
영상대조도	1. Labrum의 윤곽이 보인다. 2. 관상 및 시상 영상에서 supraspinatus tendon의 전장이 보인다. 3. 축상 및 시상 영상에서 infraspinatus tendon의 전장이 보인다. 4. 축상 및 시상 영상에서 subscapularis tendon의 전장이 보인다. 5. Biceps long head의 관절 내 인대와 bicipital groove 내의 인대가 보인다.	각 8점

영상 정보 항목		
항목	**평가 내용**	**점수표시**
절편두께 및 조사야의 적정성	1. 축상 영상의 절편두께가 4mm 이하, 절편간격이 2mm 이하이다. 2. 관상 영상의 절편두께가 4mm 이하, 절편간격이 2mm 이하이다. 3. 시상 영상의 절편두께가 4mm 이하, 절편간격이 2mm 이하이다. 4. FOV는 20cm 이하이다.	각 3점

6) 경추

제출영상의 선행조건	1. 펄스 대열(pulse sequences): - 시상 T1강조영상 - 시상 T2강조영상 또는 T2*강조영상 - 축상 T1강조영상, T2강조영상 중 1가지 이상 2. 정상 또는 정상에 가까운 영상을 제출한다. 3. 조영 증강을 하지 않은 영상을 제출한다. 4. 디스크 질환을 평가하기 위하여 실시한 일상적인 경추 영상을 제출한다.

일반 정보 항목		
항목	**평가 내용**	**점수표시**
일반검사 표지	1. 환자성명 2. 환자번호 3. 성별 4. 나이 5. 촬영날짜 6. 촬영기관	각 1점
MR검사 표지	1. 기기명칭 2. 자장세기 3. 영상두께 4. TR/TE/NEX/flip angle 5. 조사야(FOV) 6. 격자수(matrix number)	각 1점
일반정보	1. scaler가 있다. 2. 좌우 구분 및 방향표시가 있다. 3. 영상의 배열이 적절하다. 4. 위치확인영상 혹은 PACS에서 scout localization이 가능하다.	각 2점(다만, scaler 항목은 1점)
현상조건의 적정성	제출된 사진에 노화(황화) 현상이 없다(PACS의 경우에는 점수를 받는다).	1점

영상 정보 항목		
항목	평가 내용	점수표시
인공물	1. 환자의 움직임에 의한 인공물이 없다. 2. Aliasing 인공물이 없다. 3. Radiofrequency interference 인공물이 없다. 4. 그 외 기기 자체에서 발생하였거나 검사자 조작으로 발생한 인공물이 없다.	각 4점
포함범위	1. 시상 영상에서 양측 신경공이 포함된다. 2. 시상 영상에서 atlanto-occipital joint와 1개 이상의 흉추를 포함된다. 3. 3개 이상의 경추 추간판에 대한 축상 영상이 있다. 4. 축상 영상에서 상하 종판이 포함된 추간판 준위가 3개 이상이다.	각 4점
영상 대조도	1. 시상 T2강조영상에서 섬유륜과 수핵이 구분된다. 2. 시상 또는 축상 영상에서 신경공 내의 신경근이 보인다. 3. 축상 영상에서 추간판과 척추체 종판의 후면경계가 전장에 걸쳐 보인다. 4. 시상 T2강조영상에서 척수액과 척수가 구분된다. 5. 축상 영상에서 척수액과 척수가 구분된다.	각 8점
절편두께의 적정성	시상 영상의 절편두께가 4mm 이하이다. 축상 영상의 절편두께가 3mm 이하이다. 시상 영상의 절편간격이 1mm 이하이다. 축상 영상의 절편간격이 1mm 이하이다.	각 2점

7) 족관절

제출영상의 선행조건	1. 펄스 대열(pulse sequences) - 시상 프로톤강조영상 또는 T2강조영상 - 관상 프로톤강조영상 또는 T2강조영상 - 축상 프로톤강조영상 또는 T2강조영상 2. 정상 또는 정상에 가까운 영상을 제출한다. 3. 조영 증강을 하지 않은 영상을 제출한다. 4. 관절내장증(internal derangement of joint)을 평가하기 위하여 시행한 일상적인 족관절 영상을 제출한다.

일반 정보 항목		
항목	평가 내용	점수표시
일반검사 표지	1. 환자성명 2. 환자번호 3. 성별	각 1점

일반 정보 항목		
항목	평가 내용	점수표시
	4. 나이 5. 촬영날짜 6. 촬영기관	
MR검사 표지	1. 기기명칭 2. 자장세기 3. 영상두께 4. TR/TE/NEX/flip angle 5. 조사야(FOV) 6. 격자수(matrix number)	각 1점
일반정보	1. scaler가 있다. 2. 좌우 구분 및 방향표시가 있다. 3. 영상의 배열이 적절하다. 4. 위치확인영상 혹은 PACS에서 scout localization이 가능하다.	각 2점(다만, scaler 항목은 1점)
현상조건의 적정성	제출된 사진에 노화(황화) 현상이 없다(PACS의 경우에는 점수를 받는다).	1점

영상 정보 항목		
항목	평가 내용	점수표시
인공물	1. 환자의 움직임에 의한 인공물이 없다. 2. Aliasing 인공물이 없다. 3. Radiofrequency interference 인공물이 없다. 4. 그 외 기기 자체에서 발생하였거나 검사자 조작으로 발생한 인공물이 없다	각 4점
포함범위	1. 시상영상에서 중족골저(metatarsal base)와 아킬레스힘줄(Achiles tendon)이 포함된다. 2. 관상과 축상영상에서 경골내과와 외과가 포함된다. 3. 시상, 관상, 축상 영상에서 경골 원위부와 종골 바닥까지 포함된다	각 4점
영 상 대조도	〈해당 인대나 건을 전장에 걸쳐 식별할 수 있다.〉 1. Posterior tibiotalar ligament 2. Tibiocalcaneal ligament 3. Anterior talofibular ligament 4. Posterior talofibular ligament 5. Tibialis posterior tendon 6. Peroneus longus/brevis tendon	각 8점(다만, 5, 6번 항목은 각 4점)
절편두께 및	1. 축상 영상의 절편두께가 4mm 이하, 절편간격이 1.5mm 이하이다. 2. 관상 영상의 절편두께가 4mm 이하, 절편간격이 1.5mm 이하이다.	각 3점

영상 정보 항목		
항목	평가 내용	점수표시
조사야의 적정성	3. 시상 영상의 절편두께가 4mm 이하, 절편간격이 1.5mm 이하이다. 4. FOV는 16cm 이하이다.	

나. 전산화단층 촬영장치

1) 검사방법

제출영상	1. 제2조제2항에 따른 특수의료장비 등록증명서에 등록된 용도가 전신용인 경우 흉부, 복부의 영상을 제출한다. 2. 제2조제2항에 따른 특수의료장비 등록증명서에 등록된 용도가 전용기기인 경우 해당 영상
점수계산	일반 정보 항목 점수(20점) + 영상 정보 항목 점수(80점) = 100점
합격기준	일반 정보 항목과 영상 정보 항목 점수가 각각 60/100 이상이면 합격으로 인정한다. 전신용인 경우 제출된 영상 모두의 일반 정보 항목 점수와 영상 정보 항목 점수가 각각 60/100 이상이어야 합격으로 인정한다.

2) 두부

제출영상의 선행조건	1. 조영 증강 전 사진을 제출한다. 2. 정상 또는 정상에 가까운 영상을 제출한다.

일반 정보 항목		
항 목	평가 내용	점수표시
검사표지	1. 환자성명 2. 환자번호 3. 성별 4. 나이 5. 촬영날짜 6. 촬영기관	각 1점
일반정보	1. scanogram이 있다. 2. 영상순서(image number, scan time 등)가 확인된다. 3. scaler가 표시되어 있다. 4. 좌우방향이 표시되어 있다.	각 2점
촬영조건	1. 영상에 kVp가 표시되어 있다. 2. 영상에 mAs가 표시되어 있다.	각 2점
현상조건의 적정성	제출된 사진에 노화(황화) 현상이 없다(PACS의 경우에는 점수를 받는다).	2점

영상 정보 항목		
항목	평가 내용	점수표시
인공물	1. 환자의 움직임에 의한 인공물이 없다. 2. Beam-hardening artifact가 없다. 3. Ring artifact가 없다. 4. 그 외의 인공물이 없다.	각 3점
포함범위	1. 두정부에서 두개골 기저부까지 포함된다. 2. 두개골 전폭이 포함되었다. 3. Orbitomeatal line에 맞추어 tilting되었다. 4. 좌우가 대칭적으로 촬영되었다.	각 4점
해상도 및 대조도	1. 회백질과 백질을 구분할 수 있다. 2. 기저핵이 구분된다. 3. sylvian fissure가 구별된다. 4. 뇌고랑이 식별된다. 5. 중대뇌동맥의 근위부가 식별된다. 6. 소뇌 충부(vermis)가 식별된다. 7. Cerebellopontine cistern이 식별된다. 8. 소뇌의 피질과 심부백질을 구분할 수 있다.	각 5점
영상창의 적정성	뇌설정과 골격설정이 별도로 인화되었다.	4점
절편두께의 적절성	1. 절편두께가 천막상부에서는 8mm 이하, 후두개와에서는 5mm 이하이다. 2. 절편간격이 없어야 한다.	각 4점

3) 흉부

제출영상의 선행조건	1. 일반 흉부 CT 영상(고해상 CT 영상은 제출대상에서 제외한다)을 제출한다. 2. 원칙적으로 조영증강 후 영상을 제출하며 부득이한 경우 조영 증강 전 영상을 제출할 수 있으나 해당 항목의 점수를 받을 수 없다. 3. 정상 또는 정상에 가까운 영상을 제출한다.

일반 정보 항목		
항목	평가 내용	점수표시
검사표지	1. 환자성명 2. 환자번호 3. 성별 4. 나이 5. 촬영날짜 6. 촬영기관	각 1점

일반정보	1. scanogram이 있다. 2. 영상순서(image number, scan time 등)가 확인된다. 3. scaler가 표시되어 있다. 4. 좌우방향이 표시되어 있다.	각 2점
촬영조건	1. 영상에 kVp가 표시되어 있다. 2. 영상에 mAs가 표시되어 있다.	각 2점
현상조건의 적정성	제출된 사진에 노화(황화) 현상이 없다(PACS의 경우에는 점수를 받는다).	2점

영상 정보 항목

항목	평가 내용		점수표시
인공물	1. Motion artifact가 없다.	호흡에 의한 운동이 없다.	1점
		심장박동에 의하여 상행대동맥과 폐동맥의 경계가 흐려지지 않는다.	1점
		심장박동에 의하여 하행대동맥과 폐정맥의 경계가 흐려지지 않는다.	1점
	2. Beam-hardening artifact가 없다.	견관절 부위를 제외한 전체 흉부 영역에서 beam-hardening artifact가 없다.	3점
	3. 기기 자체에서 발생한 artifact가 없다.	하등의 장비적 artifact가 없다.	3점
포함범위	1. 폐첨부에서 횡격막늑골각까지 포함되었다.	폐첨부보다 적어도 한 장 이상이 더 촬영되었다.	2점
		횡격막늑골각 이하 폐가 보이지 않는 사진이 최소 1장 있다.	2점
		부신이 완전히 포함되었다.	1점
	2. 흉벽전체가 포함되었다.	횡격막 상단에서 흉벽 측부가 피부까지 완전히 포함되었다.	3점
		양측 상완골두가 직경의 1/2 이상 포함되었다.	2점
	3. 흉벽의 최대 좌우 폭이 레이아웃의 80% 이상이다.	횡격막 상단에서 몸통의 좌우 직경이 화면 직경의 80% 이상이다.	5점
해상도 및 대조도	1. 원위부의 1/3 이하의 폐혈관을 구분할 수 있다.	원위폐야에서 폐혈관과 폐실질의 경계가 분명하다.	각 5점
	2. 분엽기관지 근위부까지 구분 할 수 있다.	분엽 이하의 세기관지벽이 구분된다.	

영상 정보 항목			
항목	평가 내용		점수표시
	3. 흉선을 비롯한 전종격동 구조를 구분할 수 있다.	심막지방과 종격동지방조직, 림프선이 정확히 구분된다. 내흉동정맥의 주행을 확인할 수 있다.	
	4. 기관 주변 조직을 구분할 수 있다. 5. 폐문부의 림프절과 폐혈관을 구분할 수 있다.	기관의 외벽과 인접한 종격동 구조를 구분할 수 있다. 기관 주변 림프선의 존재 여부가 확인된다. 폐문부에서 주요 폐혈관과 림프선, 그 밖의 조직의 존재가 분명히 구분된다. 폐문부에서 폐동맥과 폐정맥의 주행을 분리해 추적할 수 있다.	
영상창의 적정성	폐 설정과 종격동 설정이 별도로 인화되었다.		5점
조영증강의 적정성	1. 조영제 주입 여부와 주입총량이 표시되어 있다. 2. 폐문 부위 폐동맥이 주위 조직과 구분된다. 3. Internal mammary artery가 식별된다. 4. 촬영 초기와 말기의 영상이 유사한 품질을 유지한다.		각 4점
절편두께의 적정성	1. 절편두께가 8㎜ 이하이다. 2. 절편간격이 없어야 한다.		각 5점

4) 복부

제출영상의 선행조건	1. 조영 증강 후 사진을 제출한다. 2. 정상 또는 정상에 가까운 영상을 제출한다(신장이나 간 내 낭종 등은 가능하나 췌장에 병변이 있는 경우는 피한다).

일반 정보 항목		
항목	평가 내용	점수표시
검사표지	1. 환자성명 2. 환자번호 3. 성별 4. 나이 5. 촬영날짜 6. 촬영기관	각 1점

일반 정보 항목		
항목	평가 내용	점수표시
일반정보	1. scanogram이 있다. 2. 영상순서(image number, scan time 등)가 확인된다. 3. scaler가 표시되어 있다. 4. 좌우방향이 표시되어 있다.	각 2점
촬영조건	1. 영상에 kVp가 표시되어 있다. 2. 영상에 mAs가 표시되어 있다.	각 2점
현상조건 적정성	제출된 사진에 노화(황화) 현상이 없다(PACS의 경우에는 점수를 받는다).	2점

영상 정보 항목		
항목	평가 내용	점수표시
인공물	1. 환자의 움직임에 의한 인공물이 없다. 2. Beam-hardening artifact가 없다. 3. Ring artifact가 없다. 4. 그 외의 인공물이 없다.	각 3점
포함범위	1. 횡격막 첨부보다 적어도 1장 이상의 폐가 더 촬영되었다.	3점
	2. 장골능(iliac crest)까지 포함되었다.	3점
	3. 탈장부를 포함한 복벽 전체가 포함되었으며 좌우폭이 레이아웃의 80% 이상이다.	1점
해상도 및 대조도	1. 간문부에서 간동맥 및 문맥이 구분된다. 2. 췌장의 전장이 보이며 그 경계를 그릴 수 있다. 3. 양측 주 신장동맥 모두가 대동맥 기시부부터 신장문(renal hilus)까지 명확히 연결되어 보인다. 4. 장간막 말초 혈관이 주위 장과 선명하게 구분된다.	각 5점
영상창의 적정성	1. 적절한 영상창 설정으로 인화되었다. 2. 폐기저부의 폐설정이 있어야 한다.	각 5점
조영 증강의 적정성	1. 조영제 주입속도, 총량, 방법, 지연 시간 등이 표시되어 있다.	1점
	2. 간문맥이 주위 간과 선명하게 구분된다. 3. 위의 점막이 다른 층과 구분되어 보인다. 4. 경구조영제가 75% 이상 소장을 채워야 한다(50% 이상 3점) 5. 촬영 초기와 말기의 영상이 유사한 품질을 유지한다.	각 5점
절편두께의 적정성	1. 절편두께가 8㎜ 이하이다. 2. 절편간격이 없어야 한다.	각 5점

5) 요추

제출영상의 선행조건	1. 추간판을 위주로 검사한 영상을 제출한다. 2. 정상 또는 정상에 가까운 영상을 제출한다.

일반 정보 항목		
항목	평가 내용	점수표시
검사표지	1. 환자성명 2. 환자번호 3. 성별 4. 나이 5. 촬영날짜 6. 촬영기관	각 1점
일반정보	1. scanogram이 있다. 2. 영상순서(image number, scan time 등)가 확인된다. 3. scaler가 표시되어 있다. 4. 좌우방향이 표시되어 있다.	각 2점
촬영조건	1. 영상에 kVp가 표시되어 있다. 2. 영상에 mAs가 표시되어 있다.	각 2점
현상조건의 적정성	제출된 사진에 노화(황화) 현상이 없다(PACS의 경우에는 점수를 받는다).	2점

영상 정보 항목		
항 목	평 가 내 용	점수표시
인공물	1. 환자의 움직임이 없다. 2. Ring artifact가 없다. 3. 그 외의 인공물이 없다.	각 3점
포함범위	1. 5개 이상의 추간판이 포함되었다. 2. 각각의 추간판에 평행한 방향으로 영상을 얻었다(재구성하였다). 3. 각각의 추간판 후면윤곽이 충분히 포함되었다. 4. 3개 이상의 추간판에 대하여 위아래의 종판이 충분히 포함되었다. 5. 각각의 횡단면 영상이 요추 어느 부위인지 알 수 있다.	각 6점
해상도 및 대조도	1. 추간판의 바깥쪽을 따라 윤곽을 그릴 수 있다. 2. 추간판과 경막강을 구분할 수 있다. 3. 요추 4-5번에서 황색인대의 두께를 측정할 수 있다.	각 8점

영상 정보 항목		
항 목	평 가 내 용	점수표시
	4. 양측 돌기관절공간이 보인다.	
영상창의 적정성	연부조직 설정과 뼈 설정이 별도로 인화되었다.	5점
절편두께의 적정성	1. 절편 두께가 3㎜ 이하이다. 2. 추간판 부위에서 절편간격이 없어야 한다.	각 2점

다. 유방 촬영용 장치

1) 필름 유방 촬영용 장치

제출영상	밀도가 낮은 유방(fatty breast), 밀도가 높은 유방(dense breast)에 대한 유방영상검사 2건(양측 유방, 내외사위 및 상하위)
합격기준	60점 이상

항 목	평가 내용		점수	소계
촬영표지	1. 환자성명 2. 환자번호 3. 성별 4. 나이 5. 촬영날짜 6. 촬영기관 7. 내외사위 또는 상하위 영상, 좌우와 외측 표지 8. 카세트 번호 9. 촬영자 성명(기호)		각 1점	9점
	필름에 직접 표지하지 않고 종이 등에 써서 부착하였을 때		−4	
	〈내외사위 영상〉			
	대흉근이 보이는가? (없으면 감점)	대칭 역삼각형으로 외연이 볼록하거나 직선으로 보인다.	5	5점
		대흉근이 오목하게 보인다.	3	
		대흉근이 일부만 포함되었다.	0	
		대흉근이 전혀 포함되지 않았다.	−5	
	대흉근의 하단이 유두 후방선보다 같거나 더 아래로 보이는가?	같거나 더 아래로 나온 상태로 보인다.	5	5점
		대흉근의 하단이 유두 후방선보다 위에 있다.	3	
		대흉근 하단이 보이지 않거나 너무 위에	0	

항 목	평가 내용		점수	소계
		위치해 있다.		
	유방의 아래 부위의 처짐(sagging)이 있는가?	팽팽하다.	5	5점
		약간 처져 있다.	3	
		많이 처져 있다.	0	
	신체의 다른 부분이 유방을 가리는가?	전혀 가리지 않는다.	3	3점
		약간 가린다.	1	
		많이 가린다.	0	
	피부의 겹침과 주름은?	전혀 없다.	3	3점
		약간 있다.	1	
		판독에 지장을 줄 정도로 많이 보인다.	0	
	유방하 주름이 포함되어 있는가?	포함되어 아래 조직이 잘 보인다.	5	5점
		일부 포함되어 있다.	3	
		전혀 포함되어 있지 않다.	0	
	유두	유두의 윤곽전체가 관찰된다.	3	3점
자세잡기		유방조직과 약간 겹쳐 있다.	1	
		유방조직 속에 보인다.	0	
	유방조직이 잘린 경우		−5	−5
	〈상하 영상〉			
	유두	유방의 중앙에 유두 윤곽 전체가 관찰된다.	3	3점
		유방조직과 약간 겹쳐 있다.	1	
		유방조직 속에 보인다.	0	
	유두후방선의 길이를 내외사위 영상과 비교하면?	차이가 1cm 미만이다.	5	5점
		차이가 1cm 이상 2cm 미만이다.	3	
		차이가 2cm 이상이다.	0	
	내측 유방조직이 포함된 정도는?	충분히 포함되어 있다.	4	4점
		포함되지 않은 부분이 상당히 많다.	0	
	유방 후방 지방(retromammary fat)이 포함되었는가?	많이 포함되어 있다.	5	5점
		약간 포함되어 있다.	3	
		전혀 포함되어 있지 않다.	0	
	피부의 겹침과 주름은?	전혀 없다.	3	3점
		약간 있다.	1	

항 목	평가 내용		점수	소계
			0	
		판독에 지장을 줄 정도로 많이 보인다.	0	
	유방조직이 잘린 경우		−5	−5
압박	압박 정도	충분히 압박되어 유방조직이 분리되어 보인다.	4	4점
		압박이 덜 되어 일부 유방조직이 겹쳐 있다.	2	
		불충분하게 압박되어 유방조직이 많이 중첩되어 있다.	0	
	움직임	움직임에 의한 영상의 흐림이 없다.	6	6점
		움직임에 의한 영상의 흐림이 약간 있다.	3	
		움직임에 의한 영상의 흐림이 많다.	0	
노출과 대조도	지방조직과 유선조직이 구분되는가?	뚜렷이 구분되어 보인다.	6	6점
		구별은 가능하나 선명하지 않다.	3	
		구별이 어렵다.	0	
	노출이 판독하기에 적절한가?	별도의 밝은 전등을 사용하지 않아도 판독이 가능하다.	6	6점
		별도의 밝은 전등을 사용하면 유방조직이 잘 보인다.	3	
		유선이 지나치게 밝게 보이며 피부선이 쉽게 잘 보인다.	0	
잡영과 인공물	점상	5개 이상	0	2점
		1~4개	1	
		없다.	2	
	긁힘, 지문	2개 이상	0	2점
		1개	1	
		없다.	2	
	롤러자국	2개 이상	0	2점
		1개	1	
		없다.	2	
	그리드 인공물	2개 이상	0	2점
		1개	1	
		없다.	2	

항 목	평가 내용		점수	소계
	안개	2개 이상	0	2점
		1개	1	
		없다.	2	
	접촉불량	2개 이상	0	2점
		1개	1	
		없다.	2	
	그 밖의 인공물	2개 이상	0	2점
		1개	1	
		없다.	2	
	판독이 힘들 정도로 많다.	감점	−5	−5점
기타	필름의 유방조직 바깥 부분이 검게 유지되었는가? – 조사야 조절기구 (collimator) 사용 여부	필름의 바깥 부분이 검게 남아 있다.	3	3점
		필름의 바깥 부분이 하얗게 촬영되어 있다.	0	
	필름을 적절하게 사용하였는가?	적절한 크기의 필름을 사용하였으며 한 필름에 한 영상을 촬영하였다.	3	3점
		유방의 크기에 비하여 필름이 작거나 한 필름에 두 영상을 촬영 하였다.	0	

2) CR·DR 유방 촬영용 장치

제출영상	밀도가 낮은 유방(fatty breast), 밀도가 높은 유방(dense breast)에 대한 유방영상검사 2건(양측유방, 내외사위 및 상하위)
합격기준	60점 이상

항 목	평가 내용	점수	소계
촬영표지	1. 환자성명 2. 환자번호 3. 성별 4. 나이 5. 촬영날짜 6. 촬영기관 7. 내외사위 또는 상하위 영상, 좌우와 외측 표지 8. 카세트 번호(DR의 경우는 점수를 받는다) 9. 촬영자 성명(기호)	각 1점	9점

<table>
<tr><th>항 목</th><th colspan="2">평가 내용</th><th>점수</th><th>소계</th></tr>
<tr><td></td><td colspan="2">필름에 직접 표지하지 않고 종이 등에 써서 부착하였을 때</td><td>−4</td><td></td></tr>
<tr><td rowspan="26">자세잡기</td><td colspan="4">〈내외사위 영상〉</td></tr>
<tr><td rowspan="4">대흉근이 보이는가?
(없으면 감점)</td><td>대칭 역삼각형으로 외연이 볼록하거나 직선으로 보인다.</td><td>5</td><td rowspan="4">5점</td></tr>
<tr><td>대흉근이 오목하게 보인다.</td><td>3</td></tr>
<tr><td>대흉근이 일부만 포함되었다.</td><td>0</td></tr>
<tr><td>대흉근이 전혀 포함되지 않았다.</td><td>−5</td></tr>
<tr><td rowspan="3">대흉근의 하단이 유두 후방선보다 같거나 더 아래로 보이는가?</td><td>같거나 더 아래로 나온 상태로 보인다.</td><td>5</td><td rowspan="3">5점</td></tr>
<tr><td>대흉근의 하단이 유두 후방선보다 위에 있다.</td><td>3</td></tr>
<tr><td>대흉근 하단이 보이지 않거나 너무 위에 위치해 있다.</td><td>0</td></tr>
<tr><td rowspan="3">유방의 아래 부위의 처짐(sagging)이 있는가?</td><td>팽팽하다.</td><td>5</td><td rowspan="3">5점</td></tr>
<tr><td>약간 처져 있다.</td><td>3</td></tr>
<tr><td>많이 처져 있다.</td><td>0</td></tr>
<tr><td rowspan="3">신체의 다른 부분이 유방을 가리는가?</td><td>전혀 가리지 않는다.</td><td>3</td><td rowspan="3">3점</td></tr>
<tr><td>약간 가린다.</td><td>1</td></tr>
<tr><td>많이 가린다.</td><td>0</td></tr>
<tr><td rowspan="3">피부의 겹침과 주름은?</td><td>전혀 없다.</td><td>3</td><td rowspan="3">3점</td></tr>
<tr><td>약간 있다.</td><td>1</td></tr>
<tr><td>판독에 지장을 줄 정도로 많이 보인다.</td><td>0</td></tr>
<tr><td rowspan="3">유방하 주름이 포함되어 있는가?</td><td>포함되어 아래 조직이 잘 보인다.</td><td>5</td><td rowspan="3">5점</td></tr>
<tr><td>일부 포함되어 보인다.</td><td>3</td></tr>
<tr><td>전혀 포함되어 있지 않다.</td><td>0</td></tr>
<tr><td rowspan="3">유두</td><td>유두의 윤곽 전체가 관찰된다.</td><td>3</td><td rowspan="3">3점</td></tr>
<tr><td>유방조직과 약간 겹쳐 있다.</td><td>1</td></tr>
<tr><td>유방조직 속에 보인다.</td><td>0</td></tr>
<tr><td>유방조직이 잘린 경우</td><td></td><td>−5</td><td></td></tr>
<tr><td colspan="4">〈상하 영상〉</td></tr>
<tr><td rowspan="3">유두</td><td>유방의 중앙에 유두 윤곽전체가 관찰된다.</td><td>3</td><td rowspan="3">3점</td></tr>
<tr><td></td><td>유방조직과 약간 겹쳐 있다.</td><td>1</td></tr>
<tr><td></td><td>유방조직 속에 보인다.</td><td>0</td></tr>
</table>

항 목	평가 내용		점수	소계
	유두후방선의 길이를 내외사위 영상과 비교하면?	차이가 1cm 미만이다.	5	5점
		차이가 1cm 이상 2cm 미만이다.	3	
		차이가 2cm 이상이다.	0	
	내측 유방조직이 포함된 정도는?	충분히 포함되어 있다.	4	4점
		포함되지 않은 부분이 상당히 많다.	0	
	유방 후방 지방(retromammary fat)이 포함되었는가?	많이 포함되어 있다.	5	5점
		약간 포함되어 있다.	3	
		전혀 포함되지 않았다.	0	
	피부 겹침과 주름은?	전혀 없다.	3	3점
		약간 있다.	1	
		판독에 지장을 줄 정도로 많이 보인다.	0	
	유방조직이 잘린 경우		−5	−5점
압박	압박 정도	충분히 압박되어 유방조직이 분리되어 보인다.	4	4점
		압박이 덜 되어 일부 유방조직이 겹쳐 있다.	2	
		불충분하게 압박되어 유방조직이 많이 중첩되어 있다	0	
	움직임이 있는가? (motion artifact)	움직임에 의한 영상의 흐림이 없다.	6	6점
		움직임에 의한 영상의 흐림이 약간 있다.	3	
		움직임에 의한 영상의 흐림이 많다.	0	
노출과 대조도	지방조직과 유선조직이 구분되는가?	뚜렷이 구분되어 보인다.	6	6점
		구별은 가능하나 선명하지 않다.	3	
		구별이 어렵다.	0	
	노출이 판독하기에 적절한가?	별도의 밝은 전등을 사용하지 않아도 판독이 가능하다.	6	6점
		별도의 밝은 전등을 사용하면 유방조직이 잘 보인다.	3	
		유선이 지나치게 밝게 보이며 피부선이 쉽게 잘 보인다.	0	
잡영과	점상	5개 이상	0	2점

항 목	평가 내용		점수	소계
인공물		1 ~ 4개	1	
		없다.	2	
	긁힘	2개 이상	0	2점
		1개	1	
		없다.	2	
	불량화소(bad pixel) 인공물	2개 이상	0	2점
		1개	1	
		없다.	2	
	고스트 인공물	2개 이상	0	2점
		1개	1	
		없다.	2	
	레이저 프린터 인공물	2개 이상	0	2점
		1개	1	
		없다.	2	
	그리드 인공물	2개 이상	0	2점
		1개	1	
		없다.	2	
	그 밖의 인공물	2개 이상	0	2점
		1개	1	
		없다.	2	
	판독이 힘들 정도로 많다.		−5	−5점
기타	필름의 유방조직 바깥 부분이 검게 유지되었는가? −조사야 조절기구(collimator) 사용 여부	필름의 바깥 부분이 검게 남아 있다.	3	3점
		필름의 바깥 부분이 하얗게 촬영되어 있다.	0	
	필름 크기	적절한 크기의 필름을 사용하였으며 한 필름에 한 영상을 촬영하였다.	3	3점
		유방의 크기에 비하여 필름이 작거나 한 필름에 두 영상을 촬영하였다.	0	

[별표 4]

품질관리검사업무 위탁기준(제6조제1항 관련)

특수의료장비 품질관리검사기관은 별표 2에 따른 품질관리검사의 각 항목을 평가할 수 있고 특수의료장비 품질관리에 관한 전문성을 가진 법인, 기관 또는 단체로서 다음 각 호의 기준에 맞아야 한다.

1. 평가, 검사, 검사장비 관리 등에 필요한 공간을 갖출 것
2. 별표 2의 검사항목을 검사할 수 있는 다음의 검사장비 등을 갖출 것

검사장비
가. 의료장비별 표준팬텀
나. 판독용모니터(5M pixel이상)
다. 판독대(illuminater)
라. 전산화단층촬영장치 선량측정용 팬텀(복부, 두부)
마. 전산화단층촬영장치 CTDI 선량측정기(electrometer, chamber 포함)
바. 유방촬영용장치 유선선량측정기(electrometer)
사. 관전압측정기
아. 관전류측정기
자. mAs 측정기
차. 농도계(Densitometer)
카. 감광계(Sensitometer)
타. 의료용 디지털 온도계
파. 40mesh 구리망(Screen Film Contact Test Tool)
하. 감약 아크릴 시트(1인치, 4개이상)
거. 알루미늄 시트(99%이상, 반가층 측정용)
너. 잔여정착액 키트
더. 조사시간측정기
러. 조도계
머. 휘도계
버. 기압계[Barometer(Digital)]
서. 소음계(Sound level meter)
어. 해상력차트(resolution test pattern)
저. 그 밖에 품질관리검사에 필요한 검사장비

3. 품질관리검사를 안내하기 위한 인터넷 홈페이지, 기록의 보존·변경·검색을 위한 데이터베이스, 건강보험심사평가원 등의 관련기관에 정보를 제공할 수 있는 전산 설비를 갖출 것
4. 다음 각 목에 해당하는 전속 직원을 둘 것

   가. 영상의학과 전문의 또는 의학물리·의공학 전공자 중 학사 이상의 학위를 가진 자

   나. 실무경력 3년 이상인 방사선사 2명 이상

5. 제2호에 따른 검사장비는 다음과 같이 관리되어야 한다.

검사장비 관리

가. 별도의 관리실을 마련하여 온도, 습도 등이 과도하게 변동되지 않게 하여야 하며, 장비를 쉽게 식별 또는 구분이 되게 보관하여야 한다.

나. 검사장비별로 교정 및 수리에 관한 검사장비 이력부를 갖추어 두어야 하며 이력부에는 다음의 내용을 기록하여야 한다.

1) 기기재원 및 특성(기기명, 제작회사, 형번호, 일련번호, 제작년도, 측정가능범위 및 정확도 등)

2) 기기이력

3) 교정일자

4) 수리에 관한 내용

5) 관리사항(사용일지) 및 관리내용

다. 검사장비별 자체기준에 따라 교정을 실시하고, 교정유효기간이 초과되어서는 아니 된다.

라. 연 1회 이상 「국가표준기본법」 제14조에 따라 지정된 국가교정업무 전담기관에서 교정하여야 한다.

마. 장비의 성능에 영향을 미치는 요소(과부하, 취급부주의, 수리 등)가 발생하거나, 검사장비의 전체오차가 검사기준에 따른 허용오차의 1/3을 초과하는 경우에는 즉시 「국가표준기본법」 제14조의 규정에 따라 지정된 국가교정업무 전담기관에 의뢰하여 교정하여야 한다.

6. 품질관리검사기관은 특수의료장비의 제조, 수입, 판매 또는 수리업소, 의료기관 등과 이해관계가 없는 자일 것

7. 품질관리검사기관은 품질 매뉴얼 및 검사업무 절차서 등의 품질보증시스템을 구축·유지할 것

8. 검사장비는 표준물질 또는 교정을 통하여 정확도·정밀도가 「국가표준기본법」 제4조제3호에 따른 국가측정표준 또는 국제측정표준과 일치되도록 연관성이 유지될 것

9. 다음 각 목의 자격을 갖춘 특수의료장비별 20인 이상의 비상근 전문 검사위원을 둘 것. 이 경우 검사위원은 2개 이상의 품질관리검사기관에 소속될 수 없다.

   가. 영상의학과 전문의 취득 후 2년 이상 경력을 가질 것

   나. 보건복지부장관이 정하여 고시하는 품질관리 검사교육을 이수할 것

[별표 5]

정도관리항목(제8조제2항 관련)

1. 자기공명영상 촬영장치

주기	필름	PACS
매일	테이블 이동 점검 하드카피장치의 작동 점검 항온항습기 작동 점검 데이터 저장장치 작동 점검 현상기 성능 관리 환자 모니터 시스템 관리	테이블 이동 점검 항온항습기 작동 점검 데이터 저장장치 작동 점검 환자 모니터 시스템 관리
매주	판독실의 조명, 환기, 온도, 소음 점검 응급환자 구조용 시스템 점검	판독실의 조명, 환기, 온도, 소음 점검 응급환자 구조용 시스템 점검
1개월	중심주파수 점검 트랜스미터 획득 및 감쇄 위치확인영상(scout localization view)의 정확도 점검 영상에서의 측정치와 실측정치의 비교평가 인공물 점검항목	중심주파수 점검 트랜스미터 획득 및 감쇄 위치확인영상(scout localization view)의 정확도 점검 영상에서의 측정치와 실측정치의 비교평가 인공물 점검항목
3개월	임상영상평가	임상영상평가 판독용 모니터 관리(CRT)
6개월		판독용 모니터 관리(LCD)
1년	판독대와 판독실의 조도 측정	판독실의 조도 측정

* 주기가 1개월 미만인 항목은 서류검사 시 정도관리 기록대장 사본을 제출하지 않으며, 정밀검사 시 정도관리 기록대장 원본과 시험검사물로 시행 여부를 확인한다.

2. 전산화단층 촬영장치

주기	필름	PACS
매일	테이블 이동 점검 하드카피장치의 작동 점검 데이터 저장장치 작동 점검 현상기 성능 관리 조영제 주입기 작동 점검	테이블 이동 점검 데이터 저장장치 작동 점검 조영제 주입기 작동 점검
매주	판독실의 조명, 환기, 온도, 소음 점검 응급환자 구조용 시스템 점검 응급 중단 스위치 작동 점검	판독실의 조명, 환기, 온도, 소음 점검 응급환자 구조용 시스템 점검 응급 중단 스위치 작동 점검
3개월	임상영상평가	임상영상평가 판독용 모니터 관리(CRT)
6개월	환자테이블의 이동간격 정확도 시험 관전압 시험 관전류 시험 표준팬텀을 이용한 시험	환자테이블의 이동간격 정확도 시험 관전압 시험 관전류 시험 표준팬텀을 이용한 시험 판독용 모니터 관리(LCD)
1년	CT Number 직선성 위치확인영상(scout localization view)의 정확도 점검 영상에서의 측정치와 실측정치의 비교평가 판독대와 판독실의 조도 측정 환자피폭선량피폭시험	CT Number 직선성 위치확인영상(scout localization view)의 정확도 점검 영상에서의 측정치와 실측정치의 비교평가 판독실의 조도 측정 환자피폭선량피폭시험

* 주기가 1개월 미만인 항목은 서류검사 시 정도관리 기록대장 사본을 제출하지 않으며, 정밀검사 시 정도관리 기록대장 원본과 시험검사물로 시행 여부를 확인한다.
* 정도관리항목 중 「진단용 방사선 발생장치의 안전관리에 관한 규칙」에 따라 검사를 실시한 항목은 해당 검사항목의 검사주기에만 정도관리 기록검사를 면제할 수 있다. 다만, 시험성적을 정도관리 기록대장에 기록하고 그 시험검사성적서(또는 사본)를 보관하여야 한다.

3. 유방 촬영용 장치

주기	필름 유방 촬영용 장치	CR 유방 촬영용 장치	DR 유방 촬영용 장치
매일	암실 청소 현상기 관리	모니터 청소 레이저 프린터 관리 Image plate, 카세트 청소	레이저 프린터 관리 모니터 청소
매주	증감지 청소 판독대 청소 판독실의 조명, 환기, 온도, 소음 점검	판독실의 조명, 환기, 온도, 소음 점검 CR 수상기 청소	판독실의 조명, 환기, 온도, 소음 점검 Flat field calibration
1개월			Visual checklist MTF measurement
3개월	재촬영 분석 필름 내 잔여 정착액 분석 임상영상평가	재촬영 분석 Image plate sensitivity test 판독용 모니터 관리(CRT) 임상영상평가	재촬영 분석 판독용 모니터 관리(CRT) 임상영상평가
6개월	암실안개 증감지-필름 밀착도 시험 유방압박장치 점검 표준팬텀을 이용한 시험	유방압박장치 점검 CR reader check 표준팬텀을 이용한 시험 판독용 모니터 관리(LCD)	유방압박장치 점검 촬영용 모니터 점검 표준팬텀을 이용한 시험 판독용 모니터 관리(LCD)
1년	조사야 점검 해상도 점검 자동노출장치 점검과 재현성 증감지 감도 측정 인공물 점검 관전압 정확도와 재현성 선질 점검 평균유선선량 측정 방사선 출력률 판독대와 판독실의 조도 측정	조사야 점검 해상도 점검 자동노출장치 점검과 재현성 인공물 점검 관전압 정확도와 재현성 선질 점검 평균유선선량 측정 방사선 출력률 판독실의 조도 측정	조사야 점검 해상도 점검 자동노출장치 점검과 재현성 인공물 점검 관전압 정확도와 재현성 선질 점검 평균유선선량 측정 방사선 출력률 판독실의 조도 측정

* 주기가 1개월 미만인 항목은 서류검사 시 정도관리 기록대장 사본을 제출하지 않으며, 정밀검사 시 정도관리 기록대장 원본과 시험검사물로 시행 여부를 확인한다.
* 정도관리항목 중 「진단용 방사선 발생장치의 안전관리에 관한 규칙」에 따라 검사를 실시한 항목은 해당 검사항목의 검사주기에만 정도관리 기록검사를 면제할 수 있다. 다만, 시험성적을 정도관리 기록대장에 기록하고 그 시험검사성적서(또는 사본)를 보관하여야 한다.

[별표 6]

특수의료장비에 관한 서류(제9조 관련)

작성기관	기록사항	보존기간
품질관리 검사기관의 장	가. 특수의료장비 품질관리검사에 관한 서류	3년
	나. 검사에 필요한 기기의 품질관리에 관한 서류	해당 장비를 폐기할 때까지
의료기관의 개설자 등	가. 특수의료장비를 이용하여 진료한 경우 영상출력물과 그 검사소견서	5년
	나. 특수의료장비 품질관리검사에 관한 검사성적서	3년
	다. 별표 5의 정도관리항목을 포함하는 특수의료장비 정도관리 기록대장	3년
	라. 특수의료장비 수리·교정·변경 이력대장	해당 장비를 철거할 때까지

3 동물 진단용 방사선발생장치의 안전관리에 관한 규칙의 별표

■ 동물 진단용 방사선발생장치의 안전관리에 관한 규칙 [별표 1] 〈개정 2019. 8. 26.〉

동물 진단용 방사선발생장치의 검사기준(제4조제1항 관련)

장치의 종류	시험 항목	기준
1. 동물 진단용 엑스선 장치	가. 접지설비확인 시험	접지설비의 접지단자는 산업통상자원부장관이 따로 정하는 전기설비의 기술기준에 따라 제3종접지공사에 의한 접지선에 접지되어 있는지를 확인하여야 한다.
	나. 외장누설전류시험	동물 진단용 방사선발생장치 또는 동물 진단용 방사선발생장치를 구성하는 각 단위기기 및 부품 중 사람이 접촉할 우려가 있는 도전성 부분으로부터 인체 또는 동물을 통하여 지면 또는 다른 접촉가능 도전성 부분에 흐르는 외장누설전류는 확실하게 접지한 상태에서 0.1mA 이하이어야 한다. 다만, 거치형장치 외의 장치는 접지선을 뺀 상태에서 외장누설전류가 0.5mA 이하이어야 한다.
	다. 조사선량의 재현성시험(자동 노출제어기 포함)	동물 진단용 방사선발생장치의 성능 및 신뢰성을 평가하는 것으로서 조사선량에 대한 변동계수는 0.05 이하이어야 한다. 변동계수란 측정한 조사선량의 평균치에 대한 표준 편차를 말하며, 다음의 식으로 산정한다. $CV = \frac{S}{\overline{X}} = \frac{1}{\overline{X}}[\sum_{i=1}^{n}\frac{(X_i - \overline{X})^2}{n-1}]^{\frac{1}{2}}$ **비고** CV=변동계수 S=조사선량 측정치 모집단에 대한 표준편차 $\overline{X}$ =측정치의 평균치 X_i =i번째의 조사선량 측정치 n=측정횟수(측정횟수는 5회 이상이어야 한다)
	라. 관전압시험	관전압의 백분율평균오차(PAE)는 설정치(지시치)에 대하여 ±10% 이내이어야 한다. 이는 다음의 식으로 산정한다. $PAE = \frac{(Xp - \overline{X})}{Xp} \times 100\%$ **비고** PAE=백분율평균오차 Xp=설정치(지시치) $\overline{X}$ =조사선량 측정치의 평균치
	마. 관전류시험	단시간 정격에서는 백분율평균오차가 지시치에 대하여 ±15% 이내이어야 한다.
	바. 엑스선 조사야(照射野)시험 1) 조도시험 2) 엑스선조사야와	조사야조절기구로부터 투광되는 광조사야의 조도는 엑스선관의 초점에서 수상면까지의 거리(이하 "SID"라 한다) 100㎝에서 평균조도가 100Lux 이상이어야 한다. 엑스선조사야의 중심과 광조사야 중심의 차이 및 각 주변의

장치의 종류	시험 항목	기준
	광조사야의 차이시험	차이는 이용선의 중심이 수직으로 입사하였을 때 SID의 ±2% 이내이어야 한다. 다만, 엑스선 조사방향이 일정할 때에는 SID의 ±1% 이내이어야 한다.
	3) 조사통 측정시험	국소부위 촬영을 목적으로 조사통이 장착되어 1) 및 2)의 시험이 불가능한 장치는 조사통선단에서 조사야의 지름이 7cm 이하이어야 한다.
	사. 그 밖에 필요한 시험 1) 단층깊이표시 시험(단층촬영용만 해당한다)	표시된 눈금에 대한 허용치는 ±1mm 이내이어야 한다.
	2) mAs시험	가) 변압기식인 경우: 통전시간이 0.1초 이상일 때에는 지시치에 대한 백분율평균오차는 ±20%, 0.1초 미만일 때에는 지시치에 대한 백분율평균오차는 ±20% 이내로 한다. 나) 콘덴서식 엑스선 장치인 경우: 10mAs 미만의 경우에는 지시치에 대한 오차는 ±2mAs, 10mAs 이상인 경우에는 지시치에 대한 백분율평균오차가 ±20% 이내이어야 한다.
	3) 조사야일치시험 (투시장치 만 해당한다)	가) SID를 최대로 할 때 최소 조사야는 5cm×5cm 이하로 조절될 수 있어야 한다. 나) 엑스선조사야는 투시 중 수상면의 유효면적을 넘어서는 아니 된다. 다) 수상면의 중심과 엑스선조사야의 중심의 오차는 SID의 ±2% 이내이어야 한다.
	4) 입사조사선량률 시험(투시장치만 해당한다)	피검자에 입사하는 이용선의 중심점에서 입사조사선량률은 자동노출제어기가 있는 경우 10R/min(2.58×10−3C/kg·min), 자동노출제어기가 없는 경우 5R/min(1.29×10−3C/kg·min) 이상으로 가져올 수 있는 관전압과 관전류의 어떠한 조합에서도 작동되지 아니하여야 한다.
	5) 암류엑스선시험 (콘덴서식 엑스선 장치만 해당한다)	사람 또는 동물이 접촉할 수 있는 표면으로부터 5cm거리에서 선량(률)계로 측정하여 2mR/hr(5.16×10^{-7}C/kg·hr)를 초과하여서는 아니 된다.
	6) 타이머시험 (촬영용 장치만 해당한다)	타이머조정에 의한 조사시간의 지시치에 대한 허용치는 다음 표에 나타난 값 이하이어야 한다.

정류방식	표시치	허용치
단상장치	T 〈 10펄스 10펄스 ≤ T	±0펄스 가) ±10%
다상정류 장치	T 〈 0.01초 0.01초 ≤ T 〈 0.04초	−1.5msec~+6msec ±20%

<table>
<tr><th>장치의 종류</th><th>시험 항목</th><th colspan="3">기준</th></tr>
<tr><td rowspan="7"></td><td rowspan="3"></td><td>나), 다)</td><td>0.04초 ≤ T</td><td>±10%</td></tr>
<tr><td>인버터식 장치</td><td>T 〈 0.01초
0.01초 ≤ T</td><td>±1msec
±10%</td></tr>
<tr><td colspan="3">가) 1펄스는 전원주파수의 1사이클의 1/2에 해당하는 시간을 말한다. 단상장치에 있어서는 유효펄스 전기각에서 45°~135°의 기간을 말한다. 최초의 1펄스 또는 최후의 1펄스에서 그 전기각 이상의 범위를 가진 것도 정규펄스로 본다.
투입시기에 있어서 -45°~0° 이내의 초기투입부분 및 종료시 0°~45° 이내의 후속부분은 촬영시간에 포함하지 아니한다.
나) 각 장치의 투입방법에 따라 투입시기에서 정규운전에 이르기까지의 초기투입부분이 있는 장치의 경우에는 그 초기부분을 촬영시간에 포함하지 아니한다.
다) 다상정류장치에서는 고압파형의 상승부 및 소정관전압치에 대한 각각의 87%시기를 투사시점 및 차단점으로 하여 그 사이의 시간을 가지고 촬영시간으로 한다.</td></tr>
<tr><td rowspan="4">7) 반가층(半價層: 방사선의 강도를 반감하는 데 필요한 물질의 두께)시험</td><td>구분</td><td>측정관전압(kV)</td><td>최소 반가층(mm Al)</td></tr>
<tr><td rowspan="2">동물 진단용 엑스선 장치</td><td>60
(최고 관전압이 70 kV 이하인 장치)</td><td>1.3</td></tr>
<tr><td>80
(최고 관전압이 70 kV를 초과하는 장치)</td><td>2.3</td></tr>
<tr><td colspan="3">측정관전압은 관전압시험 후 오차를 보정하여 시험한다.</td></tr>
<tr><td rowspan="6">2. 전산화 단층 촬영장치</td><td>가. 허상(Artifacts) 시험</td><td colspan="3">허상(Artifacts)화상이 눈에 띄게 나타나서는 아니 되며, 중심선 정렬이 잘 되어 있는가를 육안으로 확인한다.</td></tr>
<tr><td>나. 슬라이스두께시험</td><td colspan="3">슬라이스두께 설정치와 측정치 간의 허용오차는 ±1mm 이내이어야 한다.</td></tr>
<tr><td>다. 관전압시험</td><td colspan="3">관전압의 백분율평균오차는 지시치의 ±7% 이내이어야 한다.</td></tr>
<tr><td>라. 동물 피폭선량 측정시험</td><td colspan="3">제조업소 자가기준에 따른다.</td></tr>
<tr><td>마. mAs시험</td><td colspan="3">제조업소 자가기준에 따른다.</td></tr>
<tr><td>바. CT Number의 직선성시험</td><td colspan="3">제조업소 자가기준에 따른다.</td></tr>
</table>

장치의 종류	시험 항목	기준
	사. 잡음시험	제조업소 자가기준에 따른다.
	아. 고대조도(高對照度) 공간분해능시험(작은 크기에서 대조도 차이가 높은 물질이 인접하여 있을 때의 식별능력시험)	제조업소 자가기준에 따른다.
3. 그 밖의 기기	검역본부장이 정하는 시험	검역본부장이 정하는 기준, 제조업소에서 정한 기준 또는 국제적으로 권고하는 기준을 적용한다.

■ 동물 진단용 방사선발생장치의 안전관리에 관한 규칙 [별표 2] 〈개정 2012.12.11.〉

방사선 방어시설의 검사기준(제4조제4항 관련)

1. 방사선 방어시설

가목 또는 나목에 따른 방사선 방어시설을 갖추어야 한다. 다만, 방사선 제어장치가 동물 진단용 방사선발생장치와 분리되어 있는 경우에는 다목 또는 라목에 따른 방사선 방어시설을 추가로 갖추어야 한다.

가. 촬영실에 방사선 방어시설을 설치하는 경우

1) 동물의 진료 공간과 차단되어 동물 진단용 방사선발생장치를 설치하고 촬영을 하는 곳(이하 이 표에서 "촬영실"이라 한다)의 천장·바닥 및 벽에는 방사선 차폐시설(이하 이 표에서 "방어벽"이라 한다)을 설치하여야 하며, 방어벽의 바깥쪽에서 측정한 방사선 누설선량 및 산란선량의 합계는 주당 2.58×10^{-5} C/kg(주당 100mR) 이하이어야 한다. 다만, 사람이 통행 또는 거주하지 아니하는 방향에는 방어벽을 설치하지 아니하여도 되고, 방사선 관계자 외의 사람이 거주하는 방향에 설치된 방어벽의 바깥쪽에서 측정한 누설선량 및 산란선량의 합계는 주당 2.58×10^{-6} C/kg(주당 10mR) 이하이어야 한다.

2) 방어벽의 차폐물질이 연판으로 된 경우에는 다음의 요건을 갖추어야 한다.

가) 연판의 자체 하중으로 주름이 잡히거나 휘어지지 아니하도록 하여야 하고, 물리적인 충격을 직접 받지 아니하도록 하여야 한다.

나) 연판과 연판이 이어지는 부분은 폭 1.5㎝ 이상의 연판으로 중첩되도록 하여야 하고, 연판 외의 차폐물질과 이어지는 부분은 폭 2.5㎝ 이상의 연판으로 중첩되게 하여야 한다.

나. 촬영구역에 방사선 방어시설을 설치하는 경우

동물의 진료 공간과 일부 개방·구획하여 동물 진단용 방사선 발생장치를 설치하고 촬영을 하는 곳(이하 이 표에서 "촬영구역"이라 한다)의 주변에는 높이가 1.8m 이상인 동물 진료용 방어칸막이를 설치하여야 하며, 동물 진료용 방어칸막이의 바깥쪽에서 측정한 방사선 누설선량 및 산란선량의 합계는 주당 2.58×10^{-5} C/kg(주당 100mR) 이하이어야 한다. 다만 사람이 통행 또는 거주하지 아니하는 방향에는 방어칸막이를 설치하지 아니하여도 되고, 방사선 관계자 외의 사람이 거주하는 방향에 설치된 동물 진료용 방어칸막이의 바깥쪽에서 측정한 누설선량 및 산란선량의 합계는 주당 2.58×10^{-6} C/kg(주당 10mR) 이하이어야 한다.

다. 제어실의 방사선 방어시설

제어실은 촬영실이나 촬영구역과 차단되어 동물 진단용 방사선을 제어하는 장치가 설치된 곳을 말하며, 제어실이 있는 경우 동물의 움직임을 볼 수 있는 환축 보기창 등을 설치하여야 하고, 촬영실 또는 촬영구역과 접하는 부분에는 방어벽을 설치하여야 하며, 환축 보기창에는 방사선 방어물질을 사용하여야 한다.

라. 제어소의 방사선 방어시설

제어소는 촬영실이나 촬영구역과 일부 개방·구획하여 동물 진단용 방사선을 제어하는 장치가 설치된 곳을 말하며, 제어소가 있는 경우 제어장치의 주변에는 방어칸막이와 환축 보기창을 설치하여야 하고, 환축 보기창에는 방사선 방어물질을 사용하여야 한다.

2. 이동형 동물 진단용 방사선발생장치의 방사선 방어시설

가. 농장 등에 출장 진료하여 이동형 동물 진단용 방사선발생장치를 사용하는 경우에는 제4호나목에 따른 동물 진료용 엑스선 방어앞치마를 갖추어야 한다.

나. 이동형 동물 진단용 방사선발생장치를 동물병원 내에서 사용하는 경우에는 제1호에 따른 방사선 방어시설을 갖추어야 한다.

3. 동물 진단용 방사선발생장치의 설치 대수

촬영실 또는 촬영구역 1실에 1대를 설치하되, 부득이 2대 이상을 설치하여야 하는 경우에는 변환스위치 등을 활용하여 동시에 2대가 가동되지 아니하도록 하여야 한다. 다만, 동물 진단용 방사선발생장치 중 전산화 단층 촬영장치는 전용의 촬영실을 마련하여야 한다.

4. 방사선 장해 방어용 기구

동물 진단용 방사선발생장치를 사용할 때 방사선으로부터 동물의 소유자 또는 관리자 및 방사선 관계 종사자 등을 방어하기 위한 방사선 장해 방어용 기구는 식품의약품안전청장의 고시 또는 「산업표준화법」에 따른 한국산업표준(KS)에 맞아야 하며, 그 종류는 다음 각 목과 같다. 이 경우 동물병원당 나목에 따른 동물 진료용 방사선 방어앞치마 1개는 필수로 갖추되, 이를 합하여 모두 2개 이상의 방사선 장해 방어용 기구를 갖추어야 한다.

가. 동물 진료용 방사선 방어칸막이 또는 진료용 방사선 방어칸막이

나. 동물 진료용 방사선 방어앞치마 또는 진료용 방사선 방어앞치마

다. 동물 진료용 방사선 방어장갑 또는 진료용 방사선 방어장갑

라. 그 밖의 방사선 장해 방어용 기구

■ 동물 진단용 방사선발생장치의 안전관리에 관한 규칙 [별표 3] 〈개정 2019. 10. 17.〉

방사선 관계 종사자의 선량한도(제4조제7항 관련)

피폭구분	구 분	선량한도
1. 유효선량	가. 임신한 경우	3개월당 1mSv(0.1rem) 이하여야 한다.
	나. 그 밖의 종사자의 경우	연간 50mSv(5rem) 이하여야 하며, 5년간 누적선량은 100mSv(10rem) 이하여야 한다.
2. 등가선량	가. 수정체	연간 150mSv(15rem) 이하여야 한다.
	나. 피부(임신한 경우 복부 표면은 제외한다)·손 및 발	연간 500mSv(50rem) 이하여야 한다.
	다. 복부 표면(임신한 경우)	연간 2mSv(0.2rem) 이하여야 한다.

비고

1. "유효선량"이란 인체 내 조직 간 선량분포에 따른 위험정도를 하나의 양으로 나타내기 위하여 방사능에 노출된 인체의 모든 조직에 대하여 각 조직의 등가선량에 해당 조직의 조직가중치를 곱한 결과를 합산한 양을 말한다. 이 경우 전신 피폭된 조직가중치의 합은 1로 한다.
2. "등가선량"이란 인체의 특정한 장기에 피폭한 선량을 나타내기 위하여 흡수선량에 해당 방사선의 방사선가중치를 곱한 양을 말한다. 이 경우 진단용 엑스선의 방사선가중치는 1로 한다.
3. 방사선 관계 종사자의 선량한도 측정방법 등 측정에 필요한 세부 사항은 측정기관의 장이 농림축산검역본부장의 승인을 받아 정한다.
4. 3개월 당 선량한도는 티·앨배지를 사용하는 방사선 관계 종사자의 경우에는 분기 말일마다 측정한 양으로 하며, 필름배지를 사용하는 경우에는 분기 동안 측정한 양을 합산한 것으로 한다.
5. 연간 선량한도는 연도 중 처음 피폭선량을 측정한 시기와 관계없이 매 연도 12월 말일을 기준으로 하되, 티·앨배지를 사용하는 방사선 관계 종사자의 선량한도는 매 분기 말일마다 측정한 양을 합산한 것으로 한다.
6. 5년간 누적 선량한도는 처음 피폭선량을 측정한 시기와 관계없이 2008년 1월 1일을 기준으로 매 5년간의 누적선량으로 한다.

■ 동물 진단용 방사선발생장치의 안전관리에 관한 규칙 [별표 4] 〈개정 2015.4.22.〉

검사기관 및 측정기관의 지정기준(제6조제1항 관련)

1. 검사기관(동물 진단용 방사선발생장치 및 방사선 방어시설을 검사하는 기관)은 동물 진단용 방사선발생장치의 품질관리와 관련이 있는 법인·기관·단체 또는 그 밖에 검역본부장이 검사기관으로서 능력을 갖추었다고 인정하는 기관으로서 다음 각 목의 기준에 맞아야 한다.
   가. 검사에 필요한 영업소를 갖출 것(제조업소는 그 업소를 영업소로 본다)
   나. 별표 1에 따른 동물 진단용 방사선발생장치의 검사기준의 시험 항목 및 별표 2의 방사선 방어시설의 검사기준의 방사선 차폐시설과 방사선 장해 방어용 기구를 측정·검사할 수 있는 기기를 기준장비(표준이 되는 교정용 장비를 말한다. 이하 이 목에서 같다)와 검사용 장비를 갖출 것. 다만, 검사용 장비를 기준장비와 같은 수준으로 교정·관리할 경우에는 별도의 기준장비를 두지 아니할 수 있으나 이 경우에는 최소한 2대 이상의 검사용 장비를 기준장비 수준으로 교정·관리하여야 한다.
   다. 검사기관은 다음의 어느 하나에 해당하는 자격을 가진 관리책임자를 둘 것
      1) 방사선과 전문의, 수의사 또는 4년제 이상의 대학에서 물리학·전기학·전자학·기계공학·방사선학·의공학·원자력공학이나 관련 학과를 졸업한 사람
      2) 전문대학의 1)에 따른 학과를 졸업한 사람으로서 2년 이상 실무 분야에 종사한 사람
      3) 실무 경력 1년 이상인 방사선사
   라. 검사기관은 1년 이상 실무 분야에 종사한 경험이 있거나 다목에 해당하는 자격을 갖춘 상용 종사자 2명 이상을 1개팀으로 하여 2개팀 이상의 검사인력을 확보할 것
   마. 검사기관은 이 규칙 제2조제1호 각목의 해당 동물 진단용 방사선발생장치의 제조, 수입 또는 수리와 이해관계가 없을 것
   바. 그 밖에 검역본부장이 정하여 고시하는 기준에 맞을 것
2. 측정기관(방사선 관계 종사자의 피폭선량을 측정하는 기관)은 「국가표준기본법」 제14조에 따라 국가교정업무 전담기관(방사선 분야)으로 지정된 기관 또는 「원자력안전법」 제78조에 따라 판독업무의 등록을 한 기관으로서 다음 각 목의 기준에 맞아야 한다.
   가. 측정에 필요한 영업소를 갖출 것
   나. 개인의 피폭선량 측정기 및 판독장치를 구비하여 측정 결과를 종합·분석 및 처리할 수 있는 기기를 구비할 것
   다. 다음의 어느 하나에 해당하는 자격을 가진 관리책임자를 둘 것
      1) 방사선과 전문의, 수의사 또는 4년제 이상의 대학에서 물리학·전기학·전자학·기계공학·방사선학·의공학·원자력공학이나 관련 학과를 졸업한 사람
      2) 전문대학의 1)에 따른 학과를 졸업한 사람으로서 2년 이상 실무 분야에 종사한 사람
      3) 실무 경력 1년 이상인 방사선사
   라. 측정기관은 2명 이상의 측정인력을 상용 종사자로 확보할 것
   마. 그 밖에 검역본부장이 정하여 고시하는 기준에 맞을 것
3. 검사기관 및 측정기관을 함께 지정받으려는 자는 제1호 및 제2호의 기준에 적합하여야 한다. 다만, 관리책임자는 1명으로 할 수 있다.

방사선 구역표시(제9조제2항 관련)

방사선구역
(동물 진단용 방사선발생장치 사용실)

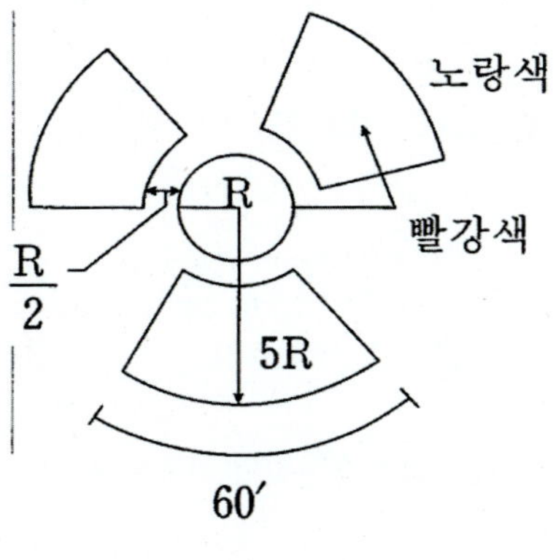

허가되지 아니한 출입은 금합니다.

R=2.5cm 이상

■ 동물 진단용 방사선발생장치의 안전관리에 관한 규칙 [별표 5의2] 〈신설 2019. 10. 17.〉

방사선 장해 방지를 위한 주의사항(제9조제3항 관련)

1. 동물 진단용 방사선발생장치 사용 전

가. 신고된 방사선 관계 종사자 외에는 방사선 촬영구역 출입을 제한한다.

나. 방사선 관계 종사자는 주의사항을 자세히 알고, 안전관리 책임자는 안전관리 책임자 교육을 이수하고 소속 방사선 관계 종사자에 대한 자체 교육훈련을 실시해야 한다.

다. 동물병원 개설자는 반드시 시장·군수·구청장에게 동물 진단용 방사선발생장치의 설치 및 사용을 신고한 후 진료에 사용한다.

라. 방사선 관계 종사자가 임신하였거나 임신의 가능성이 높은 경우에는 될 수 있으면 방사선을 다루는 업무를 하지 않도록 한다.

2. 동물 진단용 방사선발생장치 사용 중

가. 납치마, 납장갑(방사선 차폐제 장갑), 고글 등 방사선 방호도구를 반드시 갖추고 동물 진단용 방사선발생장치를 취급한다.

나. 촬영을 위해 동물을 바로잡는 경우 납장갑을 착용하여 피폭을 방지하고 손이 직접 촬영 범위에 노출되지 않도록 한다.

다. 방사선 노출을 최소화하기 위해 작업 시간을 되도록 짧게 하고, 동물 진단용 방사선발생장치와의 거리를 멀리하도록 한다.

3. 동물 진단용 방사선발생장치 사용 후

가. 동물 진단용 방사선발생장치 사용기록(동물의 촬영부위 또는 촬영명칭을 포함한다)을 작성하고 1년간 보존해야 한다.

나. 방사선 방호도구는 정기적으로 손상 여부를 확인해야 하며, 보관방법을 준수하여 지정된 장소에 보관해야 한다.

다. 동물 진단용 방사선발생장치는 3년마다 지정된 검사기관에서 검사를 받아야 하며, 방사선발생장치의 사용을 중지하거나 양도·폐기 또는 이전한 경우 및 방사선 관계 종사자를 변경하는 경우 관할 시장·군수·구청장에 신고해야 한다.

동물 진단용 방사선발생장치 등에 관한 서류(제14조 관련)

작성기관	기록사항	보존기간
1. 시장·군수·구청장	동물 진단용 방사선 관리대장(별지 제6호서식)	해당 장치 폐기 후 1년
2. 검사·측정 기관의 장	가. 제8조제1항에 따른 각종 성적서 1) 방사선 관계 종사자의 피폭선량 측정서 2) 방사선 방어시설의 검사에 관한 서류 3) 동물 진단용 방사선발생장치의 검사에 관한 서류	20년 10년 5년
	나. 검사 및 측정에 필요한 기기의 품질관리에 관한 서류	해당 장치 폐기 후 1년
3. 동물병원 개설자	가. 동물 진단용 방사선발생장치 사용기록(동물의 촬영부위 또는 촬영명칭 등을 포함한다.)	1년
	나. 제4조 및 제8조에 따른 방사선 관계 종사자의 피폭선량 측정과 제13조에 따른 방사선 관계 종사자에 대한 건강진단에 관한 사항	해당 종사자 퇴직 때까지(퇴직 시 당사자에게 발급한다)
	다. 동물 진단용 방사선발생장치 검사성적서 및 장치 점검기록(수리명세서 및 관련 자료를 포함한다)	해당 장치의 철거 후 1년
	라. 방사선 방어시설 검사성적서(차폐벽 두께 및 재료명을 표시한 설계도를 포함한다)	해당 시설의 철거 후 1년
	마. 방사선 관계 종사자 현황(성명, 성별, 연령 등)	5년
	바. 동물 진단용 방사선발생장치의 설치 및 사용신고증명서	해당 장치 및 시설 철거 후 1년

4 생활주변방사선 안전관리법의 별표

■ 생활주변방사선 안전관리법 시행령 [별표 1]

취급자 등에 대한 정기검사 주기(제14조의2제1항 관련)

구분	검사주기
1. 취급자·등록제조업자(가목 및 나목 모두에 해당하는 경우에는 짧은 검사주기를 적용한다)	
가. 포타슘 40이 포함된 원료물질 또는 공정부산물을 취급·사용하는 경우	
1) 연간 취급·사용량이 제4조제2항제1호에 따른 수량의 100배 미만	매 3년
2) 연간 취급·사용량이 제4조제2항제1호에 따른 수량의 100배 이상 1000배 미만	매 2년
3) 연간 취급·사용량이 제4조제2항제1호에 따른 수량의 1000배 이상	매 1년
나. 그 밖의 천연방사성핵종이 포함된 원료물질 또는 공정부산물을 취급·사용하는 경우	
1) 연간 취급·사용량이 제4조제2항제2호에 따른 수량의 10배 미만	매 3년
2) 연간 취급·사용량이 제4조제2항제2호에 따른 수량의 10배 이상 100배 미만	매 2년
3) 연간 취급·사용량이 제4조제2항제2호에 따른 수량의 100배 이상	매 1년
2. 항공운송사업자	
가. 연간 피폭방사선량이 가장 많은 승무원의 연간 피폭방사선량이 1밀리시버트 미만인 경우	매 3년
나. 연간 피폭방사선량이 가장 많은 승무원의 연간 피폭방사선량이 1밀리시버트 이상 3밀리시버트 미만인 경우	매 2년
다. 연간 피폭방사선량이 가장 많은 승무원의 연간 피폭방사선량이 3밀리시버트 이상인 경우	매 1년
3. 감시기설치·운영대상 재활용고철취급자	
1) 감시기 운영 대수 1대	매 3년
2) 감시기 운영 대수 2대 이상 5대 이하	매 2년
3) 감시기 운영 대수 6대 이상	매 1년

■ 생활주변방사선 안전관리법 시행령 [별표2] 〈개정 2023. 6. 7.〉

과태료의 부과기준(제18조 관련)

1. 일반기준

가. 위반행위의 횟수에 따른 과태료의 가중된 부과기준은 최근 1년간 같은 위반행위로 과태료 부과처분을 받은 경우에 적용한다. 이 경우 기간의 계산은 위반행위에 대하여 과태료 부과처분을 받은 날과 그 처분 후 다시 같은 위반행위를 하여 적발된 날을 기준으로 한다.

나. 가목에 따라 가중된 부과처분을 하는 경우 가중처분의 적용 차수는 그 위반행위 전 부과처분 차수(가목에 따른 기간 내에 부과처분이 둘 이상 있었던 경우에는 높은 차수를 말한다)의 다음 차수로 한다.

다. 부과권자는 다음의 어느 하나에 해당하는 경우에는 제2호에 따른 과태료 금액의 2분의 1 범위에서 그 금액을 줄일 수 있다. 다만, 과태료를 체납하고 있는 위반행위자에 대해서는 그러하지 아니한다.

1) 위반행위자가 「질서위반행위규제법 시행령」 제2조의2제1항 각 호의 어느 하나에 해당하는 경우
2) 위반행위가 사소한 부주의나 오류로 인한 것으로 인정되는 경우
3) 법 위반상태를 시정하거나 해소하기 위한 위반행위자의 노력이 인정되는 경우
4) 그 밖에 위반행위의 정도, 위반행위의 동기와 그 결과 등을 고려하여 과태료 금액을 줄일 필요가 있다고 인정되는 경우

라. 부과권자는 다음의 어느 하나에 해당하는 경우에는 제2호에 따른 과태료 금액의 2분의 1 범위에서 그 금액을 늘릴 수 있다. 다만, 법 제31조제1항부터 제4항까지의 규정에 따른 과태료 금액의 상한을 넘을 수 없다.

1) 법 위반상태의 기간이 6개월 이상인 경우
2) 그 밖에 위반행위의 정도, 위반행위의 동기와 그 결과 등을 고려하여 과태료 금액을 늘릴 필요가 있다고 인정되는 경우

2. 개별기준

위반행위	근거 법조문	과태료 금액 (단위: 만원)		
		1회 위반	2회 위반	3회 이상 위반
가. 법 제9조제3항을 위반하여 신고를 하지 않고 등록사항을 변경한 경우	법 제31조제3항제1호	250	500	1,000
나. 법 제10조제3항을 위반하여 지위 승계의 신고를 하지 않은 경우	법 제31조제4항제1호	70	150	300
다. 법 제11조제1항을 위반하여 수출입 신고를 하지 않거나 거짓으로 신고한 경우	법 제31조제3항제2호	250	500	1,000
라. 정당한 사유 없이 법 제12조제1항에 따른 기록·보관 또는 보고를 하지 않거나 거짓으로 기록·보관 또는 보고를 한 경우	법 제31조제3항제3호	250	500	1,000
마. 법 제13조제1항을 위반하여 공정부산물의 처리·처분	법	250	500	1,000

위반행위	근거 법조문	과태료 금액 (단위: 만원)		
		1회 위반	2회 위반	3회 이상 위반
또는 재활용의 신고를 하지 않거나 거짓으로 신고한 경우	제31조제3항제4호			
바. 법 제13조제2항을 위반하여 공정부산물의 처리·처분 또는 재활용의 방법과 절차를 따르지 않은 경우	법 제31조제2항제1호	500	1,000	2,000
사. 법 제14조제1항을 위반하여 원료물질 또는 공정부산물의 취급·관리 시 같은 항 각 호의 사항을 준수하지 않은 경우	법 제31조제3항제5호	250	500	1,000
아. 법 제14조제2항을 위반하여 안전조치를 하지 않은 경우	법 제31조제2항제2호	500	1,000	2,000
자. 법 제15조제1항을 위반하여 안전기준에 적합하지 않은 가공제품을 제조하거나 수출입한 경우	법 제31조제2항제3호	500	1,000	2,000
차. 법 제15조의2를 위반하여 표시·광고한 경우	법 제31조제3항 제5호의2	300	600	1,000
카. 법 제16조제1항을 위반하여 조치계획을 수립하지 않거나 조치계획을 이행하지 않은 경우	법 제31조제1항 제1호	750	1,500	2,500
타. 법 제16조제1항 후단 및 같은 조 제3항 후단에 따른 시정 또는 보완 명령을 따르지 않은 경우	법 제31조제1항제2호	750	1,500	2,500
파. 법 제16조제2항을 위반하여 종사자의 건강 및 환경을 보호하기 위한 조치를 취하지 않은 경우	법 제31조제2항 제3호의3	600	1,200	2,000
하. 법 제16조제3항 전단을 위반하여 조치결과를 보고하지 않거나 거짓으로 보고한 경우	법 제31조제1항제3호	750	1,500	2,500
거. 법 제17조제1항에 따른 원자력안전위원회의 사실 공개 및 조치 명령을 따르지 않은 경우	법 제31조제1항제4호	750	1,500	2,500
너. 항공운송사업자가 법 제18조제3항을 위반하여 같은 항 각 호의 사항에 대한 조사·분석을 하지 않은 경우	법 제31조제4항제2호	90	150	300
더. 항공운송사업자가 법 제18조제4항을 위반하여 승무원의 건강 보호 및 안전을 위한 조치를 하지 않은 경우	법 제31조제2항 제3호의4	600	1,200	2,000
러. 항공운송사업자가 법 제18조제5항을 위반하여 승무원에 대한 건강진단을 실시하지 않은 경우	법 제31조제3항	300	600	1,000

위반행위	근거 법조문	과태료 금액 (단위: 만원)		
		1회 위반	2회 위반	3회 이상 위반
	제7호			
머. 항공운송사업자가 법 제18조제6항을 위반하여 승무원에게 교육을 받게 하지 않은 경우	법 제31조제4항 제2호의2	90	150	300
버. 항공운송사업자가 정당한 사유 없이 법 제18조의2제1항에 따른 기록·보관 또는 보고를 하지 않거나 거짓으로 기록·보관 또는 보고를 한 경우	법 제31조제3항 제7호의2	300	600	1,000
서. 항공운송사업자가 정당한 사유 없이 법 제18조의2제2항에 따른 기록을 제출하지 않거나 거짓으로 기록을 제출한 경우	법 제31조제3항 제7호의3	300	600	1,000
어. 법 제20조의2제2항에 따른 명령을 이행하지 않은 경우	법 제31조제3항제7호의4	250	500	1,000
저. 정당한 사유 없이 법 제21조제1항에 따른 보고를 하지 않거나 거짓으로 보고한 경우	법 제31조제3항제8호	250	500	1,000
처. 정당한 사유 없이 법 제21조제2항에 따른 조사·분석을 거부·방해하거나 기피한 경우	법 제31조제3항제8호의2	300	600	1,000
커. 법 제22조제1항을 위반하여 원자력안전위원회의 명령에 따른 보완·반송 또는 수거 등의 조치를 하지 않은 경우	법 제31조제3항제9호	250	500	1,000
터. 정당한 사유 없이 법 제23조에 따른 조사를 거부·방해하거나 기피한 경우	법 제31조제3항제10호	250	500	1,000
퍼. 정당한 사유 없이 법 제24조제1항에 따른 보고 및 자료 제출을 하지 않거나 거짓으로 보고 및 자료 제출을 한 경우	법 제31조제2항제4호	500	1,000	2,000
허. 정당한 사유 없이 법 제24조제2항 또는 제3항에 따른 검사 또는 수거를 거부·방해하거나 기피한 경우	법 제31조제2항제5호	500	1,000	2,000
고. 법 제24조제6항에 따른 시정 또는 보완 명령을 따르지 않은 경우	법 제31조제1항제5호	750	1,500	2,500
노. 법 제26조의2제1항을 위반하여 감시기의 운영을 담당하는 자에 대하여 교육을 받게 하지 않은 경우	법 제31조제4항제3호	70	150	300

■ 생활주변방사선 안전관리법 시행규칙 [별표 1] 〈개정 2023. 6. 7.〉

유통현황 등의 기록·보관 및 보고의 기준(제6조 관련)

1. 취급자 및 등록제조업자가 기록·보관해야 할 사항

구분	기록시기	보관기간
1. 취급자		5년
가. 원료물질 또는 공정부산물의 수출입 날짜, 수량 및 수출입처	수출입한 때마다	
나. 원료물질 또는 공정부산물의 취득 날짜, 수량 및 취득처	취득한 때마다	
다. 원료물질 또는 공정부산물의 판매 날짜, 수량 및 판매처	판매한 때마다	
라. 공정부산물이 발생한 날짜 및 수량(측정이 곤란한 경우 추정치 가능)	발생한 때마다	
마. 처리·처분 또는 재활용한 공정부산물의 종류, 수량 및 처리일시	처리·처분 또는 재활용한 때마다	
바. 법 제14조제2항에 따른 안전조치 사항 및 날짜	조치한 때마다	
사. 원료물질 또는 공정부산물을 취급·관리하는 종사자의 건강진단 결과	건강진단을 한 때마다	
2. 등록제조업자		
가. 원료물질 또는 공정부산물의 취득 날짜, 수량 및 취득처	취득한 때마다	
나. 제조·수출입 또는 판매한 가공제품의 종류, 모델명, 수량, 수출입 또는 판매 날짜 및 수출입처 또는 판매처	제조·수출입 또는 판매한 때마다	
다. 법 제14조제2항에 따른 안전조치 사항 및 날짜	조치한 때마다	
라. 원료물질 또는 공정부산물을 취급·관리하는 종사자의 건강진단 결과	건강진단을 한 때마다	

2. 취급자 및 등록제조업자가 보고해야 할 사항과 보고기한

구분	보고기한
1. 취급자	
가. 원료물질 또는 공정부산물 수출입 현황	매반기 경과 후 1개월 이내
나. 원료물질 또는 공정부산물의 취득 및 판매 현황	매반기 경과 후 1개월 이내
다. 공정부산물의 처리·처분 및 재활용 현황	해당 조치 후 1개월 이내
라. 법 제14조제2항에 따른 안전조치 현황	매년 1월 31일까지
마. 원료물질 또는 공정부산물을 취급·관리하는 종사자의 건강진단 결과	건강진단 결과를 받은 해당 분기 경과 후 1개월 이내
2. 등록제조업자	
가. 원료물질 또는 공정부산물의 취득 현황	매반기 경과 후 1개월 이내
나. 가공제품의 제조·수출입 및 판매 현황	매반기 경과 후 1개월 이내
다. 법 제14조제2항에 따른 안전조치 현황	매년 1월 31일까지
라. 원료물질 또는 공정부산물을 취급·관리하는 종사자의 건강진단 결과	건강진단 결과를 받은 해당 분기 경과 후 1개월 이내

■ 생활주변방사선 안전관리법 시행규칙 [별표 2] 〈신설 2023. 6. 7.〉

항공운송사업자의 기록·보관·보고 및 제출 기준(제8조의2제1항 관련)

1. 법 제18조의2제1항에 따른 기록·보관 사항과 기록시기 및 보관기간

<table>
<tr><th>기록·보관 사항</th><th>기록시기</th><th>보관기간</th></tr>
<tr><td>가. 법 제18조제3항 각 호에 따른 피폭방사선량</td><td>매월 종료 후 3개월 이내</td><td rowspan="3">다음 각 목의 시점 중 더 늦은 시점까지
가. 승무원이 75세가 되는 시점
나. 마지막 운항일부터 30년이 되는 시점</td></tr>
<tr><td>나. 법 제18조제4항에 따른 승무원에 대한 건강 보호 및 안전을 위한 조치 결과</td><td>조치할 때마다</td></tr>
<tr><td>다. 법 제18조제5항에 따른 승무원에 대한 건강진단 결과</td><td>건강진단을 실시할 때마다</td></tr>
<tr><td>라. 법 제18조제6항에 따른 승무원에 대한 교육 결과</td><td>실시할 때마다</td><td>교육을 실시한 날부터 5년</td></tr>
</table>

2. 법 제18조의2제1항에 따른 보고사항 및 보고기한

보고사항	보고기한
가. 법 제18조제3항 각 호에 따른 피폭방사선량	매 분기 종료 후 3개월 이내. 다만, 승무원의 연간 피폭방사선량이 영 제10조제1호나목에 따라 원자력안전위원회가 정하여 고시하는 기준을 초과한 경우에는 해당 승무원의 연간 피폭방사선량을 즉시 보고해야 한다.
나. 법 제18조제4항에 따른 승무원에 대한 건강 보호 및 안전을 위한 조치 결과	매 분기 종료 후 3개월 이내. 다만, 승무원의 연간 피폭방사선량이 영 제10조제1호나목에 따라 원자력안전위원회가 정하여 고시하는 기준을 초과한 경우에는 영 제10조제4호가목에 따른 경위 조사 및 연간 피폭방사선량의 재평가 결과를 즉시 보고해야 한다.
다. 법 제18조제5항에 따른 승무원에 대한 건강진단 결과	건강진단을 실시한 분기 종료 후 1개월 이내
라. 법 제18조제6항에 따른 승무원에 대한 교육 결과	교육을 실시한 분기 종료 후 1개월 이내

3. 법 제18조의2제2항에 따른 폐업 시 제출기록과 제출기한

제출기록	제출기한
제1호에 따른 보관자료 일체	폐업 예정일 15일 전

memo

memo

memo

방사선 관리학

2016년 8월 30일 초판 발행
2024년 8월 30일 개정 2판 발행

공 저 안성민·강병삼·류연철·서영현
이상윤·이주아·조윤호·홍용호

발행인 윤진영

발행소 도서출판 대학서림

주 소 서울시 종로구 혜화로2길 8
(혜화동 78-2)

대표전화 (02)763-1220, (02)745-1220

팩 스 (02)744-1210

번 호 제300-1965-1호

정가 35,000원

ISBN : 978-89-6940-336-0 93510
www.daihaks.com